U0196992

北京市临床重点专科培育项目资助

急诊科危重疑难病例临床解析

主 编 顾 伟

副主编 钟 洁 李 昭 闫 韬 陈 琳

编 委 （按姓名汉语拼音排序）

边晓焱（清华大学附属北京市垂杨柳医院）　　曲红铮（清华大学附属北京市垂杨柳医院）

常　芳（清华大学附属北京市垂杨柳医院）　　戎思萌（清华大学附属北京市垂杨柳医院）

陈丽东（清华大学附属北京市垂杨柳医院）　　孙子程（清华大学附属北京市垂杨柳医院）

陈　琳（清华大学附属北京市垂杨柳医院）　　王　宾（清华大学附属北京市垂杨柳医院）

程泽君（清华大学附属北京市垂杨柳医院）　　王　江（清华大学附属北京市垂杨柳医院）

谷　晔（清华大学附属北京市垂杨柳医院）　　王　雪（清华大学附属北京市垂杨柳医院）

顾　伟（清华大学附属北京市垂杨柳医院）　　王　颖（清华大学附属北京市垂杨柳医院）

郝亚娟（清华大学附属北京市垂杨柳医院）　　王　玉（清华大学附属北京市垂杨柳医院）

郝　珍（清华大学附属北京市垂杨柳医院）　　王　正（清华大学附属北京市垂杨柳医院）

化　伟（清华大学附属北京市垂杨柳医院）　　隗　沫（清华大学附属北京市垂杨柳医院）

李桂仙（保定市第一人民医院）　　　　　　　习　涛（清华大学附属北京市垂杨柳医院）

李　静（清华大学附属北京市垂杨柳医院）　　邢新军（清华大学附属北京市垂杨柳医院）

李士博（清华大学附属北京市垂杨柳医院）　　闫　韬（北京市朝阳区南磨房社区卫生服务中心）

李晓雯（北京航天中心医院）　　　　　　　　张　飞（北京航天中心医院）

李　跃（清华大学附属北京市垂杨柳医院）　　张　利（清华大学附属北京市垂杨柳医院）

李　昭（清华大学附属北京市垂杨柳医院）　　张文博（清华大学附属北京市垂杨柳医院）

刘　策（清华大学附属北京市垂杨柳医院）　　张渊凯（清华大学附属北京市垂杨柳医院）

刘康康（清华大学附属北京市垂杨柳医院）　　钟　洁（清华大学附属北京市垂杨柳医院）

刘雪晴（哈尔滨医科大学附属第二医院）　　　周　欣（清华大学附属北京市垂杨柳医院）

刘艳平（清华大学附属北京市垂杨柳医院）　　邹　平（清华大学附属北京市垂杨柳医院）

潘兴邦（清华大学附属北京市垂杨柳医院）

北京大学医学出版社

JIZHENKE WEIZHONG YINAN BINGLI LINCHUANG JIEXI

图书在版编目（CIP）数据

急诊科危重疑难病例临床解析 / 顾伟主编． -- 北京：北京大学医学出版社，2024.8． -- ISBN 978-7-5659-3209-0

Ⅰ．R459.7

中国国家版本馆 CIP 数据核字第 2024DC2510 号

急诊科危重疑难病例临床解析

主　　编：顾　伟

出版发行：北京大学医学出版社

地　　址：（100191）北京市海淀区学院路 38 号　北京大学医学部院内

电　　话：发行部 010-82802230；图书邮购 010-82802495

网　　址：http://www.pumpress.com.cn

E-mail：booksale@bjmu.edu.cn

印　　刷：北京瑞达方舟印务有限公司

经　　销：新华书店

责任编辑：郭　颖　责任校对：靳新强　责任印制：李　啸

开　　本：880 mm×1230 mm　1/32　印张：17.5　插页：2　字数：490 千字

版　　次：2024 年 8 月第 1 版　2024 年 8 月第 1 次印刷

书　　号：ISBN 978-7-5659-3209-0

定　　价：85.00 元

病例点评专家

曹广科（北京市平谷区医院）

陈　琳（清华大学附属北京市垂杨柳医院）

陈旭岩（北京清华长庚医院）

杜　岳（首都医科大学附属北京天坛医院）

葛红霞（北京大学第三医院）

关　键（清华大学附属第一医院）

顾　伟（清华大学附属北京市垂杨柳医院）

李凤杰（首都医科大学附属北京潞河医院）

李　杰（首都医科大学附属北京复兴医院）

李力卓（首都医科大学宣武医院）

李学斌（中国人民解放军总医院京东医疗区）

李志民（首都医科大学附属同仁医院门头沟医院）

刘　波（首都医科大学附属北京佑安医院）

刘　志（首都医科大学宣武医院）

米玉红（首都医科大学附属北京安贞医院）

秦宇红（北京大学国际医院）

单志刚（中国人民解放军总医院京东医疗区）

孙卫楠（首都医科大学附属北京朝阳医院）

王军宇（首都医科大学附属北京朝阳医院）

王武超（北京大学人民医院）

王旭东（北京航天中心医院）

温　伟（北京医院）

吴彩军（北京中医药大学东直门医院）

熊　辉（北京大学第一医院）

徐　玢（首都医科大学附属北京天坛医院）

荀志红（北京大学第一医院密云医院）

闫圣涛（中日友好医院）

杨铁城（首都医科大学附属北京世纪坛医院）

殷文朋（首都医科大学附属北京朝阳医院）

张　红（北京市石景山医院）

张　健（北京市大兴区人民医院）

张　敬（首都医科大学附属北京同仁医院）

张　静（首都医科大学附属北京胸科医院）

张天鹏（首都医科大学附属北京友谊医院）

赵立新（首都医科大学附属北京朝阳医院）

赵永祯（首都医科大学附属北京朝阳医院）

周健萍（首都医科大学附属北京友谊医院）

祝振中（北京大学首钢医院）

左永波（北京市海淀医院）

序 一

欣闻《急诊科危重疑难病例临床解析》一书即将出版，十分高兴。

我和顾伟主任相识多年，深知他是位踏实肯干、敢于担当、对业务精益求精的年轻人。他长期奋斗在急诊一线，在急危重症救治方面有着丰富的经验和独到的见解，在繁忙的工作之余率清华大学附属北京市垂杨柳医院等多家医院急诊同仁编写了此书。该书精选了一些近年来积累的急诊危重疑难病例，是一部荟萃急诊病例的精品。

除了急、危、难的基本特点外，急诊病例还往往涉及多学科，病种变化多样，甚至有时诡异莫测。在这种复杂的情形下，急诊医师需要做到"眼疾手快"。而在这背后，则需要扎实的理论基础、艰苦的临床历练，以及"见多识广"后在大脑形成的条件反射与"感觉"。医生们经历与处置的病例越多，病例特点在大脑中留痕越深，面对患者时大脑就越容易更快地筛选信息和建立连接，进而更有可能接近真相，从而做出迅速、准确、恰当的应对。

然而，一个人的精力和经验毕竟有限，如果能从人类进步的阶梯——书籍中得到补充，从别人的经历中得以丰富自己，那将使自己"功力倍增"。分享急诊精品病例，就是一种有效的途径。使急诊同仁从工作中获得的智力与智慧得以延伸，为急诊学科的发展贡献一份力量，我想这也是顾伟主任组织编写这本书籍的初衷。

本书有两个特点：一是实用，书中病例均为长期奋战在一线的资深急诊医生所收集，其所见、所思均来自临床，贴合实际，言语简练，关键点抓得很好；二是内容丰富，通过层层递进的病情简介、诊疗经过、最新指南解读、对病例的思考以及专家评析，一层层"拨开迷雾"，有很强的代入感，引导读者进行更多的思考，有利于加深对疾病的认识。该书体现了北京市垂杨柳医院等单位急诊同仁精进业务、不懈探索的精神，相信其出版将为急诊医生们丰富临床思路提供很好的借鉴。

　　临床之路，漫漫其修远兮。医生的一生，是不断学习和成长的一生。希望翻开此书的您们也像我一样，只要细细品读，慢慢揣摩，定能从中获得启发和收获。

谢苗荣

首都医科大学附属北京友谊医院原常务副院长

北京医学会急诊医学分会主任委员

序 二

受北京市垂杨柳医院急诊科顾伟主任的邀请，我有幸提前享读了《急诊科危重疑难病例临床解析》，并荣幸地为其撰写序言。翻阅全书，心潮起伏，思绪如涌。十余载的急诊岁月，我亲眼目睹了中国急诊医学蓬勃发展，逐渐成长为如今独立而成熟的急诊医学专业，涵盖了复苏、创伤、危重症、中毒等诸多领域，形成了一套完整的诊疗体系。

今日的急诊，早已不是那单一的急救站，而是涉及院前急救、急诊室、留观病房、抢救室及重症监护病房等多个环节的综合体系。急诊科的医师们，不仅需要具备敏锐的临场反应能力，还要拥有深厚的医疗技术。他们不仅要应对各种急危重症，还要对住院、留观患者的病情有深刻而系统的认知。

正是在这样的时代背景下，顾伟主任带领急诊科的同仁们，历经近1年的努力，精心编纂了本书。书中汇集了诸多经典病例，旨在拓宽读者的临床思路，减少误诊、漏诊，提升急诊医师的业务水平。本书的编者均是急诊一线的医护人员，他们拥有丰富的临床经验，为本书提供了宝贵的素材。

细品此书，我深感其三大魅力：首先，其覆盖面极为广泛，不仅涉及急诊内科，更涵盖了急诊外科及护理的经典病例，充分展现了急诊医学多学科协作的精髓；其次，每个病例都结合最新的临床指南和理论知识进行了深入解析，为读者打开了全新的视野；最后，每个病例都特邀了北京市急诊专业的专家进行点评，使得病例分析更加深入和全面。

此书不仅展示了清华大学附属北京市垂杨柳医院等多家医院急诊科同仁们高超的临床技能和救治水平，更体现了他们求真务实、不断进取的精神。正如古人所言，尺有所短，寸有所长。急诊医学的进步离不开每一代急诊人的不懈努力和追求。我深信，每一位读者都能从中获得新的启示和收获。

　　在岁月的长河中，我们急诊人既是历史的追寻者，也是新篇章的创造者。我衷心期盼新一代急诊医学的后辈们能够不负前人的期望，携手共进，将急诊医学推向新的高峰。最后，我要再次向以顾伟主任为首的清华大学附属北京市垂杨柳医院急诊科全体同仁致以崇高的敬意，感谢他们不辞辛劳，将宝贵的临床经验汇集成书，为我们的临床工作提供宝贵的参考和启示。

郭　伟

首都医科大学附属北京中医医院副院长

中国老年医学学会急诊分会会长

主编介绍

顾伟，医学博士，主任医师，教授，硕士研究生导师，清华大学附属垂杨柳医院急诊医学科主任。现任中华医学会急诊分会卒中组委员，北京医师学会急诊分会常务理事兼副总干事，北京医学会急诊分会委员，京津冀急诊急救联盟秘书，中国老年医学学会急诊分会常务委员兼学术委员会副秘书长，海峡两岸医药卫生交流协会急诊分会常务委员，中国医师学会心肺复苏委员会委员等。

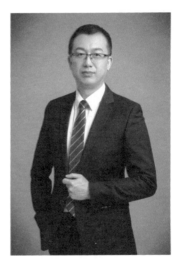

长期从事一线急危重症抢救工作24年，曾在香港东区尤德夫人那打素医院和香港大学访问学习（2015年），致力于心脏骤停和脓毒血症的基础与临床研究，研究成果在国际知名期刊 *Shock*，*Resusciatation*，*American Journal of Emergency Medicine* 等杂志以第一作者和通讯作者发表学术论文100余篇，其中被SCI收录20余篇。承担国家自然科学基金、北京自然科学基金、首都特色专项等课题10余项，主编或参编专著、译著和教材19部，作为通讯作者和执笔人发起和起草6个中国急诊专家共识和指南，获批专利多项。

前　言

　　急诊医学是一门非常有特色的学科，急诊科既是急危重症的救治场所，也是疑难病例的首诊和聚集之地。急诊科患者往往发病急骤、危重，病情变化快，随机性大，不可预测性强，且病程短，病情复杂，疾病谱广，涉及多学科交叉。因此对急诊医师的临床业务能力、诊疗思维、应变能力、组织能力和医患沟通等方面都提出了很高的要求。急诊医师要在短时间内对危重症患者做出正确、快速的诊疗决策，其中，正确诊疗思维的建立对于提高急诊医师的诊疗能力发挥着重要的作用。

　　本书主要收录了近5年笔者所在急诊科收治的70个急危重、疑难和经典病例，抽丝剥茧地引出患者的最终诊断，讨论和剖析整个诊疗经过，回顾诊疗亮点和经验教训，分析诊疗思维和临床路径，并做出相关指南的解读和病例思考，最后邀请全国知名急诊专家在文末对病例做出解析和点评。

　　同以往相关图书不同的是，本书结合典型的急诊危重症疑难病例，通过诊疗思路的解析、指南解读、病例思考和专家评析，全方位再现和梳理每个急诊病例的诊疗过程，有助于急诊医师"身临其间"地体会和学习，从而建立正确的临床诊疗思维，加强临床与基础理论的结合，提高诊疗能力，以期在临床工作中对复杂多变的急诊疑难重症患者做出早期、及时、准确的诊疗。

　　本书的编写团队成员长期工作在急危重症抢救的第一线，对急危重症诊疗有着丰富的临床经验。本书收录的急诊病例也是急诊疑难危重病的代表性病例，其中不乏一些容易被漏诊、误诊的不典型病例，包括主动脉夹层、肺动脉栓塞、甲状腺功能减退危象、肾上腺危象、寄生虫病等传染病、膀胱破裂和结肠破裂等。每个病例的诊疗既具有独特的个性，也存在重复的共性，同一疾病可以表现得千变万化，这就是急诊临床诊疗和多样性的魅力所在，确有"山重水复疑无路，柳暗花明又一村"的感觉。

在编写团队的共同努力下，历时 9 个多月，本书的编撰工作得以完成，这也得益于众多急诊专家的鼓励和帮助，同时特别感谢谢苗荣教授和郭伟教授为本书欣然作序，感谢北京市近 40 位急诊专家的审核和点评指导。同时也感谢北京大学医学出版社的郭颖编辑对于我们工作的支持和帮助。此外，本书的出版也得到了北京市临床重点专科培育项目的资助。最后感谢钟洁、李昭、化伟等医师和王颖护士长在本书编写中所付出的努力。

不当之处，敬请指正。

顾　伟

2024 年 4 月 1 日

目 录

病例 1　免疫功能，你弱它就强
——铜绿假单胞菌感染

一、病情简介

患者，男，59 岁，主因"突发呼吸困难 1 h"于 2022 年 8 月 29 日到急诊科就诊。患者于 1 h 前无明显诱因突发呼吸困难，伴意识模糊，咳痰困难，呕吐 2 次，呕吐物为胃内容物，无发热，无胸痛、大汗，无腹痛、腹泻，由家属陪同送至医院急诊。来诊时患者意识淡漠，呼吸急促，口唇发绀明显，测末梢血氧饱和度 62%，血压 100/62 mmHg。立即予紧急气管插管，可视喉镜下见喉部肿物阻塞气道，气管插管未成功，暂予无创呼吸机辅助通气，同时立即气管切开后机械通气，患者出现血压下降，最低 76/50 mmHg，予充分扩容补液及血管活性药物静脉泵入后血压逐渐稳定，收入 EICU。

【既往史】患者 1 年前于外院确诊下咽部、食管恶性占位并行化疗及免疫治疗，在化疗期间反复因肺炎、肺脓肿先后住院治疗。否认高血压史、冠心病史，否认糖尿病史、脑血管病史，否认肝炎、结核病史。

【体格检查】T 36.3 ℃，HR 106 次 / 分，R 25 次 / 分，BP 100/62 mmHg，SO$_2$ 62%。神志不清，嗜睡，呼之可睁眼，双侧瞳孔等大等圆，直径约为 3 mm，对光反射灵敏，颜面、口唇发绀，双肺呼吸音粗，可闻及干啰音，心律齐，各瓣膜听诊区未闻及病理性杂音，腹软，无压痛及反跳痛，肝、脾肋下未触及，肠鸣音正常，关节无红肿，双下肢无水肿。四肢肌力查体不合作。

【辅助检查】血常规：WBC 18.4×10^9/L，RBC 4.22×10^{12}/L，CRP 12.5 mg/L，Hb 123 g/L，PLT 434×10^9/L；心肌酶 CK-MB 4.7 ng/mL，TnI < 0.05 ng/mL，BNP 43.1 pg/mL，D-二聚体 644 ng/mL；生化检查：Glu 15.71 mmol/L，Cr 50 μmol/L，K^+ 2.89 mmol/L，Na^+ 143.7 mmol/L，BUN 10.2 mmol/L，PCT < 0.5 ng/mL；血气分析（无创呼吸机，氧浓度50%）：pH 7.18，HCO_3^- 34.3 mmol/L，PO_2 79 mmHg，PCO_2 92 mmHg，Lac 3.4 mmol/L。影像学检查：2022年8月29日胸部CT平扫：两肺炎症（图1-1）。心电图：窦性心动过速。

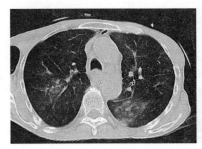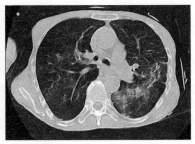

图1-1　2022年8月29日胸部CT检查

思维提示

1. 呼吸困难为急诊科常见症状，病因多样且复杂，对于此类患者，急诊处置过程中应首先评估并稳定患者的生命体征，如出现危及生命的紧急情况，应立即给予包括胸外按压、气管插管、气管切开、呼吸机辅助通气、相关急救药物等措施，同时仔细询问病史、查体，完善必要的辅助检查，尤其是血气分析、BNP、D-二聚体、胸部影像学检查、心肌酶、心电图、心脏彩超等，对鉴别诊断有重要意义。

2. 该患者为中老年男性，既往下咽部、食管恶性占位病史1年，并行化疗及免疫治疗，化疗期间因肺炎、肺脓肿先后住院治疗。患者属于免疫异常低下人群，该人群易感菌群与常见社区获得性肺炎菌群不同，多以耐药菌和真菌为主。

二、诊疗经过

【入院诊断】脓毒性休克；重症肺炎；上气道阻塞；Ⅱ型呼吸衰竭；低钾血症；窦性心动过速；食管恶性肿瘤史；下咽部恶性肿瘤史。

【诊断依据】

1. 脓毒性休克，重症肺炎，上气道阻塞，Ⅱ型呼吸衰竭　依据：患者主因"突发呼吸困难 1 h"入院，既往恶性肿瘤史，且已行化疗、免疫抑制治疗，本次来诊后气管插管时可视喉镜下见肿物堵塞上气道，予以气管切开机械通气，完善炎症指标示升高，胸部 CT 检查提示双肺肺炎，患者需血管活性药物维持血压 90/60 mmHg，查血气分析示酸碱度（pH）7.18，氧分压 79 mmHg，二氧化碳分压 92 mmHg，乳酸 3.4 mmol/L，可诊断。

2. 低钾血症　依据：测 K^+ 2.89 mmol/L，可诊断。

3. 窦性心动过速　依据：结合患者入院后心电图可诊断。

4. 食管恶性肿瘤史，下咽部恶性肿瘤史　依据：结合患者既往史可诊断。

【诊疗过程】

1. 一般治疗

（1）心电监护、开放静脉通路。

（2）氧疗：气管切开接有创呼吸机辅助通气，动态调整呼吸机参数。

2. 药物治疗

（1）抗感染：予以头孢哌酮钠舒巴坦钠 2 g q12 h、莫西沙星

0.4 g qd 静脉滴注。

（2）糖皮质激素：地塞米松 5 mg bid 入壶。

（3）气道管理：异丙托溴铵联合乙酰半胱氨酸雾化吸入，辅以化痰等痰液引流药物。

3. 伴随疾病管理　动态监测血压、血糖，给予补钾纠正电解质紊乱及对症等治疗。

4. 并发症预防　给予胃黏膜保护剂，纠正贫血，预防应激性溃疡，调节肠道菌群，预防下肢深静脉血栓形成。

5. 营养支持方面　留置胃管，给予肠内营养，保证入量，维持出入量平衡。

患者入院 3 天，经上述治疗后，仍呈嗜睡状态，持续有创呼吸机辅助通气，查体双肺仍有明显干鸣音，复查血常规，WBC 33.7×10⁹/L，且血细胞形态中可见中毒颗粒，血流动力学不稳定，仍需持续应用去甲肾上腺素及多巴胺，乳酸升高，需持续机械通气维持血氧，积极留取痰病原学检查。其间患者出现心肌损害，肌钙蛋白 I 最高 2.74 ng/mL，综合考虑患者感染加重，给予调整抗生素为亚胺培南西司他丁 1 g q6 h 抗感染治疗，并停用地塞米松（8.29—9.1），逐渐下调血管活性药物至停用。入院 4 天，患者痰培养回报为铜绿假单胞菌（+++），对亚胺培南及替加环素敏感，对头孢哌酮钠舒巴坦钠、阿米卡星等耐药，其间患者未再发热，炎症指标逐渐好转，一般状态好转。入院 6 天，患者可间断脱机，给予经气管切开简易人工装置下吸氧，继续加强气道管理，降级抗生素为头孢哌酮钠舒巴坦钠 2 g q12 h 静脉滴注。入院 8 天复查胸部 CT（图 1-2），可见炎症较前好转，左肺可见空洞，予以停用头孢哌酮钠舒巴坦钠（9.3—9.6）。治疗 1 周后评估患者无发热，咳嗽、咳痰较前减轻，无明显呼吸困难症状，炎症指标基本恢复正常，血流动力学稳定，肝、肾功能正常，复查心脏彩超（2022-9-10）：EF 60%，二尖瓣轻度反流，三尖瓣轻度反流，左室舒张功能减低。病情相对平稳，出院。3 个月后随访，患者基本恢复至发病前状态，复查 CT 较前明显改善（2022 年 12 月 10 日检查见图 1-3）。

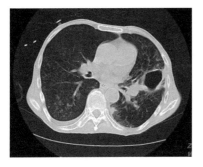

图 1-2　2022 年 9 月 6 日
胸部 CT 检查

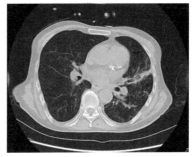

图 1-3　2022 年 12 月 10 日
胸部 CT 检查

【最终诊断】铜绿假单胞菌性肺炎；脓毒性休克；脓毒性心肌损害；上气道阻塞；Ⅱ型呼吸衰竭；气管切开术后；低钾血症；窦性心动过速；食管恶性肿瘤史；下咽部恶性肿瘤史；营养性慢性贫血。

诊疗思路

1. 本次以呼吸困难为主诉，需与心源性呼吸困难相鉴别。鉴别要点：患者无冠心病及其他器质性心脏病史，查体无颈静脉怒张、双下肢水肿，夜间可平卧，双肺未闻及湿啰音，BNP 无异常升高，经抗炎、补液扩容等治疗后症状明显好转，如为心源性呼吸困难，积极扩容补液后病情会加重，而该例患者病情得到改善，从而证实患者为呼吸源性呼吸困难。

2. 患者既往肿瘤病史明确并行化疗及免疫治疗，曾于化疗期间感染肺炎、肺脓肿，考虑患者免疫力低下，实验室检查示炎症指标升高明显，血气分析提示Ⅱ型呼吸衰竭，胸部 CT 显示炎症病变，痰培养为铜绿假单胞菌感染，所以铜绿假单胞菌引起的重症肺炎诊断明确。

3. 病程中患者出现肌钙蛋白升高，考虑为脓毒性心肌损害而非急性心肌梗死所致：患者肌钙蛋白为一过性升高，心电图无动态改变，复查 BNP 正常，复查心脏彩超无室壁运动异常，且左心室射血分数（LVEF）无下降。

三、本疾病最新指南解读

铜绿假单胞菌（*Pseudomonas aeruginosa*，PA）是一种非发酵革兰氏阴性杆菌，是引起下呼吸道感染常见的条件致病菌之一。尤其是免疫功能低下及患有结构性肺病（如支气管扩张、慢性阻塞性肺疾病和肺囊性纤维化）的患者，极易发生 PA 感染。据中国医院感染抗菌药物耐药监测网（Chinese Antimicrobial Resistance Surveillance of Nosocomial Infections，CARES）近 10 年监测结果显示，在我国医院获得性肺炎（HAP）病原菌谱中，PA 占 16.9% ~ 22.0%,，居第 2 位[1]。PA 作为机会致病菌，分布广泛且易定植，尤其是老年人等免疫功能低下及合并慢性基础疾病或结构性肺病的患者，极易引起 HAP。患者接受中心静脉置管、机械通气和气管切开术等有创治疗时，正常宿主免疫防御能力被破坏，定植的微生物入侵下呼吸道风险增加，故容易感染包括 PA 在内的非发酵革兰氏阴性菌、肠杆菌属等耐药菌。

血清降钙素原（procalcitonin，PCT）、C 反应蛋白（C-reactive protein，CRP）、白细胞介素 -6（interleukin 6，IL-6）是细菌感染的敏感指标，对 PA 感染诊断可能有潜在价值[2]，所以在临床接诊过程中需完善相关检验，结合患者情况综合考虑，早期识别、早期选用合适的抗菌药物。PA 独特的低外膜通透性及产生生物膜等机制，更易诱发 PA 的耐药性，患者在经过一段时间的抗菌药物治疗后，其出现获得性碳青霉烯类耐药的比例明显上升，且诱导耐药产生时间相对较短，在治疗 1 周内便可迅速出现。因此，在治疗的同时需动态监测痰培养等病原学及药敏情况，选择敏感性高的药物，及时调整临床用药至关重要。

对于抗菌药物的选择，一项研究显示[2]，PA对头孢噻肟的耐药率最高，为44.87%，其次是亚胺培南，耐药率为30.77%，对头孢哌酮钠舒巴坦钠的耐药率为26.92%；对阿米卡星的耐药率最低，为6.41%，但由于此类药物静脉注射给药时，肺泡上皮衬液中的药物浓度较低，不宜单药治疗HAP及CAP。若患者过去90天内接受过抗菌药物治疗、住院日数＞5天、合并脓毒性休克、感染前曾患急性呼吸窘迫综合征且既往有多重耐药（MDR）病原菌定植时，初始抗菌药物需选用对产超广谱β-内酰胺酶（ESBL）的肠杆菌及PA敏感的广谱β-内酰胺类抗生素，如头孢他啶、头孢吡肟（对ESBL耐药）、哌拉西林/他唑巴坦或碳青霉烯类抗生素联合氨基糖苷类及喹诺酮类抗菌药物，若不存在以上危险因素且为早期感染的患者，可酌情考虑使用窄谱的第三代头孢菌素，以降低耐药性发生的风险。对于耐碳青霉烯铜绿假单胞菌（CRPA）及难治性铜绿假单胞菌（DTR-PA），应根据药敏结果制订治疗方案，优先选择肺组织浓度较高的药物，目前一般推荐哌拉西林/他唑巴坦、头孢吡肟或碳青霉烯类等联合氨基糖苷类及喹诺酮类抗菌药物，CRPA以及DTR-PA感染风险高的患者可联合多黏菌素类进行治疗。

四、对本病例的思考

➢ 呼吸困难的鉴别诊断对疾病的进一步诊治至关重要。

➢ 对于呼吸衰竭患者来说，抢救开放气道最为关键，在抢救过程中准备气管插管时发现患者存在上气道阻塞后，抢救室立即实施气管切开是治疗成功的关键，也为后期肺炎的进一步治疗提供了机会，充分体现了急诊"先救命后治病"的治疗理念。

➢ 临床接诊时注意以下情况提示患者可能为铜绿假单胞菌感染：①皮肤黏膜屏障发生破坏（气管插管、机械通气、严重烧伤、留置胃管或中心静脉导管）；②免疫功能低下（白血病、肿瘤放化疗、糖皮质激素治疗及获得性免疫缺陷综合征）；③慢性结构性肺病（支气管扩张症、慢性阻塞性肺疾病、肺间质纤维化等）；④长期住院尤其是长期住 ICU；⑤曾长期使用抗菌药物致菌群失调。

➢ 铜绿假单胞菌抗菌药物使用疗程：应用抗菌药物后临床症状在 3 天内稳定者，推荐 8 ～ 14 天疗程，如果为多重耐药铜绿假单胞菌或泛耐药的铜绿假单胞菌，或者为重症医院获得性铜绿假单胞菌感染，则推荐至少 14 天疗程，特殊情况下可以适当延长，治疗目标应为临床表现好转，而不应将铜绿假单胞菌的清除作为停用抗菌药物的指征。

五、专家评析

对于本病例，急诊科医生应该注意把握以下两个方面。

1. 呼吸困难的评估和鉴别诊断：呼吸困难患者在急诊很常见，由于起病急，进展快，病情危重，早期对病情的快速评估和对生命体征的稳定维护是第一要务。而病因的鉴别也应在病情初步稳定后迅速展开。急性呼吸困难的鉴别诊断往往围绕呼吸系统和心血管系统两大主要病因体系进行，结合患者的基础疾病、现病史特点以及必要的化验和影像学检查结果来逐一鉴别排除。本病例的诊治过程充分体现了这一急诊救治思维。患者起病后快速进展至呼吸衰竭及休克，经紧急气道开放、呼吸机支持通气以及血管活性药物治疗，病情得到初步稳定，经完善相关检查，结合基础病史和发病特点，考虑急性呼吸困难的原因为上气道梗阻和重症肺炎，并进一步进行了病因治疗。

2. 感染治疗：宿主因素、病原体和抗生素对于感染的发生发展是相互影响的重要因素。本病例为恶性肿瘤化疗后患者，曾反复出现肺部感染，系免疫力低下宿主。此类患者与免疫功能正常患者的致病病原体往往有所不同，其更容易发生耐药细菌、真菌或者病毒感染，混合性感染的发生率也较高。因此在经验性治疗的同时，尽可能获得准确的病原学证据以进行精准治疗对于疾病转归至关重要。本例患者的抗感染治疗过程就是经历了经验性抗生素治疗→获得病原学证据和药敏结果→调整抗生素治疗→抗感染治疗成功这样一个过程。当然对于这样一例重症感染的患者，病原学标本留取的时机应该在初次使用抗生素之前，以无菌体液标本留取培养最有意义。（点评专家：温伟）

六、参考文献

［1］姚佳慧，齐叶青，尹红，等 . 某院 91 例下呼吸道铜绿假单胞菌感染患者病例分析及耐药性变化［J］. 中国感染控制杂志，2023，22（11）：1305-1311. DOI：10.12138/j.issn.1671-9638.20234645

［2］何利波，金艳，周芬，等 . COPD 住院患者呼吸道铜绿假单胞菌感染耐药特点及临床特征［J］. 中华医院感染学杂志，2021，31（21）：3259-3263. DOI：10.11816/cn.ni.2021-210078

（陈丽东）

病例 2　隐藏在新冠病毒后的真凶
——肺曲霉菌

一、病情简介

患者，男，78 岁，主因"发热伴呼吸困难 12 天，加重 1 天"于 2023 年 9 月 6 日到急诊科就诊。患者于 12 天前在新疆旅游途中出现发热，体温最高 38.6 ℃，伴咳嗽、咳痰，为黄痰，痰不易咳出，伴呼吸困难，活动时呼吸困难明显，自测新冠病毒抗原阳性，就诊于当地医院，完善相关检查，考虑慢性阻塞性肺疾病急性加重、新冠病毒感染、肺占位不除外，给予头孢唑肟抗感染、奈玛特韦利托那韦抗病毒、抑酸、甲泼尼龙抗炎、雾化吸入平喘等治疗，症状无明显好转，1 天前返京，仍明显呼吸困难，活动耐量低，无胸痛、胸闷，无恶心、呕吐，无腹痛、腹泻，症状持续不缓解，到急诊科就诊。

【既往史】慢性阻塞性肺疾病、肺大疱病史 9 年，平素应用布地格福吸入、孟鲁斯特及茶碱缓释片口服治疗。2020 年 4 月行结肠癌手术切除治疗。2 周前发现血压升高，最高 180/100 mmHg，间断应用卡托普利治疗，未规律监测血压。无药物过敏史。

【体格检查】T 37.4 ℃，P 104 次 / 分，R 26 次 / 分，BP 193/119 mmHg，SO_2 90%（鼻导管吸氧 3 L/min）。发育正常，营养一般。半卧位，喘憋貌，神志清楚，精神差，查体合作。全身浅表淋巴结未及肿大。巩膜、皮肤无黄染，结膜无苍白，双侧瞳孔等大、等圆，直径约为 2.5 mm，对光反射灵敏。口唇轻度发绀。颈软，无抵抗。颈静脉无充盈。桶状胸，双肺呼吸音粗，可闻及散在干啰音。心率 109 次 / 分，心律绝对不齐，第一心音强弱不等，各瓣膜听诊区未闻及病理性杂音。腹软，无压痛及反跳痛，肝、脾未触及，肠鸣音正常，双下肢轻度水肿。

【辅助检查】血常规：WBC 17.7×10^9/L，RBC 4.22×10^{12}/L，CRP 75.04 mg/L，Hb 125 g/L，PLT 273×10^9/L；心肌酶 CK-MB 5.1 ng/mL，TnI < 0.05 ng/mL，BNP 42.8 pg/mL，D- 二聚体 181 ng/mL；生化检查：Glu 5.45 mmol/L，Cr 40 μmol/L，BUN 6.6 mmol/L，ALT 125 U/L，ALB 30.3 g/L，K^+ 3.58 mmol/L，Na^+ 137.1 mmol/L；PCT < 0.5 ng/mL；血气分析（无创呼吸机，氧浓度 50%）：pH 7.47，HCO_3^- 28.4 mmol/L，PO_2 100 mmHg，PCO_2 39 mmHg，Lac 1.2 mmol/L；凝血四项正常；新型冠状病毒核酸检测：新冠病毒核酸 -N 阳性 29.63，新冠病毒核酸 -ORF1ab 阳性 30.56。影像学检查：2023 年 9 月 6 日胸部增强 CT（图 2-1）：左肺下叶实性结节，右肺上叶尖段纯磨玻璃结节，双肺多发实性小结节，肺大疱，肺气肿，主动脉及冠状动脉硬化。心电图：心房颤动，未见明显 ST-T 改变。

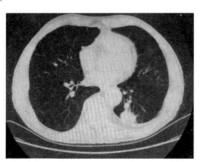

图 2-1　2023 年 9 月 6 日胸部 CT 检查

思维提示

1. 发热伴呼吸困难为急诊常见症状组合，多见于既往有慢性肺部疾病合并感染的患者，临床接诊时需详细询问病史，抓住有意义的伴随症状，结合查体阳性结果，初步判断疾病方向，进而完善相关检查，明确诊断及进一步鉴别诊断。特别需要鉴别感染性和非感染性的病因，许多非感染性疾病在急诊也并不少见。

2. 该患者病程12天，且已经过当地医院治疗：奈玛特韦利托那韦抗病毒（5天）、头孢唑肟抗感染（1天）、甲强龙抗炎（9天）及对症支持，症状仍无明显好转，结合患者既往慢性阻塞性肺疾病、肺大疱病史，平素应用布地格福吸入治疗，考虑患者非单纯新冠病毒感染，需继续明确有无其他病原体感染。

二、诊疗经过

【入院诊断】重症肺炎；Ⅰ型呼吸衰竭；慢性阻塞性肺疾病急性加重；新型冠状病毒感染中型；肺占位性病变？肝功能异常；低蛋白血症；心房颤动；高血压病3级（极高危）。

【诊断依据】

1. 重症肺炎，Ⅰ型呼吸衰竭，慢性阻塞性肺疾病急性加重（AECOPD），新型冠状病毒感染中型，肺占位性病变？**依据**：患者为老年男性，急性起病，主因"发热伴呼吸困难12天，加重2天"入院。来诊时查炎症指标明显升高，完善新型冠状病毒核酸检测阳性，胸部CT检查提示肺大疱，肺气肿，左肺下叶实性结节，性质待定，建议短期抗炎后复查，患者年龄大于65岁，意识减弱，呼吸频率大于30次/分，测末梢血氧86%，依据CURB-65评分为3分，可诊断。

2. 肝功能异常，低蛋白血症，心房颤动 **依据**：患者入院后完善 ALT 125 U/L，ALB 30.3 g/L，心电图提示心房颤动，可诊断。

3. 高血压3级（极高危） **依据**：患者高血压2周，来诊时血压 193/119 mmHg，合并年龄危险因素，可诊断。

【诊疗过程】

1. 一般治疗　心电监护、开放静脉通路。

2. 氧疗　无创呼吸机辅助通气，根据患者情况动态调整呼吸机参数。

3. 抗感染　予以头孢哌酮钠舒巴坦钠 2 g q12 h 静脉滴注。

4. 气道管理　异丙托溴铵联合乙酰半胱氨酸雾化吸入，辅以平喘、化痰等治疗。

5. 保肝　给予谷胱甘肽 1.2 g qd 静脉滴注。

6. 动态监测血压、血糖，给予补钾纠正电解质紊乱，及对症等治疗。

7. 给予胃黏膜保护剂，预防应激性溃疡，调节肠道菌群，低分子量肝素预防下肢深静脉血栓形成。

8. 营养支持方面　给予口服蛋白粉，监测出入量，维持出入量平衡。

患者入院后积极留取痰培养，完善 G 试验、Gm 试验回报阴性，复查新型冠状病毒核酸检测仍阳性，复查血常规，WBC 13.6×10⁹/L，CRP 90.2 mg/L，Hb 125 g/L，PCT 0.22 ng/mL。入院第 3 天，患者仍呼吸困难，需持续无创呼吸机辅助通气，脱机后血氧不能维持，完善痰细菌培养（－），痰真菌培养可见曲霉菌（+++），遂给予伏立康唑片 150 mg，2 次/日，口服，抗真菌治疗。入院第 6 天，患者症状有所好转，可适当床上活动，鼻导管吸氧 2 L/min 下末梢血氧饱和度可维持 95% ～ 98%，嘱患者间断俯卧位通气，入院 10 天复查胸部 CT（图 2-2），可见左下肺阴影面积减小，考虑治疗有效。经 2 周治疗后评估患者无发热、咳嗽、咳痰较前减轻，呼吸困难症状较前好转，查体双肺干鸣音较前明显减少，WBC 6.1×10⁹/L，CRP 5.4 mg/L，复查新冠核酸检测阴性，血流动力学稳定，肝、肾功能正常，病情相对平稳，出院。嘱出院后继续口服伏立康唑治疗。3 个月后随访，患者无特殊不适，生命体征平稳，嘱定期呼吸科门诊随诊。

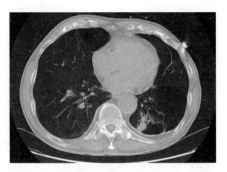

图 2-2　2023 年 9 月 16 日胸部 CT 检查

【最终诊断】肺曲霉菌感染；重症肺炎；Ⅰ型呼吸衰竭；慢性阻塞性肺疾病急性加重；新型冠状病毒感染中型；肝功能异常；低蛋白血症；心房颤动；高血压病 3 级（极高危）。

诊疗思路

1. 患者平素活动量一般，基础肺功能差，本次外出到新疆旅游，机体耗氧量增加，肺负担进一步加重，过程中感染新冠病毒，出现发热、咳嗽、咳痰及呼吸困难，经积极抗病毒、激素治疗无明显好转，此时需考虑患者免疫力低下合并其他病原菌，结合患者既往慢阻肺病史（结构性肺病），考虑革兰氏阴性杆菌可能性大，故入院后给予头孢哌酮舒巴坦钠（舒普深）抗炎，同时积极留取痰培养。

2. 患者经治疗 3 天后仍无好转，且无明确细菌感染证据，回顾患者治疗经过，既往患结构性肺病，使用 2 周的广谱抗菌药物治疗无效，曾应用激素治疗 9 天，高度不除外真菌感染，虽然 G 试验、GM 试验阴性，最终痰真菌培养提示曲霉菌阳性，至此"真凶"浮出水面，经伏立康唑抗真菌治疗后患者症状逐渐好转。

三、本疾病最新指南解读

侵袭性肺曲霉菌病是近年来发病率显著升高的真菌感染性疾病，包括原发性和继发性两种。原发性肺曲霉菌病主要发生于基础免疫力正常人群，此类人群在工作时可能吸入过量的曲霉菌孢子，当孢子大量形成，以至超过机体防御能力时发病。而继发性肺曲霉菌病好发于恶性肿瘤、器官移植、HIV 感染等患者，相较于原发性患者，继发性患者病情发展较快，症状更严重，侵袭性肺曲霉菌病的临床病死率高达 56% ～ 88%[1]。

AECOPD 患者肺部曲霉菌感染的影响因素为吸烟史、机械通气操作、糖皮质激素使用时间、糖尿病和血清白蛋白[2]；考虑原因可能为，香烟中有害的化学物的含量较高，AECOPD 患者机体的气流交换速度较慢，使有害物质在体内沉积，释放炎症细胞引发炎症反应，机体的气道屏障受到破坏，且长期吸烟会严重损伤 AECOPD 患者的呼吸道上皮细胞，降低机体对病原微生物的清除能力，被吸入的曲霉孢子无法及时得到清除，易引发肺部曲霉菌感染。机械通气操作会导致 AECOPD 患者机体受到一定的外物侵入，该操作破坏了机体黏膜，增加了该类患者出现肺部曲霉菌感染的风险。临床常用糖皮质激素治疗慢性阻塞性肺疾病，能在一定程度上减轻气道炎症，并缓解气道的痉挛，但临床试验证实，长时间应用糖皮质激素不仅会对细胞抗曲霉的免疫功能造成一定影响，还会在一定程度上对肺泡巨噬细胞抑制曲霉生长产生不良作用，因此长时间使用糖皮质激素可能会进一步加大肺部曲霉菌感染风险。糖尿病患者体内的血糖水平和血浆渗透压相对较高，中性粒细胞的吞噬功能受到一定限制，体内病原菌清除受到显著影响，肺部曲霉菌感染发生风险相应增加。血清白蛋白水平能反映机体营养状态，AECOPD 患者营养状况欠佳，白蛋白水平较低，机体免疫功能受到损伤，细胞杀菌能力受到削弱，气道黏蛋白生成相应减少，呼吸系统的防御功能大大下降，为病原菌大肆繁殖创造条件，导致发生肺部曲霉菌感染的风险加大。

免疫正常和免疫低下人群曲霉菌感染的临床症状及体征存在明显差异，基础免疫低下的患者临床表现为咳嗽、发热、呼吸困难，临床体征表现为湿啰音，此结果可能是由于曲霉菌侵袭肺部时，免疫低下患者自身防御功能损伤，曲霉菌大量繁殖，加重病情，进而表现为更加严重的咳嗽、发热等症状[1]。

肺部受到感染后，会产生脂多糖、内毒素等有毒物质，在炎症介质的作用下，CRP、PCT 过量分泌，加速疾病进展。研究发现[1]，与免疫正常组比较，免疫低下组 CRP、PCT 升高，提示不同免疫状态下侵袭性肺曲霉菌病所致机体炎症程度不同。半乳甘露聚糖（GM）、1,3-β-D 葡聚糖（BG）均属于附着于真菌细胞壁上的多糖抗原成分，在曲霉菌生长时，GM 从薄弱的菌丝顶端释放，在侵袭肺组织后，曲霉菌大量释放 GM，在释放 GM 的同时会激活机体免疫系统，GM 释放量与曲霉菌量成正比，与侵袭性肺曲霉菌病感染程度密切相关。BG 广泛存在于包括曲霉菌在内的多种真菌细胞壁中，曲霉菌菌丝生长和侵袭人体组织后，BG 从细胞壁中释放，导致 BG 在血液和体液中含量升高，BG 与侵袭性肺曲霉菌病严重程度有关，当曲霉菌含量减少时，机体免疫可迅速清除 BG，进而促进疾病转归。故可监测 CRP、PCT、GM、BG 的指标变化，以此为参考指导临床用药。

临床可对 AECOPD 患者采取如下防治措施，以减少肺部曲霉菌感染的发生[2]：对于有吸烟史的患者，提醒患者减少吸烟，尽量戒烟以提高抵抗力；定期对医生进行培训，提高其专业技术水平，对有机械通气操作 AECOPD 患者进行及时关注，必要时可适时予以抗菌药物治疗。同时临床治疗 AECOPD 患者期间，在保证治疗效果的基础上，合理选用糖皮质激素治疗，从而预防曲霉菌感染的发生。医护人员应注意对有糖尿病及白蛋白水平低的 AECOPD 患者及时采取有效的治疗方案，以便对症支持治疗，如应予以及时的血糖控制及相应的营养支持以提高白蛋白水平，增强抵抗力，进而降低肺部曲霉菌感染概率。

四、对本病例的思考

➤ 曲霉菌为机会致病菌，在临床接诊过程中遇到有恶性肿瘤、中性粒细胞减少、HIV 感染、器官移植、长期使用免疫抑制剂及糖皮质激素等免疫力低下患者，需警惕真菌感染的可能。

➤ 老年人及患有结构性肺病的患者感染新冠病毒后，更易同时合并感染其他病原菌，包括细菌、真菌及其他病毒，所以针对此类患者，在初始治疗的基础上，需尽早完善并监测病原学检测（痰培养、血培养、尿培养、G 试验、GM 试验、呼吸道病毒检测等），早期给予针对性抗菌治疗。

➤ 真菌感染的诊断很多是难找到明确病原体的，当常规抗细菌治疗无效时，结合患者的危险因素、症状、体征、实验室检查和影像学依据等，是可以做出真菌感染的初步诊断的，必要时可给予优先抗真菌治疗。

➤ 肺曲霉菌的抗菌治疗往往时间很久，治疗时间通常不能小于 8～12 周，在治疗过程中需要定期监测肝、肾功能，复查影像学检查进行抗菌疗效评估和并发症监测。

➤ 肺曲霉菌病具有很强的嗜血管性，常常侵犯血管导致患者大咯血而危及生命，临床医师应给予重视，提前向家属和患者告知病情和预后。

五、专家评析

本病例是以"发热伴呼吸困难"为主诉就诊的。这样的患者在急诊科比较常见，但急诊医师在诊治此类患者时往往会面临挑战，一方面是因为病情危重、进展迅速；另一方面则是因为在表面症状如发热和呼吸困难的背后，往往病因复杂多样，诊治医生要有灵活、快速的临床思辨及判断能力。并且当两个症状同时出现在同一个患者身上时，还要考虑两者之间的内在关联性和逻辑关系。

本病例在来急诊前于外院的诊治经过提示已将其发热原因指向感染所致。对于急性感染性发热，急诊医师应该对其严重程度进行快速评估，同时在诊治中要尽可能查明感染的部位和致病病原体，这对于成功治疗至关重要。本病例的诊治过程体现了对这一原则的良好把握。在最初查明新冠病毒感染并给予抗病毒治疗的同时，结合患者基础疾病已经考虑到可能有细菌混合感染，当联合抗感染治疗效果不理想时，积极寻找并获取新的病原学证据，果断加用抗曲霉菌药物伏立康唑，是本病例最终治疗获得成功的关键。

本病例伴发的呼吸困难是另一个主要症状。考虑还是与重症肺炎及其导致的基础呼吸系统疾病加重有关。但是对于这样一位高龄、高血压和心房颤动的患者，是一定要鉴别心源性呼吸困难的，诊治医生通过一系列的化验及检查基本排除了这种可能，这在病例资料中得到了体现。

通过此病例我们可以体会到尽可能获取准确的病原学证据对于急性重症感染性疾病是至关重要的。当然对于病原学标本的获取还应该以无菌体液为主，而下一代测序技术（NGS）对于发现常规培养技术难以获得的部分病原体有独特作用。（点评专家：温伟）

六、参考文献

[1] 林亚纳，张小菲，洪亚妮，等.不同免疫状态侵袭性肺曲霉菌病患者实验室指标分析 [J].中国免疫学杂志，2023，39（10）：2211-2216. DOI：10.3969/j.issn.1000-484X.2023.10.034

[2] 蒋婷，谭锚，喻磊，等.慢性阻塞性肺疾病急性加重期患者并发肺部曲霉菌感染的临床特征及其影响因素 [J].中华医院感染学杂志，2024（04）：494-497. DOI：10.11816/cn.ni.2024-230915

（陈丽东）

病例3 令人蹊跷的心肌梗死
——胸痛的真相

一、病情简介

患者，男，70岁，主因"胸痛、胸闷5 h"到急诊科就诊。患者于5 h前出现胸痛，呈持续性疼痛，具体疼痛性质描述不清，无放射性疼痛，伴胸闷，无心悸、大汗，无黑矇、晕厥，无发热、咳嗽、咳痰，无腹痛、呕吐，无头晕、黑便等不适。在家自服"速效救心丸"处理，症状无缓解，为求进一步诊治来诊。

【既往史】高脂血症10年余，规律口服阿托伐他汀钙20 mg/d。否认糖尿病、高血压、冠心病史。否认肺结核、肝炎病史，否认重大手术外伤史。吸烟史15余年，每日5支；无饮酒史；否认药物过敏史。

【体格检查】T 36.5 ℃，HR 77次/分，RR 22次/分，BP 142/90 mmHg，SpO_2 96%，神清语利，精神欠佳，查体合作。双瞳孔等大等圆，直径3.0 mm，对光反射灵敏。口唇无发绀，颈静脉无充盈，颈软，无抵抗，双肺呼吸音清，未闻及干湿啰音，心率77次/分，律齐，各瓣膜区未闻及病理性杂音，腹平软，无压痛及反跳痛。双下肢无水肿。生理反射存在，病理反射未引出。

【辅助检查】血常规：WBC 10.2×10^9/L，Hb 135 g/L，PLT 152×10^9/L，CRP 21.6 mg/L；急查生化：Cr 85 μmol/L，Na^+ 132.4 mmol/L，K^+ 4.01 mmol/L，Glu 5.79 mmol/L，BUN 7.0 mmol/L；血气分析：pH 7.40，PO_2 82 mmHg，PCO_2 32 mmHg，Lac 0.7 mmol/L；心肌酶谱：CK-MB 14 ng/mL，TnI 1.65 ng/mL（< 0.5 ng/mL），D-二

聚体 890 ng/mL，BNP 560 pg/mL；影像学检查：2022 年 8 月 11 日心脏超声：左心室心尖部运动减弱，左室壁基底段、中段增厚，心尖段及心尖部室壁变薄，EF 50%；心电图：窦性心律，Ⅰ、Ⅱ、aVL、$V_2 \sim V_6$ 导联 ST 段抬高（图 3-1）。

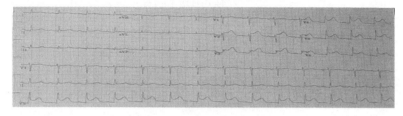

图 3-1　患者来诊时心电图

思维提示

1. 胸痛是急诊科最常见的急危重症之一，引起胸痛的疾病有很多种，临床表现也千差万别，一旦发生，若未及时采取正确、有效的措施，死亡率极高。故在接诊胸痛患者时，应尽快识别胸痛类型，明确是否为致死性胸痛，如急性心肌梗死、主动脉夹层、肺栓塞及张力性气胸等，及时采取有效处理。

2. 急诊接诊胸痛的患者后应立即开通绿色通道，尽快完善心电图、心肌损伤标志物和 D- 二聚体的检测，必要时需要完善心脏超声、肺部 CT、血管增强 CT，甚至行冠脉造影检查。

3. 临床上若遇突发胸痛、胸闷，ST 段抬高合并 TnI 升高的患者，要高度警惕急性心肌梗死，ST 段抬高是判断急性心肌梗死是否需要尽快行急诊 PCI 的指征。但 ST 段抬高并不都是急性心肌梗死所致，尤其在发病前有心理应激因素，心电图改变类似心肌梗死样表现的患者，应高度警惕应激性心肌病。

4. 常见的心电图 ST 段抬高的疾病除了急性心肌梗死，还有急性心包炎、室壁瘤、主动脉夹层等，急诊医师应对此进行快速、有效的鉴别。

二、诊疗经过

【入院诊断】胸痛待查：急性 ST 段抬高型心肌梗死？高脂血症。

【诊断依据】

1. 急性 ST 段抬高型心肌梗死　**依据**：患者为老年男性，此次突发胸痛、胸闷 5 h。既往高脂血症病史，长期吸烟史，有冠心病高危因素。查心电图提示：Ⅰ、Ⅱ、aVL、$V_2 \sim V_6$ 导联 ST 段抬高，化验 TnI 升高，需高度考虑急性心肌梗死，可完善冠脉造影明确诊断。

【诊疗过程】入科后采取综合治疗措施。

1. 一般治疗　心电监护、鼻导管吸氧、建立静脉通路。

2. 病因治疗

（1）因考虑患者诊断为急性 ST 段抬高型心肌梗死，且患者在发病 12 h 以内，有急诊 PCI 指征，联系心内科会诊。

（2）除外禁忌证后给予患者阿司匹林 300 mg、氯吡格雷（波立维）300 mg 抗血小板，阿托伐他汀 40 mg 降脂、稳定斑块。

（3）因患者血压偏高，给予单硝酸异山梨酯注射液 30 mg，以 4.2 mL/h 的速度泵入，扩张血管。

（4）心内科会诊后建议急诊 PCI，征得患者及家属同意后，由医护人员陪同至导管室，完善冠脉造影提示：左主干、左前降支、左回旋支及右冠状动脉均正常，见图 3-2。

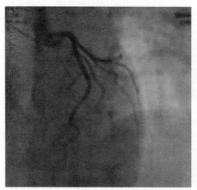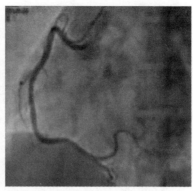

图 3-2　冠脉造影未见异常

（5）术后收入心内科病房，结合患者冠脉造影结果，不考虑急性心肌梗死，追问患者病史，患者发病前 1 天夜间在外散步时不慎摔倒，无法自行站立，跪到大概凌晨后被家人找回。发病前有心理及躯体应激，结合患者心脏超声，考虑应激性心肌病可能性大。第二天予完善左心室造影提示（图 3-3）：心尖部球囊样改变，明确诊断为应激性心肌病。

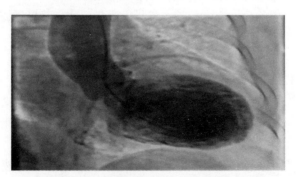

图 3-3　左心室造影示心尖部球囊样改变

（6）给予阿司匹林 100 mg qd、阿托伐他汀 20 mg qn、美托洛尔 12.5 mg bid、依那普利 10 mg qd、辅酶 Q10 30 mg tid，口服治疗。

经上述治疗，患者入院第 3 天，胸痛、胸闷症状较前稍有好转，监测血压波动在 115 ～ 120/60 ～ 65 mmHg，心率波动在 65 ～ 70 次 / 分。复查心电图：Ⅰ、Ⅱ、aVL、V_2 ～ V_6 导联回落到等电位线上，Ⅰ、Ⅱ、aVL、V_2 ～ V_6 导联出现 T 波倒置，复查 TnI 呈下降趋势。1 周后患者自觉胸痛、胸闷症状完全缓解，复查超声心动图：左心室心尖部运动减弱，左心室射血分数 65%；TnI、CK-MB 恢复正常；心电图：Ⅰ、Ⅱ、aVL、V_2 ～ V_6 导联回落到等电位线上，Ⅰ、Ⅱ、aVL、V_2 ～ V_6 导联 T 波倒置变浅，患者好转出院。4 周后来院随访，复查超声心动图：心脏结构及功能正常，左心室射血分数 72%；心电图：正常心电图。

【最终诊断】应激性心肌病；高脂血症。

诊疗思路

1. 患者老年男性，既往有高脂血症，长期吸烟、饮酒，有冠心病高危因素，此次为急性起病，突发胸痛、胸闷，初期考虑胸痛原因不除外急性心肌梗死，需与其鉴别。鉴别要点：患者发病前有明显的心理及躯体应激，心脏超声未见室壁节段性运动异常，冠脉造影未见异常，经治疗，1 个月左右心功能恢复正常，因此诊断上不支持急性心肌梗死。

2. 患者发病前有明显的心理及躯体应激，完善心脏超声提示左室心尖部运动减弱，左室壁基底段、中段增厚，心尖段及心尖部室壁变薄，冠脉造影未见异常，左心室造影可见心尖部呈球囊样改变，经治疗，心功能短期内恢复正常，预后良好，因此考虑患者胸痛原因为应激性心肌病。

三、本疾病最新指南解读

应激性心肌病（SC）又称心碎综合征，首次于 1990 年由日本学者 SATO 提出，是一种以典型的局部心肌室壁运动异常为特征，在无阻塞性冠状动脉疾病的情况下导致急性心功能不全的急性心脏综合征。目前应激性心肌病的发病机制仍不明确，其中儿茶酚胺诱导的心肌损伤是比较著名的机制理论。大多数患者在发病前有心理或生理的应激刺激。SC 最常见的临床症状是急性胸痛、呼吸困难或晕厥，约 76%[1] 的 SC 患者会出现胸痛，部分 SC 患者可能表现为由其并发症引起的症状，如心力衰竭、脑卒中、肺水肿、血栓栓塞、心源性休克或心脏骤停，也可能出现周身乏力、不明原因的发热和咳嗽等不典型症状。

约 15% 的 SC 患者可同时合并冠状动脉疾病，一般完善冠状动脉造影显示冠状动脉正常或非阻塞性，通常可诊断为应激性心肌病[3]。目前公认的诊断标准是美国梅奥（Mayo）标准，包括以下几点：①短暂性的左心室运动障碍，伴或不伴心尖部受累；②冠状动脉造影无明显狭窄或斑块；③ TnI 正常或轻度升高，合并有心电图改变；④排除嗜铬细胞瘤、肥厚型心肌病、心肌炎、阻塞性冠状动脉疾病、颅内出血等；⑤心脏收缩功能短时间内恢复，预后良好，很少遗留后遗症[2]。

SC 的治疗目前尚无统一定论，治疗原则是去除诱因、维持生命、尽量减少并发症的发生。治疗上应尽快去除应激因素，然后根据其严重程度选择对应的处理措施。轻重程度取决于其有无对血流动力学造成影响。轻症患者可采取一般的对症治疗措施，如应用 β 受体阻滞剂、利尿剂、抗心律失常药物等，利尿剂适用于合并肺水肿的患者。硝酸甘油有助于降低急性心力衰竭时的心室负荷，但合并左室流出道梗阻时应避免应用；血管紧张素 Ⅱ 受体阻滞剂（ARB）或血管紧张素转换酶抑制剂（ACEI）可能促进左心室功能的恢复；因 SC 患者体内儿茶酚胺水平升高，急性期应用儿茶酚胺可能导致病情加重，故应尽量避免使用儿茶酚胺正性肌力药物，β 受体阻滞剂能减弱儿茶酚胺的作用，可能与更好的长期预后相关，但 SC 急性期常并发 QT 间期延长，出现尖端扭转、室性心动过速、心室颤动的风险较高，在治疗上所有可能延长 QT 间期的药物（如抗抑郁药物或某些抗生素）均应谨慎使用，β 受体阻滞剂有诱发尖端扭转型室速的风险，在 QT 间期 > 500 ms 或心动过缓时需谨慎应用。SC 不需要常规抗凝及抗血小板聚集治疗，除非合并冠状动脉疾病。对于血栓形成高风险的患者，建议个体化抗凝治疗[3, 4]。

应激性心肌病与急性心肌梗死都是死亡率较高的心脏疾病。应激性心肌病可以引起心脏功能的受损，导致心肌细胞的损伤，造成心肌纤维化的发生，从而影响心脏的正常收缩和舒张，使心脏处于一种不稳定状态，容易诱发心律失常和心血管意外事件，如心绞痛、心肌梗死等。急性心肌梗死可引起心律失常，导致心肌细胞损伤和电传导异常，最终出现心力衰竭，梗死后的心肌组织还可能形成室壁瘤，增加心脏破裂的风险。因此，在疾病的临床治疗中，需要详细询问患者的病史及发病诱因，快速诊断出患者的疾病类型，并采取相应的救治措施，确保患者能够及时脱离生命危险。

四、对本病例的思考

➤ 应激性心肌病与急性心肌梗死临床表现相似，都可以表现为胸痛、胸闷，心电图均可见 ST 段抬高，故在临床上难以区分，容易漏诊、误诊为急性心肌梗死，急诊医师在临床工作中，要注重对病史的详细采集，了解发病诱因，且不能有固化思维，以达到早诊断、早干预，并可避免不必要的检查及治疗所带来的一系列后果。

➤ 临床上遇到胸痛伴心电图提示 ST 段抬高、化验心梗五项提示 TnI 升高的患者，应首先考虑 STEMI，但还需考虑可导致

ST 段抬高的其他疾病，如急性心肌炎、心包炎、应激性心肌病、心脏肿瘤（转移）、肥厚型心肌病和早期复极变异等。ST 段抬高的病因复杂，掌握引起 ST 段抬高的相关疾病和心电图特点，结合影像学检查，有助于对 ST 段抬高疾病的识别和采取有效对症治疗，减少不必要的冠脉介入治疗和由此带来的潜在风险。

➢ 虽然应激性心肌病临床发病率不高，急诊医师在接诊考虑为急性心肌梗死并进行鉴别诊断时，仍需考虑到应激性心肌病的可能，尤其是在心电图异常反映的心肌缺血范围与心肌标记物所反映的心肌坏死程度不相符时，且冠状动脉造影结果与心电图改变不相符时，应反复再次询问患者，动态观察患者的病情变化，以免误诊为急性心肌梗死而给患者带来不必要的经济及精神负担。

五、专家评析

急性胸痛是急诊科常见的临床症状之一，急诊医师按照惯性思维很容易第一时间考虑到冠脉缺血或闭塞导致的心绞痛或急性心肌梗死，但除了冠脉病变之外，其他引起胸痛的急危重症亦较为常见，按照急诊"降阶梯"的临床思维，急性胸痛还应考虑急性肺栓塞、主动脉夹层、张力性气胸等临床上常见的致命性疾病，除外这些疾病后，其他引起急性胸痛的疾病亦需鉴别，这就对急诊首诊医师的疾病综合鉴别能力提出了很大的挑战，除了需要具有广博的临床思维，还要能够对患者进行充分的病史询问、良好的医患沟通、认真仔细地查体以及对实验室检查结果的综合判读，这对于早期、快速、正确的诊断至关重要。

当急诊医师在初步诊疗过程中发现病情变化及实验室检查与临床不符时，就应该对诊疗及病情进行重新分析，及时纠正错误诊疗，正如本病例来诊时出现急性胸痛，并合并冠心病的危险因素（吸烟、高脂血症），心电图存在 I、II、aVL、$V_2 \sim V_6$ 导联 ST 段抬高，这些均与冠脉闭塞引起的急性心肌梗死临床表现相符，但行冠脉造影未见异常，且 TnI 的动态变化、心电图、心功能的快速恢复均与急性心肌梗死的动态变化临床不符，这就促使急诊医师重新审视病情，抽丝剥茧，按照新的临床思维反过来详细询问病史、进一步完善相关检查，最终行左心室造影明确"应激性心肌病"的诊断。实际上，在临床过程中，其他少见疾病引起的急性胸痛亦常有见到，笔者在工作生涯中曾经碰到过以急性胸痛为主诉的急性肺栓塞，主要表现为新发的完全性右束支传导阻滞、主动脉夹层撕裂至右侧冠脉引起类似下壁心肌梗死的心电图表现，以及心电图表现为胸前导联广泛 ST 段抬高的药物过敏所致的免疫性心肌损伤，因此，急诊科疾病复杂多变，这就要求急诊科医生要心思缜密，要有广博的疾病鉴别知识及过硬的应急处理能力，这样才能尽早发现疾病的真相，为患者进行快速、正确的诊疗，最终改善其预后。（点评专家：刘波）

六、参考文献

［1］贾志毅，张浩，李文静，等 . 应激性心肌病诊断与治疗进展［J］. 实用心脑肺血管病杂志，2022，30（06）：1-6. DOI：10.12114/j.issn.1008-5971.2022.00.148

［2］张灿，邓平 . 以气促为首发表现的应激性心肌病 1 例［J］. 中国医药科学，2023，13（20）：196-198. DOI：10.20116/j.issn2095-0616.2023.20.46

［3］张欢，彭勇，廖雪莲 . 重症患者应激性心肌病的常见病因及诊治原则［J］. 临床内科杂志，2022，39（2）：80-83. DOI：10.3969/j.issn.1001-9057.2022.02.003

［4］何浩铭，郑舒文，朱龙洋，等 . 应激性心肌病的机制、诊断和治疗［J］. 中华心血管病杂志，2023，51（8）：898-904. DOI：10.3760/cma.j.cn112148-20230428-00245

（郝亚娟）

病例 4 避开先入为主的坑
——寻找腹痛的罪魁祸首

一、病情简介

患者，男，28 岁。主因"腹痛 1 天，加重 9 h，再发 4 h"到医院急诊科就诊。患者于 1 天前无明显诱因出现腹痛，以上腹部为主，呈阵发性疼痛，疼痛性质描述不清，伴腹胀，无恶心、呕吐，无发热，未处理。9 h 前腹痛症状较前逐渐加重，为求进一步诊治自行至医院就诊。接诊时患者疼痛可耐受，无恶心、呕吐等不适。给予完善血常规提示白细胞稍高，化验血淀粉酶及脂肪酶未见异常，腹部 CT 未见急腹症体征，考虑急性肠胃炎。给予抑酸、护胃及左氧氟沙星抗感染治疗后，患者自觉腹痛症状有所减轻，自行离院。4 h 前患者再发腹痛，以双侧上腹痛为主，呈剧烈疼痛，伴后背部剧烈疼痛，难以忍受，吸气时疼痛加重，不敢呼吸，伴恶心，呕吐 3 次，为胃内容物，非喷射性咖啡样物质，无发热、腹泻、呼吸困难，呼叫"120"再次送至急诊。

【既往史】阑尾炎术后 3 年，否认高血压、糖尿病等基础疾病史，近期无饮酒、暴饮暴食史，否认肺结核、肝炎病史，否认重大外伤史。

【体格检查】T 36.8 ℃，HR 120 次 / 分，RR 26 次 / 分，右侧 BP 160/82 mmHg，左侧 BP 135/60 mmHg，SaO_2 99%。嗜睡，精神差，查体合作。双肺呼吸音清，未闻及干、湿啰音，心律齐，各瓣膜区未闻及杂音，腹平软，右上腹部轻压痛，反跳痛不明显，墨菲征阴性，麦氏点无压痛，肝、肾区无叩击痛，无肌紧张，肠鸣音可，3 次 / 分。双下肢无水肿，四肢关节活动自如。

【辅助检查】

第 1 次就诊时：血常规：WBC 10.4×10^9/L，Hb 176 g/L，PLT 211×10^9/L，N% 86%，CRP 23.5 mg/L；AMY 30 U/L，LPS 91 U/L；影像学检查：上腹部 CT 提示脂肪肝，肝囊肿可能，余未见异常；心电图：窦性心律，大致正常心电图。

第 2 次就诊时：血气分析（鼻导管吸氧 2 L/min）：pH 7.0，PO_2 164 mmHg，PCO_2 13.4 mmHg，K^+ 5.5 mmol/L，Lac 5.4 mmol/L，HCO_3^- 3.1 mmol/L；心梗五项：均正常；急查生化：Cr 159 μmol/L，Na^+ 133 mmol/L，K^+ 5.6 mmol/L，Glu 30.0 mmol/L，BUN 6.2 mmol/L，快速血糖 31.1 mmol/L，心肌酶、淀粉酶及脂肪酶均正常；尿常规：尿糖 3+，尿蛋白弱阳性，酮体 3+，隐血阴性，白细胞阴性；胸部 CT 未见明显异常，全主动脉 CTA 未见明显异常，考虑脂肪肝，肝囊肿可能；心电图：窦性心动过速。

思维提示

1. 糖尿病酮症酸中毒（DKA）是急诊科常见的急危重症之一，是由于体内胰岛素水平绝对或相对不足或升糖激素显著增高引起糖、脂肪和蛋白质代谢严重紊乱，所致血糖及血酮体明显增高及水、电解质平衡失调和代谢性酸中毒为主要表现的临床综合征。起病急，感染、饮食不当、漏用或停用胰岛素等为常见诱因。

2. DKA 临床表现多样，典型临床表现为口干、多饮、多尿，甚至出现脱水症状，但同时，少数患者以腹痛、腹胀、恶心、呕吐等消化道症状为首发表现，与外科急腹症极为相似，临床上极易误诊、漏诊。

3. DKA 常常出现严重的并发症，合并急性心肌梗死、急性脑梗死、休克、肝肾衰竭和乳酸酸中毒时，常常会危及生命。急诊医师接诊后应立即将患者送入急诊抢救室接受监护治疗，同时完善相关检查，进一步筛查并发症。

二、诊疗经过

【入院诊断】腹痛待查：急性胆囊炎？主动脉夹层？急性心肌梗死？糖尿病酮症酸中毒；高钾血症；急性肾功能不全；脂肪肝；阑尾炎术后。

【诊断依据】

患者青年男性，此次主因"腹痛1天，加重9 h，再发4 h"来诊。既往阑尾炎术后，入院后查体：右上腹轻压痛。腹痛患者需考虑以下疾病：

（1）急性胆囊炎：患者青年男性，突发腹痛，伴恶心、呕吐，伴后背疼痛，查体右上腹部轻压痛，但完善腹部CT未见胆囊炎征象，故暂不考虑该诊断。

（2）主动脉夹层：患者青年男性，突发腹痛，伴后背剧烈疼痛，难以忍受，且双侧血压不对称，需警惕该疾病。完善全主动脉CTA未见异常，故不考虑该疾病。

（3）急性心肌梗死：患者突发上腹部疼痛，伴后背剧烈疼痛，需警惕急性心肌梗死，但两次心电图检查未见ST-T改变，心梗五项未见异常，故暂不考虑该疾病。

（4）糖尿病酮症酸中毒：少数DKA患者是以腹痛为首发表现的，且该患者腹痛剧烈而无明显定位体征，伴呼吸急促，需考虑该疾病。予化验快速血糖31.1 mmol/L。尿常规提示：尿糖3+，酮体3+。血气分析提示：pH 7.0，PCO_2 13.4 mmHg，HCO_3^- 3.1 mmol/L，故考虑该诊断明确。但患者既往无糖尿病病史，入院后可进一步完善相关化验，明确糖尿病类型。

【诊疗过程】入科后采取综合治疗措施：

1. 一般治疗 心电监护、鼻导管吸氧 3 L/min，监测血糖。

2. 胰岛素治疗 给予持续泵入小剂量胰岛素［0.1 U/（kg·h），控制血糖以 2.8 ～ 4.2 mmol/（L·h）的速度下降］，最终维持在 8.3 ～ 11.1 mmol/L。

3. 补液 给予快速大量补液［开始 1 ～ 2 h 内补生理盐水，血糖下降至 13.9 mmol/L 时，给予 5% 葡萄糖加胰岛素（葡萄糖与胰岛素比例为 2 ～ 4 : 1）］，前 12 h 共补液 4000 mL 左右。

4. 纠正酸中毒 给予静脉滴注碳酸氢钠 250 mL，动态复查血气。

5. 维持电解质稳定及对症支持治疗，动态复查肝肾功能、电解质、心肌酶及尿常规等化验，评估患者病情。

6. 进一步完善糖化血红蛋白 评估近 3 个月血糖情况；完善空腹 C 肽、谷氨酸脱羧酶抗体（GAD）、胰岛细胞抗体（ICA）和胰岛素抗体（IAA），明确糖尿病类型。

经上述治疗，患者神志逐渐转清，一般情况明显好转，腹痛症状好转，无恶心、呕吐。次日复查血气分析提示 pH 7.38，PO_2 125 mmHg，PCO_2 39 mmHg，K^+ 4.5 mmol/L，Lac 1.0 mmol/L，HCO_3^- 22.5 mmol/L。尿常规提示：尿糖 1+，尿酮体（−）。生化提示：Cr 115 μmol/L，Na^+ 136 mmol/L，K^+ 4.52 mmol/L，Glu 8.9 mmol/L，BUN 5.2 mmol/L，随后调整为三餐前门冬胰岛素注射液＋睡前甘精胰岛素注射液皮下注射控制血糖。空腹 C 肽 0.92 ng/mL（0.8 ～ 4.2 ng/mL）、谷氨酸脱羧酶抗体（GAD）阳性、胰岛细胞抗体（ICA）和胰岛素抗体（IAA）阴性，诊断为 I 型糖尿病。

【最终诊断】糖尿病酮症酸中毒；高钾血症；急性肾功能不全；脂肪肝；阑尾炎术后。

诊疗思路

1. 患者青年男性，既往阑尾炎术后，此次突发腹痛来诊，查体右上腹轻压痛，需考虑急腹症，完善腹部 CT 未见急腹症征象，故考虑急性肠胃炎可能。予抗感染等治疗后好转离院；之后患者再发腹痛加重，伴背部疼痛来诊，且来诊时双侧血压不对称，考虑主动脉夹层可能，给予地佐辛止痛处理，疼痛无缓解，同时完善全主动脉 CTA 未见异常，排除主动脉夹层。

2. 患者再次就诊时腹痛剧烈，但查体发现腹部体征不明显，且伴有呼吸急促、深长，嗜睡。化验检查：快速血糖增高，代谢性酸中毒，尿酮体阳性，结合患者腹痛症状与体征不相符，伴呼吸急促、深长，考虑存在糖尿病酮症酸中毒，给予补液、降糖、消酮及纠酸等治疗后，患者腹痛缓解，故考虑该患者腹痛为糖尿病酮症酸中毒所致。

3. 对于腹痛症状和体征相脱离的患者，应同时常规检查血糖、血气分析、生化和尿常规检查，需要和 DKA 进行鉴别诊断。

三、本疾病最新指南解读

糖尿病酮症酸中毒是糖尿病最常见的急性并发症之一，是糖尿病患者在多种诱因作用下，体内胰岛素严重缺乏，胰岛素反调节激素不适当增加，引起糖、蛋白质、脂肪及水电解质、酸碱平衡失调，导致以高血糖、高血酮、酮尿、水电解质紊乱和代谢性酸中毒为主要特点的临床综合征。DKA 起病急，发展迅速，若未及时进行正确、有效治疗，会对患者的生命安全造成威胁，并发 DKA 的患者病死率在 1% ～ 15%[3]；急性感染、饮食不当、胰岛素治疗中断、各种应激（脑血管意外、外伤等）、近期新使用某种药物（类固醇激素、α- 干扰素等）等为常见诱因，以腹痛、呕吐为首发表现者，与急腹症相似，极易误诊为外科急腹症，尤其是既往无糖尿病病史患者。

DKA 引起腹痛以 1 型糖尿病多见，2 型糖尿病在一定的诱因下亦可发生。既往有糖尿病病史或有"三多一少"典型表现者诊断并不困难，对于缺乏典型症状的患者，应详细询问病史，以腹痛为首发表现的 DKA，患者病情通常较为严重，病情进展快[3]，应全面分析考虑 DKA 的可能，仔细查体，避免先入为主，忽略必要检查。DKA 引起的腹痛临床症状重于体征，腹痛剧烈，压痛轻微或不明显，常合并口渴，伴明显深长呼吸、不明原因昏迷、呼吸衰竭的患者，解痉止痛药物效果不佳，要考虑 DKA 可能，诊断时需要高度重视，应急查尿常规、血糖、血气、电解质等，防止误诊、漏诊，以免危及患者生命。

目前研究者尚未明确糖尿病酮症酸中毒导致腹痛的原因，目前研究结果认为可能有以下几个方面：①患者患有糖尿病酮症酸中毒，机体内氢离子含量增高，胃泌酸浓度上升，刺激胃肠黏膜神经或破坏胃肠道黏膜引起炎症，导致腹痛；②酸中毒导致细胞内缺钾、缺镁，酸碱失去平衡，水电解质紊乱，引起胃肠道痉挛、胃扩张或麻痹性肠梗阻，导致腹痛；③肠道内毒素产物刺激加上胆囊、胆管内压力增高，导致腹痛；④糖尿病酮症酸中毒的患者由于血容量不足，组织缺氧，毒性产物刺激腹膜，腹膜脏器血液循环障碍引发功能性幽门梗阻。根据权威研究，糖尿病酮症酸中毒患者与无腹痛患者相比，其体内碳酸氢根与血 pH 值较低，并且碳酸氢根水平越低，则糖尿病酮症酸中毒患者腹痛的概率也就越大，与患者高血糖、脱水症状无明显相关性[1-3]。

四、对本病例的思考

➢ 糖尿病酮症酸中毒是糖尿病急性并发症之一，亦是急诊科常见急危重症之一，严重者常致昏迷甚至死亡，但其临床表现多样，少数以腹痛、腹胀、恶心等消化道症状为首要表现，由于症状不典型，与外科急腹症极为相似，临床上极易误诊、漏诊。

➤ 在接诊腹痛患者过程中，对于有腹痛症状与体征不十分相符，并伴有口渴，伴明显呼吸深长，且解痉止痛药效果差的患者，不管既往有无糖尿病病史，均应警惕糖尿病酮症酸中毒，并排除外科急腹症。

➤ 对于急诊腹痛患者，应详细询问糖尿病病史，了解患者降糖药物使用情况和平时血糖控制情况，即使对于没有糖尿病病史的患者，也不能放松对糖尿病酮症酸中毒的警惕。辅助检查要全面，对原因不明的腹痛患者应常规检测血糖，化验尿常规、血生化和血气分析，完善腹部彩超、腹部 CT 等检查。尽早寻找诊断线索，减少疾病误诊与漏诊的发生，确保 DKA 患者得到及时、有效治疗，降低病死率。

➤ 如果患者确诊为 DKA，需要给予患者补液治疗，同时用小剂量胰岛素持续静脉泵入，如合并感染，应积极抗感染，并积极纠正电解质紊乱，如出现严重酸中毒，当 pH < 7.0 时，给予半量碳酸氢钠纠酸治疗，并密切监测患者生命体征及病情变化，防止并发症的发生。

五、专家评析

腹痛是急诊科疾病的常见症状之一，急诊医师会首先考虑消化系统疾患，但腹痛也是急诊科最难鉴别诊断的疾患之一，涉及其他系统疾病也并不少见，需要考虑的诊断范围非常广泛，对首诊医师及时、准确做出诊断提出了巨大的挑战。急诊科首诊医师需要仔细询问病史，认真、全面查体，结合实验室检查结果，仔细分析疾病的发生发展过程，逐一对可能发生的疾病进行排查。

当急诊医师发现患者初步诊断与现有资料不符时，主动质疑是急诊医师不断修正诊断及治疗方案的关键。本病例考虑糖尿病酮症酸中毒导致的腹痛症状，患者来诊时腹痛呈阵发性疼痛伴腹胀，但化验血淀粉酶及脂肪酶未见异常，同时腹部 CT 未见急腹症体征，初步诊断腹痛并不支持急性胰腺炎及常见急腹症，结合患者病史，发现血糖升高明显，尿酮体阳性，这些疑问会督促急诊医师进一步完善检查，再次仔细分析病史及疾病发生过程，修正诊断，直至最终明确诊断，使诊疗趋于真相，从而使患者最终达到良好的预后。（点评专家：刘波）

六、参考文献

［1］陈文忠，付成锋，谯文进，等 . 妊娠期糖尿病酮症酸中毒并发高脂血症性急性胰腺炎一例［J］. 中国实用医刊，2020，47（08）：123-124. DOI：10.3760/cma.j.cn115689-20191209-08853

［2］陈恢校，黄起基 . 糖尿病急性腹痛合并酮症酸中毒的诊治策略探析［J］. 糖尿病新世界，2023，26（19）：176-178，183. DOI：10.16658/j.cnki.1672-4062.2023.19.176

［3］张朝群 . 急性腹痛伴糖尿病酮症酸中毒的临床诊治［J］. 中国继续医学教育，2020，12（22）：109-110. DOI：10.3969/j.issn.1674-9308.2020.22.044

（郝亚娟）

病例 5 "欺软怕硬"的病原体
——卡氏肺孢菌

一、病情简介

患者，女，48岁。主因"发热21天"于2022年5月23日来诊。患者于21天前开始出现发热、畏寒、双上肢及背部肌肉酸痛，自测体温38 ℃，无寒战，无鼻塞、流涕、咽痛，无咳嗽、咳痰，无胸闷、胸痛、呼吸困难，无恶心、呕吐，无腹痛、腹泻，无尿频、尿急、尿痛，无周身皮疹及皮下出血。自行口服"去痛片"1片，服药后体温可下降至正常。今日患者体温再次升高，最高达38.1 ℃，就诊于我院发热门诊。化验白细胞 $8.39 \times 10^9/L$，中性粒细胞百分数89.6%，中性粒细胞绝对值 $7.51 \times 10^9/L$，降钙素原正常。胸部CT提示双肺炎症，初步诊断为肺炎。为进一步治疗，收入院。

【既往史】血尿、蛋白尿9年，外院就诊考虑肾小球肾炎可能性大，未行肾活检。肌酐水平维持在 $100~\mu mol/L$ 左右，3年前进展为尿毒症期，肌酐在 $400 \sim 1500~\mu mol/L$ 水平，继发甲状旁腺功能亢进，并出现心功能不全。近1年半每周二、四、六规律透析。54天前患者行肾移植手术，术后1周停止透析，肾移植后规律使用激素及免疫抑制剂，目前用量为醋酸泼尼松 20 mg qd，碳酸氢钠片 1.0 g tid，他克莫司胶囊单日 2 mg bid，双日早 2 mg、晚 3 mg，吗替麦考酚酯分散片（赛可平）单日早 0.5 g、晚 0.75 g，双日早 0.75 g、晚 0.5 g。窦性心动过速2个月，使用酒石酸美托洛尔片后心率可降至正常水平，但出现低血压，目前无用药。

【体格检查】体温 36.7 ℃，脉搏 110 次 / 分，呼吸 20 次 / 分，血压 140/96 mmHg，SpO$_2$ 100%。神志清楚，查体合作。双肺呼吸音粗，未及干、湿啰音，未及胸膜摩擦音。心率 110 次 / 分，律齐，各瓣膜听诊区未闻及杂音，未及心包摩擦音。腹平坦，可见手术瘢痕，右侧腹部切口未痊愈，无腹壁静脉曲张，腹部柔软，无压痛、反跳痛，腹部无包块。肝未触及，肝区无叩击痛，肝浊音界正常，脾未触及，Murphy 征阴性，肾区无叩击痛，移动性浊音阴性。肠鸣音正常，4 次 / 分。双下肢无水肿。

【辅助检查】2022 年 5 月 23 日血常规：白细胞 8.39×10^9/L，中性粒细胞百分数 89.6%，中性粒细胞绝对值 7.51×10^9/L；降钙素正常，凝血功能及生化检查大致正常。2022 年 5 月 24 日 ANA、ENA、ANCA、抗肾小球基底膜抗体（–），便常规（–）。5 月 23 日（未吸氧）pH 7.46，PaCO$_2$ 31 mmHg，PaO$_2$ 75 mmHg，乳酸 1.11 mmol/L。影像学检查：5 月 23 日肾超声示右髂窝肾移植术后，移植肾饱满；5 月 23 日心脏超声示左房增大，左室壁稍厚，左室舒张功能减退，EF 60%；2022 年 5 月 23 日胸部 CT 示双肺炎症（图 5-1）。

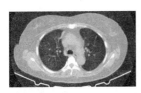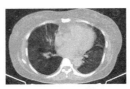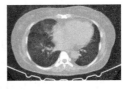

图 5-1　2022 年 5 月 23 日胸部 CT 检查示双肺炎症

思维提示

1. 患者主因发热来诊，一般发热分为感染性疾病与非感染性疾病。该患者中性粒细胞高，考虑有感染性发热可能。感染性发热多见于呼吸系统、泌尿系统、消化系统等。

该患者无发热以外相关表现，但影像学检查提示双肺炎症改变，初步考虑肺部感染。

2. 临床上通常联合使用白细胞、中性粒细胞、C反应蛋白、降钙素原、白细胞介素-6等感染和炎症相关指标来评估患者是否存在感染。

3. 肺部感染需抗感染治疗，选择合适的抗感染方案尤为重要，该患者肾移植术后，规律使用激素，属于免疫功能低下人群，影像学表现为双肺弥漫性磨玻璃样阴影，需警惕特殊菌感染，特别是卡氏肺孢子菌所致的肺炎，应尽快完善病原学检查。

二、诊疗经过

【诊断入院】肺炎；肾小球肾炎；慢性肾功能不全尿毒症期；异体肾移植状态；甲状旁腺功能亢进；高钙血症；高脂血症；心功能不全；窦性心动过速。

【诊断依据】

1. 肺炎　依据：患者有发热、中性粒细胞高，影像学提示双肺炎症，肺炎诊断明确。根据影像学检查进行病因分析：①细菌感染：一般表现为肺叶或肺段实变。②真菌感染：主要表现为多发结节，CT可显示"晕征"和"空气新月征"，较少出现弥漫磨玻璃阴影。③病毒感染：以巨细胞病毒肺炎最常见，主要以间质性炎症为主，也可表现为弥漫性肺泡渗出形成磨玻璃阴影，但一般呈弥漫性不规则分布。④肺水肿：一般有支气管血管束的增粗，而卡氏肺孢子菌肺炎较少出现。

2. 余诊断　依据：同既往史。

【诊疗过程】

1. 一般检查　监测血常规、降钙素原、EB病毒、巨细胞病毒、血培养等。

2. 特殊检查 5 月 26 日 mNGS（病原宏基因组学检测）：检出耶氏肺孢子菌、人类疱疹病毒 5 型（CMV）。5 月 30 日支气管肺泡灌洗液：六胺银染色（－）。

3. 一般治疗 监护、吸氧、对症退热、维持水电解质平衡等治疗。

4. 病因治疗

（1）感染方面：初步考虑病原体为卡氏肺孢子菌，于来诊第 1 日（2022 年 5 月 23 日）开始予磺胺 3 片 q8 h 口服治疗联合甲强龙激素治疗，2022 年 5 月 26 日 NGS 检出耶氏肺孢子菌、人类疱疹病毒 5 型（CMV），予继续磺胺治疗，同时加用更昔洛韦 250 mg q12 h 抗病毒治疗。期间监测患者肌酐进行性升高，胃肠道症状明显。于第 6 日（2022 年 5 月 28 日）磺胺下调为 2 片 q8 h，更昔洛韦调整为 125 mg qd。该方案治疗 3 天，患者胃肠道症状仍明显，频繁呕吐，难以进食。于第 9 天（2022 年 5 月 31 日）将磺胺调整为二线用药卡泊芬净首剂 70 mg qd，随后调整为 50 mg qd。卡泊芬净使用 14 天（2022 年 6 月 13 日）后复查胸部 CT 较前明显好转（图 5-2），予停药。

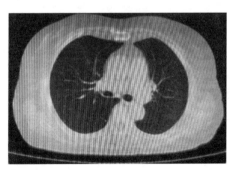

图 5-2 2022 年 6 月 13 日胸部 CT 检查：双肺炎症好转

（2）泌尿系统治疗：停激素，余药物治疗同入院前，参考泌尿外科意见，保证患者每日尿量在 1800 mL 以上水平。

（3）内分泌系统：降钙治疗。

【最终诊断】肺炎；卡氏肺孢子菌肺炎；巨细胞病毒感染；肾小球肾炎；慢性肾功能不全尿毒症期；异体肾移植状态；甲状旁腺功能亢进；高钙血症；高脂血症；心功能不全；窦性心动过速。

诊疗思路

1. 患者发热来诊，有中性粒细胞升高，胸部 CT 提示肺炎，快速诊断肺炎并不难，但在肺炎的抗感染治疗中需进一步分析为何种病原体感染所致。

2. 患者近期有肾移植病史，平素使用激素治疗，属于免疫功能低下人群，结合影像学检查见弥漫性毛玻璃样改变，考虑卡氏肺孢子菌肺炎可能性大。但对于未曾接诊或了解过该类疾病的医师，快速诊断仍非易事。

3. 卡氏肺孢子菌肺炎病原学检测的阳性结果往往并不很高，这为临床医师对该病进行确定诊断增加了很大的难度。对于常规抗细菌治疗无效，具有相关危险因素的免疫功能低下患者，可根据实验室和影像学检查对病情做出综合评估，必要时可进行抢先抗菌治疗。

4. 明确病原体后，该患者在服用一线药物磺胺后出现不良反应，后予调整为二线用药卡泊芬净，用药过程中需注意患者心功能、肝肾功能等，根据各项指标及时调整用药剂量及方案，同时应注意相关合并症的治疗，如该例患者的高钙血症等。

三、本疾病最新指南解读

卡氏肺孢子菌肺炎（PCP）是由卡氏肺孢子菌引起的一种机会性感染，多见于恶性肿瘤化疗、实体器官移植、自身免疫疾病及各类获得性免疫功能低下者。肾移植术后由于需长期服用抗排斥药物及激素，易合并机会性感染，尤其是卡氏肺孢子菌感染，且由于患者抵抗力低下，可很快进展为重度急性呼吸窘迫综合征，进而出现严重低氧血症及严重肺部并发症[1]。

在肾移植患者中，PCP 的发生率为 0.3%～2.6%[2]。肾移植术后 3 个月至半年内，若出现不明原因发热、干咳、呼吸困难、血氧饱和度降低、胸部 CT 提示肺部间质性改变，应高度怀疑 PCP 感染。对于 PCP 患者通常要给予针对性治疗，如果不治疗，往往会导致患者病情迅速加重，甚至危及生命。

TMP（甲氧苄啶）和 SMZ（磺胺甲噁唑）是治疗 PCP 的一线治疗药物，二线治疗主要为棘白菌素类药物，如卡泊芬净、喷他脒、阿托伐醌、克林霉素联合伯安喹等。TMP 和 SMZ 分别可作用于卡氏肺孢子菌的二氢叶酸还原酶、二氢叶酸合成酶，双重阻断叶酸合成，通过干扰蛋白质合成进而起到杀灭菌体的作用[3]。对于有 PCP 和呼吸衰竭的非 HIV 患者，可根据病情酌情使用糖皮质激素。糖皮质激素的使用可以减轻肺间质炎症渗出、改善肺换气功能，同时减少药物治疗时皮疹的发生。

卡泊芬净既往主要用于治疗难治性或不能耐受其他药物治疗的侵袭性曲霉菌病与念珠菌血症等重症真菌感染性疾病，通过抑制 1,3-β- 葡聚糖合成，影响真菌细胞壁的形成而杀菌，卡泊芬净可通过抑制卡氏肺孢子菌的囊壁形成而杀灭卡氏肺孢子菌[2]。

四、对本病例的思考

➢ 肺炎是急诊和发热门诊常见的感染性疾病，除一些以食欲下降、意识障碍等不典型症状来诊的老年人外，一般该诊断并不难。但临床工作中明确诊断只是第一步，更关键的是考虑如何有效的治疗，明确病原学是临床治疗感染性疾病的重中之重。

➢ 随着肾移植术后感染卡氏肺孢子菌的患者越来越多，目前临床中常有术后予预防性口服磺胺治疗的情况，且有些患者可持续使用数十年。

➤ 卡氏肺孢子菌是免疫功能低下患者的常见致病菌，急诊医师一旦接诊到免疫功能低下的患者（长期口服激素、免疫抑制剂、艾滋病、糖尿病、血液病、恶性肿瘤等），出现不明原因呼吸窘迫、急性呼吸衰竭，肺部 CT 检查示双肺弥漫性毛玻璃样改变时，需要警惕患者可能合并卡氏肺孢子菌感染的可能。

➤ 治疗疾病过程中需同时考虑药物所带来的不良反应，比如该例患者本身为肾移植术后患者，存在肾功能不全，而磺胺有肾毒性，且该患者有较为明显的胃肠道反应，如无其他禁忌证，尽早予调整为其他药物尤为重要。

五、专家评析

以发热为主诉就医是急诊患者常见的表现之一，由于引起发热的疾病种类繁多，病因复杂，导致有些发热性疾病诊断困难。但对发热性疾病的诊治也最能体现急诊医师临床思维的过程。

仔细询问病史最重要。抓住临床表现、体格检查和初步实验室检查中有意义的蛛丝马迹，逐步排查分析，直接切入病因正题非常重要。通常步骤：①初步判断发热是感染性还是非感染性；②排查感染部位；③进行病原学的推断，需结合患者免疫功能的状态综合考虑；④明确患者的病程，一般随着发热时间的延长，感染性疾病的概率逐渐降低，肿瘤和结缔组织病的概率逐渐增加。

此例患者肺部感染明确，其难点是对病原学的推断，根据近期有肾移植病史，平素使用激素治疗，判断属于免疫功能低下人群。考虑到病原学的复杂性，积极进行 NGS 的检查，最终诊断为 PCP 及 CMV，对后续治疗有很大帮助。该病例提示急诊医师，对于存在免疫功能低下的感染患者，要考虑混合感染及特殊菌感染，对于病原学的获取是重中之重，这对于患者的精准治疗和预后有很大帮助。（点评专家：熊辉）

六、参考文献

［1］丁俊杰，王红宇，刘金强，等. 肾移植术后卡氏肺孢子菌重症肺炎的综合救治（附21例报告）［J］. 中国实用医刊，2022，49（08）：13-14. DOI：10.3760/cma.j.cn115689-20220122-00404

［2］武小杰，杨硕. 肾移植术后并发卡氏肺孢子菌肺炎的治疗方案选择［J］. 内科急危重症杂志，2023，29（5），393-396. DOI：10.11768/nkjwzzzz20230508

［3］阙咏图，李鹏冲，张奉春. 自身免疫性疾病患者使用复方磺胺甲噁唑预防卡氏肺孢子菌病研究进展［J］. 协和医学杂志，2023，14（1）：196-202. DOI：10.12290/xhyxzz.2022-0131

（刘雪晴）

病例 6 硕鼠硕鼠，逝将去女
——关于 1 例鼠药中毒病例的诊疗

一、病情简介

患者，男，36 岁。主因"恶心、呕吐 1 天"就诊于急诊科。患者于 1 天前开始出现恶心，呕吐 10 余次，为胃内容物，未见血性及咖啡样物质，无头晕、头痛，无意识障碍，无发热，无腹泻，否认其他不适，于社区就诊，拟诊肠胃炎，予对症抗感染、保护胃黏膜输液治疗，效果不佳，转诊本院。患者否认其他不适，心、肺查体未见明显异常，腹部查体无阳性体征。化验血糖正常，完善血常规提示白细胞略高，生化检查未见明显异常，对症输液治疗，留观期间患者诉呕吐物中可见血块，进一步查体可见右侧口腔黏膜处血疱，双大腿内侧可见瘀斑，完善凝血功能化验，提示凝血酶原时间 252.4 s，凝血酶原活动度 3%，国际标准比率 25.94，APTT 195.8 s。再次追问病史，无抗凝药物服用史。以"凝血功能异常"收入院，入院后立即予完善毒物检查，结果显示：溴鼠灵浓度 56.1 ng/mL，给予输血浆、凝血酶原复合物、肌内注射维生素 K 等改善凝血对症治疗。

【体格检查】体温 37.0 ℃，脉搏 62 次 / 分，呼吸 18 次 / 分，血压 123/73 mmHg。神志清楚，查体合作。心、肺、腹部查体未见阳性体征。右大腿内侧可见一大小约 30 cm × 10 cm 瘀斑，表面未破溃，左大腿内侧可见一 2 cm × 1 cm 大小瘀斑，如图 6-1（书后彩图 6-1）所示。

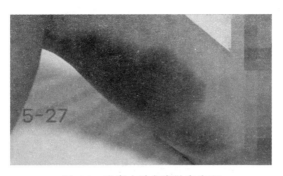

图 6-1　患者皮肤多发散在瘀斑

【辅助检查】入院当天检查心电图：窦性心律，大致正常心电图；血常规：WBC 11.4×10^9/L，Hb 135 g/L，PLT 150×10^9/L，N 88%，CRP 31 mg/L；AMY 52 U/L，LPS 61 U/L，快速血糖 6.7 mmol/L，心肌酶、肝肾功能均正常，尿、便常规正常，凝血酶原时间 252.4 s，凝血酶原活动度 3%，国际标准比率 25.94，APTT 195.8 s；凝血因子 Ⅱ 32.4%，凝血因子 Ⅴ 91.9%，凝血因子 Ⅶ 14.6% ↓，凝血因子 Ⅷ 155.7%，凝血因子 Ⅸ 25.1%，凝血因子 Ⅹ 26.0%，凝血因子 Ⅺ 113.2%，凝血因子 Ⅻ 63.4%。毒物检测：溴鼠灵浓度 56.1 ng/mL。双下肢超声检查：右大腿内侧瘀斑处扫查，皮下软组织结构欠清晰，皮下软组织层略增厚，未见明显血肿形成。

思维提示

　　患者有口腔、皮下出血等全身多处出血表现，有恶心、呕吐等消化道症状，考虑为全身性疾病所致，结合患者既往无其他病史，可疑鼠药中毒，中毒主要表现为出血症状和胃肠道症状，化验提示凝血功能异常，予立即行毒物检测，即可快速明确诊断。

二、诊疗经过

【入院诊断】鼠药中毒（溴鼠灵）。

【诊断依据】

（1）青年男性，急性起病。

（2）既往有鼠药中毒史。

（3）本次发病以口腔出血、皮肤出血、消化道症状为主要临床表现。

（4）查体可见口腔血疱，皮肤瘀斑。

（5）化验提示凝血功能异常，毒物检测提示溴鼠灵中毒。

【诊疗过程】患者凝血功能变化趋势如下：

日期	5.26	5.27	5.28	5.29	5.31	6.1	6.2	6.4	6.7	6.10	6.13	6.17
PT	252	17.7	19.5	17.9	17.6	出	45.4	31.8	45.0	28.2	13.3	11.2
INR	25.9	1.68	1.79	1.65	1.62		4.06	2.88	4.03	2.56	1.23	1.05
APTT	195	39.3	34.8	37.1	35.8	院	46.1	49.9	57.6	41.4	32.3	32.2

注：PT. 凝血酶原时间（s）；INR. 国际标准化比值；APTT. 活化部分凝血活酶时间（s）。

来诊后予维生素 K_1 10 mg bid 肌内注射，同时于来诊后第 1 天予输注凝血酶原复合物及血浆治疗，监测患者症状、体征逐渐好转，凝血功能逐渐改善。来诊后第 7 日患者要求出院。院外复查凝血功能再次出现恶化，返院，当日予输血浆治疗，维生素 K_1 加量至 10 mg tid，期间建议患者复查溴鼠灵血药浓度，患者拒绝。持续该方案治疗 15 天，患者凝血功能趋于平稳（凝血酶原时间 11.2 s，凝血酶原活动度 93%，国际标准比率 1.05，APTT 32.2 s），准予出院，院外继续口服维生素 K_1 口服制剂 2 个月。

以上，同时监测凝血功能连续正常 1 周停药，出院后多次随访，患者停药后未再出现病情反复。

【最终诊断】鼠药中毒（溴鼠灵）。

诊疗思路

1. 患者青年男性，有出血表现及消化道症状，本次来诊凝血功能异常，既往无血液疾病史，初步考虑中毒，进一步行毒物检查可明确诊断。

2. 入院后监测患者凝血功能一度好转，但患者要求出院，终止治疗，再次来院后凝血功能较前进一步恶化，予维生素 K_1 加量治疗，后监测患者凝血功能逐渐改善，应注意持续应用维生素 K_1 至患者凝血功能稳定。

三、本疾病最新指南解读

溴鼠灵为香豆素类抗凝血灭鼠药，其机制为：凝血因子Ⅱ、Ⅶ、Ⅸ、Ⅹ在其各自的分子结构中都含有数量不等的 γ- 羟基谷氨酸残基，在肝内合成过程中必须依赖维生素 K 参与羟化反应，故称为维生素 K 依赖性凝血因子，而抗凝血类灭鼠药可干扰维生素 K 参与谷氨酸 γ- 羟基形成 γ- 羟基谷氨酸，从而使维生素 K 依赖性凝血因子的活性降低，凝血酶原时间延长，引起出血。且抗凝血类灭鼠药的分解产物又能严重破坏毛细血管内皮，引起内脏及皮下出血，因其对已形成的凝血因子无影响，只有当原有的凝血因子代谢后才起作用，故中毒后数天才出现凝血时间延长、出血等症状。抗凝血类灭鼠药的抗凝作用远强于华法林，故称为超华法林作用，且其脂溶性高，分布容积大，在体内进行肠肝循环，导致其从人体排出极其缓慢，在体内半衰期长，是其导致长期凝血功能障碍的主要原因[1]。所以，对于急性出血、无基础疾病、既往无出血和家族病史，并有凝血功能异常的患者，一定要警惕药物（如华法林）和抗凝血类灭鼠药中毒的可能。

鼠药中毒以出血为主要临床表现，多为牙龈出血、皮下出血、消化道症状，曾有女性患者以腹痛、阴道出血为临床表现，最后确诊鼠药中毒[2]。

治疗上目前临床仍以维生素 K_1 改善凝血功能为主，但对于超华法林中毒的维生素 K 治疗何时终止，目前仍无确切指南[3]。曾有研究表明，维生素 K_1 中位治疗剂量为 60 mg（10～400 mg），最长治疗时间为 379 天。静脉应用维生素 K_1 治疗比口服维生素 K 灭鼠药血浆浓度下降更快[4]，经治疗后，患者凝血功能虽然转为正常，但鼠药血浆浓度仍高。为避免凝血功能异常反复而出现致命性出血，有临床工作者总结经验是给予输注新鲜冰冻血浆或凝血酶原复合物，并静脉给予维生 K_1 30～60 mg/d 治疗，在凝血功能正常的情况下，先将维生素 K_1 减量至 10 mg/d 并逐渐延长静脉滴注间隔时间，直至停用。通常需要 1 个月以上甚至 1 年的维生素 K_1 维持治疗，有条件时可以监测抗凝血类灭鼠药血药浓度，以指导维生素 K_1 维持治疗的时间。

四、对本病例的思考

➢ 溴鼠灵中毒病例近年来并不少见，出血及消化道症状为其主要并发症和临床表现。口腔、牙龈、二便等出血症状常为抗凝血类灭鼠药中毒的临床表现及就诊原因，该类患者起病隐匿，常因误诊而延误救治。曾有文章报道过因中毒史不详，早期一度被误诊的病例。

➢ 本病例来诊时以消化道症状为主要临床表现，且患者为青年人，一般来诊医生当即予完善凝血功能化验的情况并不多，如既往无中毒史或查体不详细，未发现皮下出血，则极易误诊为普通肠胃炎。尤其患者首次就诊时否认毒物接触史，也为明确诊断带来一定难度。还有一种容易误诊的情况，女性如以腹痛、阴道出血来诊，易误诊为妇科急腹症。

➢ 溴鼠灵是羟基香豆素类化合物，第二代长效抗凝血灭鼠药。其作用机制与华法林相似，但抗凝作用为华法林的 100 倍。凝血因子Ⅶ的半衰期为 4～6 h，最先受到影响；凝血因子Ⅱ的半衰期接近72 h；凝血因子Ⅸ的半衰期为16～30 h；凝血因子Ⅹ的半衰期为30～34 h；一般在中毒后5～10天才可使其降低到最低浓度；溴鼠灵在人体内的半衰期为56天，完全清除需要209天。故对该类患者应注意维生素K_1使用疗程，需达到足疗程，待停药后1周监测凝血功能始终稳定方考虑病情稳定。

五、专家评析

对于中毒的识别是急诊医师必须掌握的诊治技术，也是急诊科区别于其他专科独有的病种。地域不同，涉及中毒的种类也存在很大的差异。临床难点是中毒涉及面广，尤其患者未提供中毒相关有价值的病史、某些中毒缺乏特异症状和毒物检测手段有限，导致对于中毒的病因诊断并非易事。误诊率高是中毒的突出特点之一。

此病例为青年男性，以恶心、呕吐为主诉，初诊考虑肠胃炎。后据查体发现全身多处出血表现，化验凝血功能异常为突破点。需排除中毒的可能性，通过毒物检测，诊断为鼠药（溴鼠灵）中毒。目前这类鼠药中毒起病慢，潜伏期长，出血等相关症状要待中毒后若干天才会出现，因此易造成误诊、贻误治疗。急诊医师一旦想到此病可能，应及时确诊，其治疗方案相对简单，连续使用维生素K_1，定期监测凝血酶原时间，有条件者复查血液毒物浓度。注意一定足疗程，不能过早停药。多数鼠药中毒患者康复需要2～6个月，时间长者达1年半之久。因此急诊医师在临床工作中一定要时刻绷紧"中毒"这根弦，这对于及时、准确的临床诊断尤为重要。（点评专家：熊辉）

六、参考文献

[1] 吴诗馨，黄月琴.香豆素类相关获得性维生素K依赖性凝血因子缺乏症的临床分析[J].国际医药卫生导报，2022，28（24）：3551-3554. DOI：

10.3760/cma.j.issn.1007-1245.2022.24.032

［2］Doyle W N, Dumas K, Arnold J K. A case of brodifacoum-induced epiglottitis［J］. Cureus, 2023, 15（10）: e47286. DOI 10.7759/cureus.47286

［3］Chong Y K, Mak T W. Superwarfarin（long-acting anticoagulant rodenticides）poisoning: from pathophysiology to laboratory-guided clinical management［J］. Clin Biochem Rev, 2019, 40（4）: 175-185. DOI: 10.33176/AACB-19-00029

［4］Feinstein D L, Nosal D G, Swetha R, et al. Effects of vitamin K_1 treatment on plasma concentrations of long-acting anticoagulant rodenticide enantiomers following inhalation of contaminated synthetic cannabinoids［J］. Clin Toxicol（Phila）, 2020, 58（7）: 716-724. DOI: 10.1080/15563650.2019.1687903

（刘雪晴）

病例 7　避开头晕的陷阱
——急性心肌梗死

一、病情简介

患者，男，85岁，主因"头晕3 h"于急诊科就诊。患者于3 h前无明显诱因出现头晕，乏力，大汗，恶心，无呕吐，无视物旋转，无胸闷、胸痛，无呼吸困难，无意识改变。

【既往史】2年前诊断支气管哮喘、COPD。规律应用"思力华""信必可"。下肢外伤手术史9年。否认糖尿病、冠心病史。否认肺结核、肝炎病史，否认重大手术外伤史。

【体格检查】T 36.5 ℃，HR 62 次 / 分，RR 16 次 / 分，BP 142/61 mmHg，SaO$_2$ 99%，神清，精神可，对答切题，查体合作，全身皮肤无黄染。全身浅表淋巴结未及肿大。双眼睑无水肿，巩膜无黄染，结膜无苍白，球结膜无水肿，双侧瞳孔等大等圆，直径约为3 mm，对光反射灵敏，口唇无苍白及发绀。颈软，无抵抗，颈静脉无充盈。双肺呼吸音粗，未闻及干、湿啰音。心率62 次 / 分，律齐，未闻及病理性杂音。腹软，无压痛及反跳痛，肝、脾未触及，肠鸣音正常。脊柱、四肢无畸形，关节无红肿，双下肢无水肿。四肢肌力 V 级，肌张力正常，生理反射可引出，Babinski 征（ – ），颈软，Brudzinski 征（ – ），Kernig 征（ – ）。

【辅助检查】血常规 +CRP 组合：白细胞 9.4×10^9/L，C 反应蛋白 1.54 mg/L，血红蛋白 155 g/L，中性粒细胞百分数 87.6%；生化检查：葡萄糖 9.1 mmol/L，Na$^+$ 144 mmol/L，Cl$^-$ 104 mmol/L，K$^+$ 3.73 mmol/L，Cr 75 μmol/L；心梗"五项"：肌钙蛋白 I

0.11 ng/mL，D- 二聚体 674 ng/mL，B 型钠尿肽 92 pg/mL；心梗
"五项"（4 h 后复查）：肌钙蛋白 I 1.29 ng/mL，D- 二聚体 411 ng/
mL，B 型钠尿肽 170 pg/mL。心电图（图 7-1）：窦性心律，Ⅱ、
Ⅲ、aVF 导联 S-T 段升高，V_2 ～ V_5 导联 S-T 段压低、T 波倒置。
影像学检查：床旁超声心动图示左室下后壁运动减低，EF 51%；
头部 CT 平扫（图 7-2）示脑内多发腔隙性脑梗死；胸部 CT 平扫
（图 7-3）示双肺间质纤维化，双肺肺气肿。

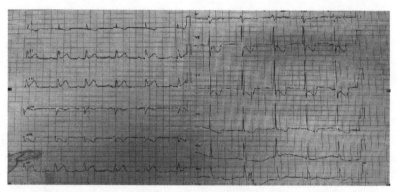

图 7-1　患者初诊心电图

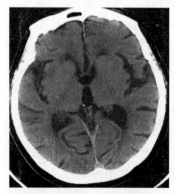

图 7-2　颅脑 CT 示脑内
　　　多发腔隙性脑梗死

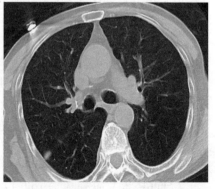

图 7-3　胸部 CT 示双肺肺气肿

> **思维提示**
>
> 　　1. 急性心肌梗死的典型表现为胸闷、胸痛、后背痛，随着对胸痛患者的重视程度逐步加强，典型心肌梗死的误诊率较前明显减少，仍要警惕不典型临床表现的急性冠脉综合征（ACS），建议尽早完善心电图、心肌酶的筛查。
>
> 　　2. ACS 除了典型的胸闷、胸痛或者呼吸困难，不典型的临床表现往往复杂多变，包括腹痛、恶心、呕吐、食欲下降、乏力、头晕、晕厥等，对于有危险因素的40岁以上患者均应高度重视，警惕 ACS 的可能。
>
> 　　3. 临床诊治以头晕为首发症状的患者时，首先要详细询问头晕的性质，加重或减轻因素，有无合并症状，其次要进行心、肺、神经系统的体格检查，然后第一时间完善心电图检查，接诊医师应在阅读完心电图后再决定下一步诊疗。

二、诊疗经过

　　【入院诊断】头晕待查：急性脑血管病？急性下后壁心肌梗死 Killip Ⅰ级；冠状动脉粥样硬化性心脏病；慢性阻塞性肺疾病。

　　【诊断依据】

　　1. 头晕待查　急性脑血管病？**依据**：患者头部 CT 示腔隙性脑梗死，查体暂无神经系统定位体征，需进一步完善检查以明确诊断。

　　2. 急性下后壁心肌梗死 Killip Ⅰ级，冠状动脉粥样硬化性心脏病　**依据**：患者为老年男性，此次主因"头晕3 h"来诊，心电图示Ⅱ、Ⅲ、aVF 导联 S-T 段抬高，$V_2 \sim V_5$ 导联 S-T 段压低、T 波倒置，肌钙蛋白升高。故诊断。

　　【诊疗过程】入科后采取综合治疗措施：

1. 一般治疗 心电监护，鼻导管吸氧 3 L/min。

2. 心脏方面 患者有急诊冠脉造影或溶栓指征，但患者高龄，手术及溶栓风险均高，患者家属拒绝手术及溶栓，同意药物治疗，继续给予低分子量肝素抗凝、阿司匹林抗血小板、阿托伐他汀稳定斑块治疗。

3. 脑血管病方面 患者处于心肌梗死急性期，外出行头颅 MRI 检查风险高，暂行床旁颈动脉彩超评估血管。

4. 气道管理 给予加强雾化，化痰，促进痰液引流，警惕痰堵窒息。

5. 并发症处理 给予胃黏膜保护剂，预防应激性溃疡；预防下肢深静脉血栓形成。

6. 营养支持治疗 维持电解质平衡，监测血糖，同时高蛋白饮食，补充白蛋白，改善营养状态。

7. 待病情允许，进一步完善脑 MRI+MRA。

经上述治疗，患者生命体征平稳，血压维持在 120 ~ 150/60 ~ 75 mmHg，鼻导管吸氧 3 L/min 情况下，SaO_2 维持在 98% 以上，动态监测患者心电图、心肌酶，患者心肌酶于入院第二天达峰后逐渐下降。动态监测血气分析，PCO_2 维持在 40 ~ 47 mmHg，无二氧化碳潴留。入院后完善颈动脉血管超声提示颈动脉斑块并狭窄，经 2 周冠心病二级预防、抗感染治疗，患者心肌酶肌钙蛋白逐渐下降至正常，肝、肾功能指标正常。患者神志清楚，言语流利，能遵医嘱活动，生命体征平稳，充分评估患者病情后外出完善颅脑磁共振成像（MRI）检查，MRI 未见新发梗死灶。达到出院标准，转社区医院进一步康复治疗。2 个月后随访，患者基本恢复至发病前状态。

【最终诊断】急性下后壁心肌梗死 Killip Ⅰ 级；冠状动脉粥样硬化性心脏病；肺炎；慢性阻塞性肺疾病。

诊疗思路

1. 患者以头晕来诊，无病理征、无相关神经系统定位体征，经治疗后头晕明显缓解，完善头颅 MRI 未见新发脑梗死，因此诊断上不支持急性脑血管病。

2. 患者以头晕来诊，高龄，既往 COPD，需与之相鉴别的诊断：①急性脑血管病；②呼吸系统疾病：AECOPD、肺性脑病、肺炎。患者无发热，无明显咳嗽、咳痰，炎症指标不高，不需要机械通气辅助呼吸，血气分析二氧化碳分压正常，听诊无哮鸣音，不考虑 AECOPD、肺炎。

3. 患者发生 ACS 时，心肌组织大面积受损，导致心排血量降低，出现脑供血不足表现，加上此区域受颈交感神经支配，容易引起脑血管痉挛狭窄，从而造成脑细胞缺血缺氧，出现神经系统症状，如头晕、晕厥，甚至脑卒中表现，经过鉴别诊断，最终考虑患者头晕原因与急性心肌梗死相关。

三、本疾病最新指南解读

"头晕"是神经内科最常见的主诉之一，临床上"后循环缺血""脑供血不足""颈性头晕""前庭周围性头晕"等均可引起头晕、呕吐。心肌梗死急性发作，在临床上典型的表现是胸骨后或心前区压榨性疼痛，但是还有许多其他表现，如颈部或背部疼痛、上腹部疼痛、牙痛。无痛性心肌梗死在老年人中发病率较高，特别是合并有糖尿病及高血压的患者发病率更高。国外研究报道老年人急性心肌梗死无胸痛者发病可达 60%，而国内有研究报道，65 岁以上的急性心肌梗死患者有 22.3% 为无胸痛表现。一般在原先无心绞痛发作的患者中更常出现，无痛性心肌梗死常从无症状心肌缺血发展而来，此类患者常因症状不典型而延误就诊时间，甚至造成误诊、漏诊，失去治疗的最佳时机。而以头晕为首发表现的无痛性心肌梗死，临床不多见，其发病机制为患者发生 ACS 时，心肌组织大面积受损，导致心排血量降低，出现脑供血不足表现，加上此区域受颈交感神经支配，容易引起脑血管痉挛狭窄，从而造成脑细胞缺血缺氧，出现神经系统症状，如头晕、晕厥，甚至脑卒中的临床表现[1-3]。急性心肌梗死后出现缓慢型心律失常及心室顺应性下降常可致心输出量急剧下降，引起低血压，导致心源性脑缺血和缺氧，从而造成头晕，乃至晕厥[2]。对于此类患者。医护人员应高度警惕急性心肌梗死的可能，仔细询问病史，第一时间为患者进行床边心电图及心肌酶检查，待排除急性心肌梗死后再进行其他相关检查，以避免患者在检查过程中发生意外。

急性心肌梗死患者病情严重，病情变化快，为避免或减少此类患者误诊误治，应注意：①详细询问病史，了解起病诱因，对可疑低灌注表现者需考虑急性心肌梗死可能，仔细进行体格检查，及时发现蛛丝马迹，对疾病早期诊断有重要作用[4]。②拓展诊断思维，善于运用"降阶梯诊疗"思维，遇到具有高危因素的疑似急性心肌梗死患者，第一时间完善心电图，若心电图异常，马上转移至抢救室。少数心肌梗死，尤其是有糖尿病病史的患者，首诊心电图可能改变不明显，首诊处理后患者症状改善不明显或出现胸闷等不适症状的患者，需重复检查心电图，动态复查心肌酶。③及时完善相关检查：心电图是最早反映心肌缺血改变的无创检查，具有费用低、操作方便的特点，中老年人是冠心病高发人群，心电图是此类患者的必检项目。

四、对本病例的思考

➤ 对于急性冠脉综合征的患者，时间就是生命，时间就是心肌，即使是临床表现不典型的患者，只要具备冠心病的危险因素（高龄、吸烟、基础病），也应常规行心电图检查，必要时行心电图、心肌酶动态监测。

➢ 老年人，尤其有糖尿病病史的老年人，对疼痛敏感性较差，对于不能用常规的化验结果解释的症状和体征，一定要进行多系统的鉴别诊断，拓展思维，及时完善相关检查，避免延误最佳治疗时机。

➢ 临床诊治以头晕为首发症状的患者时，首先应详细询问头晕性质，加重或减轻因素，有无合并症；然后进行心、肺及神经系统查体；接下来第一时间完善心电图，接诊医生阅读心电图后再决定下一步诊疗。头晕既是神经系统局部症状，又是一种全身症状，临床遇到头晕患者时除需考虑神经系统疾病和感染性疾病外，对于心血管疾病的鉴别诊断也万万不能少。

➢ 急诊患者头晕的陷阱并不少见，对于常规治疗无效的患者，持续头晕不缓解，急诊医师应建议患者留院观察或者住院进一步检查治疗，切不可轻易做出最终诊断，避免漏诊和误诊。

五、专家评析

"头晕"是急诊就诊患者常见的主诉之一，导致头晕的病因多种多样，神经系统疾病、前庭系统疾病、心血管系统疾病、内分泌系统疾病、全身性疾病、精神系统疾病等都可能导致头晕的发生。特别是心血管系统疾病所致头晕可导致危及生命事件的发生，无论是从"头晕"的鉴别诊断出发，还是从"头晕"的并发症（脑心综合征）检查出发，心电图检查都是急诊医师必须要做的临床辅助检查之一。本例患者虽然没有明显的胸闷、胸痛的表现，但是心电图的典型表现，对应导联的相关改变，以及心肌酶学的动态变化，均明确支持急性心肌梗死的临床诊断。在临床诊断建立后的临床决策中，因患者高龄等客观因素，患者家属表示放弃再灌注治疗，要求保守治疗，急诊医师在充分沟通后选择抗凝、抗血小板及一系列支持治疗，最终使患者获得良好的临床预后，这充分体现了急诊医学中医患共同决策的理念（点评专家：王武超）。

六、参考文献

［1］Moore A，Goerne H，Rajiah P，et al. Acute myocardial infarct［J］. Radiol Clin North Am，2019，57（1）：45-55. DOI：10.1016/j.rcl.2018.08.006

［2］周世方，杨志伟，李长罗. 以头晕为首发症状的急性心肌梗死误诊原因探析［J］. 临床误诊误治，2021（09）：5-8. DOI：10.3969/j.issn.1002-3429.2021.09.002

［3］石勇，石一农. 以头痛为首发表现的急性心肌梗死1例［J］. 中国临床医生杂志，2019，47（11）：1383-1384. DOI：10.3969/j.issn.2095-8552.2019.11.041

［4］胡恒清，鲁顺容，肖仕明. 以上腹痛为首发症状的急性心肌梗死23例误诊分析［J］. 临床误诊误治，2018，31（08）：5-8. DOI：10.3969/j.issn.1002-3429.2018.08.002

（戎思萌）

病例 8　乱花渐欲迷人眼
——头晕伴下肢无力的 1 例肺栓塞

一、病情简介

患者，男，69 岁，主因"头晕伴下肢无力 1 天"到急诊科就诊。患者于 1 天前无明显诱因出现头晕，视物旋转，恶心，无呕吐，伴下肢无力，无耳鸣，无视物模糊，无胸闷、胸痛，无咳嗽、咳痰，无呼吸困难，无腹痛、腹泻。摔倒 1 次，自诉摔倒过程中无意识丧失，自测血氧 82%。

【既往史】高血压病史 20 余年，替米沙坦、苯磺酸氨氯地平不规律交替服用治疗。冠状动脉性心脏病病史 8 年余，行冠状动脉造影示狭窄 50%（具体血管不详），未予支架置入，长期间断不规律服用阿司匹林、氯比格雷、瑞舒伐他汀治疗。2 型糖尿病病史 8 年余，血糖控制不佳，平素间断不规律使用拜糖平口服治疗。2017 年 6 月于我院行右侧颈内动脉支架植入术，植入 1 枚支架。否认肺结核、肝炎病史，否认外伤史。

【体格检查】T 36.2 ℃，HR 62 次 / 分，RR 18 次 / 分，BP 104/79 mmHg，SpO_2 92%，神清，精神可，查体合作，言语清楚，应答切题。全身皮肤无黄染。双侧瞳孔等大等圆，直径约为 3 mm，对光反射灵敏，口唇无苍白及发绀。颈软，无抵抗，颈静脉无充盈。双肺呼吸音清，未闻及干、湿啰音。心率 62 次 / 分，律齐，未闻及病理性杂音。腹软，无压痛及反跳痛，肝、脾未触及，肠鸣音正常。脊柱四肢无畸形，关节无红肿，双下肢无水肿。四肢肌力 V 级，肌张力正常，生理反射存在，病理反射未引出。

【辅助检查】血气分析（鼻导管吸氧 3 L/min）：pH 7.51，二氧化碳分压 40 mmHg，氧分压 61 mmHg；血常规：白细胞计数 5.5×10^9/L，C 反应蛋白 10.79 mg/L，血红蛋白 137 g/L，中性粒细胞百分数 75.3%；生化检查：葡萄糖 10.73 mmol/L，Na^+ 132.5 mmol/L，K^+ 2.88 mmol/L；心梗"五项"：肌钙蛋白 I < 0.05 ng/mL，D- 二聚体 2720 ng/mL，B 型钠尿肽 394 pg/mL。影像学检查：床旁超声心动图示右心、左房增大，右心与左心比例增大，三尖瓣反流（轻度），肺动脉高压（轻度），左室舒张功能减低，EF 72%；下肢静脉彩色多普勒超声检查示双下肢静脉声像无明显异常；头部 CT 平扫（图 8-1）示脑内多发腔隙性脑梗死；胸部 CT 平扫未见明显异常；肺动脉 CT 三维成像（图 8-2）示双侧肺动脉主干及分支可见多发充盈缺损影；心脏各房室未见明显增大，符合肺动脉栓塞表现。心电图：2023 年 8 月 23 日社区医院心电图（图 8-3）示窦性心律，偶发室性早搏；2023 年 8 月 30 日心电图（图 8-4）示窦性心律，$V_1 \sim V_5$ 导联 S-T 段压低、T 波倒置。

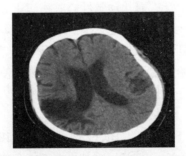

图 8-1　颅脑 CT：脑内多发腔隙性脑梗死

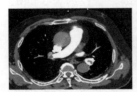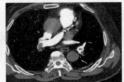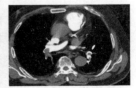

图 8-2　肺动脉增强 CT 三维成像

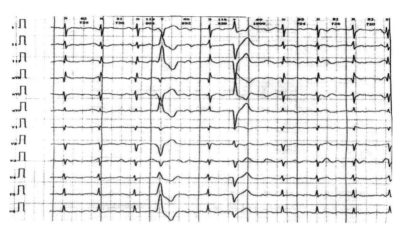

图 8-3　患者于社区医院常规检查心电图

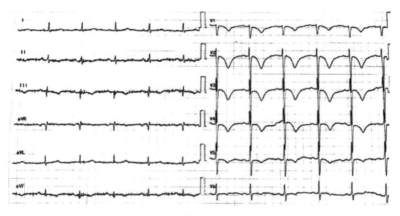

图 8-4　2023 年 8 月 30 日心电图

思维提示

　　1. 头晕是急诊科非常常见的就诊原因和主诉，在接诊以头晕为主诉的患者时，接诊医生的思维不能只局限在"头痛医头、脚痛医脚"的思维定式里，应当尽快识别危及生命的头晕的病因。

2. 所有能引起脑缺血、缺氧的疾病都可以导致头晕。头晕从病因上可分为颅内疾病和全身性疾病。颅内疾病包括：脑血管病、颅内占位、颅内感染；全身性疾病包括：呼吸系统（肺炎、COPD）、消化系统（消化道出血、营养不良）、循环系统（急性冠脉综合征、恶性心律失常、心功能不全）、代谢性疾病、血管性疾病（主动脉夹层、肺栓塞）等。

二、诊疗经过

【入院诊断】急性肺栓塞；Ⅰ型呼吸衰竭；急性脑血管病？急性冠脉综合征？

【诊断依据】

1. 急性肺栓塞，Ⅰ型呼吸衰竭　依据：患者为老年男性，急性起病，主因"头晕伴下肢无力 1 天，发现血氧饱和度减低 1 天"入院。患者来院时测得血氧饱和度 82%，血气分析提示Ⅰ型呼吸衰竭，D- 二聚体明显升高，肺动脉增强 CT 提示肺栓塞，故急性肺栓塞、Ⅰ型呼吸衰竭可诊断。

2. 急性脑血管病？　依据：患者主因头晕伴下肢无力 1 天来诊，既往有脑梗死、颈动脉狭窄、头部 CT 示多发腔隙性脑梗死，查体四肢肌力正常，未见阳性定位体征，需进一步完善检查明确诊断。

3. 急性冠脉综合征？　依据：患者心电图较前有动态变化，心肌酶目前阴性，既往有冠心病病史，目前无胸闷、胸痛表现，继续动态监测心电图、心肌酶。

【诊疗过程】入科后采取综合治疗措施：

1. 一般治疗　心电监护，鼻导管吸氧 3 L/min。

2. 肺栓塞方面　患者入院后血流动力学稳定，给予低分子量肝素，后序贯予利伐沙班抗凝。

3. 脑血管方面　继续给予阿司匹林抗血小板聚集、瑞舒伐他汀稳定斑块治疗，给予丁苯酞改善脑循环、改善代谢治疗。

4. 冠心病方面　给予阿司匹林、瑞舒伐他汀调脂稳定斑块，单硝酸异山梨酯扩张冠脉血管，给予烟酰胺营养心肌。动态监测心肌酶、心电图。

5. 纠正电解质紊乱、调整血糖　加强补钾治疗，制定血糖调节方案。

6. 并发症处理　给予胃黏膜保护剂，预防应激性溃疡；按摩下肢，预防下肢深静脉血栓形成。

7. 待病情允许进一步完善颅脑 MRI 检查。

经上述治疗，患者入院后生命体征平稳，头晕、乏力逐步减轻，血压维持在 110 ～ 140/70 ～ 80 mmHg，鼻导管吸氧 3 L/min 下，SaO_2 维持在 95% 以上，入院后无胸闷、胸痛，动态监测心肌酶、心电图无明显变化，动态监测血常规、粪便潜血、凝血功能，无皮下出血点，无消化道出血表现，充分评估患者病情后外出完善颅脑 MRI 检查（图 8-5），MRI 未见新发梗死灶。经 2 周抗凝、调脂治疗，患者肌钙蛋白 I < 0.05 ng/mL，B 型钠尿肽 34.8 pg/mL，D- 二聚体 1750 ng/mL，肝、肾功能指标正常，血钾、血钠指标正常。好转出院。2 个月后随访，患者基本恢复至发病前状态。

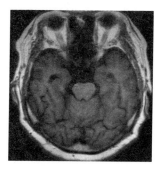

图 8-5　颅脑 MRI 未见新发梗死灶

【**最终诊断**】急性肺栓塞；Ⅰ型呼吸衰竭。

诊疗思路

1. 患者高龄，既往有高血压、脑梗死、颈动脉狭窄病史，本次为急性起病，突发头晕伴下肢无力。初期考虑头晕、下肢无力原因不除外急性脑血管病，需与其鉴别，鉴别要点：患者无病理征、无相关神经系统定位体征，完善颅脑 MRI 检查无新发梗死灶。因此诊断上不支持急性脑血管病。

2. 患者入院后查体发现：顽固性低氧，D-二聚体异常升高，胸部 CT 未见明确感染灶，无法用急性脑血管病解释低氧原因，此时需要警惕肺动脉栓塞的可能。

3. 患者入院时心电图与近期社区医院心电图确有动态变化，但入院后多次查心肌酶阴性，心电图无动态改变，患者无胸闷、胸痛表现，故不支持急性冠脉综合征。

三、本疾病最新指南解读

肺栓塞（pulmonary embolism，PE）是常见的三大致死性心血管疾病之一，经典的肺梗死三联征"呼吸困难、胸痛、咯血"同时发生的概率约为 20%[1-2]。急性大面积肺栓塞病死率极高，且缺乏特异的临床症状及体征，漏诊、误诊率高。相关研究表明，深静脉血栓（DVT）是肺栓塞的主要来源。对于类似的以头晕等不典型症状为首发表现的肺栓塞，医生在接诊时要加强对疑似病例的筛查，提高对该病的识别能力。对于静脉血栓栓塞高危人群（术后、妊娠、长期服用避孕药、心房颤动、肿瘤、高龄、长期卧床、久坐不动）应给予足够的重视，早筛查，早预防。

肺栓塞在临床中被称为"老年人的沉默杀手"，老年人肺栓塞最常见的危险因素包括下肢深静脉血栓、恶性肿瘤、外伤手术及下肢创伤、长期卧床、高血压、冠心病等。老年人常常是集数个危险因素于一身，这些均构成了发生肺栓塞的高危因素。年龄作为独立的危险因素，其原因尚不明确。老年患者出现呼吸困难、咳嗽和胸痛易误诊为肺炎、心肌梗死、心绞痛和心力衰竭，以及老年人往往合并的慢性心肺疾病，这些疾病的临床表现易与肺栓塞混淆，又增加了诊断难度。

随着医学技术的进步，肺栓塞的早期诊断意义重大，应注意以下几点：①接诊者高度的警惕性，凡有肺栓塞危险因素者，如高龄、肥胖、心脏病（心房颤动）等，突然出现胸痛、呼吸困难、咯血、休克等症状，用其他疾病难以解释者，均要考虑肺栓塞可能。②心电图：须作为常规检查。必要时动态观察，可排除心肌梗死，有时尚可发现肺栓塞的 S Ⅰ Ｔ Ⅲ Q Ⅲ 表现以及电轴右偏、顺钟向转位等改变。③ D- 二聚体检测：D- 二聚体为纤维蛋白降解产物，是血栓存在的非特异性指标。当其定性为阳性或定量超常时，支持本病的诊断，但不能肯定诊断；反之，如其为阴性，可排除肺栓塞。④胸部 X 线检查：作为常规检查，可排除自发性气胸、胸膜炎等。肺栓塞可表现为肺部的圆形或片状的浸润影，栓塞后 12 h ～ 1 周可出现典型肺梗死影像改变，如楔状或截断的圆锥体，但这些均无特异性。胸部 X 线检查阴性不能排除肺栓塞。⑤胸部增强 CT：可为肺栓塞提供可靠证据，不仅可以显示段以上的较大肺动脉的栓塞，也可以显示亚段肺动脉的栓塞，虽对亚段以下的小动脉分支显示不清，对诊断仍有局限性，但与肺动脉造影相比，具有方便、快捷、无创等优点，是诊断肺栓塞的最佳治疗方法之一，其敏感性达 75% ～ 100%，特异性达 80% ～ 100%。

对于急诊室的疑似肺栓塞低度可能的患者，新指南给出肺栓塞排除标准（Pulmonary Embolism Rule Out Criteria，PERC），即年龄＜ 50 岁，脉搏＜ 100 次 / 分，动脉血氧饱和度（SpO_2）＞ 94%，无单侧下肢肿胀，无咯血，近期无外伤史或手术史，既往无静脉血栓栓塞史，未使用口服激素。如患者符合上述 8 种情况可安全排除肺栓塞，从而避免过度使用肺栓塞的诊断检查[3]。这一标准尚不能推广到急诊之外的患者。

四、对本病例的思考

➤ 头晕并不是某一个疾病的典型表现，所有引起颅脑缺血、缺氧的疾病都可以表现为头晕。所以在接诊头晕患者时，如果出现不能用急性脑血管病解释的症状、体征、实验室检查，一定要进行多系统评估，完善相关检查，警惕隐藏在头晕背后的致命性疾病。

➤ 肺栓塞是临床上常见的急危重症，多以呼吸困难、胸痛、先兆晕厥和（或）咯血为主要表现，以头晕为首发症状的肺栓塞不多见，容易漏诊。

➤ 老年患者临床症状不典型，如出现顽固性低氧、D- 二聚体升高，伴或不伴晕厥、胸痛、呼吸困难等表现，也应及时完善CTPA。本病例就诊时以头晕为主要首发症状，症状不典型，动脉血气分析提示低氧血症，及时完善胸部增强 CT 后，确诊为大面积肺栓塞，后者极易引起血流动力学不稳定，治疗上以维持有效循环及组织供氧、解除栓塞及防止复发为主，为患者争取了宝贵的时间。

➤ 急诊医师应快速对肺动脉栓塞患者的病情危重程度做出正确判断，选择正确的治疗单元和紧急合理的治疗措施至关重要。如患者出现血流动力学不稳定或者严重呼吸衰竭，应立即将患者转入急诊抢救室或者重症监护室，必要时给予溶栓或者取栓治疗。

五、专家评析

"头晕"是急诊就诊患者常见的主诉之一，导致头晕的病因多种多样，神经系统疾病、前庭系统疾病、心血管系统疾病（血压改变、心律失常）、内分泌系统疾病（低血糖、甲状腺功能减低）、全身性疾病（贫血）、精神系统疾病（焦虑）等都可能导致头晕的发生。在接诊"头晕"患者的过程中，医生不仅需要通过"FAST"和神经系统查体评估患者，同时也需要注意头晕症状以外的伴发症状（胸闷、胸痛、心悸、腹痛、呕吐、腹泻等）及生命体征（血压、心率/心律、呼吸、血氧饱和度）的变化，寻找疾病诊断的线索。在本病例中，患者神经系统查体无明显阳性发现，就诊时血压稍低（既往有高血压病史），血氧饱和度减低，结合患者为老年人，有肿瘤疾病病史，pH 7.51，低氧血症，D-二聚体升高。心电图改变（注意胸导电压差异），超声检查发现右心与左心比例增大，有肺动脉高压表现，医生通过综合分析，从"一元论"出发，发现血栓性疾病（肺栓塞）的可能性（wells 评分、Geneva 评分）。在完善 CTPA 检查确诊急性肺栓塞后，依据危险分级，合理选择抗凝治疗。在急诊医师从细节出发，抽丝剥茧建立诊断，以及合理、标准的治疗下，患者最终获得良好预后，整个过程体现了急诊医师扎实的鉴别诊断基本功（点评专家：王武超）。

六、参考文献

［1］曾令聪，周玲，代梦，等.急性肺栓塞诊断管理的研究进展［J］.临床肺科杂志，2023，v.28（07）. DOI：10.3969/j.issn.1009-6663.2023.07.025
［2］中华医学会心血管病分会肺血管病组.急性肺栓塞诊断与治疗中国专家共识 2015［J］.中华心血管杂志，2016，44（3）：197-211. DOI：10.3760/cma.j.issn.0253-3758.2016.03.005
［3］Konstantinides S V，Meyer G，Becattini C，et al. 2019 ESC Guidelines for the diagnosis and management of acute pulmonary embolism developed in collaboration with the European Respiratory Society（ERS）. Eur Heart J，2020，41（4）：543-603. DOI：10.1093/eurheartj/ehz405

（戎思萌）

病例 9　不同寻常的 COPD
——高龄 COPD 诊疗体会

一、病情简介

患者高龄，女性，94 岁，主因"呼吸困难 1 周，加重伴意识模糊 1 天"于 2023 年 8 月 27 日到医院急诊科就诊。患者于 1 周前受凉后出现呼吸困难，活动明显受限，休息后好转，伴咳嗽、咳白痰，未就诊。1 天前感呼吸困难症状加重，平卧明显受限，伴意识模糊，无发热、寒战，无胸痛、咯血，无乏力、食欲下降，无腹痛、腹胀，就诊于我院急诊科。

【既往史】高血压病史 40 余年，最高达 190/110 mmHg。现规律服用"拜新同"每次 30 mg，每日 1 次。平素血压控制在 130/80 mmHg。COPD 病史 10 余年，平素应用茶碱缓释片每次 0.1 g，每日 2 次，间断应用万托林喷剂；否认冠心病史，否认糖尿病史、脑血管病史、精神病史，否认手术史、外伤史、输血史，否认体内植入物，对磺胺类药物过敏。吸烟史 30 年，平均 10～15 支／天，已戒烟 30 年。

【体格检查】T 36.2 ℃，HR 72 次／分，RR 23 次／分，BP 164/79 mmHg，SpO_2 85%，嗜睡状态，精神弱。查体合作，双侧瞳孔等大等圆，直径约为 3 mm，对光反射灵敏，球结膜无水肿，口唇无苍白及发绀。颈软，无抵抗，颈静脉无充盈。桶状胸，双肺呼吸音粗，可闻及明显干鸣音。心律齐，未闻及病理性杂音。腹软，无压痛及反跳痛，肝、脾未触及，肠鸣音正常。脊柱四肢无畸形，关节无红肿，双下肢无水肿。四肢肌力 V 级，肌张力正常，生理反射可引出，Babinski 征（ - ），颈软，Brudzinski 征（ - ），Kernig 征（ - ）。

【辅助检查】血常规：WBC 13×10^9/L，Hb 142 g/L，PLT 135×10^9/L，NE 78%，淋巴细胞 23.9%，CRP 22 mg/L；急查生化：Glu 8.68 mmol/L，BUN 5.4 mmol/L，Cr 68 μmol/L，Na^+ 143 mmol/L，Cl^- 105.1 mmol/L，ALT 26 U/L，K^+ 3.15 mmol/L；血气分析（无创呼吸机 FiO_2 35%）：pH 7.41，PCO_2 85 mmHg，Lac 1.8 mmol/L，PO_2 76 mmHg；心肌酶谱：TnI < 0.05 ng/mL，D- 二聚体 814 ng/mL，BNP 279 pg/mL。影像学检查：2023 年 8 月 27 日颅脑 CT 示左侧颞叶颅板下稍高密度影，考虑脑膜瘤可能（图 9-1）；胸部 CT 示两肺散在炎症表现（图 9-2）；心脏超声示双房增大，肺动脉中度高压，左室舒张功能减低，LVEF 62%。心电图：窦性心律。

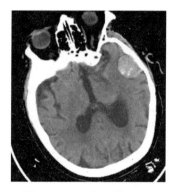

图 9-1　2023 年 8 月 27 日颅脑 CT 示 脑膜瘤可能

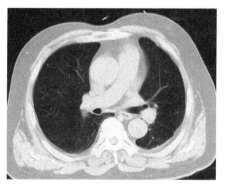

图 9-2　2023 年 8 月 29 日胸部 CT 示 两肺散在炎症表现

思维提示

1. 慢性阻塞性肺疾病（COPD）是常见的慢性呼吸系统疾病，若患者出现新近加重的呼吸困难、痰量变多或伴发热等情况，要考虑慢性阻塞性肺疾病急性加重期（AECOPD）可能，该病是急诊科危重症之一。老年COPD患者往往合并多种疾病、免疫力低下，易导致反复急性发作，治疗难度较大，预后差，因此在临床接诊中要充分、全面评估并诊治。

2. 该患者高龄，既往高血压、COPD病史，结合病例特点，考虑患者的呼吸困难应与以下相关疾病相鉴别：心源性哮喘、慢性阻塞性肺疾病急性发作（AECOPD）、过敏性哮喘、非典型病原菌感染等；患者的意识障碍应与以下疾病相鉴别：肺性脑病、脓毒性脑病、急性脑血管病等。

3. 要高度警惕特殊耐药菌感染，包括铜绿假单胞菌和真菌。

二、诊疗经过

【入院诊断】呼吸困难原因待查？慢性阻塞性肺疾病急性加重；Ⅱ型呼吸衰竭；肺炎；肺性脑病；高血压病3级（很高危）。

【诊断依据】

1. 慢性阻塞性肺疾病急性加重　**依据：**患者为高龄女性，慢性病程急性起病，既往COPD病史，主因"咳嗽、咳痰伴呼吸困难1周，加重伴意识模糊1天"入院。查体：桶状胸，双肺听诊干鸣音，血常规提示炎症指标升高，血气分析提示Ⅱ型呼吸衰竭，胸部CT检查提示肺气肿，心脏超声有肺动脉高压，既往有COPD病史，故考虑此诊断。

2. 肺性脑病　**依据：**患者高龄，既往COPD病史，以呼吸困难、意识障碍为主要症状就诊，血气分析提示Ⅱ型呼吸衰竭，高碳酸血症，故考虑此诊断。

【诊疗过程】入科后采取综合治疗措施：

1. 一般治疗

（1）心电监护、开放静脉通路。

（2）氧疗：给予持续无创呼吸机辅助通气，动态调整呼吸机参数。

2. 药物治疗

（1）抗感染：予以头孢哌酮钠舒巴坦钠2 g q12 h。

（2）糖皮质激素：甲强龙40 mg qd。

（3）气道扩张剂：异丙托溴胺联合乙酰半胱氨酸雾化吸入，辅以平喘及化痰药物。

3. 伴随疾病管理　继续给予降压药物，动态监测血糖，给予补钾纠正电解质紊乱等对症治疗。

4. 并发症处理　给予胃黏膜保护剂，预防应激性溃疡，按摩下肢，预防下肢深静脉血栓形成。

5. 营养支持方面　留置胃管，给予肠内营养，保证入量，维持出入量平衡。

经上述治疗，入院3天患者神志清楚，仍有呼吸困难，活动后加重，予以无创呼吸机辅助通气，监测二氧化碳潴留较前纠正（PCO_2 56 mmHg），双肺仍有明显干鸣音，脱机困难。入院6天，患者呼吸困难症状无明显缓解，双肺仍可闻及干鸣音，复查炎症感染指标趋于好转，二氧化碳潴留已纠正，患者咳痰困难，病原学暂无阳性回报，经评估暂停头孢哌酮钠舒巴坦钠（8.27—9.1）抗感染及甲强龙（8.27—8.31）激素治疗，其间继续加强气道管理，给予扩张气道、祛痰引流治疗，加强容量管理，给予营养支持。入院8天，患者可间断脱离无创呼吸机通气，呼吸困难较前好转，炎症指标好转，血流动力学稳定，继续加强气道管理，予以化痰、扩张气道等对症治疗。经2周治疗后，患者呼吸困难症状明显好转，咳嗽、咳痰较前减轻，双肺干鸣音较前明显减少，炎症指标恢复正常，血流动力学稳定，肝、肾功能正常，达到出院标准并离院。2个月后随访，患者基本恢复至发病前状态。

【最终诊断】慢性阻塞性肺疾病急性加重；Ⅱ型呼吸衰竭；

肺炎；肺性脑病；高血压病 3 级（很高危）。

诊疗思路

1. 患者高龄，既往高血压，COPD 病史，慢性病程急性起病，以呼吸困难、意识模糊为主诉，结合患者桶状胸，双肺听诊干鸣音，血液检查示炎症指标升高，血气分析提示Ⅱ型呼吸衰竭，胸部 CT 检查提示炎症改变，初步考虑呼吸困难原因可能与慢性阻塞性肺疾病急性发作、肺炎相关，但需与心源性哮喘、过敏性哮喘等相鉴别。鉴别要点：患者无冠心病史，未接触致敏原，夜间可平卧，双肺未闻及湿啰音，双下肢无水肿，BNP 无异常升高，胸部 CT 提示炎症表现，无肺水肿及胸腔积液等。

2. 患者高龄，合并慢性基础疾病（高血压），免疫功能低下，考虑患者感染革兰氏阴性杆菌可能性大，给予头孢哌酮钠舒巴坦钠抗感染治疗。经治疗后症状未见明显好转，充分评估患者为超高龄 AECOPD 患者，与一般成年人治疗存在一定差别，老年 AECOPD 患者易合并耐药菌或真菌感染，需及时调整抗生素并严格加强气道管理；该类高龄患者对激素反应往往不敏感，过度应用激素反而会增加并发症风险；高龄 AECOPD 患者心肺贮备功能差，且肝、肾功能代偿能力弱。综合以上情况，患者治疗难度大且病程较长，需打破常规，综合评估病情后予以诊治。

三、本疾病最新指南解读

慢性阻塞性肺疾病急性发作（AECOPD）是急诊科常见的急症之一，老年 COPD 患者临床症状缺乏特异性，疾病易反复急性发作，导致肺功能加速恶化、生活质量受损和死亡率增加[1]，因此对 AECOPD 的病情进行充分评估和采取合理的临床治疗是提高患者生存率及预后的重要环节。

COPD 患者随着年龄的增长，全身各器官系统逐渐衰退，肺泡及肺弹力纤维减少，胸廓顺应性下降，肺功能逐步降低，气道清除功能损害，为细菌侵入创造了有利条件。许多研究发现，随着年龄的增加，AECOPD 患病率及病死率呈上升趋势[2]。

高龄 AECOPD 在诊治中存在特殊性，需综合全面评估，特别关注基础病、并发症、基础肺功能、认知功能以及全身营养状况等对疾病严重程度的影响。其治疗目标是尽可能减轻当前急性加重产生的负面影响，预防再次发生急性加重的可能。值得注意的有以下几方面[3]：①抗生素的应用：老年 COPD 属结构性肺病，该类患者常合并基础疾病（心脑血管疾病、慢性呼吸系统疾病、肾衰竭、糖尿病等），常见病原菌是革兰氏阴性杆菌，以铜绿假单胞菌、肺炎克雷伯菌等致病菌多见，诊治中应警惕继发耐药菌感染和真菌感染的风险；②激素的应用：包括全身和局部给药。糖皮质激素治疗 COPD 短期内效果显著，但高龄老人长期或过量应用会出现不良反应，如机体抵抗力下降、机会性感染、高血压、高血糖、突然停用激素后病情反跳及诱发或加重消化性溃疡等风险，尤其选择全身激素治疗需要权衡可能的获益与风险。③支气管舒张剂：应用支气管舒张剂是治疗 COPD 急性加重的首选。如果 SABA 和（或）SAMA 无效，可以静脉使用甲基黄嘌呤类药物。④注意加强气道管理：老年患者由于吞咽功能障碍、意识障碍、生理性口腔肌肉萎缩、咽喉部扩张的原因，易发生误吸，应注意加强护理，警惕痰堵、窒息等风险。另外，指南提出[4]，在充分评估患者无气道分泌物过多、误吸风险小等情况下，可尽早使用无创机械通气，以减轻呼吸肌疲劳，预防肺泡萎缩，改善通气/血流比，从而使肺功能得到改善；高龄患者心肺贮备功能差，容易诱发肺性脑病导致意识障碍，此时可在密切观察下应用无创机械通气以纠正呼吸性酸中毒，改善患者意识障碍。⑤老年 AECOPD 患者往往易出现多器官功能障碍、营养不良和其他并发症，如冠心病、心功能不全、高血压、糖尿病、肺结核、肺肿瘤、肌少症、肾功能不全等。

总之，老年 AECOPD 治疗难度大，预后较差，需要对老年 AECOPD 患者的肺功能、临床症状、并发症及合并症进行全面评估，以采取个性化治疗。由于老年人机体功能衰退，患病时间较长，基础疾病较多，免疫功能相对低下，治疗过程中易产生耐药菌或并发真菌感染，并且激素应用效果不佳，易并发不良反应，应酌情应用。另外，老年人其他器官功能代偿能力差，一旦感染加重、病情恶化，易并发多脏器功能衰竭，治疗疗程较长，预后较差。此外，老年 AECOPD 易合并多种并发症，在诊治过程中应注意警惕及预防。

四、对本病例的思考

➤ AECOPD 在临床中并不少见，主要临床表现是反复低氧血症和高碳酸血症，主要的针对性治疗包括去除诱因、扩张支气管、控制性氧疗等。尤其在对高龄患者的治疗过程中，相当一部分患者的病情短时间内仍无法获得缓解，甚至进一步恶化，诊疗过程中要充分提高对高龄人群的疾病认知度，从高龄老人的自身特点、基础病、并发症、全身营养状况等方面，全面、综合评估，以提高预后价值。

➤ 高龄 AECOPD 患者各脏器基础功能较差，易并发多种慢性疾病，器官储备功能不足，与一般成年人存在差别，常常合并心力衰竭、肾功能损害等，治疗难度较大。在全身应用糖皮质激素前应充分评估利弊，警惕不良反应所造成的风险，不可使用激素时间过长。值得重视的是，高龄老人由于其肌肉萎缩及吞咽功能退化，更应注重气道保护，评估合适的氧疗方式及加强气道管理。

➤ 老年 AECOPD 患者在抗菌药物的使用方面也和普通成年人不同，应尽量选择对肝肾功能和神经系统影响较小的药物，且老年人免疫功能低下，常常合并多重耐药菌和真菌感染，应尽早完善病原学的相关检查，用以指导抗菌药物的正常选择。

➤ 营养支持治疗在老年 COPD 患者的综合治疗中也发挥着非常重要的作用，加强营养治疗可以改善患者的呼吸肌疲劳和增强呼吸肌收缩力；纠正低蛋白血症，减轻水肿和胸腹腔积液、改善心脏功能和通气功能；加强营养治疗可以提高免疫力，增强抗菌治疗的有效性等。

五、专家评析

AECOPD 是急诊内科常见的老年呼吸系统急症，肺性脑病是其中最危险的并发症之一，病死率高，加之老年患者常合并其他疾病，使治疗更加复杂，这时临床"一元论"思考方式容易有局限性，需要高度重视，按重症诊疗逻辑，全面监测、评价各个脏器功能及治疗反应变化。本病例在诊疗初期就兼顾了多方面情况，为整个治疗的后期转归提供了充分保障。

关于 AECOPD 的诊治，首先是评估严重程度，血气先行，评价呼吸情况，接下来评估心、肾、肝、脑等各个脏器的情况，判断有无相应脏器衰竭。针对 Ⅱ 型呼吸衰竭、肺性脑病，如果判断需要机械通气，一定要权衡无创机械通气和有创通气的利弊和时间节点，并与患者家属进行充分沟通，尤其是对于老年患者，评估存在明显脱机困难时，一定谨慎应用有创机械通气。针对此病例，高龄患者，除呼吸衰竭外无其他脏器明显衰竭，初始选择无创通气，并在相对稳定时尽量维持，而不是在前期效果不显时快速转为有创通气，比较合理，也比较符合目前的临床实际。

AECOPD 的抗感染治疗常常是必需的，如果病史中近 1 年内曾经出现过急性加重情况，考虑到 COPD 呼吸道细菌定植的情况，前次治疗有效的抗菌药物可以作为经验性初始治疗的参考。然后根据疗效以及后期病原学检查结果相应调整。此病例中，在没有明显阳性菌感染的临床表现时，经验性选择头孢哌酮钠舒巴坦钠侧重阴性菌的治疗，并在后期根据痰病原学检测及临床表现，不过度使用抗生素，较为合理。

皮质醇激素是 AECOPD 治疗过程中经常使用的药物，有临床证据表明，其对改善病情、缩短疗程、降低病死率方面存在益处，但也必须充分考量激素的副作用，其用量及时程尚无统一意见，需要个体化调整。（点评专家：刘志）

六、参考文献

［1］Bragazzin L，Zhong W，Shu J，et al. Burden of heart failure and underlying causes in 195 countries and territories from 1990 to 2017［J］. Eur J Prev Cardiol，2021，28（15）：1682-1690. DOI：10.1093/eurjpc/zwaa147

［2］中国老年医学学会呼吸病学分会慢性阻塞性肺疾病学组.中国老年慢性阻塞性肺疾病临床诊治实践指南［J］.中华结核和呼吸杂志，2020，43（02）：100-119. DOI：10.3760/cma.j.issn.1001-0939.2020.02.007

［3］Brand N J，Cook H.Chronic obstructive pulmonary disease in older adults：partI：case study［J］. J Gerontol Nurs，2018，44（7）：10-14. DOI：10.1016/j.cger.2017.06.006

［4］慢性阻塞性肺疾病急性加重诊治专家组.慢性阻塞性肺疾病急性加重诊治中国专家共识（2023年修订版）［J］.国际呼吸杂志，2023，43（2）：132-149. DOI：10.3760/cma.j.cn121430-20211003-01438

（隗　沫）

病例 10 隐藏在心电图角落的"灯塔"
——抬高的 aVR 导联

一、病情简介

患者，男，59 岁，主因"间断胸痛 2 个月余，加重伴呼吸困难 2 h"于 2023 年 4 月 4 日 14 时 19 分入我院急诊抢救室。患者 2 个月前活动后间断出现胸痛不适，每次持续时间 10 余分钟，休息后可自行缓解，未就诊。2 h 前再次出现胸痛、胸闷症状，伴濒死感，伴呼吸困难，无肩、背部放射性疼痛，不能平卧。既往高血压病史 10 年，未治疗。

【体格检查】T 36.3 ℃，HR 100 次 / 分，RR 24 次 / 分，BP 123/72 mmHg，SaO_2 90%，神清，精神弱，双侧颈静脉无怒张，颈动脉未及异常搏动，双颈动脉未闻及杂音，双肺呼吸音粗，双下肺可闻及湿啰音。心律齐，二尖瓣听诊区可闻及奔马律，腹软，无压痛、反跳痛，双下肢不肿。

【辅助检查】血常规：WBC 10.2×10^9/L，Hb 129 g/L，PLT 198×10^9/L，CRP 4.5 mg/L；急查生化 Cr 114 μmol/L，Na^+ 136 mmol/L，K^+ 3.6 mmol/L，Glu 5.6 mmol/L，UN 7.3 mmol/L；急查心肌酶谱 TnI 0.33 ng/mL，CK-MB 9.9 ng/mL，Myo 499 ng/mL，D- 二聚体 950 ng/mL，BNP 1220 pg/mL；血气分析（鼻导管吸氧 3 L/min）：pH 7.34，PO_2 55 mmHg，PCO_2 44 mmHg，Lac 1.7 mmol/L。影像学检查：2023 年 4 月 4 日胸部 CT 平扫示心功能不全、肺水肿

可能性大，合并感染不除外（图 10-1）。心电图：aVR 导联 ST 段抬高 0.2 mV，Ⅰ～Ⅲ、aVF、V_3～V_6 导联 ST 段压低 0.3 mV（图 10-2）。

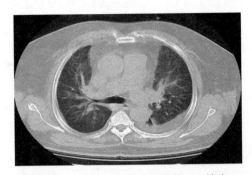

图 10-1　2023 年 4 月 4 日胸部 CT 检查

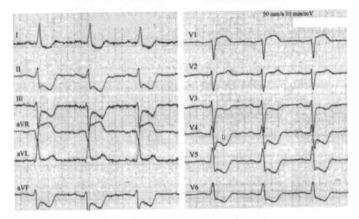

图 10-2　2023 年 4 月 4 日心电图

思维提示

　　1. 急性心肌梗死是急诊科死亡率很高的疾病之一，一旦患者发生左主干闭塞，会快速进展成心源性休克、恶性心律失常等心血管事件，因此接诊时应快速识别胸痛高危患者并进行早期预判，更要熟练掌握急性心肌梗死患者的心电图特征。

2. 关注心电图中 aVR 导联的价值。对于左主干闭塞和（或）三支冠脉病变患者，近年来多个指南指出其心电图特征为 aVR 导联和（或）V_1 导联 ST 段抬高，aVR 的 ST 段抬高振幅大于 V_1 导联，且 6 个以上导联 ST 段广泛压低，该表现亦可总结为"6+2 现象"。

二、诊疗经过

【入院诊断】急性 ST 段抬高型心肌梗死　Killip Ⅲ级；肺炎；Ⅰ型呼吸衰竭。

【诊断依据】急性 ST 段抬高型心肌梗死　依据：患者来诊时存在胸痛症状，伴濒死感，症状持续不缓解，结合肌钙蛋白异常升高，心电图提示 aVR 导联 ST 段抬高 0.2 mV，多导联 ST 段压低 0.3 mV，故高度怀疑此诊断。

【诊疗过程】入院后采取综合治疗措施。

1. 一般治疗　心电监护，开放静脉通路。

2. 对症支持治疗　给予无创呼吸机辅助通气，予以低分子量肝素抗凝、阿司匹林抗血小板、阿托伐他汀稳定斑块、扩张冠状动脉、改善循环等对症支持治疗。

3. 加强监测　监测尿量，加强容量管理；动态监测心电图、心肌酶、血尿便常规、肝肾功能、电解质等指标。

患者转入 CCU 病房继续治疗，2023 年 4 月 5 日复查心肌酶谱示：TnI 4.89 ng/mL，CK-MB 38.6 ng/mL，Myo 499 ng/mL，D-二聚体 1890 ng/mL，BNP 1560 pg/mL。其间完善心脏超声：左心增大，室间隔增厚，二尖瓣反流（轻度），主动脉瓣反流（中度），左室射血分数 66%；其间持续应用呼吸机，待呼吸衰竭纠正后行冠脉造影提示左主干 75% 局限性狭窄；前降支开口 75% 局限性狭窄，中段 50% 节段性狭窄；回旋支近中段不规则狭窄；右冠脉近中段 50% 节段性狭窄，中段 50% 局限性狭窄。冠脉造影结果：冠心病，主干 + 双支病变（累及前降支及右冠脉）。术中予以冠脉支架植入术。4 月 22 日患者好转出院，出院时复查心肌酶降至正常，心电图提示窦性心律，抬高的 aVR 导联回落至正常。

【最终诊断】急性 ST 段抬高型心肌梗死　Killip Ⅲ级；冠状动脉粥样硬化性心脏病；Ⅰ型呼吸衰竭。

诊疗思路

1. 患者为中老年男性，既往高血压史。以胸痛、呼吸困难为主要症状，听诊双下肺湿啰音，查 BNP、肌钙蛋白异常升高，结合胸部 CT 及心电图特征，初步诊断主要为急性心功能不全、急性 ST 段抬高型心肌梗死，且除外肺栓塞、主动脉夹层等疾病。鉴别要点：①患者无手术或制动史等危险因素，无撕裂样疼痛，无持续性低氧，双上肢血压对称，心电图无 $S_I Q_{III} T_{III}$ 表现，心脏超声无右心受累。

2. 入 CCU 后复查心肌酶呈上升趋势，心电图表现与"6+2 现象"相吻合，需警惕左主干或三支冠脉病变狭窄，进一步完善冠脉造影后证实为左主干 + 双支冠脉病变。

三、本疾病最新指南解读

急性心肌梗死是临床上常见的心血管急症，其中左主干闭塞往往病情凶险且死亡率高，易发展成心源性休克、心力衰竭、恶性心律失常等心血管不良事件。若能够在临床上掌握左主干闭塞的心电图特征，对于快速识别胸痛高危患者有重要诊断价值。临床上当发生左主干完全闭塞时，大部分患者死于院前，实际上心电图难以获得。对于左主干次全闭塞或三支冠脉病变患者，多个指南指出其心电图存在以下特征：aVR 导联和（或）V₁ 导联 ST 段抬高，aVR 导联的抬高振幅大于 V₁ 导联，且存在 6 个以上导联 ST 段广泛压低，该表现亦可总结为"6+2 现象"[1-2]。

近年来的研究发现，aVR 导联在临床上对急性心肌梗死的诊断与预测有不容忽视的价值。aVR 导联位于额面六轴图右上方 150°，与 V₅、V₆、aVL、I 导联呈镜像关系，aVR 导联方向从右上指向心尖 −30°，aVR 导联收集心脏右上方（右心室流出道与室间隔基底部）的电活动。研究发现[3]左主干闭塞出现 aVR 导联抬高，其机制可能为：① aVR 导联描述心脏右上方的电活动，即：右室流出道、室间隔基底部。室间隔基底部血供来源于间隔支，左主干或前降支近端闭塞通过影响间隔支血流导致室间隔底部缺血，表现为 aVR 导联 ST 段抬高[4]。②左主干闭塞时，由于包括 V₄、V₅ 导联在内的广泛导联 ST 段压低，且 aVR 导联与 V₄、V₅ 呈镜像关系，因此 aVR 导联相应表现为 ST 段抬高。而左主干和（或）三支病变引起广泛导联 ST 段压低的机制主要是由于左主干发出左前降支、回旋支两个分支，分别主要供应前壁、后壁心肌，当左主干闭塞时导致左前降支、回旋支同时缺血，这时回旋支抵消了左前降支所致的 ST 段抬高。

心电图 aVR 导联 ST 段抬高是预示左主干病变、多支病变的重要预测因子。还有研究发现，aVR 导联有助于心肌缺血的危险分层，即 aVR 抬高程度越大，患者预后越差[5]。需要额外注意的是，这种心电图特征在其他临床情况中（如急性肺栓塞、心肌肥厚、急性主动脉夹层等）也可能出现。因此临床医生要注意甄别并正确识别"6+2 现象"，以做出快速诊断，尽早确诊和及时行介入治疗是降低急性心肌梗死患者死亡率的重要环节。

四、对本病例的思考

➤ aVR 导联以往在临床中受重视程度低，而随着研究的深入，发现 aVR 导联正是由于其位置方向的特殊性，才能够对急性心肌梗死患者的梗死血管有良好的预测作用。

➢ 本例患者起病急，以胸痛为主要症状就诊，入院后行冠脉造影确诊为左主干 75% 局限性狭窄，所行心电图与上述所说"6+2 现象"相吻合。"6+2 现象"对急性心肌梗死患者的"犯罪"血管，即左主干病变、多支病变有重要预测价值。

➢ 该病例也提醒我们虽然在临床上左主干闭塞病变发生率不高，但却十分凶险，因此有必要掌握"6+2 现象"的心电图特征，以做出快速诊断和正确选择合适的治疗方案，并且在临床中要结合患者的症状、体征及相关化验检查全面了解病情，以明确诊断和采取下一步诊治措施。

➢ aVR 导联 ST 段抬高往往预示患者冠脉左主干的病变，患者发生心搏骤停的风险也很高，急诊医师应给予重视，应将患者安置于急诊抢救室监护治疗下，条件允许时应收入重症监护室住院治疗。

➢ aVR 导联 ST 段抬高可能预示冠脉多支病变，往往会导致缺血性心肌病，病情加重时可导致泵衰竭和急性肺水肿，甚至危及生命。

五、专家评析

既往观点认为，aVR 导联是一个"孤零零"的导联，处于心脏电轴的无人区，因其没有相邻导联，单纯 aVR 导联 ST 段抬高容易被忽略。实际从向量方向上看，aVR 导联和 V_1 导联相近，aVL 导联和 V_2 导联相近，而 aVF 导联和 V_3 导联相近。因此，当 aVR 导联 ST 段抬高时，若 V_1 导联也存在 ST 段抬高，那么，十有八九就是急性心肌梗死了。本文已对心电图"6+2 现象"进行了详细解读，因此，心电图上 aVR 导联 ST 段抬高往往提示左主干或前降支近端严重病变，是心源性猝死的高危心电图表现。aVR 导联 ST 段抬高型心肌梗死的治疗策略同其他 ST 段抬高型心肌梗死患者，因其病变风险较高，建议备好循环辅助装置以便应对突发状况。

另外，aVR 导联形态可以帮助鉴别室性心动过速：① aVR 导联初始是否呈 R 波，aVR 导联 QRS 波呈 R 或 RS 时诊断为室性心动过速，如呈 qR 型则进入下一步。② QRS 起始 r 波或 q 波宽度＞ 40 ms，诊断为室性心动过速。③ QRS 负向波起始有顿挫则诊断为室性心动过速。④起始（Vi）和终末（Vt）室壁激动速率比（Vi/Vt），通过测量体表心电图电压来计算（QRS 波起始后移 40 ms 处测得电压绝对值为 Vi，QRS 终点前移 40 ms 处测得电压绝对值为 Vt）。Vi/Vt ≤ 1 诊断为室性心动过速，否则为室上性心动过速。（点评专家：刘志）

六、参考文献

[1] Ibanez B，James S，Agewall S，et al. 2017 ESC Guidelines for the management of acute myocardial infarction in patients presenting with ST-segment elevation [J]. Kardiol Pol，2018，76：229-313. DOI：10.1016/j.rec.2017.11.010

[2] Damman P，vant Hof A W，Ten Berg J M，et al. 2015 ESC guidelines for the management of acute coronary syndromes in patients presenting without persistent ST-segment elevation：comments from the Dutch ACS working group [J]. Neth Heart J，2017，25（3）：181-185. DOI：10.1007/s12471-016-0939-y

[3] 郑晓斌，严明，宋磊，等 . 急性冠脉综合征三支病变患者心电图表现 [J]. 中国循证心血管医学杂志，2021，13（2）：240-245. DOI：10.3969/j.issn.1674-4055.2021.02.27

[4] 张海青，张玉霄史，成龙，等 .aVR 与 aVL 导联 QS 波振幅比鉴别右室流出道室性心律失常起源前后侧的价值 [J]. 中华老年多器官疾病杂志，2020，19（4）：297-300. DOI：10.11915/j.issn.1671-5403.2020.04.070

[5] 隗沫，顾伟，钟洁等 . 心电图 aVR 导联对急性非 ST 段抬高型心肌梗死的病变血管的预测价值及预后评估 [J]. 临床急诊杂志，2021，22（7）：487-490. DOI：10.13201/j.issn.1009-5918.2021.07.010

（隗　沫）

病例 11 接踵而至的"灾难"
——AMI 并发消化道出血

一、病情简介

患者，男，58 岁，主因"呼吸困难伴乏力 10 天，加重 3 天"到急诊科就诊。患者自诉 10 天前无明显诱因出现呼吸困难，伴乏力，活动耐力明显下降，步行 100 m 即出现呼吸困难，休息后缓解，未予特殊治疗。3 天前上述症状逐渐加重，不能活动，遂来院就诊。

【既往史】高血压病史 10 余年，最高 240/130 mmHg，目前应用"福辛普利 10 mg 每日 1 次、比索洛尔 5 mg 每日 1 次、吲达帕胺 2.5 mg 每日 1 次"治疗，目前血压波动在 120 ～ 140/90 ～ 100 mmHg。2 型糖尿病 10 余年，现应用"二甲双胍 0.5 g 每日 3 次"治疗，未规律监测血糖。脑梗死病史 15 年，遗留左侧肢体活动不利，多年前自行停用"阿司匹林、他汀类药物"治疗。否认冠心病史，否认过敏史。吸烟史 30 年，10 ～ 15 支 / 日。

【体格检查】T 36.5 ℃，HR 81 次 / 分，RR 15 次 / 分，BP 145/69 mmHg，SaO_2 80%，神清，精神弱，查体合作，双侧瞳孔等大等圆，直径 2.5 mm，对光反射灵敏。口唇发绀，颈静脉无充盈。双肺呼吸音粗，可闻及湿啰音。心率 81 次 / 分，心律齐，各瓣膜听诊区未闻及病理性杂音，腹平软，双下肢凹陷性水肿。左上肢肌力 V 级，左下肢肌力 IV 级，右侧肢体肌力 V 级，双侧生理反射存在，左侧病理反射阳性。

【辅助检查】血常规：WBC 14.8×10^9/L，Hb 145 g/L，RBC 4.91×10^9/L，PLT 302×10^9/L；心肌酶谱 CK-MB 6.20 ng/mL，TnI 17.38 ng/mL，

D- 二聚体 945 ng/mL，BNP 2140 pg/mL，Myo 261 ng/mL；生化检查：Cr 76 μmol/L，BUN 20.2 mmol/L，Na$^+$ 117.1 mmol/L，K$^+$ 3.83 mmol/L，ALT 57 U/L；动脉血气分析：pH 7.43，PO$_2$ 49 mmHg，PCO$_2$ 25 mmHg，Lac 2.5 mmol/L，HCO$_3^-$ 16.6 mmol/L。影像学检查：胸部 CT 示双肺间质性改变，双肺胸腔积液并双肺膨胀不全，心脏增大，心源性肺水肿可能（图 11-1）；心脏超声示节段性室壁运动异常，左室心尖部室壁瘤形成，左室收缩、舒张功能减低，左房增大，肺动脉高压，EF 48%。心电图：窦性心律，V$_1$～V$_6$ 导联呈 QS 型，S-T 段抬高约 0.2 mV（图 11-2）。

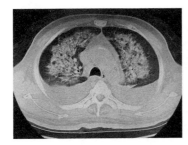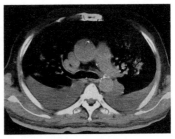

图 11-1　入院时胸部 CT：肺水肿，双侧胸腔积液

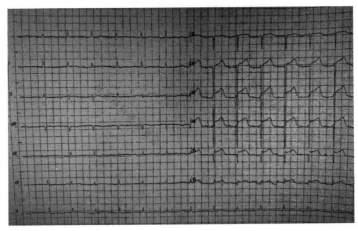

图 11-2　入院时心电图：V$_1$～V$_6$ 导联呈 QS 型，S-T 段抬高约 0.2 mV

思维提示

1. "呼吸困难"是临床患者常见的就诊原因，这类患者发病急，病情变化快，死亡风险高，因此需要先快速评估患者的生命体征，及时采取治疗措施，本着"先救命后治病"的原则，及时、快速稳定患者的生命体征，保证生命安全。

2. "呼吸困难"的病因主要包括呼吸系统和心血管系统疾病，可占总体的75%左右。常见病因包括：呼吸系统疾病引起的肺源性呼吸困难、心血管系统疾病引起的心源性呼吸困难、中毒性呼吸困难、血液病性呼吸困难、神经精神性呼吸困难，需通过详细询问患者呼吸困难的特征，包括发生、持续、加重及缓解因素，以及既往相关病史，查体时关注呼吸系统及心血管系统相关体征，进行相关辅助检查，以明确诊断。

3. 临床上"呼吸困难"症状最常见于呼吸系统疾病及心血管系统相关疾病。可通过心电图、影像学检查（胸部X线检查、胸部CT）、床旁POCT（"心梗五项"等）、床旁超声等辅助检查进行相对快速鉴别。

二、诊疗经过

【入院诊断】急性前壁ST段抬高型心肌梗死 Killip Ⅳ级；冠状动脉粥样硬化性心脏病；胸腔积液；Ⅰ型呼吸衰竭。

【诊断依据】

1. 急性前壁ST段抬高型心肌梗死 Killip Ⅳ级，冠状动脉粥样硬化性心脏病，胸腔积液 依据：①患者为中年男性，既往有高血压病、糖尿病、脑梗死等动脉粥样硬化疾病基础，有长期大量吸烟史，本次主因"呼吸困难"来诊。②心电图示前壁导联存在动态演变，Ⅱ、Ⅲ、aVF 导联 S-T 段压低、倒置，$V_1 \sim V_6$ 导联 S-T 段抬高，肌钙蛋白明显升高，心脏超声示节段性室壁运动异常、左心室室壁瘤形成，与心电图导联位置相应，胸部 CT 示双肺水肿、胸腔积液，BNP 升高。③患者病情逐渐加重，血压下降，血管活性药物维持下仍明显低于正常，查体双肺可闻及大量啰音，故诊断。

2. Ⅰ型呼吸衰竭　**依据：** 结合患者来诊时动脉血气分析可诊断。

【诊疗过程】入科后采取综合治疗措施。

（1）立即予以心电监护、开放静脉通路。

（2）吸氧治疗：患者存在Ⅰ型呼吸衰竭，予以无创呼吸机辅助通气（S/T 模式 FiO_2 100%，IPAP 15 mmH_2O，EPAP 5 mmH_2O），动态调整呼吸机参数，保证氧供。

（3）来诊后立即启动胸痛绿色通道，急请心内科二线医师会诊，考虑患者发病时间窗长且心功能较差，无法耐受介入治疗，暂无急诊 PCI 及溶栓指征。予阿司匹林抗血小板、阿托伐他汀稳斑调脂、低分子抗凝、硝酸异山梨酯扩冠治疗，待病情稳定后择期完善冠状动脉造影检查。

（4）并发症处理：给予胃黏膜保护剂，预防应激性溃疡。

（5）原发病治疗：控制血糖，监测血压变化。

入院第 2 天，患者突发鲜红色血便 150 mL。心电监测提示：HR 120 次 / 分，BP 81/43 mmHg，SpO_2 95%（吸氧浓度 50%）。急查血常规提示 Hb 72 g/L，生化结果提示 BUN 27.5 mmol/L，考虑存在急性下消化道出血，立即予以悬浮红细胞 2 U 输注，同时予以升压、补液、抑酸、止血等治疗。为避免出血加剧，停用阿司匹林抗血小板及低分子抗凝治疗。请普外科二线医师会诊：指检未及肿物，可见深色血染，建议病情稳定后完善肠镜。入院第 3 天，患者排少量黑便，心电监测：HR 99 次 / 分，BP 105/61 mmHg，SpO_2 97%（吸氧浓度 40%）。接报危及值：ASL 1579 U/L，ALT 3012 U/L，Cr 153 μmol/L，考虑低血容量性休克、组织器官灌注不足引起肝肾功能损伤，加用保肝药物，停用阿托伐他汀肝损伤药物，同时加强容量管理，患者处于心肌梗死急性期，予以适量补液，避免心功能不全进行性加重，并逐渐减低血管活性药物剂量。

入院第 7 天，患者无黑便排出，血流动力学稳定，未使用血管活性药物，复查血常规提示：Hb 85 g/L，未见进行性下降，转氨酶、肌酐进行性下降，饮流食 200 mL，无胸闷、胸痛，无腹胀、腹痛等不适。

入院第 15 天，患者排黄色软便，半流食，日间突发胸闷、呼吸困难，血氧下降，复查心电图无明显改变，心肌酶未见升高，完善床旁胸腔超声，可见大量胸腔积液，予以胸腔积液引流置管，同时补充白蛋白。

入院第 22 天，复查胸腔超声，双侧胸腔积液明显减少，为避免导管相关性感染，予以拔除导管。

入院第 28 天，患者无明显不适，无胸闷、胸痛，复查心脏超声提示 EF 59%，心肌酶阴性，无黑便、呕血，Hb 95 g/L，复查胸部 CT（图 11-3），患者自行签字离院。

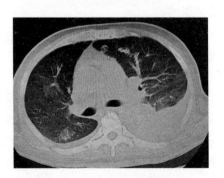

图 11-3 入院第 28 天胸部 CT：
双侧胸腔积液、间质性改变较前好转

3 个月后随访，患者于我院完善冠脉造影提示冠心病，双支病变（累及前降支及右冠脉），予前降支置入支架 2 枚，考虑患者既往有消化道出血病史，予吲哚布芬联合硫酸氢氯吡格雷抗血小板治疗，未予抗凝治疗，术后心电图见图 11-4。

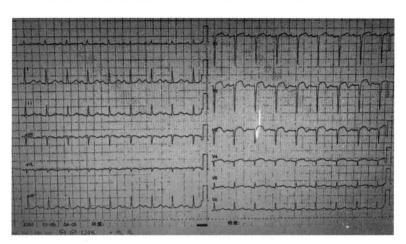

图 11-4　3 个月后随访心电图

【最终诊断】急性消化道出血；低血容量性休克；急性前壁
ST 段抬高型心肌梗死　Killip Ⅳ 级；冠状动脉粥样硬化性心脏
病；急性肾损伤；急性肝损伤；胸腔积液；Ⅰ 型呼吸衰竭。

诊疗思路

　　1. 患者主因"呼吸困难进行性加重"来诊，询问病
史，患者近期无明显咳嗽、咳痰、发热等呼吸道症状，无
流行病学史，既往无慢性支气管炎、COPD、哮喘等病史，
完善胸部 CT 未见炎性改变，可暂考虑肺源性呼吸困难。
　　2. 患者来诊完善相关检查，提示心肌酶升高，心电图
S-T 改变，胸部 CT 可见肺水肿间质性改变及胸腔积液，结
合患者发病过程，活动耐力逐渐减弱，既往有高血压、糖
尿病、吸烟史，存在多种心血管疾病危险因素，故考虑诊
断急性心肌梗死。

3. AMI 患者的心功能恶化过程中，往往伴随血流动力学的改变，从而导致胃黏膜的低灌注而出现消化道应激性溃疡出血。此外，AMI 患者自身可能存在肠系膜动脉硬化，故在抗血小板抗凝、溶栓或介入治疗过程中，极易出现消化道出血。患者入院后出现鲜血便，考虑与抗血小板、抗凝治疗相关，需立即停止相关治疗，转而着重处理治疗消化道出血，避免低血容量性休克造成心脏、肾等重要器官灌注不足，以免进一步加重器官损伤。

三、本疾病最新指南解读

急性心肌梗死（acute myocardial infarction，AMI）是指冠状动脉的血供急剧减少或完全中断所引起的心肌坏死。AMI 的主要治疗方案包括冠状动脉的再灌注治疗及抗血小板抗凝等药物治疗，冠状动脉的再灌注治疗主要为溶栓治疗和经皮冠状动脉介入治疗。如若 AMI 患者在治疗过程中合并消化道出血，则会使得病情和治疗更加复杂。AMI 药物治疗的关键是在抗血小板的基础上，进行抗凝和（或）溶栓治疗。常用的抗血小板方案为阿司匹林 100 mg/Qd+ 氯吡格雷 75 mg/Qd+ 替格瑞洛 90 mg/Bid。如若血栓负荷重，则加用替罗非班 5 mg 静脉滴注。常用抗凝治疗为依诺肝素钠 60 mg/Q12 h。如若患者置入 IABP，则给予肝素持续静脉滴注。常用溶栓方案为阿替普酶 100 mg。溶栓治疗最常见的并发症为消化道出血，若不迅速有效治疗，可能出现生命体征不稳定，甚至危及生命。

急性心肌梗死患者并发消化道出血的危险因素包括：①抗血小板＋抗凝＋溶栓治疗是 AMI 患者中最强的消化道出血相关因素。②有消化道出血史，并推测其原因如下：虽然患者的原有消化道出血部位已经愈合，但患者仍可能持续吸烟、酗酒、生活不规律、情绪状态不稳定等，故一旦合并 AMI，患者在应激状态或手术及药物的影响后，很可能再次出现消化道出血。③肌酐升高是消化道出血的危险因素。肾功能不全的患者其抗血小板及抗凝药物的代谢减慢，从而在体内蓄积，最终导致消化道出血的发生。故目前在 AMI 的临床治疗中，会根据患者的肌酐清除率个体化制定抗血小板抗凝方案，介入手术后制定水化方案，以降低出血风险。④ IABP 的应用是消化道出血的危险因素，约可使后者的发生率增加 8.3 倍。推测其原因为 IABP 多应用于血流动力学不稳定的 AMI 患者，此类患者冠脉病变重，心肌缺血重，且 IABP 应用期间持续使用肝素预防血栓形成，故抗栓的治疗强度显著增加，加之胃黏膜处于低灌注状态，因此增加了消化道出血的发生[1]。目前临床上通常应用质子泵抑制剂预防消化道出血。

　　下消化道出血的常见病因：结肠肿瘤、缺血性结肠炎、结肠憩室病、急性感染性肠炎、结肠溃疡性病变、结肠病变外科或者内镜治疗术后出血等。近年来服用非甾体抗炎药、阿司匹林或其他抗血小板药物、抗凝药物也逐渐成为结直肠出血的重要病因。下消化道出血的基本处理原则为快速评估，稳定血流动力学，定位及定性诊断，按需治疗[2]。治疗措施包括支持治疗、药物治疗、内镜下治疗、血管栓塞治疗及外科治疗等。对于下消化道出血患者，在条件允许的情况下应停用抗凝药物和（或）抗血小板药物。下消化道出血患者，尤其是对于急性大出血患者，应先复苏再治疗。要先根据患者的生命体征、循环容量缺失程度、出血速度、年龄和并发症情况，建立有效的静脉通路（深静脉置管），给予适当的止血、补液、输血等治疗，以维持生命体征稳定，防止并发症的出现。同时建议尽快启动包括消化、内镜、重症医学、影像及外科在内的多学科协作诊治。紧急输血的指征为血红蛋白低于 70 g/L，对于大量出血、合并心血管基础疾病或者预估短期内无法进行止血治疗的患者，应维持血红蛋白在 90 g/L 以上。如在补充血容量的同时患者血压仍较低而危及生命者，可适量静脉滴注多巴胺、间羟胺等血管活性药物，将收缩压暂时维持在 90 mmHg 以上，以避免重要器官的血流灌注不足时间过长，为进一步抢救争取时间。应注意的是，在失血性休克时，应尽快补充血容量，而不宜过早使用血管收缩剂。

急性上消化道出血也是 AMI 患者抗血小板、抗凝、PCI 术后常见的并发症，有典型呕血、黑便或便血表现的患者，容易诊断。胃液、呕吐物或粪便潜血阳性，提示可能为出血患者。而对出现头晕、乏力、晕厥等不典型症状的患者，特别是生命体征不稳定、面色苍白及无法解释的急性血红蛋白（Hb）降低的患者，应警惕上消化道出血的可能性。存在活动性出血、循环衰竭、呼吸衰竭、意识障碍、误吸或 GBS > 1 中任意一项，应考虑为危险性急性上消化道出血。严重贫血貌、持续性呕血或便血、晕厥、血压过低或 Hb 水平过低，均提示严重失血。当呕血、黑便量与贫血程度不相符时，应警惕隐匿的上消化道大出血。呕鲜血与咖啡色液，均提示病情危重。首先应评估患者意识（意识障碍既提示严重失血，也是误吸的高危因素）、气道（评估气道通畅性及梗阻的风险）、呼吸（评估呼吸频率、节律、用力及血氧饱和度）和循环（监测心率、血压、尿量及末梢灌注情况。条件允许时行有创血流动力学监测）[3]。对于危重患者需首先进行容量复苏、输血、应用血管活性药物、静脉联合应用质子泵抑制剂（PPI）和生长抑素治疗。

四、对本病例的思考

➤ 急性心肌梗死的发病率和病死率在近年呈现明显上升趋势，且患者人群逐渐呈年轻化趋势，对这类以胸闷、胸痛及呼吸困难为主要临床表现的患者需加以重视，早期、快速、识别诊断并及时治疗，可以有效减低心功能损伤程度及降低死亡率。

➤ 对于 AMI 患者，需加强既往病史问询，包括消化道疾病病史、肾功能不全病史、近期手术史等，可根据患者病史情况采取个性化治疗，最大程度降低消化道出血风险。

➤ AMI 患者治疗过程中一旦合并消化道出血，应立即转移治疗重点，要先保证患者血流动力学稳定，减少多器官功能损伤，注意进行液体复苏时，需同时加强容量管理，避免入液过多而加重心、肾负担，同时警惕入量不足引起的重要器官灌注不足。若经积极复苏仍有持续血流动力学不稳定，应进行紧急内镜检查，加强多学科会诊，必要时予以介入治疗。

➤ AMI 并消化道出血的患者，肺炎、胸腔积液、低蛋白血症、下肢深静脉血栓等并发症的发生率高，需加强对患者的病情监测，预防并发症，出现后及时处理，以提高患者预后。

五、专家评析

呼吸困难是急诊最常见的症状之一。快速评估并稳定生命体征，充分体现了急诊思维和处置的要素，即"先救命后治病"，随即鉴别病因并采取针对性的处置。本例患者出现呼吸困难，活动耐力下降，既往有高血压、脑梗死、糖尿病、长期吸烟史。接诊时氧饱和度检查提示呼吸衰竭，立即监护和开放静脉通路、吸氧和呼吸支持（先稳定生命体征），同时通过病史、体检、心电图、POCT、影像学检查，快速诊断为心源性呼吸困难—急性心肌梗死，Killip Ⅳ级（快速诊断和鉴别诊断）。给予抗血小板、抗凝、调脂、扩冠、控制危险因素等处置（包括治疗并发症），同时采取措施预防应激性溃疡。

然而雪上加霜的是，该患者发生了消化道大出血、低血容量性休克以及肝肾损伤。这又考验了急诊医师思维和处置的另一个特点：综合思考，权衡利弊，解决当下主要矛盾。急性心肌梗死Killip Ⅳ级、消化道大出血和低血容量性休克，都是危重疾病；抗血小板/抗凝治疗和止血、心功能与扩容补液、低血压与扩冠，都是针锋性矛盾。但此时，消化道大出血和低血容量性休克对组织灌注的影响更大，更危及生命，贫血本身也会影响心肌氧供（即主要矛盾，其实也体现了先救命的原则），经过适当输血、补液、止血等治疗，调整抗血小板／抗凝治疗措施，同时监测心脏相关变化，使患者转危为安，心功能得到部分恢复，进而有机会进行择期介入治疗。在整个过程中，针对患者可能的病情变化，做到胸有预案（多学科会诊、内镜、介入等），才能有备无患。

有思必有得。医生将该病例结合相关文献资料进行思考，总结经验，最终会使更多患者获益。（点评专家：张向阳　陈旭岩）

六、参考文献

［1］田雪，邢欣悦，李红.急性心肌梗死患者院内消化道出血的危险因素分析［J］.心肺血管病杂志，2023，42（07）：662-665. DOI：10.3969/j.issn.1007-5062.2023.07.004

［2］李鹏，王拥军，吕富靖，等.下消化道出血诊治指南（2020）［J］.中国医刊，2020，55（10）：1068-1076. DOI：10.3969/j.issm.1008-1070.2020.10.007

［3］徐军，戴佳原，尹路.急性上消化道出血急诊诊治流程专家共识［J］.中国急救医学，2021，31（01）：1-10. DOI：10.3969/j.issn.002-1949.2021.01.001

（张渊凯）

病例 12　老年人的隐匿"杀手"
——老年 CAP

一、病情简介

患者，女，90 岁，主因"纳差 7 天，血钾升高 1 天"到急诊科就诊。患者 7 天前无明显诱因出现纳差，食欲下降，伴腹胀，精神萎靡，全身无力，无明显咳嗽、咳痰，无发热，无腹痛，无恶心、呕吐，无呼吸困难，无胸闷、胸痛，无后背痛。就诊于当地社区医院，考虑"胃肠消化功能障碍"，予以莫沙比利促进胃肠动力及通便药物口服，效果不佳。后就诊于消化科内科门诊，完善相关检查，发现血钾升高，转至急诊就诊。

【既往史】患高血压 30 余年，最高达 180/100 mmHg，目前服用降压药苯磺酸氨氯地平每次 10 mg，每日 1 次，替米沙坦氢氯噻嗪每次 40 mg，每日 1 次，血压控制在 140/70 mmHg 水平。患 2 型糖尿病 30 余年，服用阿卡波糖每次 10 mg，每日 3 次，格列喹酮每次 30 mg，每日 1 次，血糖控制不满意，空腹血糖 13～14 mmol/L。糖尿病肾病 3 年余，半年前复查肌酐正常水平。

【体格检查】T 36.5 ℃，P 77 次 / 分，R 30 次 / 分，BP 110/63 mmHg，SaO_2 98%，嗜睡，呼之可应，查体合作，双侧瞳孔等大等圆，直径 2.5 mm，对光反射灵敏。口唇无发绀，颈静脉无充盈。双肺呼吸音粗，右下肺可闻及湿啰音，左肺未闻及明显干、湿啰音。心率 77 次 / 分，心律齐，各瓣膜听诊区未闻及病理性杂音，腹平软，无压痛、反跳痛，双下肢无明显水肿。四肢肌力Ⅳ级，双侧生理反射存在，病理反射阴性。

【辅助检查】血常规：WBC 15.4×10^9/L，CRP 83.07 mg/L，Hb 106 g/L，N% 87.9%；急查生化：GLu 21 mmol/L，Cr 91 μmol/L，K^+ 6.55 mmol/L，Na^+ 133.6 mmol/L，Cl^- 96.1 mmol/L，BUN 7.1 mmol/L；血气分析（吸氧浓度 60%）：pH 7.51，PO_2 69 mmHg，PCO_2 29 mmHg，Lac 1 mmol/L，HCO_3^- 25.3 mmol/L；心肌酶谱：TnI 0.01 ng/mL，NT-ProBNP 1779 pg/mL。影像学检查：胸部 CT 示右肺中叶及左肺下叶炎症，右肺中叶实变（图 12-1）；腹部 CT 示肠内容物多，余未见特殊。心脏超声：EF 70%，左室舒张功能稍减低。心电图：窦性心律，未见 ST-T 段改变，大致正常心电图。

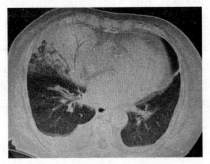

图 12-1　胸部 CT 示：右肺中叶及左肺下叶炎症，右肺中叶实变

思维提示

1. 老年患者"纳差"发生率高，且引起"纳差"的病因极多，消化道疾病、急慢性感染、代谢性疾病、恶性肿瘤、内分泌疾病、精神疾病等均可引起纳差，需仔细询问病史，进行相关查体及全面的辅助检查，做出初步诊断，避免误诊、漏诊。

2. 老年患者因高龄、合并多种基础病以及宿主免疫受损，常发生社区活动性肺炎，且症状不典型，很多患者没有明显的呼吸道症状，常常因跌倒、尿失禁、神经系统症状来诊，需及时鉴别。本例患者以消化道症状和电解质紊乱来诊。

3. 高钾血症发生原因一般分为：钾摄入过量、肾排钾功能障碍、使用保钾利尿剂、休克及高渗状态等。高钾血症最常见表现为食欲减退、恶心、呕吐、腹胀或腹痛等消化系统症状，还可出现心动过缓、室性早搏、血压下降等心血管系统症状，以及手足感觉异常、肌肉痉挛、烦躁、肌张力增高等神经系统症状。高钾血症如不及时处理，死亡率极高。

二、诊疗经过

【入院诊断】社区获得性肺炎；电解质紊乱；高钾血症；低钠血症；低氯血症；轻度贫血；2 型糖尿病；糖尿病肾病；高血压病 3 级（极高危）。

【诊断依据】

1. 社区获得性肺炎　**依据**：结合患者 7 天前无明显诱因出现纳差、食欲下降、精神萎靡等症状，患者白细胞、C 反应蛋白升高，胸部 CT 可见感染灶，故可明确肺炎诊断。

2. 电解质紊乱　**依据**：高钾血症，低钠血症，低氯血症。

3. 轻度贫血　**依据**：结合患者血常规及生化结果可诊断。

【诊疗过程】入科后采取综合治疗措施。

1. 一般治疗　心电监护、无创呼吸机辅助通气（S/T 模式，IPAP：12 mmH$_2$O；EPAP：5 mmH$_2$O；FiO$_2$：60%）、监测体温。

2. 抗感染治疗　头孢哌酮钠舒巴坦钠 2 g Q12 h，莫西沙星 0.4 g Qd。

3. 气道管理　机械辅助排痰，予以加强雾化、化痰等治疗，加强痰液引流，保持气道开放。

4. 病原学　连续留取痰培养（真菌和细菌），完善新型冠状病毒、甲乙型流感病毒及不典型致病菌检查。

5. 肾功能　积极抗感染、补液等治疗，监测尿量。

6. 电解质方面　予以利尿、降钾治疗。

7. 营养方面　鼓励患者经口进食，补充白蛋白。

8. 并发症预防　加强护理，予以勤翻身，预防压疮；按摩双下肢，警惕下肢深静脉血栓；给予胃黏膜保护剂，预防应激性溃疡。

9. 基础病治疗　予以稳斑调脂、降糖、控制血压治疗。

经过 10 天治疗，患者咳嗽、咳痰较前明显好转，无明显呼吸困难，持续无发热，吸氧方式改为鼻导管吸氧（3 L/min），血氧饱和度可维持在95%以上，血压维持在 90 ~ 135/60 ~ 85 mmHg，神志转清，饮食可，尿量正常，可床边适量活动。复查血常规：C 反应蛋白 4.36 mg/L，中性粒细胞百分数 68.5%，白细胞计数 8.3×10^9/L；生化：K^+ 3.59 mmol/L，Cl^- 103.8 mmol/L，Na^+ 142.3 mmol/L，肌酐 74 μmol/L。复查胸部 CT（图 12-2）可见较前好转，后转社区医院进一步康复治疗。2 个月后随访，患者基本恢复至发病前状态。

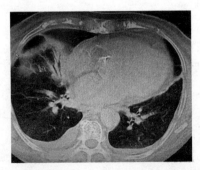

图 12-2　胸部 CT 示：右肺中叶实变范围较前缩小

【最终诊断】重症肺炎；Ⅰ型呼吸衰竭；急性肾损伤；电解质紊乱；高钾血症；低钠血症；低氯血症；轻度贫血；2 型糖尿

病；糖尿病肾病；高血压病 3 级（极高危）。

诊疗思路

1. 患者老年女性，既往高血压、糖尿病、糖尿病肾病，急性起病，基础免疫力低，患者出现纳差 1 周，首先需要鉴别消化道相关疾病，结合病史、腹部查体阴性及腹部 CT 未见明显异常，可暂排除。

2. 老年人基础免疫力低，感染风险高，且症状、体征不明显，常以纳差、乏力、嗜睡为主要症状，详细询问患者及家属相关病史后，得知患者 1 周前曾有咳嗽、咳痰病史，且平素活动少，以居家为主，结合胸部 CT 影像，考虑诊断社区活动性肺炎。

3. 入院后考虑患者高龄，合并慢性基础病多，免疫力低下，结合近期精神萎靡，伴嗜睡状态，误吸风险高，考虑肺炎主要以革兰氏阴性杆菌（肺炎克雷伯菌、大肠埃希菌、铜绿假单胞菌等）为主，完善胸部 CT 可见支气管充气征，考虑存在非典型致病菌（支原体、衣原体、军团菌等）感染，故选择予以头孢哌酮钠舒巴坦钠联合莫西沙星抗感染治疗。

三、本疾病最新指南解读

我国老年患者（≥ 65 岁）因高龄、合并多种基础病以及宿主免疫受损，常发生社区获得性肺炎（community-acquired pneumonia, CAP）。老年 CAP 病情复杂多变，发病急骤，是主要的老年急症之一。老年 CAP 发病率高，症状不典型，致病菌复杂，合并症和多器官衰竭发生比例高，常导致较高的病死率和沉重的医疗经济负担。

老年 CAP 发生的主要危险因素包括高龄、基础病、吞咽功能障碍、免疫功能低下、肌少症和居住于养老院。CAP 常见的病原体包括肺炎链球菌、流感嗜血杆菌、肺炎支原体、肺炎衣原体、金黄色葡萄球菌、呼吸道病毒等[1]，但老年 CAP 致病菌的分布具备老年患者的固有特点，主要致病菌为革兰氏阴性杆菌和肺炎链球菌，且大多存在多重耐药菌感染（产 ESBL 肠杆菌、铜绿假单胞菌、耐药肺炎链球菌及真菌）和多种病原体混合感染。部分老年 CAP 患者临床症状可以不典型，如出现不明原因的消化道症状、全身症状、精神意识改变、尿失禁、疲劳和跌倒等肺外症状，应及时行胸部影像学检查（首选肺部 CT）明确有无肺炎。应重视老年患者的体格检查，警惕"隐匿性"呼吸衰竭，呼吸频率和心率增快是老年 CAP 患者的重要体征[2]。

老年 CAP 合并脓毒症发生率高，死亡率极高，这类患者具有更严重的炎症反应及器官功能损伤，呼吸频率、心率、平均动脉压、血氧饱和度、CRP、D- 二聚体、乳酸、血肌酐、淋巴细胞百分比异常是死亡发生的独立危险因素，可早期识别患者死亡的危险因素，从而提高患者生存率[3]。

针对老年 CAP 需进行综合治疗，包括加强气道管理、糖皮质激素的应用、营养支持治疗、容量管理、免疫调节治疗、中医药辅助治疗等，同时需要对多脏器功能障碍进行监测和治疗，包括呼吸衰竭、心肌损害、急性肾损伤、脓毒性休克、消化功能障碍、静脉血栓栓塞事件等。

四、对本病例的思考

➢ 老年社区获得性肺炎临床表现复杂多变，五花八门，包括纳差、乏力、嗜睡、跌倒等，且病情进展迅速，死亡率高，由于其症状不典型，常常容易漏诊、误诊，延误病情，导致不良预后。

➢ 接诊老年患者时，由于其可能自身语言表达困难，且常由不同家属陪同，病史准确程度存疑，需在加强、反复确认病史后行进一步检查。老年患者有高龄、合并多种基础病以及宿主免疫受损等特点，故老年 CAP 发生率极高，需尽可能完善全面检查，尤其是肺部 CT 检查。

➢ 老年 CAP 患者由于其致病菌特殊分布，主要为革兰氏阴性杆菌和肺炎链球菌，且大多存在多重耐药菌感染和多种病原体混合感染，需尽早予以经验性抗感染治疗，并尽快、多次反复留取送检合格的病原学标本，并结合病原学药敏结果调整抗感染治疗药物。

➢ 肺部真菌感染存在隐匿性及渐进性加重的特点，不易察觉，对于老年 CAP 患者需警惕真菌感染，结合病原学结果，需尽早启动抗真菌治疗。

➢ 老年 CAP 患者病情进展很快，极易发生多脏器功能不全，并发症多，预后往往不佳，临床医师应给予充分重视。

五、专家评析

社区获得性肺炎是指在医院外罹患的感染性肺实质炎症，意味着在入院前，患者就已经感染了病原体。老年 CAP 的病原分布地区差异很大，但常见病原体为肺炎链球菌、流感嗜血杆菌等。近年来老年 CAP 已经转变为以革兰氏阴性杆菌感染为主，如肺炎克雷伯菌、铜绿假单胞菌等在老年社区获得性肺炎中占比较多，肺炎链球菌已不再是这种肺炎的主要致病菌，可能与老年人身体机能下降，更容易受到细菌的侵袭有关。

老年 CAP 临床表现最明显的特点就是"不典型"。由于老年人身体机能下降，全身包括呼吸道局部免疫力下降，多合并 COPD、心脑血管疾病等基础疾病，罹患 CAP 后常突出表现为厌食、恶心、呕吐、腹痛、腹泻、精神差及意识障碍等，或出现基础疾病加重，而缺乏典型、咳痰、发热、肺部啰音等肺部感染的特点。老年人由于神经系统退行性疾病和吞咽功能不全及咳嗽反射减弱，普遍存在显性或隐性误吸，吸入性肺炎占 10% ～ 30%，误吸分泌物或食物作为培养基可促进病菌繁殖，引起坏死性肺炎、肺脓肿等。

本案例中的这位患者无疑是幸运的，已经90岁高龄，经过精心的治疗最后完全康复，但在现实中，老年CAP患者死亡率是很高的。根据临床经验来看，一部分老年CAP患者因为症状的隐匿导致延误了最佳治疗时间，这部分患者可能反反复复在社区就诊，没有及时完善影像学检查，导致肺炎的诊断被延误；另一部分患者本身症状就比较重，入院时已经出现了器官功能障碍，最常见的是肾损伤及心肌损伤，即使给了了足够的器官功能支持治疗，也很难逆转；还有一部分患者诊断及时、明确，但住院期间合并了院内感染，尤其是被收入重症监护室的患者，一旦合并了多重耐药菌感染，往往会出现病情急转直下，难以控制。（点评专家：张健）

六、参考文献

［1］李晓梅，史亮亮，张瑶，等.中国老年社区获得性肺炎现状［J］.空军军医大学学报，2022，43（08）：910-913. DOI：10.13276/J.ISSN.2097-1656.2022.07.027

［2］顾伟，张国强，马岳峰.中国老年社区获得性肺炎急诊诊疗专家共识［J］.中华急诊医学杂志，2023，32（10）：1325-1334. DOI：10.3760/cma.j.issn.1671-0282.2023.10.005

［3］李彭，谢丽华，孙圣华，等.社区获得性肺炎合并脓毒症患者临床特征及死亡危险因素分析［J］.中国呼吸与危重监护杂志，2022，21（04）：260-268. DOI：10.7507/1671-6205.202204009

（张渊凯）

病例 13　酸甜苦辣是人生，百般磨难是成长

——都是血糖惹的祸？

一、病情简介

患者，男，43 岁，主因"意识不清 1 h"于 2023 年 9 月 27 日到急诊科就诊。患者来诊前 1 h 由路人发现倒于路边，意识不清，路人遂报警并呼叫"120"。警察及急救医生到达现场后，观察周围环境，患者身边未发现酒瓶、药瓶，患者无明显外伤，急测快速血糖"HI"，紧急送至急诊科。患者因无亲属，既往史不详。

【体格检查】 T 36 ℃，HR 136 次 / 分，RR 29 次 / 分，BP 63/ 37 mmHg，SaO_2 100%（鼻导管吸氧 3 L/min），昏迷状态，查体不合作，全身皮肤可见少许散在花斑，口唇无苍白及发绀，颈静脉无充盈。颈软，无抵抗，双瞳孔等大等圆，直径 2 mm，对光反射灵敏。双肺呼吸音粗，未闻及干、湿啰音，心律齐，各瓣膜区未闻及杂音，腹平软，四肢肌力查体不合作，双侧病理反射未引出。

【辅助检查】 血常规：WBC 10×10^9/L，Hb 146 g/L，PLT 379×10^9/L，CRP 6.74 mg/L；急查生化：Cr 227 μmol/L，Na^+ 113 mmol/L，Cl^- 74 mmol/L，K^+ 2.59 mmol/L，Glu 72.85 mmol/L，UN 15.7 mmol/L，ALB 27.6 g/L，LPS 3091 U/L；BAMY 296 U/L；血气分析（鼻导管吸氧 3 L/min）pH 6.8，PO_2 152 mmHg，PCO_2 16 mmHg，Lac 4.8 mmol/L，HCO_3^- 3.0 mmol/L；心肌酶谱 TnI

0.04 ng/mL，D- 二聚体 3660 ng/mL，BNP 572 pg/mL。影像学检查：2023 年 9 月 28 日头部 CT 未见明显异常（图 13-1）；胸部 CT 提示双肺感染、胸腔积液（图 13-2）；床旁心脏超声：EF 60%，左室下壁、前壁心尖段运动减低。心电图示窦性心动过速，ST-T 改变。

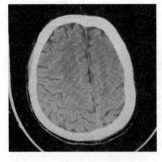

图 13-1　2023 年 9 月 28 日头部 CT 未见明显异常

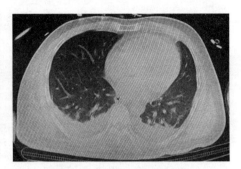

图 13-2　2023 年 9 月 28 日胸部 CT 提示双肺感染、胸腔积液

> **思维提示**
>
> ### 乳酸酸中毒的原因
>
> 　　1. 乳酸的生成及代谢：乳酸是葡萄糖无氧酵解的产物。葡萄糖的分解分为有氧氧化及无氧酵解。正常情况下，一分子葡萄糖在胞质中可裂解为两分子丙酮酸，丙酮酸为无氧氧化及有氧氧化的共同起始途径，在氧气充足的情况下，丙酮酸进入三羧酸循环，生成二氧化碳和水；在不能利用氧或氧供应不足时，丙酮酸将在胞质中还原成乳酸。正常情况下，人体每天产生乳酸 1.5 mol（15 ～ 20 mmol/kg）。乳酸的清除途径：①在氧气充足的条件下，骨骼肌、心肌或其他组织细胞能摄取血液中的乳酸，在乳酸脱氢酶的作用下，乳酸转变成丙酮酸，然后进入线粒体彻底氧化分解，生成二

氧化碳和水。②可作为糖异生的底物进入乳酸循环，乳酸通过细胞膜弥散进入血液后，再进入肝异生为葡萄糖。葡萄糖释入血液后又可被肌摄取，由此构成了一个循环，称为乳酸循环，又称 Cori 循环。糖异生的主要场所在肝，同时肾也是糖异生的场所。长期饥饿时，肾糖异生增强，有利于维持酸碱平衡。③用于脂肪酸、丙氨酸等物质的合成。④随尿液和汗液直接排出。

2. 临床常见乳酸酸中毒的原因及分型详见表 13-1。

表 13-1　乳酸酸中毒的原因及分型

| A 型（组织缺氧型） | B 型 | | | D 型乳酸酸中毒 |
	B1（基础疾病）	B2（药物 / 中毒）	B3（先天性代谢障碍）	
休克	肝脏疾病	二甲双胍	葡糖 -6- 磷酸脱氢酶缺乏	肠屏障功能减退或消失
严重缺氧	糖尿病	肾上腺素	丙酮酸脱氢酶缺乏	
严重贫血	恶性肿瘤	丙泊酚	1,6- 二磷酸果糖缺乏	
剧烈运动	维生素 B_1 缺乏	利奈唑胺	丙酮酸羧化酶缺乏	糖尿病酮症酸中毒
一氧化碳中毒	嗜铬细胞瘤	硝普钠	氧化磷酸化抑制	
局部组织低灌注		对乙酰氨基酚		

3. 糖尿病和乳酸酸中毒：2 型糖尿病基础状态，常见有轻微的高乳酸血症，主要与乳酸的氧化缺陷有关。另外，胰岛素缺乏（绝对或相对缺乏）、丙酮酸脱氢酶活性降低、

线粒体丙酮酸利用减少、糖酵解作用增强，也可导致乳酸生成增多。糖尿病酮症酸中毒（DKA）时，血乳酸浓度可能增高数倍，导致代谢性酸中毒加重，DKA 时，高乳酸血症部分可能是由于酮体抑制肝摄取以及循环血容量降低使组织灌注不足所致。

二、诊疗经过

抢救室：患者于急诊抢救室给予留置右侧股静脉置管，积极补液（24 h 入量 10 000 mL）、纠酸（碳酸氢钠静脉滴注）、降糖（胰岛素泵入）、抗感染（头孢哌酮钠舒巴坦钠 2 g Q12 h）、升压（多巴胺、去甲肾上腺素泵入）治疗，患者仍呈昏迷状态，呼吸急促。心电监护示：HR 116 次 / 分，RR 25 次 / 分，BP 112/67 mmHg，SaO$_2$ 90%（鼻导管吸氧 3 L/min）。化验检查（2023 年 9 月 28 日）：血气分析（鼻导管吸氧 3 L/min）pH 7.1，PO$_2$ 162 mmHg，PCO$_2$ 22 mmHg，Lac 6.9 mmol/L，HCO$_3^-$ 4.0 mmol/L。急查生化：Cr 244 μmol/L，Na$^+$ 158.6 mmol/L，Cl$^-$ 129.1 mmol/L，K$^+$ 7.72 mmol/L，Glu 23.50 mmol/L，UN 14.5 mmol/L，LPS 3238 U/L；BAMY 592 U/L；心肌酶谱：TnI 0.42 ng/mL，D- 二聚体 2540 ng/mL，BNP 884 pg/mL。患者持续处于昏迷状态，血氧下降，给予紧急气管插管接呼吸机辅助通气，收入急诊重症监护病房（EICU）进一步治疗。

【入院诊断】糖尿病酮症酸中毒和乳酸酸中毒；低血容量性休克；急性非 ST 段抬高型心肌梗死（Killip Ⅱ级）；Ⅰ型呼吸衰竭；肺炎；急性胰腺炎？急性肾损伤；电解质紊乱；高钾血症；高钠血症；高氯血症；低蛋白血症；糖尿病。

【鉴别诊断】在临床上，对于昏迷、酸中毒、休克的患者，特别对于原因不明、呼吸有酮味、血压低的患者，均应警惕糖尿病酮症酸中毒和乳酸酸中毒存在的可能。有的为糖尿病合并DKA单独存在；有的为糖尿病合并如尿毒症、脑血管意外等其他疾病所致昏迷；有的或因其他疾病昏迷后又诱发了酮症酸中毒等；或者为其他原因如感染、中毒导致的酸中毒等，均应小心予以鉴别。

【诊疗过程】

1. 一般治疗　心电监护，监测血糖，尿酮，血气分析。

2. 气道管理　气管插管接有创呼吸机辅助通气，CPAP模式。给予加强吸痰，促进痰液引流。

3. 抗感染治疗　头孢哌酮舒巴坦钠2 g，Q12 h。

4. 补液扩容　治疗本病的重要手段之一，可改善组织微循环灌注，利于排酸，提升血压，纠正休克，避免使用含乳酸的制剂而加重乳酸酸中毒。

5. 补碱纠酸　静脉滴注碳酸氢钠。

6. 胰岛素治疗　持续胰岛素泵入。

7. 保证血压，改善微循环　良好的心排血量和循环状态是治疗的基础。给予多巴胺、去甲肾上腺素泵入。

8. 并发症处理　给予胃黏膜保护剂，预防应激性溃疡。

9. 营养支持治疗　静脉滴注人血白蛋白，改善营养状态。

EICU期间患者治疗经历了"一波三折"，即三个时期。

"第一折"（补液期）：患者入EICU后，立即评估治疗效果，经24 h积极补液（10 000 mL）、纠酸（碳酸氢钠静脉滴注）治疗后，血糖波动在7～10 mmol/L，尿酮体（+）。但患者持续酸中毒、低血压不能纠正。肌酐水平进行性升高，尿量减少，血钾升高，充分评估后迅速启用CRRT治疗，同时追问病史，患者否认药物毒物中毒可能，并拒绝毒检。

"第二折"（纠酸期）：2023年9月28—30日，患者每天连续性肾替代治疗12 h，同时给予持续大量5%碳酸氢钠静脉滴注，以清除酸性物质，维持内环境稳定。经过3天积极治疗后，患者血管活性药物逐渐减停，血压可维持在110～130/60～80 mmHg，复查血乳酸正常，碳酸氢盐正常，酸中毒得到有效纠正。血流动力学稳定，呼吸机支持力度逐渐降低。2023 年 10 月 2 日，在充分评估患者病情后，去除患者深静脉置管，拔除气管插管，改为鼻导管吸氧 2 L/min。同时鼓励患者经口进食水。2023 年 10 月 3 日，患者经口进流食无呛咳，拔除胃管。

"第三折"（抗感染期）：2023 年 10 月 4 日，患者出现高热，最高体温 39 ℃，感染指标有所升高，完善病原学检查，寻找感染灶的同时将抗生素由头孢哌酮钠舒巴坦钠升级为亚胺培南西司他丁。经积极抗感染治疗 5 天后，患者感染相关指标（包括白细胞、C- 反应蛋白、降钙素原等）进行性下降，痰培养回报为鲍曼不动杆菌（对头孢哌酮钠舒巴坦钠敏感），患者一般状态可，生命体征平稳，血流动力学稳定，肝、肾功能正常，因此不考虑机体存在严重细菌感染，遂将抗生素降阶梯为头孢哌酮钠舒巴坦钠，直至 2023 年 10 月 14 日，停用抗生素治疗。

此时患者真正进入恢复期，精神状态良好，食欲佳，化验检查基本正常，肝、肾功能恢复正常，患者于 2023 年 10 月 21 日顺利出院。

【最终诊断】糖尿病酮症酸中毒；乳酸酸中毒；低血容量性休克；脓毒性休克；急性非 ST 段抬高型心肌梗死（Killip Ⅱ级）；Ⅰ型呼吸衰竭；肺炎；急性肾损伤；高钾血症；高钠血症；高氯血症；低蛋白血症；糖尿病。

诊疗思路

1. 患者入院时出现严重酸中毒，并迅速出现高热、休克、呼吸衰竭、肾衰竭，患者休克的原因考虑为低血容量性休克与脓毒性休克并存，经过积极的液体复苏后仍需血管活性药物维持，乳酸偏高，经积极抗感染联合 CRRT 治疗，才得以纠正。因此对于此类患者，持续酸中毒不能纠正，很快进展至肾衰竭，伴无尿时，应在积极处理原发病的同时，尽早启用 CRRT。

2. 危重症患者治疗过程中，如再次出现发热，要先明确是感染因素还是非感染因素所致。若考虑为感染因素导致，应积极寻找感染灶，评估患者是否为重症感染。重症感染的评估不应局限于感染相关化验指标，应结合患者一般状态（饮食、精神状态等）、生命体征、血流动力学，尤其是是否存在器官功能损害（如呼吸功能，是否存在呼吸衰竭；消化功能，是否存在胃肠功能紊乱，菌群失调；心脏功能，心肌损伤；中枢神经系统，精神、意识改变；血液系统，凝血功能紊乱、血小板减少甚至 DIC；肝、肾功能损伤等），对患者整体进行评估，以确定进一步治疗方案。

三、本疾病最新指南解读

1. 持续酸中毒无法纠正的原因　乳酸是休克时细胞内生成的产物，当 H^+ 到达细胞外时，才引起酸中毒，这是一个由内向外的过程。而碳酸氢钠的作用是一个由外向内的过程，并不能直接解决细胞内酸中毒的问题。根据公式：$H^+ + HCO_3^- = H_2O + CO_2$。碳酸氢根进入血中，将生成二氧化碳和水。碳酸氢根不能自由出入细胞，但二氧化碳可以。也就是说，给予碳酸氢钠后，细胞外的反应表现为上述公式的右移，即水和二氧化碳生成增多；而细胞内的反应则相反，细胞外增多的二氧化碳进入细胞内，导致细胞内的 H^+ 和碳酸氢根生成增多，从而加重细胞内酸中毒。

从数量级别上看，在无氧代谢时，单给碳酸氢钠纠酸，从根本上是无效的。其原因是，体内 H^+ 以每小时几百毫当量的速度由代谢不断生成，而体内的碳酸氢根总量十分有限，而肝、肾要产生新的碱储备又比较慢，所以在不扭转无氧代谢的情况下，单给碳酸氢钠是无效的。休克引起的代谢性酸中毒，其根本原因在于 H⁺ 的大量生成，这和肾小管酸中毒丢失碳酸氢根的机制是相同的。

因此，在患者缺氧的病因未得到有效纠正，同时又合并肾衰竭时[1]，乳酸清除将受阻。

2. 启用 CRRT 的时机　针对 A 型乳酸酸中毒，在未合并急性肾损伤（AKI）时，以肾自身摄取和代谢清除乳酸为主；合并 AKI 时，尤其是肾功能受损 90% 以上时，启动 CRRT；pH < 7.2、需要使用碳酸氢钠时，或者 pH < 7.2、合并血流动力学不稳定时，启动 CRRT（持续缓慢补碱，调控血流动力学）[2]。

3. 持续酸中毒不能纠正时其他可能的原因　对于昏迷患者，不能准确提供病史，持续酸中毒不能纠正时，应考虑药物毒物中毒可能，如甲醇、乙醇、丙二醇、水杨酸、氰化物、一氧化碳等[3]中毒。

4. 急危重症患者的减法治疗（降阶梯）　临床工作中对于降阶梯治疗的理念更多是应用在抗生素的使用方面，但其实对于急危重症患者而言，降阶梯治疗存在于各个方面，如及时拔出患者气管插管，避免呼吸机相关性肺炎；及时去除深静脉置管，减少导管相关性感染；及时拔除胃管，避免误吸等。这需要临床医师对患者病情做到全局把控，从而最大程度地降低患者的死亡率，减少住院费用。

四、对本病例的思考

➤ 对于酸中毒持续不能纠正的患者，除考虑常见疾病外，应警惕药物毒物中毒可能。

➤ 对于持续不能纠正酸中毒的患者，尤其在合并肾功能不全、血流动力学不稳定时，使用碳酸氢盐的目标为：在导致代谢性酸中毒的原发病得到纠正前，尽量保证患者生命体征平稳，为补液、机械通气、CRRT、ECMO 等关键治疗争取时间；如条件允许，应尽早行 CRRT 治疗。

➤ 血乳酸是休克诊断的金指标，是评估组织缺氧的重要指标，乳酸的持续增高或者不降低都是预后不佳的重要提示，也是治疗有效与否的关键标志。

➤ 内皮细胞受损导致的毛细血管渗漏是组织缺氧和微循环功能障碍的主要病因，也是脓毒血症高死亡率的主要原因。早期的液体复苏，早期血管活性药物、糖皮质激素和抗菌药物的使用，以及白蛋白的补充、积极的氧疗和 CRRT 等集束化治疗可能改善组织细胞的缺血缺氧，从而提高脓毒血症的不良预后。

➤ 对于急危重症患者而言，"加法容易，减法更难"，早期给予患者最强而有力的支持，包括呼吸支持、循环支持、营养支持、高级抗生素的支持，但选择何种时机进行降阶梯治疗对于临床医生是更大的挑战，这需要医生在全盘评估病情的前提下，给予患者最少、最恰当的治疗方案。避免医源性操作所导致的并发症，减少医源性的负担（因住院时间延长导致的经济负担及身体损伤）。例如气管插管呼吸机导致的呼吸机相关肺炎、深静脉置管导致的血流感染、高级广谱抗生素所致的二重感染或耐药菌感染、禁食水导致的营养不良和消化道并发症等。

五、专家评析

本病例是一例脓毒症性休克合并糖尿病酮症酸中毒的患者，继发多脏器功能不全，并最终救治成功。这个病例相信会使急诊重症领域的医生深有感触，其中一个非常重要的思想就是"降阶梯"治疗，通常"起飞容易、降落难"，抗生素升级容易、降阶梯难。医生一般会为重症患者采取很多治疗手段，包括 CRRT、气管插管、机械通气、留置胃管和尿管、深静脉置管、镇静、抗凝、抗生素、营养支持等，但当患者处于治疗最白热化的阶段或者治疗取得阶段性胜利时，如何将这些治疗进行降阶梯才是最体现医师功底的。只有做好降阶梯工作，才能最大限度减少治疗所带来的并发症。广谱抗生素会带来二重感染和抗生素相关腹泻，机械通气会带来呼吸机相关性肺炎，CRRT 和抗凝有出血的风险，深静脉置管有导管相关性感染的风险，胃管有误吸的风险等，因此应尽所能根据患者的病情变化，及时、准确地进行降阶梯治疗，使医源性治疗所带来的并发症风险降到最低。因此，临床医师的"降阶梯医疗决策"才是后期重症患者病情恢复的重要因素。（点评专家：顾伟）

六、参考文献

［1］Jeffrey A K，Nicolaos E M. Metabolic acidosis：pathophysiology，diagnosis and management［J］. Nat Rev Nephrol，2010，6（5）：274-285. DOI：10.1038/nrneph.2010.33

［2］Sriram S，Edward C，et al. High Anion Gap Metabolic Acidosis on Continuous Renal Replacement Therapy［J］. Kidney Int Rep，2020，23；5（10）：1833-1835. DOI：10.1016/j.ekir.2020.07.014

［3］于中锴，刘君华，曲爱君 . 重度甲醇中毒二例临床分析［J］. 中华卫生应急电子杂志，2021，7（1）：551-554. DOI：10.3877 /cma.j.issn.2095-9133.2021.01.017

（钟　洁）

病例 14　相马须探骨，探水须探源
——寻找昏迷的真相

一、病情简介

患者，男，82岁，主因"意识不清2 h"于2023年5月14日到医院急诊科就诊。患者家属于2 h前发现患者倒于卫生间中，伴意识不清，呼之不应，无抽搐，无二便失禁，呼叫"120"送至医院急诊。既往史：高血压病史30年，血压最高150/100 mmHg，规律服用苯磺酸氨氯地平片2.5 mg/d，替米沙坦40 mg/d；发现颈动脉斑块10年，规律服用阿司匹林0.1 g/d、阿托伐他汀钙20 mg/d；否认糖尿病、冠心病史。否认肺结核、肝炎病史，否认重大手术外伤史。

【体格检查】T 37.3 ℃，HR 109次/分，RR 30次/分，BP 85/52 mmHg，SaO_2 86%，嗜睡，呼之可睁眼，言语不利，不能准确回答问题，查体不合作，全身皮肤可见少许散在花斑，颈软，无抵抗，双瞳孔等大、等圆，直径2 mm，对光反射灵敏。口唇轻度发绀，双肺呼吸音粗，未闻及干、湿啰音，心律齐，各瓣膜区未闻及杂音，腹平软，四肢肌力查体不合作，左侧病理征可疑阳性。

【辅助检查】血常规：WBC 18.2×10^9/L，Hb 121 g/L，PLT 106×10^9/L，CRP 153.81 mg/L；急查生化：Cr 131 μmol/L，Na^+ 140.4 mmol/L，K^+ 2.89 mmol/L，Glu 7.27 mmol/L，UN 15.3 mmol/L；血气分析（鼻导管吸氧3 L/min）：pH 7.44，PO_2 89 mmHg，PCO_2 32 mmHg，Lac 3.7 mmol/L，HCO_3^- 14.90 mmol/L；心肌酶谱：TnI < 0.05 ng/mL，D-二聚体2550 ng/mL，BNP

72 pg/mL。影像学检查：2023 年 5 月 14 日头部 CT 检查提示多发腔隙性梗死灶（图 14-1）；胸部 CT 检查提示双肺感染（图 14-2）。心电图：窦性心动过速。

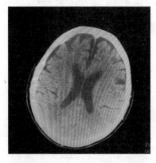

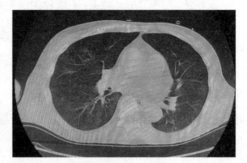

图 14-1　2023 年 5 月 14 日头部 CT 示多发腔隙性梗死灶　　图 14-2　2023 年 5 月 14 日胸部 CT 示双肺感染

思维提示

　　1. 意识障碍是急诊科常见的急危重症之一，在接诊意识障碍患者时，应尽快判断患者是否昏迷及昏迷的程度，实施"先救命，后辨病"的急救原则。避免因贻误抢救时机造成不可挽回的损失。

　　2. 昏迷从病因上可分为颅内疾病和全身性疾病。颅内疾病包括：脑血管病、颅内占位、颅内感染、颅脑外伤、癫痫发作；全身性疾病详见附表 14-1。

二、诊疗经过

　　【入院诊断】意识障碍待查；急性脑血管病？脓毒性休克；肺炎；Ⅰ型呼吸衰竭；低钾血症。

【诊断依据】

1. 急性脑血管病　**依据**：患者老年男性，此次主因"意识不清 2 h"来诊，既往高血压、颈动脉斑块病史，入院查体呈嗜睡状态，呼之可睁眼，言语不利。高度怀疑存在急性脑血管病，需进一步完善检查。

2. 脓毒性休克　**依据**：①存在肺部感染灶；②一般临床特征：发热、心率快、意识状态改变；③炎症反应指标：白细胞升高、血浆 C- 反应蛋白升高；④血流动力学：低血压；⑤器官功能障碍指标：动脉低血氧、血肌酐水平上升、血小板减少；⑥组织灌注指标：高乳酸血症、微循环再灌注差，形成瘀斑。

【诊疗过程】入科后采取综合治疗措施。

1. 一般治疗　心电监护、鼻导管吸氧 3 L/min。

2. 气道管理　患者拒绝气管插管等有创抢救，给予加强雾化、化痰，促进痰液引流，警惕痰堵窒息。

3. 脑血管方面　继续给予阿司匹林抗血小板、阿托伐他汀稳定斑块治疗，丁苯酞改善脑循环，改善代谢治疗。

4. 抗感染方面　头孢哌酮钠舒巴坦钠 2 g，Q12 h。

5. 纠正休克　给予补液治疗，保证重要脏器灌注。

6. 纠正电解质紊乱　加强补钾治疗。

7. 并发症处理　给予胃黏膜保护剂，预防应激性溃疡；被动活动四肢，预防下肢深静脉血栓形成。

8. 营养支持治疗　留置胃管，启动肠内营养治疗，同时补充白蛋白，改善营养状态。

9. 进一步完善痰培养等病原学检查，待病情允许进一步完善颅脑 MRI 检查。

经上述治疗，患者入院第 2 天（2023 年 5 月 15 日）生命体征平稳，血压维持在 110 ～ 130/60 ～ 75 mmHg，鼻导管吸氧 3 L/min 下，SaO_2 维持在 95% 以上，化验检查乳酸水平降至正常；第 3 天（2023 年 5 月 16 日）患者体温降至正常，神志逐渐转清，可简单遵医嘱活动，仍痰多，黏稠，不易咳出；第 4 天

（2023年5月17日）痰细菌培养回报：肺炎克雷伯菌肺炎亚种，对头孢哌酮舒巴坦钠敏感，继续头孢哌酮钠舒巴坦钠抗感染，辅以化痰治疗；第6天（2023年5月19日）患者神志清楚，言语流利，能遵医嘱活动，生命体征平稳，充分评估患者病情后外出完善颅脑磁共振成像检查，未见新发梗死灶（图14-3）。经2周抗感染治疗，患者WBC、CRP及PCT等炎症指标逐渐下降至正常，肝、肾功能指标正常。复查胸部CT提示双肺感染较前吸收，达到出院标准，转社区医院进一步康复治疗。2个月后随访，患者基本恢复至发病前状态。

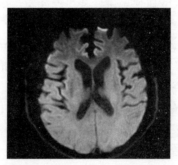

图14-3　2023年5月19日颅脑磁共振成像检查未见新发脑梗死病灶

【**最终诊断**】脓毒性休克；脓毒症脑病；肺炎；Ⅰ型呼吸衰竭；低蛋白血症；低钾血症。

诊疗思路

1. 患者高龄，既往高血压、颈动脉斑块病史，本次为急性起病，突发意识障碍，初期考虑意识障碍原因不除外急性脑血管病，需与其鉴别。鉴别要点：患者无病理征、无相关神经系统定位体征，经治疗后神志转清。因此诊断上不支持急性脑血管病。

2. 患者入院后查体发现：发热，伴心率增快，血压低，血氧低，口唇轻度发绀，全身皮肤可见少许散在花斑。化验检查：炎症指标高、乳酸水平高，胸部 CT 提示双肺炎症，与急性脑血管病不符，因此考虑患者昏迷原因为脓毒症休克，脓毒症脑病。

3. 抗生素选择：患者高龄，合并慢性基础疾病（高血压、动脉硬化）、吞咽功能障碍、免疫能力低等因素，考虑患者肺炎以感染革兰氏阴性杆菌为主，如肺炎克雷伯菌、大肠埃希菌、铜绿假单胞菌等，因此选择头孢哌酮钠舒巴坦钠抗感染治疗。

三、本疾病最新指南解读

脓毒症脑病是急诊昏迷的主要病因之一，也是最主要的死亡原因，但由于感染症状隐匿，临床症状多样且缺乏特异性[1]，经常被临床医生忽略，容易造成误诊误治或抢救失败。

脓毒症导致昏迷患者发病时最常见的临床伴随症状及体征为发热、发绀、花斑、心律失常、血压偏低。

研究发现[2]，在急诊就诊的昏迷患者中，脓毒症导致的昏迷所占比例仅次于脑血管系统疾病，但其死亡率却远高于脑血管系统疾病，是导致昏迷患者死亡的主要原因。脓毒症导致昏迷的主要原因为脑组织低灌注及缺氧，脑血管舒缩范围较小，其血流灌注主要取决于动、静脉血压差。脓毒症早期脑血管代偿性舒张，脑灌注尚能维持，患者可能仅表现为轻度意识障碍，当脓毒症没有得到有效纠正时，低灌注进一步加重，血压下降，脑灌注不足更加明显，导致缺血缺氧，脑组织耗氧量很高，对缺氧非常敏感，缺氧和酸中毒均可导致血管内皮细胞损伤，使其通透性增高，同时使细胞 ATP 生成减少，造成钠 - 钾泵功能障碍，进而导

致细胞内 Na^+ 和 H^+ 浓度增加，加重细胞内酸中毒的同时由于细胞内 Na^+ 的增加，与细胞内 Cl^- 结合成 $NaCl$，引起细胞内渗透压升高，产生脑水肿，导致脑组织充血、水肿和颅压升高，压迫脑血管，进一步加重缺血缺氧，形成恶性循环，从而导致昏迷。研究还发现，当脓毒症脑病患者有基础脑疾患时，其发病率、死亡率均高于平均水平。并且随年龄增长，死亡率呈上升趋势，主要是由于老年人患有动脉硬化，即使脑灌注不足不明显，亦可出现明显的意识障碍。

引起脓毒症脑病最主要的感染部位为肺部，主要为社区获得性肺炎，但早期起病隐匿，2023 年中国老年社区获得性肺炎急诊诊疗专家共识[3] 中也指出：老年人患肺炎时症状可不典型，与年轻人相比，患者出现胸痛、咳嗽、发热和白细胞增多等临床表现并不常见[4]，常以意识改变和精神症状（谵妄、意识模糊）为首发症状出现。急诊医师应重视患者的相关体格检查，避免误诊、漏诊，造成不可挽回的损失。

四、对本病例的思考

➢ 脓毒症脑病是临床昏迷的主要病因之一，也是最主要的死亡原因，多以肺部感染为主，由于起病隐匿，且患者多合并基础脑疾患，容易漏诊、误诊为急性脑血管疾病。

➢ 在接诊昏迷患者过程中，如患者出现用急性脑血管疾病不能解释的症状和体征，如发热、发绀、花斑、心律失常、低氧血症及低血压，均需完善检查，警惕感染性疾病导致的脓毒症脑病。

➢ 老年 CAP 患者临床症状可以不典型，如出现不明原因的消化道症状、全身症状、精神意识改变、尿失禁、疲劳和跌倒等肺外症状，应及时行胸部影像学检查（首选肺部 CT），以明确有无肺炎。

➢ 急诊医师接诊意识障碍的患者时应详细询问病史和进行仔细的查体，这是正确诊断的重要前提。

➤ 脓毒症脑病是急诊常见的危重症之一，极易引起漏诊和误诊，急诊医师应该建立"整体"的临床思维。

五、专家评析

意识障碍是急诊科疾病的常见症状，急诊医师很容易按照惯性思维考虑到中枢神经系统疾患，但实际掺杂的其他系统疾病也并不少见，往往疾病的诊疗对首诊医师提出了很大挑战，这是充分考验急诊首诊医师临床综合能力的时机，正确、快速的诊断是建立在充分的病史询问、仔细的查体、良好的医患沟通、初步实验室检查结果的正确、有效分析及对不符合诊断的结果的质疑等基础之上的。

当急诊医师发现患者初步诊断与现有资料不符时，主动质疑是急诊医师不断修正诊疗错误的关键，正如本病例初步考虑为脑血管病导致的意识障碍，那么患者来诊时的休克（低血压、皮肤花斑、乳酸升高）和脓毒血症（发热、血氧低、心率快、白细胞和 C 反应蛋白升高、肺部 CT 显示肺炎）如何解释？一元论脓毒症性休克导致的意识障碍，还是多元论来解释患者脑血管病基础上合并了感染？这些疑问会督促急诊医师进一步完善检查和改良诊断，乃至最终明确诊断，使之后的诊疗趋于符合真相，从而使患者最终达到良好的预后。

急诊患者病情复杂多变，往往看似平静的湖水下面实际暗潮汹涌，急诊医师在对症抢救的同时要综合分析患者的病情，不可"头痛医头，脚痛医脚"，急诊工作切记不能"一叶障目，不见泰山"。（点评专家：顾伟）

六、参考文献

[1] 杨静，司君利. 脓毒症相关性脑病的研究进展 [J]. 临床急诊杂志，2019，20（10）：828-832. DOI：10.13201/j.issn.1009-5918.2019.10.019

[2] 钟洁, 潘兴邦, 顾伟. 急诊脓毒症脑病临床诊疗及预后分析[J]. 中国医师杂志, 2023, 25 (4): 551-554. DOI: 10.3760/cma.j.cn431274-20230202-00083

[3] 顾伟, 张国强, 马岳峰. 中国老年社区获得性肺炎急诊诊疗专家共识[J]. 中华急诊医学杂志, 2023, 32 (10): 1325-1334. DOI: 10.3760/cma.j.issn.1671-0282.2023.10.005

[4] Faverio P, Aliberti S, Bellelli G, et al. The management of community-acquired pneumonia in the elderly [J]. Eur J Intern Med, 2014, 25 (4): 312-319. DOI: 10.1016/j.ejim.2013.12.001

附表 14-1 引起昏迷的全身系统疾病及其分类和发病机制

分类	常见疾病	导致昏迷的发病机制
内分泌系统	糖尿病酮症酸中毒 甲状腺危象 垂体危象或垂体功能不足 肾上腺皮质功能不足或亢进 甲状旁腺功能不足或亢进	代谢障碍、代谢产物异常潴留，激素过多、过低引起糖和水电解质代谢紊乱
循环系统	严重心律失常及心脏停搏 心肌梗死、充血性心力衰竭 主动脉狭窄 肺梗死 主动脉夹层	缺血（弥散性脑部供血不足，脑血流量降低）
血液系统	严重贫血 血液黏稠度增高（红细胞增多症、镰状细胞贫血等）	脑部氧供不足
呼吸系统	肺性脑病 窒息	脑部缺氧、二氧化碳潴留
消化系统	消化道出血 肝性脑病	缺血缺氧 代谢产物蓄积
泌尿系统	肾性脑病（尿毒症）	代谢产物蓄积
感染	脓毒症	细菌毒素和异常代谢产物影响脑细胞的酶活动

续表

分类	常见疾病	导致昏迷的发病机制
肿瘤	全身各系统肿瘤	占位直接压迫、癌性分泌物质
中毒	药物中毒 农药中毒 有害气体、溶剂中毒 金属中毒 动物及植物毒素中毒	中枢神经系统抑制 代谢产物
水、电解质、酸碱失衡	酸中毒 碱中毒 高钠血症 低钠血症	代谢产物蓄积 中枢神经系统内环境紊乱
温度	中暑、低温	环境温度和体温调节障碍影响脑的代谢

（钟　洁）

病例 15　宅男"杀手"
——被游戏拴住的健康

一、病情简介

患者，男，35 岁，主因"突发呼吸困难 1 h"于 2023 年 12 月 22 日到医院急诊科就诊。患者于 1 h 前突发呼吸困难，心前区闷痛，呈压迫感，大汗，活动受限，伴头晕，无恶心、呕吐，无呕血、黑便，无咳嗽、咳痰，无咯血，无发热，无意识障碍。为进一步诊治，呼叫"120"送至医院急诊科。

【既往史】糖尿病病史 3 年，口服吡格列酮二甲双胍，每次 1 片，每日 2 次。未规律监测血糖。胆囊炎 2 周，口服熊去氧胆酸治疗。否认高血压病，否认冠心病病史。否认肺结核、肝炎病史，否认重大手术外伤史。

【体格检查】T 36.5 ℃，HR 125 次 / 分，RR 20 次 / 分，BP 135/ 70 mmHg，SaO_2 88%，神清，肥胖体型（BMI 29.6），查体合作，全身皮肤湿冷、无黄染，颈软，无抵抗，双瞳孔等大等圆，直径 2 mm，对光反射灵敏。口唇发绀，双肺呼吸音粗，双下肺可闻及少量湿啰音，心律齐，各瓣膜区未闻及杂音，腹平软，无压痛及反跳痛，双下肢无水肿。

【辅助检查】血常规：WBC 16.7×10^9/L，Hb 156 g/L，PLT 213×10^9/L；急查生化：Cr 82 μmol/L，Na^+ 137.7 mmol/L，K^+ 3.36 mmol/L，Glu 14.15 mmol/L，UN 2.4 mmol/L；血气分析（未吸氧）：pH 7.41，PO_2 47 mmHg，PCO_2 29 mmHg，Lac 3.7 mmol/L，HCO_3^- 18.40 mmol/L；心肌酶谱 TnI < 0.05 ng/mL，D- 二聚体 3510 ng/mL，

BNP 23.30 pg/mL。影像学检查：2023 年 12 月 22 日胸部 CT 检查未见明显异常；腹部 CT 示胆囊炎伴周围渗出，较 2023 年 12 月 4 日检查结果减轻。心电图提示窦性心动过速，Ⅰ导联 S 波加深，Ⅲ导联 q 波和 T 波倒置，$V_4 \sim V_6$ 导联 ST 段压低 $0.05 \sim 0.1$ mV（图 15-1）。

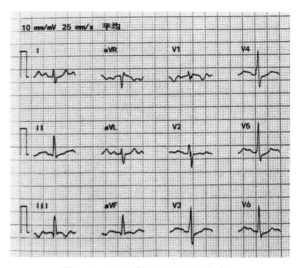

图 15-1　2023 年 12 月 22 日心电图

思维提示

1. 呼吸困难是急诊科常见的急危重症之一，在接诊呼吸困难患者时，应首要关注患者的气道、呼吸系统和循环系统症状，急诊医师应采取"先救命、后诊断"的治疗原则。

2. 呼吸困难常见病因：急性心肌梗死、急性左心衰、慢性阻塞性肺疾病急性加重、肺栓塞、哮喘、气胸、全身性过敏反应。

3. 对于呼吸困难患者的诊断须重视患者的既往病史。

二、诊疗经过

【入院诊断】呼吸困难原因待查；急性冠脉综合征？肺栓塞？胆囊炎；2 型糖尿病。

【诊断依据】

1. **急性冠脉综合征** **依据**：患者为青年男性，此次主因"呼吸困难 1 h"来诊，存在肥胖、糖尿病等冠心病危险因素，心电图示 $V_4 \sim V_6$ 导联 ST 段压低 $0.05 \sim 0.1$ mV。高度怀疑存在急性冠脉综合征，需进一步完善检查。

2. **肺栓塞** **依据**：患者为青年男性，主因"呼吸困难 1 h"来诊，未吸氧状态下血气分析示氧分压 47 mmHg，心电图示 $S_I Q_{III} T_{III}$，D- 二聚体明显升高。完善心脏彩超及肺动脉 CTA 进一步明确诊断。

【诊疗过程】入科后采取综合治疗措施。

1. **一般治疗** 心电监护，鼻导管吸氧 3 L/min。

2. **心血管方面** 给予阿司匹林、硫酸氢氯吡格雷抗血小板聚集、阿托伐他汀稳定斑块治疗。

3. **完善床旁心脏彩超检查** 检查结果示 LVEF 66%，左室收缩功能正常，右心增大，右室壁运动幅度减低，右室收缩功能减低，三尖瓣轻度反流。

4. 复查心电图较前无动态演变，复查心肌酶无升高，结合患者低氧血症、心电图 $S_I Q_{III} T_{III}$ 表现及心脏彩超提示右心增大，高度怀疑肺栓塞，予完善肺动脉 CTA 示（图 15-2）：骑跨型肺动脉栓塞。患者血流动力学平稳，心脏生物学标志物正常，心脏彩超可见右室扩张及右室壁运动减低，危险分层为中低危，无溶栓指征，予依诺肝素钠皮下注射抗凝治疗。行双下肢静脉超声：右小腿肌间静脉血栓可能，左下肢深静脉未见明显异常，请血管外科会诊后考虑患者存在下腔静脉滤器置入指征，于 2023 年 12 月 23 日行下腔静脉造影及下腔静脉滤器置入术。

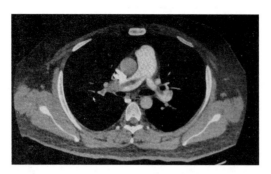

图 15-2 2023 年 12 月 22 日肺动脉 CTA

经上述治疗，患者生命体征平稳，未再发作呼吸困难，血压维持在 120 ～ 130/75 ～ 85 mmHg，鼻导管吸氧 2 L/min 条件下，SaO_2 维持在 95% 以上，血气分析示氧分压较前升高，D- 二聚体较前下降；入院第 6 天（2023 年 12 月 27 日），患者生命体征平稳，不吸氧状态下 SaO_2 维持在 95% 以上。在充分评估患者病情后，嘱患者可适当下床活动。患者活动后无呼吸困难发作，停用依诺肝素钠皮下注射抗凝，予利伐沙班 15 mg bid 口服抗凝。2023 年 12 月 29 日，患者好转出院。2024 年 1 月 9 日，患者到医院门诊复查，不吸氧状态下测指氧 97%，患者无呼吸困难发作，血气分析示氧分压 88 mmHg，D- 二聚体 203 ng/mL。

【最终诊断】急性肺栓塞；2 型糖尿病；胆囊炎；胆囊结石。

诊疗思路

1. 患者为青年男性，既往糖尿病病史，本次急性起病，突发呼吸困难，初期考虑呼吸困难不除外急性冠脉综合征，需与其鉴别。鉴别要点：患者多次复查心电图无动态演变，多次复查心肌酶无升高，予吸氧后呼吸困难好转，可平卧休息。因此诊断上不支持急性冠脉综合征。

2. 入院后查体发现：患者血氧低、心率快、呼吸频率快，心电图为典型的 $S_I Q_{III} T_{III}$，心脏彩超示右心增大，且追问病史后发现患者无工作，长期在家玩电脑游戏，平均时长达每天 10 h 以上，发病当天患者在家中连续打游戏约数个小时，其间未曾活动，当准备起身吃饭时突发呼吸困难，考虑为久坐诱发血流速度减慢，下肢静脉血栓形成，从而导致急性肺栓塞。

3. 治疗方案选择：患者血流动力学平稳，心脏生物学标志物正常，心脏彩超可见右室扩张及右室壁运动减低，危险分层为中低危，无溶栓指征，予依诺肝素皮下注射抗凝治疗。

三、本疾病最新指南解读

肺栓塞的症状多种多样，但是缺乏特异性，容易发生误诊、漏诊。急性肺栓塞起病急，大部分无先兆表现，有部分患者起病即为心脏骤停，及时且准确的诊断直接关系到患者的生命安全。

怀疑肺栓塞的患者，根据是否存在血流动力学障碍采取不同的诊断方式[1]。

（1）血流动力学不稳定的患者：如条件允许，建议完善 CTPA 检查以明确诊断或排除诊断。如条件不允许，建议行床旁超声心动图检查，如发现右心负荷增加，在排除其他疾病可能性后，建议按照肺栓塞进行治疗。

（2）血流动力学稳定的患者：首选 CTPA 作为确诊手段。

急性肺栓塞应积极寻找相关的危险因素，尤其是可逆的危险因素（手术、创伤、骨折等）。对于不存在可逆诱发因素的患者，注意潜在疾病，如恶性肿瘤、抗磷脂综合征、炎性肠病、肾病综合征等[1]。

一旦确诊急性肺栓塞，需尽快对患者进行早期危险分层并采取相应的治疗措施。我国肺栓塞注册登记研究（CURES）[2]结果显示，使用优化基于危险分层的 APE 诊疗策略可显著降低住院患者的病死率。

（3）常用的 APE 危险分层评估工具[3]：①急性肺栓塞临床评分系统（PESI）；②简化肺栓塞严重程度指数（sPESI）；③ BOVA 评分；④改良 FAST 评分。

《急性肺栓塞多学科团队救治中国专家共识》[4]指出：急性肺栓塞在心血管死亡原因中位列第 3，仅次于冠心病和卒中。国外经验显示，通过成立多学科肺栓塞救治团队（PERT）使严重肺栓塞患者及时得到最佳治疗，可有效提高救治率，改善临床结局。对于血流动力学不稳定的高危患者，包括心脏骤停、梗阻性休克（收缩压 < 90 mmHg 或保证充分充盈状态下仍需使用升压药才能将收缩压维持在 ≥ 90 mmHg，同时合并终末器官低灌注）或持续性低血压（收缩压 < 90 mmHg 或降幅 ≥ 40 mmHg，持续时间 > 15 min，并除外新发心律失常、低血容量或败血症等原因），应根据 PERT 讨论结果立即将患者收治到相关监护病房，给予静脉溶栓、导管介入、外科取栓或体外膜肺氧合（ECMO）等治疗。对于血流动力学稳定的患者，应基于肺栓塞严重指数（PESI）或简化的肺栓塞严重指数（sPESI）、超声心动图或 CTPA、肌钙蛋白和（或）B 型利尿钠肽（BNP）水平进行危险分层。对于中高危患者应立即启动 PERT，并根据临床表现将其收治到普通病房、过渡监护病房（SDU）或监护病房观察，给予抗凝治疗，当病情恶化时应考虑挽救性再灌注治疗。

四、对本病例的思考

➤ 急性肺栓塞是临床呼吸困难的主要病因之一，是一种致命性心血管急危重症，具有高发病率、高误诊率、高死亡率的特征，因临床表现缺乏特异性，很难根据症状及体征及时、准确地确诊该疾病。

➢ 接诊呼吸困难的患者时，在稳定生命体征的同时要积极查找呼吸困难的原因，必要时需多次复查心电图、心肌酶，进一步明确或除外急性冠脉综合征，尽早完成床旁心脏彩超检查，进一步明确心脏结构及功能变化。

➢ 确诊急性肺栓塞后需要进行危险分层并采取对应的治疗措施，不能仅根据 CTPA 影像学结果就判断患者的预后。目前几乎没有证据证实 CTPA 的征象对急性低危组 PE 患者的预后价值。

➢ 危险因素的排查是肺栓塞诊断的重要因素，包括下肢静脉血栓、外伤、久坐、血液高凝状态、高危孕产妇等，急诊医师应关注对于既往史和病史的询问，查体对于肺动脉栓塞的诊断也是至关重要的。

五、专家评析

本例展现了一例以"突发呼吸困难 1 h"为主诉的案例，具有病例特点鲜明（青壮年，有 2 型糖尿病病史及"宅男"的不良生活习惯）、判断方向准确（围绕致命性胸痛相关的初筛手段，如心电图、超声心动图、CTPA 等）的特点，实现了及时通过初筛手段及确诊手段明确急性肺栓塞诊断的目的。

该病例看上去诊断、治疗一气呵成，但是如果医生没有经验或者对肺栓塞没有足够的认知，及时诊断并非易事。该病例在整个过程中展现了诸多关于肺栓塞诊断及鉴别诊断相关的理论知识：患者既往有 2 型糖尿病病史，本次以"呼吸困难"起病，明确提示存在低氧血症、心率快、呼吸频率快等类似于左心衰的征象。但是结合患者为年轻男性、不喜好运动、体型肥胖，心电图 $S_I Q_{III} T_{III}$ 和 $V_4 \sim V_6$ 导联 ST 段压低、幅度逐渐变浅而非逐渐加深的特点，以及心脏彩超示右心增大的征象，均证实了急性肺栓塞的诊断并最终被 CTPA 所证实。

急性肺栓塞最初被识别是来自一例久坐经济舱后出现呼吸困

难甚至猝死的案例，于是将其命名为"经济舱综合征"。本案例中患者有长期在家玩电脑游戏的特点，玩游戏时长平均每天10 h以上，发病当天患者在家中连续打游戏约数个小时，这种久坐为发展为肺栓塞埋下了伏笔，所谓"E—栓塞"的准确诠释莫过于此。"栓在腿、堵在肺"成为肺栓塞非常重要的病理生理学变化，依据肺栓塞病情严重程度分层的治疗方案也被展现得非常到位。（点评专家：米玉红）

六、参考文献

［1］中华医学会呼吸病分会肺栓塞与肺血管病组.肺血栓栓塞症诊治与预防指南［J］.中华医学杂志，2018，98（14）：1060-1087. DOI：10.3760/cma.j.issn.0376-2491.2018.14.007

［2］ZHAI Z，WANG D，LEI J，et al. Trends in risk stratification，in-hospital management and mortality of patients with acute pulmonary embolism：an analysis from the China pUlmonary thromboembolism REgistry Study（CURES）［J］. Eur Respir J，2021，58（4）：2002963. DOI：10.1183/13993003.02963-2020

［3］陶禹至，韩婧，刘维佳，等.急性肺栓塞常用危险分层评估研究进展［J］.中华结核和呼吸杂志，2022，45（03）：325-328. DOI：10.7507/1671-6205.202108063

［4］中华医学会心血管病学分会.急性肺栓塞多学科团队救治中国专家共识［J］.中华心血管病杂志，2022，50（1）：25-35. DOI：10.3760/cma.j.cn112148-20210527-00455

（周　欣）

病例 16　炙热的美食
——寻找发热的真因

一、病情简介

患者，男，37 岁，医生，主因"间断发热 1 天"于 2023 年 7 月 4 日到医院急诊科就诊。患者于入院当日无明显诱因自觉周身乏力，测体温 39.7 ℃，咳嗽，无咳痰，无咽痛，无鼻塞、流涕，无胸痛、胸闷，无恶心、呕吐，无腹痛、腹泻，口服布洛芬缓释片后退热。为进一步诊治到医院急诊科就诊。既往体健。

【体格检查】 T 36.8 ℃，HR 91 次 / 分，RR 18 次 / 分，BP 128/81 mmHg，SaO_2 100%，神清，精神差，查体合作，全身皮肤无黄染，无皮疹，颈软，无抵抗，双瞳孔等大、等圆，直径 2 mm，对光反射灵敏。口唇无发绀，双肺呼吸音清，未闻及干、湿啰音，心律齐，各瓣膜区未闻及杂音，腹平软，无压痛及反跳痛，四肢肌力及肌张力正常，双下肢无水肿。

【辅助检查】 心电图示窦性心律，正常心电图。血常规：白细胞计数 10.9×10^9/L，中性粒细胞百分比 84.5%，嗜酸性粒细胞百分比 3.1%，C 反应蛋白 141 mg/L。新型冠状病毒核酸检测阴性，甲型流感病毒检测阴性。胸部 CT 未见异常。

思维提示

1. 间断发热是急诊科常见症状之一，在接诊发热患者时，要详细询问病史，观察热型，详细查体，按照系统顺序询问发热伴随症状（呼吸系统、消化系统、泌尿系统、血液系统、内分泌系统等）。

2. 引起发热的病因复杂多样，至今已发现超过 200 种病因可导致发热，多由感染性、风湿免疫性和肿瘤性疾病所致，治疗的关键是找出病因，对因治疗。

二、诊疗经过

【初步诊断】发热原因待查：上呼吸道感染?

【诊断依据】

依据：患者青年男性，为医务工作者，长期与感染患者接触，此次因间断发热入院，体温最高 39.7 ℃，咳嗽，无咳痰，无胸痛、胸闷，无腹痛、腹泻，无尿频、尿急。查血常规示炎症指标明显升高。

【诊疗过程】

1. 予莫西沙星注射液每次 0.4 g，每日 1 次静脉滴注，连续应用 3 天后患者未再发热，复查血常规示：白细胞计数 10.9×10^9/L，中性粒细胞百分比 66.6%，嗜酸性粒细胞百分比 9.2%，C 反应蛋白 72.38 mg/L。考虑治疗有效，继续应用莫西沙星静脉滴注。

2. 应用莫西沙星 7 天后复查血常规：白细胞计数 15×10^9/L，中性粒细胞百分比 90%，嗜酸性粒细胞百分比 16.8%，C 反应蛋白 122 mg/L。炎症指标较前明显升高，建议患者更换抗生素治疗。患者表示无不适症状，拒绝再次输液治疗，建议患者 3 天后复查血常规。

3. 停药 3 天后患者突发寒战，体温 39.2 ℃，于 2023 年 7 月 16 日再次就诊。查血常规：白细胞计数 15.7×10^9/L，中性粒细胞百分比 95.2%，嗜酸性粒细胞百分比 24.9%，C 反应蛋白 138 mg/L。肺炎支原体、衣原体、巨细胞病毒、EB 病毒均阳性。生化全项：谷草转氨酶 62 U/L、谷丙转氨酶 132 U/L，余未见异常。自身抗体 12 项、补体 C3、补体 C4、ANCN 筛查未见异常。患者就诊过程中突发剧烈腹痛，深呼吸时加重。腹部彩超示肝左叶可见 6.0 cm×3.0 cm 大小低回声，考虑肝脓肿可能（图 16-1）。腹部增强 CT：肝内多发不均匀强化，建议进一步行磁共振成像（MRI）检查（图 16-2）。请肝胆外科会诊后考虑肝脓肿，建议头孢哌酮钠舒巴坦钠联合甲硝唑静脉滴注。随即予头孢哌酮钠舒巴坦钠 2.0 g 每 12 h 一次联合甲硝唑氯化钠注射液每次 0.5 g，每日 1 次静脉滴注。于 2023 年 7 月 20 日完善腹部增强 MRI 示肝内多发异常信号，考虑肝脓肿可能（图 16-3）。再次请肝胆外科会诊，

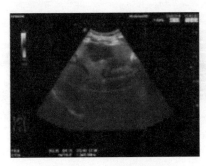

图 16-1 2023 年 7 月 16 日腹部彩超示肝左叶低回声

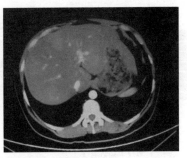

图 16-2 2023 年 7 月 16 日腹部增强 CT 示肝内多发不均匀强化

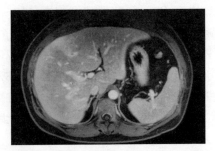

图 16-3 2023 年 7 月 20 日腹部增强 MRI 示肝内多发异常信号

考虑肝脓肿诊断成立，建议继续头孢哌酮钠舒巴坦钠联合甲硝唑静脉滴注，应用抗生素 2 周后复查腹部彩超，必要时行肝穿刺引流。

4. 应用头孢哌酮钠舒巴坦钠联合甲硝唑 10 天后，患者仍间断发热，体温最高 38.6 ℃。2023 年 7 月 27 日复查血常规：白细胞计数 17.5×10^9/L，中性粒细胞百分比 34.2%，嗜酸性粒细胞百分比 47.7%，C 反应蛋白 53.5 mg/L。复查腹部彩超：肝内低回声区较前明显增多，较大的位于右前叶，约 55 mm × 35 mm。患者嗜酸性粒细胞逐渐升高，完善白细胞手工分类，未见异形细胞，请血液科会诊，暂不考虑嗜酸性粒细胞白血病。

5. 完善寄生虫相关检查，肝吸虫 IgG 抗体阳性，粪便液基寄生虫检测可见肝吸虫虫卵。追问病史，患者曾于 2 个月前于某餐厅食用"顺德鱼生"，结合病史及辅助检查，考虑患者为肝吸虫肝损害导致的发热（与患者同时进餐的亲属也相继确诊肝吸虫感染），完善头颅 MRI 及眼部超声检查，患者颅内及眼内未见虫体，于 2023 年 8 月 4 日应用吡喹酮 10 日疗法，予吡喹酮 1.2 g tid 口服，10 天一个疗程。

6. 经上述治疗，患者未再发热，口服药物第 3 天（2023 年 8 月 6 日）复查血常规：白细胞计数 9.05×10^9/L，嗜酸性粒细胞百分比 29.4%，C 反应蛋白 35.47 mg/L。口服药物第 8 天（2023 年 8 月 11 日）复查血常规：白细胞计数 7.44×10^9/L，嗜酸性粒细胞百分比 29.5%，C 反应蛋白 5.80 mg/L。于 2023 年 8 月 14 日患者停用吡喹酮，2023 年 9 月 7 日复查血常规示白细胞计数 5.12×10^9/L，嗜酸性粒细胞百分比 0.88%，C 反应蛋白 5.12 mg/L。2023 年 10 月 13 日复查腹部增强 MRI，对比 2023 年 7 月 20 日检查结果，肝内多发异常信号基本消失，肝门区肿大淋巴结明显缩小（图 16-4）。

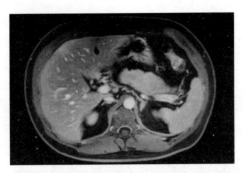

图 16-4　2023 年 10 月 13 日腹部增强 MRI 示肝内多发异常信号基本消失

【**最终诊断**】肝吸虫肝损害。

诊疗思路

1. 患者为青壮年男性，既往体健，因间断发热前来就诊。因患者为医务工作者，长期与感染患者接触，且患者存在咳嗽症状，初期考虑患者可能存在呼吸道感染。

2. 患者应用抗生素静脉滴注 7 天后仍发热，复查血常规示炎性指标较前明显升高，支原体、衣原体、巨细胞病毒、EB 病毒均阳性，考虑患者免疫力极低，患者就诊过程中发作腹痛，结合腹部彩超、腹部增强 CT 及腹部增强 MRI，考虑肝脓肿，予头孢哌酮钠舒巴坦钠联合甲硝唑静脉滴注。

3. 患者应用头孢哌酮钠舒巴坦钠联合甲硝唑静脉滴注 10 天后仍间断发热，且复查炎症指标未见下降，患者多次复查血常规，嗜酸性粒细胞逐渐升高。嗜酸性粒细胞升高常见疾病：感染性疾病、胃肠道疾病、嗜酸性粒细胞白血病、免疫性疾病、变态反应性疾病、皮肤病、寄生虫感染。结合患者曾有生食淡水鱼史，完善寄生虫相关检查后确诊肝吸虫病。

三、本疾病最新指南解读

肝吸虫病也名华支睾吸虫病，是一种因华支睾吸虫寄生在人体肝胆管而引起的寄生虫病，多由于生食含有华支睾吸虫囊蚴的淡水鱼虾引起，在急性期主要表现为过敏反应和消化道不适症状，包括发热、肝区疼痛、胃痛、腹胀、食欲不振等胃肠道症状[1]。

从感染人群数量、危及的地理范围、受感染威胁的人群等方面看，肝吸虫是我国目前最严重的食源性寄生虫病[2]。

囊蚴进入人体后，在消化液的作用下在十二指肠脱囊，随胆汁流动方向移动，经肝总管到达肝胆管，也可经血管或穿过肠壁经腹腔进入肝胆管内，经 1 个月左右发育为成虫。据文献记载，成虫在体内可存活 20～30 年，其排泄物以及机械刺激可造成胆囊炎、胆结石等。有文献指出[3]，这也是诱发胆管癌的主要因素之一。

实验证明[4]，在厚度约 1 mm 的鱼肉片类中的囊蚴，在90 ℃的热水中，1 s 即可死亡，75 ℃时在 3 s 内死亡。囊蚴在醋中可存活 2 h，在酱油中可存活 5 h。所以，杀死虫卵的方法只有一个——煮熟食物。

四、对本病例的思考

➤ 发热待查是临床上极为常见的症状，也是让医生极为头痛的问题，在诊疗过程中要区分感染性和非感染性疾病，感染性疾病包括病毒、细菌、真菌、寄生虫等，非感染性疾病包括自身免疫病、肿瘤、血液病等。

➤ 在接诊不明原因发热患者的过程中，要详细询问病史，进行细致的体格检查，完善全面的化验及影像学检查，很多病例感染部位隐匿，必要时可行 PET-CT 检查。

➢ 对于嗜酸性粒细胞增多的患者需要警惕寄生虫病的可能。

➢ 一般认为肝吸虫感染多在南方发生，但截至 2023 年 9 月，北京已经确诊了 5 例肝吸虫患者。因饮食因素导致的食源性感染可能并不少见，临床医生遇到不明原因发热的患者时应仔细了解和询问患者生活以及饮食史。

➢ 血吸虫病有时起病很隐匿，症状不典型，病程长，很容易漏诊和误诊，很多患者发展到肝硬化等不可逆转时才到医院就诊，危害很大。

五、专家评析

发热作为临床非常常见的症状，更是困扰急诊医师的常见主诉。发热可以是感染性疾病所致，也可以是非感染性疾病所致，由于两种发热性疾病的处理原则完全不同，这就决定了第一时间确诊的迫切性。本例为既往体健的青年，急性起病，伴有发热和非特异性症状如乏力、呼吸道感染症状如咳嗽。从常规诊疗流程分析，尽管没有明确的上呼吸道和肺部感染指征，初始治疗基本覆盖社区呼吸道感染相关的病原也属于常规的治疗策略。当经验性治疗一度貌似有效，停药后再次发热且伴有寒战时，医生开始意识到患者的问题并不简单，一系列病原学检测均为阳性、新增的腹部不适症状及腹部超声的低回声改变和肝功能的异常再次为诊断增加了难度。针对"肝脓肿"病因治疗无效且发现嗜酸性粒细胞比例增加的征象，结合患者曾于 2 个月前在餐厅生食鱼片的既往史，终于揭开了肝吸虫感染这个谜底，并被后续的治疗结果及同餐者发现同样的症状所进一步证实。

笔者将故事曲折的整个过程描述得非常详尽，再次证实了发热性疾病诊断及治疗的复杂性。人们往往认为，身居大城市貌似距离寄生虫疾病很遥远，实则忽视了不良的饮食习惯很可能带来"杀身之祸"。此病例不仅再现了寄生虫感染特有的流行病史、潜伏期和临床表现，也为读者提出了警示：要敬畏大自然，炙热的

美食中也存有陷阱。(点评专家：米玉红)

六、参考文献

[1] Nicola J B, Elizabeth A, Severo V P, et al. Evidence of population structuring following population genetic analyses of Fasciola hepatica from Argentina [J]. Int J Parasitol, 2021, 51 (6): 471-480. DOI: 10.1016/j.ijpara.2020.11.007

[2] 陈庭金, 黄艳, 余新炳. 肝吸虫病: 严峻挑战与防治对策的思考 [J]. 中华疾病控制杂志, 2016, 20 (01): 1-4+12. DOI: 10.16462/j.cnki.zhjbkz.2016.01.001

[3] 谢红丹. 肝吸虫引发胆管细胞癌发病机制的研究进展 [J]. 中国临床新医学, 2021, 14 (6): 624-628. DOI: 10.3969/j.issn.1674-3806.2021.06.22

[4] 诸欣平, 苏川. 人体寄生虫学 [M]. 8 版. 北京: 人民卫生出版社, 2013.

(周　欣)

病例 17　老年人肺部感染背后的真凶
——肺栓塞

一、病情简介

患者，男，82 岁，主因"咳嗽、发热 2 天，呼吸困难 10 h"到急诊科就诊。2 天前患者受凉后出现发热，体温最高 37.4 ℃，伴咳嗽，无明显咳痰，以干咳为主，无全身肌肉酸痛、乏力，无鼻塞、流涕、咽痛、口角疱疹、咯血，无头痛，无恶心、呕吐、腹痛、腹泻，无胸痛、盗汗、乏力、纳差。夜间可平卧休息，患者自行口服"白加黑"片后，体温可降至正常。就诊 10 h 前患者上述症状加重，伴明显呼吸困难，呈端坐呼吸，无明显胸痛，无晕厥，无抽搐，无二便失禁。家属呼叫"120"送至我院急诊抢救室。"120"测指血氧饱和度 88%。既往史：前列腺增生多年，未规律治疗。否认高血压、糖尿病、冠心病史。否认肺结核、肝炎病史，否认重大手术外伤史。

【体格检查】T 37.3 ℃，HR 66 次 / 分，RR 16 次 / 分，BP 125/52 mmHg，SaO_2 90%，神清，精神差，口唇发绀。双肺呼吸音粗，双肺底可闻及少量湿啰音，未触及胸膜摩擦音。心率 66 次 / 分，律齐，各瓣膜区未闻及病理性杂音，未闻及心包摩擦音。腹平软，无肌紧张，压痛（-），反跳痛（-），肠鸣音 4 次 / 分，双下肢不肿。

【辅助检查】血常规：WBC 13.2×10^9/L，Hb 121 g/L，PLT 106×

10^9/L，CRP 53.81 mg/L；急查生化：Cr 75 μmol/L，Na^+ 145.4 mmol/L，K^+ 3.89 mmol/L，Glu 7.27 mmol/L；血气分析（鼻导管吸氧 3 L/min）：pH 7.44，PO_2 65 mmHg，PCO_2 32 mmHg，Lac 1.7 mmol/L，HCO_3^- 14.90 mmol/L；心肌酶谱：TnI < 0.05 ng/mL，D- 二聚体 1740 ng/mL，BNP 72 pg/mL。影像学检查：胸部 CT 平扫示双肺少量磨玻璃影（图 17-1）。心电图提示：窦性心律，心率 80 次 / 分，右束支传导阻滞。

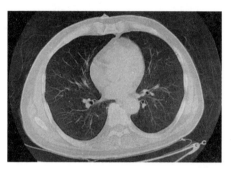

图 17-1 胸部 CT 示双肺少量磨玻璃影

思维提示

1. 呼吸困难是急诊科常见的急危重症之一，是心、肺疾病患者住院和死亡的主要病因之一。呼吸困难涉及多系统疾病，包括呼吸、循环、消化、神经、血液、精神等，且患者多因基础病多、高龄、不能耐受搬运、依从性差、体位受限、辅助检查相对困难等，在临床诊治中常发生漏诊和误诊。

2. 呼吸困难从病因上可分为肺源性、心源性、神经精神性、中毒性和全身性疾病所致。其中肺源性的呼吸系统常见疾病包括气道疾病、肺实质疾病和肺血管疾病。

3. 急诊医师一旦遇到与肺部影像学不匹配的低氧血症，需要警惕肺血管疾病。

二、诊疗经过

【入院诊断】呼吸困难原因待查；肺部感染；Ⅰ型呼吸衰竭；急性肺栓塞？

【诊断依据】

1. 肺部感染，Ⅰ型呼吸衰竭　**依据**：患者主因发热、咳嗽、呼吸困难来诊，双肺呼吸音粗，双肺底可闻及少量湿啰音。胸部 CT 平扫提示双肺少量磨玻璃影。血常规 +CRP 组合：白细胞计数 13.7×10^9/L，中性粒细胞计数 12.4×10^9/L，C 反应蛋白 53.81 mg/L。患者来院时测得血氧饱和度 88%，血气分析提示Ⅰ型呼吸衰竭，故可诊断。

2. 急性肺栓塞　**依据**：患者老年男性，急性起病，以呼吸困难为主诉，D- 二聚体明显升高，需要完善肺动脉增强 CT 检查以明确诊断。

【诊疗过程】入科后采取综合治疗措施。

1. 一般治疗　心电监护，鼻导管吸氧 3 L/min。

2. 气道管理　患者拒绝气管插管等有创抢救，给予加强雾化、化痰，促进痰液引流，警惕痰堵窒息。

3. 抗感染方面　头孢噻肟钠舒巴坦 3 g bid。

4. 并发症处理　给予胃黏膜保护剂，预防应激性溃疡。

5. 进一步完善痰培养等病原学检查。完善心脏超声及肺动脉增强 CT、下肢血管超声等检查。

经上述治疗，患者氧分压仍低，口唇发绀，不除外肺栓塞可能，进一步完善肺动脉 CTA 以明确肺动脉情况。肺动脉增强 CT 显示（图 17-2）：①右肺下叶后、外基底段肺栓塞征象。②左肺下叶后基底段可疑低密度充盈缺损，不除外栓塞可能。③双侧胸腔积液。结合 CTPA 结果，考虑患者肺栓塞诊断明确，计算 PESI 评分 1 分，属中低危级，结合患者高龄，心脏超声未提示明显右心功能不全表现，监测 cTnI 无升高，血流动力学稳定，因此无溶栓治疗指征，故给予患者依诺肝素钠每次 6000 U，每日 1 次治疗。同时完善下肢血管超声，寻找血栓来源，患者下肢血管超声未见异常。入院第 10 天经抗凝治疗后，症状较前明显缓解，准予患者出院，嘱出院后规律服用苯磺酸艾多沙班每次 30 mg，每日 1 次。

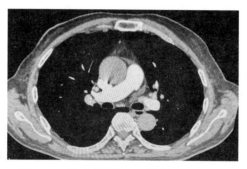

图 17-2　肺动脉增强 CT 检查提示肺栓塞

【最终诊断】急性肺栓塞；Ⅰ 型呼吸衰竭；肺部感染；应激性溃疡。

诊疗思路

1. 患者高龄，既往前列腺增生病史，本次为急性起病，突发咳嗽、发热、呼吸困难，初期考虑患者呼吸困难原因不除外社区获得性肺炎，经抗菌治疗后患者呼吸困难症状改善不明显，且血氧饱和度持续偏低，因此需进一步检查警惕是否合并其他并发症。

2. 患者入院后经治疗炎症指标较前好转，但仍存在顽固性低氧，且胸部 CT 检查所示炎症程度与低氧不相符，D- 二聚体异常升高，肺动脉造影是诊断 PTE 的"金标准"。故完善肺动脉增强 CT 检查，提示患者存在肺栓塞。

3. 肺栓塞高危人群除了以往了解的老年人、长期久坐下肢制动患者、孕妇、肥胖患者、肿瘤患者等，还包括 COPD 及老年肺炎患者等（附表 17-1）。对于这些人群均需要警惕肺栓塞风险。对于疑似 PTE 患者，可以利用简化版 Wells 评分来评估肺栓塞的可能性。简化版 Wells 评分：评分量表包括 7 个评分项目，分别是既往有肺栓塞或深静脉血栓形成病史（1 分）；心率 ≥ 100 次 / 分（1 分）；4 周内有手术或制动史（1 分）；咯血（1 分）；肿瘤活动期（1 分）；DVT 的临床表现（1 分）；其他鉴别诊断的可能性低于肺栓塞（1 分）。量表得分为 0～1 分表示 PTE 可能性小；得分 ≥ 2 分表示 PTE 可能性大。

4. 急诊医师应快速判断肺栓塞患者的严重程度（附表 17-2），并进行下一步治疗。存在休克或持续低血压常提示中央型急性 PTE 和（或）血流动力学储备严重降低，早期死亡风险率较高。

5. 急诊处置

（1）高危患者需要收入 EICU 或抢救室治疗，中危患者需要收入院或者留院观察，低危患者可转门诊继续治疗。

（2）一般处理与呼吸循环支持治疗：卧床休息，监护吸氧，纠正低氧血症，严重时可考虑机械通气，若血流动力学不稳定，可加用血管活性药物（多巴胺和去甲肾上腺素）。

（3）静脉溶栓治疗：可迅速溶解血栓，恢复组织灌注，降低肺动脉高压，改善右心功能，这是治疗严重肺栓塞最重要的方法。溶栓时间窗一般为 14 天以内。常用溶栓方案：①尿激酶；②链激酶；③重组组织型纤溶酶原激活物（rt-PA）。

6. 抗凝治疗：抗凝为基础手段，一旦明确急性肺血栓栓塞诊断，宜尽早给予抗凝治疗。①普通肝素；②低分子量肝素；③华法林；④新型口服抗凝药物。抗凝时长一般 3～6 个月，部分延长抗凝时间，甚至终身服药。

7. 介入治疗：清除阻塞肺动脉的栓子。

8. 手术治疗：急性肺栓塞治疗多以内科治疗为主，有溶栓指征的尽可能早行溶栓治疗。有并发症或药物治疗不佳者，可考虑介入手术或其他治疗。

三、本疾病最新指南解读

急性肺栓塞（PTE）是静脉血栓栓塞症（venous thromboembolism, VTE）最严重的表现形式，在心血管死亡原因中位列第3，仅次于冠心病和卒中[1]。最新流行病学资料显示，高危急性肺栓塞患者30天病死率达22%，尽早给予最佳治疗有望改善预后[2]。急性肺栓塞典型的临床表现为胸痛、咯血、呼吸困难，但往往缺乏特异性的临床表现，首发症状也多种多样，表现为胸闷、头晕、晕厥、精神症状等，所以在临床上很容易出现漏诊及误诊。有证据证实，呼吸困难、精神状态改变和休克三联征是判断致命性PTE发生心脏骤停的可靠指标[3]。

对于存在危险因素的肺栓塞，急诊医师需有较高的诊断意识，格外关注临床症状、体征，特别是不明原因的呼吸困难、胸痛、咯血、反复晕厥或休克，伴有单侧或双侧不对称下肢肿胀、疼痛的患者，结合血气分析显示的低氧血症，心电图较多为 $V_1 \sim V_4$ 的 T 波改变和 ST 段异常，部分病例出现 $S_I Q_{III} T_{III}$ 征（即 I 导联 S 波加深，III 导联出现 Q/q 波及 T 波倒置），超声心动图提示右心室后负荷过重征象，下肢血管超声可见深静脉血栓形成。目前急性肺栓塞的诊断与处理主要基于疑诊、确诊、求因、危险分层的策略[4]。

依据2018年肺血栓栓塞症诊治与预防指南指导[4]，肺栓塞治疗方法包括：

1. 一般支持治疗　对于高危肺栓塞患者合并低氧血症时，应使用鼻导管或面罩吸氧；对于合并呼吸衰竭的患者，机械通气时应采用低潮气量（6～8 mL/kg），使吸气末平台压＜30 cmH$_2$O，尽量避免气管切开。去甲肾上腺素可用于急性肺栓塞合并休克的患者，多巴酚丁胺及多巴胺可用于心指数较低的急性肺栓塞患者。

2. 抗凝治疗

（1）抗凝治疗禁忌证：活动性出血；凝血功能障碍；未控制的严重高血压，但急性肺栓塞时多不是绝对禁忌证。

（2）抗凝治疗并发症：主要以出血为主。

（3）常用抗凝治疗方案：①普通肝素：首选静脉滴注，先给2000～5000 U，或按80 U/kg 静脉注射，继之以18 U/（kg·h）持续静脉泵入。需测定 APTT 来调整剂量，使 ATPP 在24 h 内达到并维持正常的1.5～2.5倍。应用期间需监测血小板，注意出血倾向。②低分子量肝素：一般根据体重给药。因低分子量肝素相对安全，不需要监测 APTT 和调整剂量，已成为目前临床主要用药。如依诺肝素 1 mg/kg 皮下注射 q12 h。肾功能不全者慎用。③口服华法林是最常用的抗凝药物，可竞争性对抗维生素 K 的作用。使用时需要根据 INR 及 PT 调整剂量，目标 INR 2～3，治疗时应与肝素至少重叠4～5天。④新型口服抗凝药物：包括直接抗凝血酶抑制剂阿加曲班、达比加群酯以及直接 X a 因子抑制剂利伐沙班、阿哌沙班等。

（4）抗凝治疗疗程：有明确可逆危险因素者，抗凝治疗3个月后危险因素去除，可建议停用；危险因素持续存在，持续抗凝；危险因素难以去除者应延长抗凝，部分患者需终身抗凝。

3. 溶栓治疗　对于急性高危肺栓塞患者，不存在禁忌证，推荐溶栓治疗。急性中、高危肺栓塞患者，建议先抗凝，若病情恶化进展，无禁忌证，再行溶栓。溶栓方案：建议 rt-PA50 mg、尿激酶 2 万 U/kg 或重组链激酶 150 万 U，2 h 持续静脉滴注。急性肺栓塞患者溶栓治疗前如需抗凝，首选普通肝素，药物半衰期短，有拮抗药物，以便随时进入溶栓治疗。溶栓窗一般14天，不做硬性要求。

4. 肺动脉取栓术：近端大块栓子栓塞合并血流动力学不稳定合并溶栓禁忌，考虑手术。

5. 下腔静脉滤网。

2022 年急性肺栓塞多学科团队救治中国专家共识提出：对于高危及血流动力学不稳定的患者，可以启动肺栓塞救治团队（pulmonary embolism response team，PERT），给予静脉溶栓、导管介入、外科取栓或体外膜肺氧合（extracorporeal membrane oxygenation，ECMO）等治疗[5]。

四、对本病例的思考

➢ 老年人出现社区获得性肺炎时应警惕各种并发症，包括呼吸衰竭、心肌损害、急性肾损伤、脓毒症性休克、消化道功能障碍和静脉血栓事件等。本病例就是老年肺炎患者合并肺栓塞的案例。

➢ 临床上出现持续性低氧血症，不能单纯用肺部感染解释时，应该想到存在肺栓塞的可能。

➢ 临床上急性肺栓塞的首发症状多种多样，如出现不明原因呼吸困难、咳嗽、咯血、心悸、低血压、头晕、晕厥、烦躁不安、惊恐甚至濒死感等精神症状、呼吸和心搏骤停等，均应考虑急性肺栓塞可能，在病情允许的情况下尽可能完善肺动脉增强 CT 检查。

五、专家评析

呼吸困难是急诊科经常会遇到的就诊原因之一，其中呼吸系统感染更是常见。当患者先有发热、咳嗽，之后出现呼吸困难时，急诊思维首先考虑肺部疾患所致的可能性大，然而呼吸困难是多个系统均可以引起的症状，常见肺源性、心源性、神经源性、中毒等，如不引起重视，很可能会漏诊。临床医生在完善检查过程中发现不能用一元论来解释的异常值时，一定要再次询问病史，注意问诊中的细节，认真查体，多问几个为什么，思考能否用现有诊断解释相应症状，会不会合并有其他疾病。同样要针对这些疑问，进一步完善相关辅助检查，明确或排除诊断。呼吸困难亦是肺栓塞的常见症状之一，近年来，肺栓塞的发病率高，且与年龄增加呈正相关，在心血管死亡原因中位列第 3，仅次于冠心病和卒中，尽早给予最佳治疗可以改善其预后。临床医生要高度关注，特别是对于老年人、D- 二聚体升高、有危险因素的患者。此例中患者高龄，有呼吸困难、低氧血症、D- 二聚体升高，并且呼吸困难为突然加重，既往无心脏病病史，且 TnI 及 BNP 正常，有感染证据，但经抗感染等治疗后低氧血症不能纠正，正因为临床医生有很好的临床思维，完善了 CTPA 检查，才得以最终明确肺栓塞诊断，使患者经抗凝治疗后好转出院。如果没有关注病情变化和化验异常值，很有可能造成漏诊，由此给患者带来不好的预后，甚至会危及生命。（点评专家：荀志红）

六、参考文献

［1］Centers for Disease Control and Prevention（CDC）. Venous thromboembolism in adult hospitalizations—United States，2007-2009［R］. MMWR Morb Mortal Wkly Rep，2012，61（22）：401-404. https://www. cdc.gov/mmwr/pdf/wk/ mm6122.pdf

［2］Becattini C，Agnelli G，Lankeit M，et al. Acute pulmonary embolism：mortality prediction by the 2014 European Society of Cardiology risk stratification model［J］. Eur Respir J，2016，48（3）：780-786. DOI：10.1183/13993003. 00024-2016

［3］张文霞，马国峰，吴晓虹，等 . 急性致死性肺栓塞的早期诊断与溶栓治疗分析［J］. 中华结核和呼吸杂志，2018，41（2）：142-144. DOI：10.3760/cma.j.issn.1001-0939.2018.02.017

［4］中华医学会呼吸病学分会肺栓塞与肺血管病学组，中国医师协会呼吸医师分会肺栓塞与肺血管病工作委员会，全国肺栓塞与肺血管病防治协作组 . 肺血栓栓塞症诊治与预防指南［J］. 中华医学杂志，2018，14（1）：

1060-1087. DOI：10.3760/cma.j.issn.0376-2491.2018.14.007

[5] 聂绍平，荆志成，黄岚.急性肺栓塞多学科团队救治中国专家共识
[J].中华心血管病杂志，2022，50（1）：25-35. DOI：10.3760/cma.
j.cn112148-20210527-00455

附表 17-1　静脉血栓栓塞常见危险因素

遗传性危险因素	获得性危险因素		
	血液高凝状态	血管内皮损伤	静脉血流淤滞
抗凝血酶缺乏	高龄	手术（多见于全髋关节或膝关节置换）	瘫痪
蛋白 S 缺乏	恶性肿瘤	创伤/骨折（多见于髋部骨折和脊髓损伤）	长途航空或乘车旅行
蛋白 C 缺乏	抗磷脂抗体综合征	中心静脉置管或起搏器	急性内科疾病住院
V 因子 Leiden 突变（活性蛋白 C 抵抗）	口服避孕药	吸烟	居家养老护理
凝血酶原 20210A 基因变异（罕见）	妊娠/产褥期	高同型半胱氨酸血症	
XII 因子缺乏	静脉血栓个人史/家族史	肿瘤静脉内化疗	
纤溶酶原缺乏	肥胖		
纤溶酶原不良血症	炎症性肠病		
血栓调节蛋白异常	肝素诱导血小板减少症		
纤溶酶原激活物抑制因子过量	肾病综合征		
非 "O" 血型	真性红细胞增多症		
	巨球蛋白血症		
	植入人工假体		

附表 17-2　肺血栓栓塞症危险分层

早期死亡风险	风险指标			
	血流动力学不稳定	PESI Ⅲ ~ Ⅳ级或 sPESI > 1 分	经胸超声心动图或 CTPA 示右室功能障碍	肌钙蛋白升高
高危	+	+	+	+
中危				
中高危	－	+	+	+
中低危	－	+	单阳性或双阴性	单阳性或双阴性
低危	－	－	－	选择性评估：如评估，则阴性

注：PESI：肺栓塞严重指数；sPESI：简化版 PESI；CTPA：CT 肺动脉造影。

（边晓焱）

病例18 柳暗花明又一村

——不寻常的金黄色葡萄球菌感染

一、病情简介

患者，男，49岁，主因"咽痛、咳嗽、咳痰3天，呼吸困难1天"入院。3天前无明显诱因出现咽痛，伴咳嗽，咳白色痰，性质黏稠、不易咳出，伴乏力，无发热、寒战，无头晕、头痛，无言语不利及肢体活动不利。自行服用"止咳片"并于诊所输液治疗（具体用药名称和剂量不详），症状无明显缓解。1天前突发呼吸困难，症状持续不缓解，就诊于医院急诊科。患者既往2型糖尿病病史14年，未治疗，未监测血糖，否认其他病史。饮酒史30年，日均饮白酒250 mL、啤酒500 mL。吸烟史30年，每日20支。

【体格检查】T 37.3 ℃，HR 109次/分，RR 30次/分，BP 125/78 mmHg，SaO_2 86%，神清，精神差，颈软，无抵抗，双瞳孔等大等圆，直径3 mm，对光反射灵敏，口唇轻度发绀，双肺呼吸音粗，双下肺可闻及湿啰音及痰鸣音，心律齐，各瓣膜区未闻及杂音，腹平软，无明显压痛及反跳痛，双下肢无水肿。

【辅助检查】血常规：WBC 16.2×10^9/L，Hb 121 g/L，PLT 106×10^9/L，CRP 153.81 mg/L；急查生化：Cr 115 μmol/L，Na^+ 140.4 mmol/L，K^+ 3.89 mmol/L，Glu 27.27 mmol/L，UN 15.3 mmol/L；血气分析（鼻导管吸氧3 L/min）：pH 7.44，PO_2 59 mmHg，PCO_2 42 mmHg，Lac 5.4 mmol/L，HCO_3^- 14.90 mmol/L；心肌酶谱：TnI < 0.05 ng/mL，D-二聚体 4750 ng/mL，BNP

82 pg/mL；降钙素原检测＞10.0 ng/mL；尿常规：尿酮体
（+++）；新型冠状病毒核酸及抗体均阴性；肺炎衣原体抗体阴性，
肺炎支原体阴性，柯萨奇病毒抗体阴性，腺病毒抗体阴性，呼吸
道合胞病毒抗体阴性。影像学检查：胸部 CT 提示双肺多发炎症
（图 18-1A）。心电图提示：窦性心动过速。

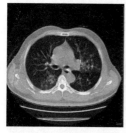 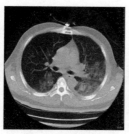 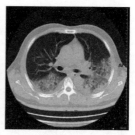

A. 1 月 9 日入院时　　　B. 1 月 14 日治疗中　　　C. 1 月 21 日离院前 3 天

图 18-1　胸部 CT

> **思维提示**
>
> 　　1. 肺炎是急诊科常见的急危重症之一，在接诊肺炎患
> 者时，需评估患者的病情程度。病情严重程度直接关系到
> 患者在急诊的分区处置、是否需要住院、初始抗菌药物的
> 选择、进一步行实验室检查的强度，甚至以此判定患者病
> 情是否会加重进而需要入住 ICU 等。因此对患者进行早期
> 的病情评估、快速准确识别出重症肺炎病例对于改善患者
> 的预后十分重要。
> 　　2. CURB-65 评分简单易行，首选适用于急诊门诊、留
> 观和抢救室，PSI 评分适用于 EICU。具体见附表 18-1。

二、诊疗经过

【入院诊断】重症肺炎　急性呼吸窘迫综合征；急性肾损

伤　乳酸性酸中毒；2 型糖尿病　糖尿病性酮症。

【诊断依据】

1. 重症肺炎　急性呼吸窘迫综合征　**依据**：患者有咽痛、咳嗽、咳痰症状，进而出现呼吸困难，查体呼吸频率明显增快（＞30 次 / 分），血常规检查示感染血象，血气分析氧合指数＜ 200 mmHg，胸部 CT 提示双肺多发性炎症改变，故诊断。

2. 急性肾损伤　乳酸性酸中毒　**依据**：肌酐 115 μmol/L，乳酸 5.4 mmol/L，故诊断。

3. 2 型糖尿病　糖尿病性酮症　**依据**：患者有既往史，结合急诊查尿常规酮体（+++），故诊断。

【诊疗过程】入科后采取综合治疗措施。

1. 一般治疗　心电监护、无创呼吸机辅助呼吸。

2. 气道管理　给予加强雾化，化痰，促进痰液引流。

3. 抗感染方面　哌拉西林他唑巴坦 4.5 g bid，联合莫西沙星 0.4 g qd。

4. 肾脏方面　入院后大量补液。

5. 内分泌方面　入院后大量补液、降糖、"纠酮"，开始静脉滴注胰岛素控制血糖，入院后查 HbA1c 11.9%，后给予严格糖尿病饮食，阿卡波糖、胰岛素降糖治疗。

经上述治疗，患者入院后多次查痰涂片提示革兰氏阳性球菌，痰培养无阳性结果回报。入院后予以哌拉西林他唑巴坦联合莫西沙星 5 天后治疗效果不佳。2022 年 1 月 17 日复查胸部 CT（图 18-1B）提示与 2022 年 1 月 9 日对比：双肺多发炎症可能，合并多发空洞影。院外完善 NGS 检查（下一代测序技术，又称高通量测序技术）提示：金黄色葡萄球菌及白念珠菌感染。予以亚胺培南 1 g bid，联合万古霉素 0.5 g qd，联合氟康唑 200 mg qd 应用 8 天（1 月 16—23 日）抗感染治疗后，1 月 21 日复查胸部 CT（图 18-1C），仍提示双肺炎症及空洞。但患者症状好转，鼻导管吸氧（3 L/min）血氧饱和度可维持在 93% ～ 95%。入院第 14 天（2022 年 1 月 23 日）复查血常规示白细胞计数 10.7×10^9/L，中性粒细胞百分比 81.9%，复查肌酐 54 μmol/L，尿素 1.6 mmol/L，乳酸 1.0 mmol/L，较前下降。患者症状明显好转，无明显咳嗽、咳痰，无呼吸困难等不适主诉，血氧饱和度可维持在 96% 以上。1 月 24 日患者出院并转至当地医院继续治疗。出院 1 个月后患者于当地复查胸部 CT（图 18-2），病情较前明显好转。

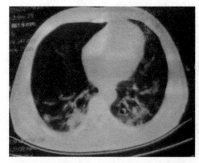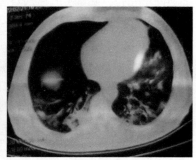

图 18-2　患者出院 1 个月后复查胸部 CT 较前明显好转

【**最终诊断**】重症肺炎　急性呼吸窘迫综合征；急性肾功能不全　乳酸性酸中毒；2 型糖尿病　糖尿病性酮症。

诊疗思路

1. 患者中年男性，既往糖尿病病史，本次为急性起病，未规律服药，且未检测血糖，因咽痛、咳嗽、呼吸困难来诊。考虑重症肺炎诊断明确。抗生素选择：患者合并慢性基础疾病（糖尿病），存在免疫功能低下等因素，应用广谱抗生素后效果不佳。此时应积极完善病原学检查，包括痰培养、血培养、NGS 检查，必要时可行气管镜肺泡灌洗等检查。根据培养结果积极调整抗生素。

2. 金黄色葡萄球菌感染患者可早期出现多脏器功能障碍等情况，包括呼吸衰竭、心肌损伤、急性肾衰竭、脓毒性休克、消化功能障碍、静脉血栓事件等。监测患者感染指标及各个组织器官功能尤为重要。

3. 抗生素治疗时间：金黄色葡萄球菌感染须至少治疗2周以上。

三、本疾病最新指南解读

社区获得性肺炎（community-acquired pneumonia，CAP）是下呼吸道感染的常见类型之一，全球发病率较高，危害较大。我国人口基数大，老龄化后所引发的问题更加严重，第七次全国人口普查结果显示，65 岁及以上的人口占 13.50%，比前次普查结果增加了 4.63%。CAP 已经成为我国老年人的主要疾病之一，特别在高龄（80 岁以上）老年人群中达到峰值[1]。肺炎支原体和肺炎链球菌是我国成人 CAP 的主要致病原[2]。

抗生素选择上通常可选用阿莫西林/克拉维酸、二/三代头孢菌素或联合大环内酯类（如阿奇霉素）、氟喹诺酮（如左氧氟沙星、莫西沙星）、奥马环素。我国多项细菌耐药监测数据显示，肺炎链球菌和肺炎支原体对大环内酯类药物的耐药率在 80% 以上，而氟喹诺酮类药物在老年人中有诱发 QT 间期延长、导致失眠、头痛及精神症状等不良反应，不耐受的患者可以使用新一代四环素类药物奥马环素替代[3]。2023 年中国老年社区获得性肺炎急诊诊疗专家共识也指出：对于合并有基础病或者需要住院的重症老年 CAP 患者，革兰氏阴性杆菌和耐药菌较为常见[4]。肺炎克雷伯菌在合并糖尿病的老年 CAP 患者中较为常见；合并支气管扩张等结构性肺病的老年患者，常常反复住院，需警惕铜绿假单胞菌和耐甲氧西林金黄色葡萄球菌（MRSA）感染；存在误吸危险因素的肺脓肿、支气管阻塞患者常合并厌氧菌感染。另外，由于老年人营养状态不佳、免疫功能下降，且合并多种基础病，需要关注是否合并结核和真菌感染。

抗生素使用时间一般为 5 ～ 7 天，体温正常 48 h，临床症状缓解，意识正常，口服给药耐受，临床稳定［体温≤ 37 ℃，心率≤ 100 次 / 分，呼吸频率≤ 24 次 / 分，收缩压≥ 90 mmHg（1 mmHg=0.133 kPa），未吸氧状态下血氧饱和度≥ 90%］。特殊致病菌可适当延长治疗时间：产 ESBL 大肠埃希菌和铜绿假单胞菌疗程至少持续 2 周；支原体、衣原体治疗疗程 10 ～ 14 天；军团菌治疗疗程 2 ～ 3 周；金黄色葡萄球菌治疗疗程须 2 周以上[4]。急诊医师需要根据 CAP 患者的自身因素、基础病、病情严重程度、营养免疫状态、器官功能、并发症、抗菌药物的药动学 / 药效学特点、致病微生物特性和当地微生物流行病学特点等因素，制订合理的经验性抗菌治疗方案。

四、对本病例的思考

➢ 患者免疫功能低下。本病例致病菌为金黄色葡萄球菌。作为一种医院感染和社区感染相关的重要病原菌，金黄色葡萄球菌感染常见于皮肤黏膜受损和免疫功能低下的人群。前者主要包括：外科手术、严重烧伤、伤口污染或暴露的患者；后者主要包括老年人、新生儿、艾滋病患者、糖尿病患者、恶性肿瘤患者、粒细胞缺乏患者、流感和麻疹并伴有肺部病变患者。本病例患者为免疫受损人群，罹患糖尿病多年，未经系统治疗，血糖控制不佳，而且有长期大量饮酒史。酒精对吞噬细胞、免疫因子造成一定伤害，侵犯人体防御系统，导致免疫功能低下。结合患者淋巴细胞亚群检测：T 淋巴细胞低，自然杀伤（NK）细胞低，均提示患者免疫功能低下。

➢ NGS（下一代测序技术，又称高通量测序技术）检查。患者住院期间多次留取痰培养，无明显阳性病菌结果回报，入院时早期及时进行 NGS 检查，结合患者典型胸部 CT 表现，多发斑片状高密度阴影，团块状结节影伴空洞，均提示金黄色葡萄球菌感染，给予万古霉素针对性药物治疗。NGS 检查在临床上能快速明确致病菌，有效缩短治疗周期，使患者获益。

➢ 肺康复。患者临床症状的恢复远提前于影像学的改善。肺功能康复时间一般需要 1～6 个月不等，部分患者可延长至 12 个月，甚至个别病例不能完全恢复。本病例出院时胸部 CT 仍可见双肺多发斑片影合并空洞形成，但患者的咳嗽、咳痰、呼吸困难症状明显好转。患者出院 1 个月余后复查胸部 CT，斑片影较前明显吸收。患者疗效多以临床症状及实验室检查改善相关，而非影像学标准，如此在临床上可大大缩短患者治疗周期，减少治疗成本，使患者获益。

五、专家评析

感染是急危重症患者较为常见的就诊原因之一，急诊医学科往往是首站，急性感染具有临床表现不典型、病情进展迅速等特点。选择合理、有效的抗菌药物能够显著改善患者预后、节约医疗资源、降低医疗费用。社区获得性肺炎占所有感染性疾病的 70% 左右，在众多肺炎中，第一时间识别出重症肺炎，积极治疗，避免病情进一步恶化是非常重要的。同样结合患者的影像学特点、合理选择抗生素，完善痰培养、血培养等必要的辅助检查，依据培养结果及时调整抗生素，对改善患者预后至关重要。此例患者为中年男性，既往有吸烟、饮酒史，有糖尿病病史，未监测血糖及接受系统治疗。此次有咽痛、咳嗽、咳痰及呼吸困难，就诊时表现为呼吸窘迫，肾功能受损、乳酸酸中毒，经验性抗感染治疗无效、细菌培养均为阴性时，完善 NGS 明确致病菌，及时调整抗感染药物，使患者获得有效治疗，平稳出院。该病例提示临床医生对于重症患者要给予综合性治疗，特别对于有免疫力降低的患者，要充分考虑到其特殊性，常规检查未能得到阳性结果时，完善 NGS 检查是很有必要的。（点评专家：荀志红）

六、参考文献

［1］Sun Y X，Li H，Pei Z C，et al. Incidence of community-acquired pneumonia in urban China：a national population-based study［J］. Vaccine，2020，38(52)：8362-8370. DOI：10.1016/j.vaccine.2020.11.004

［2］中华医学会呼吸病学分会. 中国成人社区获得性肺炎诊断和治疗指南（2016 年版 ）［J］. 中华结核和呼吸杂志，2016，39（4）：253- 279. DOI：10.3760/cma.j.issn.1001-0939.2016.04.005

［3］Stets R，Popescu M，Gonong J R，et al. Omadacycline for community-acquired bacterial pneumonia［J］. N Engl J Med，2019，380（6）：517-527. DOI：10.1056/NEJMoa1800201

［4］顾伟，张国强，马岳峰. 中国老年社区获得性肺炎急诊诊疗专家共识［J］. 中华急诊医学杂志，2023，32（10）：1325-1334. DOI：10.3760/cma.j.issn.1671-0282.2023.10.005

附表18-1　CURB-65评分和PSI评分

评分系统	预测指标	风险评估	特点
CURB-65评分	共5项指标，满足1项得1分： 1. 意识障碍 2. 血尿素氮>7 mmol/L 3. 呼吸频率≥30次/分 4. 收缩压<90 mmHg或舒张压≤60 mmHg 5. 年龄≥65岁	低危：0～1分 门诊或普通病房治疗 中危：2分 普通病房治疗 高危：3～5分 监护室治疗	简洁，敏感性高，易于操作
PSI评分	年龄加所有危险因素得分总和（女性减去10分）： 1. 居住养老院10分 2. 基础疾病：肿瘤30分，肝病20分，充血性心力衰竭10分，脑血管病10分，肾病10分 3. 体征：意识状态改变20分，呼吸频率≥30次/分20分，收缩压<90 mmHg 20分，体温<35℃或≥40℃15分，脉搏≥125次/分10分 4. 实验室检查：动脉血气pH值<7.35 30分，血尿素氮≥11 mmol/L 20分，血钠<130 mmol/L 20分，血糖≥14 mmol/L 10分，血细胞比容<30%10分，PaO_2<60 mmHg 10分 5. 胸部影像学检查：胸腔积液10分	低危：Ⅰ级（≤50分） Ⅱ级（51～70分） Ⅲ级（71～90分） 普通病房治疗 中危：Ⅳ级（91～130分） 监护室治疗 高危：Ⅴ级（>130分） 监护室治疗	评分系统复杂，敏感性和特异性高

（边晓燕）

病例 19 饱餐的危险
——呕吐的罪魁祸首

一、病情简介

患者，男，25 岁，因"恶心、呕吐伴上腹痛 1 天"到急诊就诊。1 天前大量进餐后出现恶心、呕吐，共 10 余次，呕吐物中可见咖啡色胃内容物约 200 mL，伴腹泻，解黄色稀便共 4 次，伴头晕，感胸闷不适。

【既往史】1 型糖尿病病史 13 年，平素胰岛素皮下注射控制血糖，门冬胰岛素早餐前 16 IU、午餐前 10 IU、晚餐前 12 IU、甘精胰岛素睡前 14 IU，未监测血糖。

【体格检查】T 36.6 ℃，P 102 次 / 分，R 25 次 / 分，BP 115/74 mmHg。一般情况：发育正常，营养良好，自主体位，体型正力型。平车入室，嗜睡，查体合作。皮肤黏膜：全身正常，皮肤、巩膜无黄染。双侧瞳孔等大等圆，直径约 3 mm，对光反射存在。颈软，无抵抗。颈静脉无充盈。双肺呼吸音清，未闻及干、湿啰音。心律齐，未闻及病理性杂音。腹软，中上腹及偏左侧腹部有轻度肌紧张，压痛明显，无反跳痛。双下肢无水肿。生理反射存在，病理反射未引出。

【辅助检查】入院后查白细胞计数 31.4×10^9/L，中性粒细胞百分数 76.8%，淀粉酶 402 U/L，脂肪酶 5080 U/L，血钙 2.09 mmol/L，Glu 56.19 mmol/L，pH 6.8，Lac 11.5 mmol/L，尿酮体 3+，肌酐（酶法）186 μmol/L。腹部 CT 示胰腺水肿、腹盆腔肠管结构紊乱，管腔扩张积气（图 19-1）。

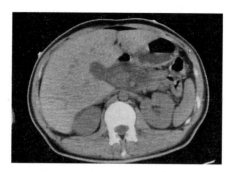

图 19-1　腹部 CT 示胰腺水肿

> **思维提示**

1. 腹痛是急诊常见疾病之一，在接诊腹痛患者时，应尽快判断腹痛原因，进行积极有效的治疗，避免错过最佳治疗时机。

2. 腹痛的鉴别诊断包括以下几种。

（1）急性胆囊炎：进食油腻食物可诱发本病，以上腹痛为主，有胆囊结石者易发胆囊炎，并可有白细胞及血清淀粉酶增高，本例应予考虑。但胆囊炎以上腹偏右侧疼痛为主，Murphy 征（＋），肝区叩痛明显，血清淀粉酶多为轻度升高。因此本例可以除外。但胆囊炎与胰腺炎常互为因果关系，应予重视。

（2）消化性溃疡穿孔：约有15%的消化性溃疡无临床症状，当溃疡穿孔后才因腹痛就诊。但本例患者肝浊音界正常，腹部移动性浊音（－），腹部 X 线平片无膈下游离气体，故溃疡穿孔可以除外。

（3）慢性胃炎急性发作：慢性胃炎起病常隐匿，以腹部隐痛为主，少有剧烈腹痛，更不会有腹膜炎表现。确诊有赖于内镜检查及胃黏膜活检。本例即使有慢性胃炎也难于解释其临床表现，如血淀粉酶增高不可能发生于胃炎。

159

（4）心肌梗死：有冠心病或高血压病史，突然发病，有时疼痛限于上腹部，但心电图有特异性改变，血清心肌酶谱升高，血、尿淀粉酶正常，因此不难鉴别。

二、诊疗经过

【入院诊断】急性胰腺炎；糖尿病酮症酸中毒；急性肾功能不全；电解质紊乱　高钾血症，低钠血症，低氯血症。

【诊断依据】

1. 急性胰腺炎　**依据**：急性胰腺炎多以暴饮暴食或大量饮酒为诱因，常突然起病，以中上腹剧痛为主，呈持续性，剧烈，进餐可使症状加重，80% 伴有呕吐。查体：上腹部或左上腹部压痛，严重者可伴轻度腹膜炎表现，周围血白细胞总数及中性粒细胞百分比增加，血淀粉酶及尿淀粉酶明显增高，腹部 CT 示胰腺水肿表现，本例均符合。

2. 糖尿病酮症酸中毒　**依据**：患者主因"恶心、呕吐 1 天"入院。既往 1 型糖尿病病史。入科检查：Glu 56.19 mmol/L，pH 6.8，Lac 11.5 mmol/L，尿酮体 3+，故可诊断。

3. 急性肾功能不全，电解质紊乱　**依据**：根据患者化验结果可以诊断。

【诊疗过程】入科后采取综合治疗措施。

（1）禁食水，胃肠减压，静脉滴注葡萄糖，注意水和电解质平衡。

（2）镇静止痛：给予抗胆碱药解痉及减少胃肠分泌，如山莨菪碱（654-2）10 mg 肌内注射，每 8 h 1 次。应用地西泮（安定）或哌替啶（度冷丁）等。吗啡可导致 Oddi 括约肌痉挛，不宜应用。

（3）胃肠激素应用[1]：如生长抑素能抑制胰液和胰酶的分泌，抑制胰酶合成，还能减轻腹痛，减少局部并发症，多用于重症胰腺炎。

（4）给予抗生素治疗继发感染，如亚胺培南或喹诺酮类抗生素，并常联合应用对厌氧菌有效的药物（如甲硝唑）。第二、三代头孢菌素也可考虑使用。

（5）抑酸治疗：以往强调常规应用，目前临床仍习惯应用，如静脉给予 H 受体拮抗剂或质子泵抑制剂，有预防应激性溃疡的作用。

经上述治疗，患者入院第 2 天生命体征平稳，血压维持在 100～130/60～75 mmHg，腹痛、腹胀症状明显减轻；第 3 天患者淀粉酶 138 U/L，脂肪酶 526 U/L，血钙 2.09 mmol/L，Glu 14.34 mmol/L；第 5 天淀粉酶 55 U/L，脂肪酶 135 U/L，血钙 2.0 mmol/L，Glu 9.1 mmol/L；第 6 天患者神志清楚，生命体征平稳，准予出院。嘱患者出院后继续控制血糖治疗，包括门冬胰岛素早餐前 16 IU，午餐前 10 IU，晚餐前 12 IU，甘精胰岛素 14 IU 睡前，注意监测血糖，根据血糖情况适当调整胰岛素用量。多饮水，加强营养，避免劳累，注意糖尿病饮食。出院后 1 周复查血常规、肝肾功能、血淀粉酶谱、电解质、血气分析、尿常规等；患者血糖波动大，建议内分泌专科随诊，胰腺炎恢复期建议消化科门诊复查。2 个月后随访，患者基本恢复至发病前状态。

【最终诊断】急性胰腺炎；糖尿病酮症酸中毒。

诊疗思路

1. 患者因腹痛来诊，应结合病史和辅助检查，与急性胆囊炎、消化性溃疡、急性心肌梗死等引起腹痛的疾病相鉴别，迅速做出正确判断。

2. 有条件者应进入重症监护病房，注意病情变化，如有以下表现按重症胰腺炎处理：①出现烦躁不安、四肢厥冷、皮肤呈斑点状等休克症状。②体征：腹肌强直、腹膜刺激征、Grey-Turner 征或 Cullen 征阳性。③实验室检查示血钙显著下降 2 mmol/L 以下、血糖 > 11.2 mmol/L（无糖尿病史）、血尿淀粉酶突然下降。④腹腔诊断性穿刺有高淀粉酶活性的腹水。

3. 治疗急性胰腺炎应去除诱因，主要是治疗胆囊炎和胆结石，控制血糖、血脂。

4. 重症急性胰腺炎死亡率高，预后差，容易出现多脏器功能损伤，包括 ARDS、急性肾损伤、急性肝功能异常、消化道出血和 DIC 等，因此接诊胰腺炎后首先要对病情严重程度进行评估，必要时在抢救室或者重症监护室治疗。

三、本疾病最新指南解读

急性胰腺炎（acute pancreatitis，AP）在临床上表现为急性、持续性腹痛（偶无腹痛），血清淀粉酶活性增高（大于或等于正常值上限 3 倍），影像学检查提示胰腺有或无形态改变，并排除其他疾病者。可有或无其他器官功能障碍。少数病例血清淀粉酶活性正常或轻度增高。

AP 分为轻症和重症胰腺炎，轻症急性胰腺炎[2]（mild acute pancreatitis，MAP）具备急性胰腺炎的临床表现和生化改变，而无器官功能障碍或局部并发症，对液体补充治疗反应良好。Ranson 评分 < 3，或 APACHE-Ⅱ评分 < 8，或 CT 分级为 A、B、C。重症急性胰腺炎[3]（severe acute pancreatitis，SAP）具备急性胰腺炎的临床表现和生化改变，且符合下列之一者：局部并发症（胰腺坏死、假性囊肿、胰腺脓肿）；器官衰竭；Ranson 评分 ≥ 3；APACHE-Ⅱ评分 ≥ 8；CT 分级为 D、E。对临床上 SAP 患者中病情极其凶险者冠名为：早发性重症急性胰腺炎（early severe acute pancreatitis，ESAP），其定义为：SAP 患者发病后 72 h 内出现下列之一者：肾衰竭（血清 Cr > 2.0 mg/dL）、呼吸衰竭（$PaO_2 \leq 60$ mmHg）、休克（收缩压 ≤ 80 mmHg，持续 15 min）、凝血功能障碍（$PT < 70\%$ 和（或）$APTT > 45$ s）、败血症（$T > 38.5$ ℃，$WBC > 16.0 \times 10^9$/L，$BE \leq 4$ mmol/L，持续 48 h，血 / 抽取物细菌培养阳性）、全身炎症反应综合征（SIRS）（$T > 38.5$ ℃、$WBC > 12.0 \times 10^9$/L、$BE \leq 2.5$ mmol/L，持续 48 h，血 / 抽取物细菌培养阴性）。

胰腺 CT 检查：根据炎症的严重程度分级为 A-E 级。A 级：正常胰腺。B 级：胰腺实质改变，包括局部或弥漫的腺体增大。C 级：胰腺实质及周围炎症改变，胰周轻度渗出。D 级：除 C 级外，胰周渗出显著，胰腺实质内以及胰周单个液体积聚。E 级：广泛的胰腺内、外积液，包括胰腺和脂肪坏死，胰腺脓肿。其中，A-C 级在临床上为轻型急性胰腺炎；D-E 级在临床上为重症急性胰腺炎。

重症胰腺炎治疗还可行腹腔灌洗或手术治疗，如病情加重，可清除腹腔内细菌、内毒素、胰酶、炎性因子等，以减少这些物质进入血循环后对全身脏器的损害。对重症胰腺炎经内科治疗无效者，并发胰腺脓肿、假囊肿者或弥漫性腹膜炎、肠麻痹坏死时，以及胰腺炎与其他急腹症如胃穿孔等难以鉴别者，可剖腹探查进行手术治疗。

四、对本病例的思考

➢ 急性胰腺炎多有腹痛，因此凡是原因不明的中上腹疼痛均应怀疑胰腺炎而进行血淀粉酶测定等有关检查，以免漏诊或误诊。

➢ 急性胰腺炎时血淀粉酶并非在腹痛开始即增高，而是在发病后逐渐增高，腹痛后 6 ~ 12 h 血淀粉酶开始升高，12 ~ 24 h 达最高峰，然后逐渐下降，3 ~ 5 天恢复正常。因此，如果抽血时间过早或过晚，即使胰腺炎存在，血淀粉酶也可能不高，故应特别注意抽血测淀粉酶的时间，以免漏诊。

➢ 血清淀粉酶对胰腺炎的诊断有重要价值，但无特异性。引起血清淀粉酶增高的原因很多，如腮腺炎、胆囊炎、空腔脏器穿孔、肠梗阻及宫外孕或黄体破裂等均可导致血清淀粉酶的增高。

➢ 血清淀粉酶水平与胰腺炎严重程度不成比例。肾功能不全者或巨淀粉酶血症者血清淀粉酶清除障碍，即使血清淀粉酶持续高水平也不能表明胰腺炎持续存在。重症胰腺炎者胰腺大部坏死时，血清淀粉酶反而不高甚至偏低。

➢ 复发性胰腺炎与慢性胰腺炎急性发作不是同一概念[4]。慢性胰腺炎应具备胰腺内外分泌功能受损的表现，如胰腺内分泌功能不足而产生血糖增高或胰腺外分泌功能不足而导致脂肪泻。X线腹部平片或 ERCP 常发现有胰腺管结石等表现。因此，不应将急性复发性胰腺炎误诊为慢性胰腺炎。

五、专家评析

腹痛是急诊科常见的主诉之一，占急诊总人数的 5% ～ 10%。急腹症是指 1 周内发生的、由各种原因引起腹腔内外器官病变导致的、以急性腹部疼痛为特征的一组疾病的总称。因其有发病急、进展快、变化多、病情重和病因复杂等特点，一旦延误诊治，将会给患者带来严重危害甚至导致其死亡。AP 是常见的急腹症之一，年发病率为（10 ～ 45）/10 万，病死率可达 13% ～ 35%。因此，在急诊科及时诊断或及早预测重症 AP 的发生发展以及严重并发症的出现是治疗成功的关键。本例为青年男性，急性起病，有 1 型糖尿病病史 13 年，平素胰岛素皮下注射控制血糖，未监测血糖。本次就诊主因 1 天前大量进餐后出现恶心、呕吐、腹泻、腹痛等症状。按照腹痛常规诊疗流程，结合患者既往病史，医生予以相关辅助检查，很快明确了急性胰腺炎、糖尿病酮症酸中毒、电解质紊乱的诊断，为 AP 的早期精细化、规范化治疗奠定了基础。接诊医生通过对患者发病过程及既往疾病史的详细描述，抽丝剥茧，挖掘出了呕吐的"真凶"，并予以精准的治疗，很快使患者转危为安，这一临床诊治流程值得年轻医生学习

和借鉴。(点评专家：张红)

六、参考文献

［1］中华医学会消化病学分会胰腺疾病学组,《中华胰腺病杂志》编辑委员会,《中华消化杂志》编辑委员会.中国急性胰腺炎诊治指南（2019, 沈阳）[J].中华胰腺病杂志, 2019, 19（5）: 321-331. DOI: 10.3760/ cma.j issn.1674-1935.2019.05.001

［2］Mederos M A, Reber H A, Girgis MI0. Acute pancreatitis: a review [J]. JAMA, 2021, 325（4）: 382-390. DOI: 10.1001/jama.2020.20317

［3］Yokoe M, Takada T, Mayumi T, et al. Japanese guidelines for the management of acute pancreatitis: Japanese Guidelines 2015 [J]. J Hepatobiliary Pancreat Sci, 2015, 22（6）: 405-432. DOI: 10.1002/ jhbp.259

［4］敖万萍, 傅小云, 付豹, 等.黔北地区ICU重症急性胰腺炎流行病学特点及并发症对预后的影响 [J].中国中西医结合急救杂志, 2017, 24（3）: 234-238. DOI: 10.3969/j.issn.1008-9691.2017.03.003

（常　芳）

病例 20　炎热的夏天
——寻找昏迷的真相

一、病情简介

患者，男，57 岁，主因"发热伴意识障碍 8 h"于 2022 年 8 月 6 日来诊。患者在 8 h 前于户外长时间（时长 3 ~ 4 h，室外温度约 45 ℃）工作后出现头晕，表现为站立不稳，不能独立行走，伴周身乏力，当时无意识障碍、头痛、抽搐，无胸闷、胸痛，无咳嗽、咳痰，无恶心、呕吐。后上述症状逐渐加重，并出现意识障碍、尿失禁，遂呼叫"120"。"120"到达现场后测量患者体温 39 ℃，送至我院。入院后查颅脑 CT 未见出血，体温 40 ℃。给予气管插管、镇静、降温、扩容补液等治疗，患者体温逐渐下降，为进一步诊治收入 EICU。患者自本次发病以来，呈昏迷状态，未进食，持续导尿，排水样便 1 次，量约 100 g，体重情况不详。患者既往体健。10 余年前因外伤导致左示指指间缺如。

【体格检查】T 36.5 ℃，P 88 次 / 分，R 14 次 / 分，BP 113/76 mmHg。患者呈镇静状态，查体不合作。神经系统：双侧瞳孔等大，直径约 1.5 mm，对光反射迟钝。持续经口气管插管，双侧呼吸音粗，双下肺可闻及散在湿啰音。律齐，各瓣膜区未闻及病理性杂音。腹平，柔软，压痛（–），反跳痛（–），双下肢无水肿。肌力查体不合作，肌张力不高，双侧巴宾斯基征阳性。

【辅助检查】全血细胞计数 +5 分类检测：白细胞计数 $17.3 \times 10^9/L$，中性粒细胞百分比 91.9%，血红蛋白 116 g/L，血小板计数 $135 \times 10^9/L$。生化 2：葡萄糖 10.61 mmol/L，肌酐（酶法）85 μmol/L，血钙 1.8 mmol/L，血钾 2.97 mmol/L，血钠 128.6 mmol/L。凝血功能：凝血酶原时间（沃芬）15.5 s，凝血酶原活动度 59%。头部 CT 平扫示脑内多发缺血灶，轻度老年性脑改变（图 20-1）。胸部 CT 平扫示双肺胸膜下间质性改变或通气不良。双肺上叶间隔旁型肺气肿（图 20-2）。入院心电图：窦性心律，未见 ST-T 改变。

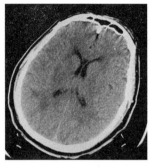 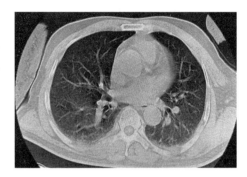

图 20-1　2022 年 8 月 6 日头部 CT 平扫：脑内多发缺血灶，轻度老年性脑改变

图 20-2　2022 年 8 月 6 日胸部 CT 平扫：双肺胸膜下间质性改变或通气不良

思维提示

1. 意识障碍是急诊科常见的急危重症之一，在接诊意识障碍患者时，应该迅速与心源性晕厥、急性脑血管疾病、低血糖昏迷等疾病相鉴别。避免因检查延误抢救时机而造成不可挽回的损失。

2. 患者在室外高温环境下长时间工作后体温突然升高达 40 ℃以上，出现谵妄、嗜睡和昏迷。皮肤干热，面色潮红或苍白，开始出大汗、冷汗，继而无汗、心动过速、休克等，这是热射病区别于其他意识障碍疾病的重要特征。

3. 对于接诊怀疑热射病昏迷的患者，应尽快给予患者积极的降温治疗，头枕冰袋，全身使用冰毯机，迅速将机体的核心温度降至安全范围，并注意加强气道保护，必要时气管插管，同时需要警惕患者发生心脏骤停的可能。

二、诊疗经过

【入院诊断】意识丧失原因待查 热射病？急性脑血管病？Ⅰ型呼吸衰竭；肺部感染；应激性溃疡；电解质紊乱 低钾血症，低钙血症，低钠血症。

【诊断依据】

1. 意识丧失原因待查 热射病？急性脑血管病？ **依据**：患者为中年男性，既往体健，本次主因在户外工作时突发意识障碍，伴发热、抽搐，结合颅脑 CT 检查结果，考虑该诊断。

2. Ⅰ型呼吸衰竭 **依据**：患者来诊后呼吸急促，给予气管插管、有创呼吸机支持，计算氧合指数 < 300 mmHg，故诊断。

3. 肺部感染 **依据**：结合患者血常规示感染血象，胸部 CT 提示双肺下叶间质性改变，考虑该诊断。

4. 应激性溃疡 **依据**：患者胃肠减压内引出红色液体，考虑该诊断。

5. 电解质紊乱 低钾血症、低钙血症、低钠血症 **依据**：结合患者急诊生化结果，故诊断。

【诊疗过程】入科后采取综合治疗措施。

1. 一般治疗 心电监护、鼻导管吸氧 3 L/min。快速降温是治疗的首要措施，患者病死率与体温过高及持续时间密切相关。如果降温延迟，死亡率将明显增加。当患者脱离高温环境后应立即开始降温，并持续监测体温。降温目标：使核心体温在 10 ~ 40 min 内迅速降至 39 ℃以下，2 h 内降至 38.5 ℃以下。

2. 液体复苏 ①首选晶体液（扩容），如生理盐水、葡萄糖溶液、林格液，输液速度控制在使尿量保持 200 ～ 300 mL/h；②在尿量充足的情况下，第一个 24 h 输液总量可达 6 ～ 10 L，动态监测血压、脉搏和尿量，调整输液速度；③利尿：早期充分补液扩容后，如尿量仍不达标，可给予呋塞米 10 ～ 20 mg 静脉推注，之后可根据尿量追加剂量，同时注意监测电解质，及时补钾；④碱化尿液：补充碳酸氢钠，使尿液 pH > 6.5。

3. 纠正凝血功能紊乱　主要包括先补充凝血因子和后抗凝治疗两个方面。应尽早补充凝血因子（如新鲜冰冻血浆）。血小板 < $50 \times 10^9/L$，即可输注 1 个治疗量的机采血小板。输注 1 个单位血小板理论上可提高血小板水平（10 ～ 20）× $10^9/L$。每日监测凝血指标，警惕出血，密切监测便常规 + 潜血，以及血常规。

4. 患者并发症处理　给予胃黏膜保护剂，预防应激性溃疡；肝功能异常时，给予保肝治疗。

经上述治疗，患者入院第 2 天（2023 年 8 月 7 日）呈镇静状态，持续经口气管插管，有创呼吸机辅助通气（模式 SIMV，FiO_2 45%，VT 450 mL，PEEP 5 cmH$_2$O）。胃肠减压引流通畅，可引出淡绿色液体。T 36.6 ℃，生命体征平稳。继续呼吸机支持、冰毯降温，行器官保护治疗。注意加强气道管理，定期吸痰，完善病原学检查，应用敏感抗生素。入院第 4 天（2023 年 8 月 10 日）患者突发木僵，双目紧闭，牙关紧咬，四肢及脊柱强直，体温 37.2 ℃。心电监护示 HR 130 次 / 分，R 19 次 / 分，BP 131/80 mmHg，SpO_2 97%。考虑热射病引起脑损伤，联用地塞米松和甘露醇减轻神经水肿，联合神经保护药物治疗。经过规范、有效治疗，患者病情好转，出院时患者生命体征平稳，神志清楚，无不适症状。神经系统查体阴性。出院 2 周后随访，患者恢复正常。

【最终诊断】热射病；肺炎；Ⅰ型呼吸衰竭；应激性溃疡；电解质紊乱　低钾血症，低钙血症，低钠血症。

诊疗思路

1. 健康中年男性，在高温、高湿环境下进行高强度训练或从事重体力劳动一段时间后忽感全身不适，发热、头痛、头晕、反应迟钝，或忽然晕倒、神志不清，伴恶心、呕吐、呼吸急促等，继而体温迅速升高达 40 ℃以上，出现谵妄、嗜睡和昏迷。皮肤干热，面色潮红或苍白，开始出大汗、冷汗，继而无汗，心动过速、休克等，可能为劳力型热射病[1]。劳力型热射病在热射病基础上伴有严重的横纹肌溶解，故急性肾衰竭、急性肝损害、DIC 出现早，在发病后十几小时甚至几小时即可出现，病情恶化快，病死率极高。

2. 患者暴露于高温、高湿环境，进行高强度运动，并出现以下临床表现：①严重中枢神经系统功能障碍表现（如昏迷、抽搐、精神错乱）；②核心温度高于 40 ℃；③皮肤温度升高和（或）持续出汗；④肝转氨酶明显升高；⑤血小板明显下降，并很快出现 DIC；⑥肌无力、肌痛、茶色尿；⑦CK 大于 5 倍正常值。因此考虑患者是劳力型热射病。

3. 影响热射病预后的因素包括：①高热持续时间；②降温速度；③机体损伤程度：包括严重凝血功能紊乱、急性肾衰竭、代谢性酸中毒、CK 升高＞ 10 000 U/L、肝酶升高＞ 3000 U/L。兼具上述 2 个或 2 个以上因素者病死率明显增加。④中枢神经系统：出现昏迷及昏迷持续时间长。因此热射病患者应尽快给予快速降温治疗，避免患者遗留永久性的神经精神后遗症。

三、本疾病最新指南解读

热射病（heatstroke，HS）即重症中暑，是由于暴露在高温高湿环境中导致机体核心温度迅速升高，超过 40 ℃，伴有皮肤灼热、意识障碍（如谵妄、惊厥、昏迷）等多器官系统损伤的严重临床综合征。

劳力型热射病器官功能受损的表现：①中枢神经系统受损：早期即可出现严重神经系统功能障碍，特征为躁动、谵妄和昏迷，还可出现其他神经学异常表现，包括行为怪异、角弓反张、幻觉、去大脑强直、小脑功能障碍等。②凝血功能障碍：临床表现为皮肤瘀斑、穿刺点出血及瘀斑、结膜出血、黑便、血便、咯血、血尿、心肌出血、颅内出血等。合并 DIC 提示预后不良。③肝功能损害：重度肝损害是劳力型热射病的一个固有特征。天冬氨酸转氨酶（AST）、丙氨酸转氨酶（ALT）、乳酸脱氢酶（LDH）在发病后迅速升高，第 3～4 天达峰值，之后逐渐下降，而胆红素的升高相对滞后，通常在热射病发病后 24～72 h 开始升高。④肾功能损害：多与横纹肌溶解有关。表现为少尿、无尿、尿色深，为浓茶色或酱油色尿。25%～30% 的劳力型热射病患者和 5% 的经典型热射病患者出现急性少尿型肾衰竭。⑤呼吸功能不全：早期主要表现为呼吸急促、口唇发绀等，可发展为急性呼吸窘迫综合征（ARDS）。⑥急性胃肠功能损害：腹痛、腹泻、水样便、消化道出血较常见。⑦心血管功能不全：低血容量性休克，表现为低血压、心动过速（心率大于 130 次 / 分）、心律失常等。⑧横纹肌溶解：表现为肌肉酸痛、僵硬，肌无力、茶色尿、酱油色尿，后期可出现肌肿胀、骨筋膜室综合征。

热射病导致的凝血功能障碍[2]是非常凶险的，也是导致热射病患者死亡的主要原因，可在发病第 1 天出现，但更常见于第 2 天和第 3 天。实验室检查指标：① PLT < 100×10^9/L 或进行性下降；②纤维蛋白原（Fib）< 1.5 g/L 或进行性下降；③ D- 二聚体升高或阳性，纤维蛋白原降解产物（FDP）> 20 mg/L，或 3P 试验阳性；④凝血酶原时间（PT）延长 3 s 以上，部分活化凝血活酶时间（APTT）延长 10 s 以上。上述检查有 3 项异常者，即可诊断 DIC。发病早期应每 4～6 h 复查凝血功能。

呼吸衰竭和急性肾损伤是热射病常见的并发症和死亡原因，

因此要早期给予积极的呼吸支持和肾替代治疗，但是需要掌握严格的适应证。具备以下 1 项可考虑行持续床旁血滤（CRRT），如有以下 2 项或 2 项以上者应立即行血滤治疗。①一般物理降温方法无效，且体温持续高于 40 ℃大于 2 h；②血钾 > 6.5 mmol/L；③ CK > 5000 U/L，或上升速度在 12 h 内超过 1 倍；④少尿、无尿，或难以控制的容量超负荷；⑤ Cr 每日递增值 > 44.2 μmol/L；⑥难以纠正的电解质和酸碱平衡紊乱；⑦血流动力学不稳定；⑧严重感染、脓毒血症；⑨合并多脏器损伤或出现多器官功能不全综合征（MODS）[3]。气管插管的指征：①意识障碍；②气道分泌物多，且不能主动排痰；③误吸；④深镇静状态；⑤呼吸衰竭，PaO_2 < 60 mmHg，且氧合状况有进行性恶化趋势；⑥血流动力学不稳定，对液体复苏及血管活性药物反应欠佳。

四、对本病例的思考

➤ 热射病是临床昏迷的病因之一，应该及时与心源性晕厥、急性脑血管疾病、低血糖昏迷等昏迷性疾病相鉴别。

➤ 在接诊过程中，要遵循"九早一禁"，即早降温、早扩容、早血液净化、早镇静、早气管插管、早纠正凝血功能紊乱、早抗感染、早肠内营养、早免疫调理，在凝血功能紊乱期禁止手术。

➤ 影响预后的因素包括[4]：高热持续时间；降温速度；昏迷及昏迷持续时间等因素。尽量快速诊断，给予快速降温治疗，积极处理并发症，对患者预后有重要意义。

五、专家评析

意识障碍是急诊科常见的危重症状之一，是指人们对自身和环境的感知发生障碍，或人们赖以感知环境的精神活动发生障碍的一种状态，包括觉醒度的改变和意识内容的改变。按照觉醒程度的不同，意识障碍水平由轻到重分为嗜睡、昏睡、昏迷。昏迷是意识障碍的最严重阶段，往往起病急，进展快，常常危及患者生命或造成严重残疾，因此要对昏迷患者及时做出准确诊断，采取正确的救治措施，以降低病死率及致残率。本例为既往体健的青年男性，主因剧烈运动后突发意识障碍，四肢抖动、发热等症状。从常规诊疗流程分析，应该迅速与心源性晕厥、急性脑血管病、低血糖昏迷等疾病相鉴别，同时结合环境因素（8 月份的北京，正值暑热天气），重症中暑高度可疑。本病例中医生通过详细的病史询问，认真的查体，结合辅助检查，很快锁定了劳力型热射病的诊断，并将患者收入 ICU 进行综合治疗，为患者的病情转归奠定了基础。通过本病例，也再一次提醒年轻医生，在对患者进行诊断分析时，不仅要考虑症状、体征及辅助检查，还要考虑环境因素所导致的疾病，以免延误诊断和治疗。同时，对公众进行高温环境下高强度工作或体力活动的健康宣教，可以大大降低中暑的发生率。（点评专家：张红）

六、参考文献

［1］中华人民共和国卫生部 . 职业性中暑诊断标准 . 中华人民共和国国家职业卫生标准 GBZ41-2002［S］.

［2］李丹丹，孟建中，吕苏一，等 . 野外演练致劳力性热射病的多器官功能损伤规律及高危因素［J］. 生物医学工程研究，2010，29（4）：287-292. DOI：CNKI:SUN:SDSG.0.2010-04-014

［3］Megarbane B，Resiere D，Shabafrouz Ket al. Descriptive study of the patients admitted to an intensive eare unit during the heat wave of August 2003 in France［J］. Presse Med，2003，32（36）：1690-1698.

［4］施云超，徐建彪，童武华 . 重症中暑患者的救治［J］. 中华急诊医学杂志，2006，6（15）：567-568. DOI：10.3760/j.issn:1671-0282.2006.06.025

（常　芳）

病例21 巴山夜雨涨秋池，
一线孤舟穿云海
——主动脉夹层病例分享

一、病情简介

患者张某，男，37岁，因"中上腹疼痛4 h"于2023年11月下旬就诊于急诊科。患者4 h前突发胸骨下段疼痛，后转移至中上腹呈持续绞痛，伴恶心、呕吐，无呕血、黑便，无腹胀、腹泻、腰背痛，无发热，无胸闷、胸痛、心悸，无发热、咳嗽、咳痰，无头晕、头痛、肢体乏力，未诊治，无好转，遂来院就诊。既往高血压病史，未规律用药。

【体格检查】BP 192/110 mmHg，HR 82次/分，SpO₂ 98%，神清，痛苦面容，言语流利，心、肺未见明显异常，腹软，中上腹轻压痛，无反跳痛及肌紧张，麦氏点无压痛，Murphy征阴性，双肾区无叩击痛，双下肢无水肿。

【辅助检查】血常规：WBC 20.7×10^9/L，N% 88.1%、L% 7.9%，Hb 158 g/L，RBC 5.53×10^{12}/L，PLT 230×10^9/L，CRP 5.23 mg/L。生化检查：ALT 27 U/L，GLU 7.42 mmol/L，UN 6.0 mmol/L，Cr 100 μmol/L，TBIL 14.7 μmol/L，DBIL 4.5 μmol/L，IBIL 10.2 μmol/L，K^+ 3.4 mmol/L，Na^+ 147.3 mmol/L，Cl^- 106.7 mmol/L，TnI < 0.05 ng/mL，CK-MB < 1.0 ng/mL，Myo 75.5 ng/mL，D-二聚体2930 ng/mL。腹部CT未见明显异常。胸部CT（图21-1）示主动脉弓局部膨隆，局部条状稍高密度影，请结合临床进一步检查。

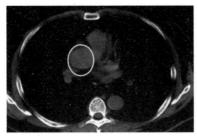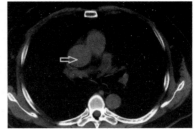

图 21-1　胸部 CT：主动脉弓局部膨隆，局部条状稍高密度影

思维提示

　　1. 急性腹痛为急诊常见病之一，大多数腹痛由腹部疾病引起，但需警惕腹外因素引起可能。尤其当患者腹痛症状与体格检查不相符时。腹外因素引起腹痛的具体病因见附表 21-1[1]。

　　2. 本病患者腹痛剧烈，而腹部查体压痛不明显，结合血压明显升高，应高度怀疑血管性疾病可能，如急性心肌梗死、主动脉夹层等。急诊医师接诊此类患者时，除需完善腹部相关检查外，还应加做心电图、心肌酶、D-二聚体、胸部 CT 等快速检查。

二、诊疗经过

【入院诊断】胸痛待查。

【诊断依据】诊断不明，需进一步检查明确诊断。

【诊疗过程】患者来诊后给予开通绿色通道，口服卡托普利降压的同时，完善胸部和腹部 CT，血常规、生化、胆红素、心梗五项、心电图。待患者完善胸部和腹部 CT 后即刻返回诊室。给予查看患者胸部和腹部 CT 影像后，考虑诊断为主动脉夹层，遂即转入抢救室，并请血管外科、心外科等相关科室急会诊。后因病情需要转安贞医院进一步诊治。

【诊断依据】1. 腹痛持续不缓解，D- 二聚体明显升高。

2. 患者胸部 CT 影像学报告提示：主动脉弓局部膨隆，局部条状稍高密度影。

3. 患者腹部 CT：未见明显异常。血淀粉酶、脂肪酶、胆红素均无明显升高。

【最终诊断】主动脉夹层；高血压。

诊疗思路

1. 当患者症状与查体不相符时，如本病例中的患者，腹痛剧烈、表情痛苦，但查体时腹部压痛症状轻微，此时应该警惕患者是否存在其他系统疾病的可能。

2. 胸主动脉夹层死亡率高，80% 发生胸主动脉夹层的患者患有高血压。对于主动脉夹层患者来说，血管造影是目前首选的检查方法。对不稳定和不能移动到放射室的主动脉夹层患者，心脏彩超检查可能是有用的。在胸主动脉夹层患者中，D- 二聚体的升高反映了主动脉壁内发生的凝血病变现象，它们的敏感性为 94%。所以对于来诊时血压异常增高的急症患者，建议常规筛查 D- 二聚体，以防漏诊危重疾病。

3. 主动脉夹层的临床表现不一定为典型的撕裂样胸痛，往往与撕裂到的血管部位有关，可能表现为头晕、晕厥、偏瘫、呼吸困难、少尿、下肢缺血疼痛、消化道出血等非典型症状，所以要求医生在询问病史时，要进行全面而仔细的体格检查。在初诊时需警惕主动脉夹层的不典型症状，尤其是血压异常增高或者波动较大的患者。

三、本疾病最新指南解读

随着我国人口结构老龄化，心血管疾病的发病率正在逐年升高。《中国心血管健康与疾病报告 2021 概要》指出，我国心血管疾病居城乡居民总死亡原因的首位。其中，胸主动脉夹层（thoracic aortic dissection，TAD）是心血管疾病中死亡率最高的疾病。

TAD 的病理表征为主动脉内膜层撕裂或主动脉壁内出血，导致主动脉壁层分离。临床证据显示，约 1/3 的 TAD 患者在 24 h 内死亡，约 1/2 患者在 48 h 内死亡，80% 的患者会在 1 周内死亡[1]。高血压被认为是 TAD 最重要的危险因素，大约 80% 发生 TAD 的患者患有高血压。在普通人群中，高血压占急性主动脉夹层人群归因风险的 54%，其发病率为每年 21/10 万[2]。对于主动脉夹层患者来说，血管造影是目前首选的检查方法，尤其是在病情稳定的患者中[3]。血管造影必须在动脉节段进行，包括整个主动脉到股动脉[4]。经胸或经食管超声心动图可能是有用的，特别是对于不稳定和不能移动到放射室的患者。这项检查提供了关于主动脉瓣、心包和心脏功能的信息。然而，心脏超声对远端胸主动脉的探查是非常有限的。主动脉夹层（AD）中 D- 二聚体的升高反映了主动脉壁内发生的凝血病变现象。在 AD 中，它们的敏感性为 94%，特异性为 40% ～ 100%[4]。然而，目前还没有诊断 AD 的生物学标志物。

AD 的临床表现主要是急性胸痛，80% ～ 90% 的患者发生前胸痛或肩胛间胸痛。这种疼痛具有迁移性，一开始强度最大，有时伴有迷走神经症状。其他体征和症状包括，主动脉功能不全时的舒张期杂音（占 A 型 AD 病例的 40% ～ 50%），心脏填塞时的反常脉搏，心源性和（或）低血容量性休克，腹痛，无外周脉搏，晕厥，神经功能缺损（偏瘫或截瘫）。

AD 的治疗取决于其部位和相关并发症。在急性期，密切监测心电图和血压以及利尿是必要的。有效的疼痛控制是至关重要的。静脉注射 β 受体阻断剂和血管扩张剂（例如硝普钠），以收缩压低于 120 mmHg 为首要目标。

四、对本病例的思考

➢ 对于急诊患者，当检查结果（影像学和实验室检查）不能完全解释患者当前症状、体征时，应该考虑其他系统因素所致，尤其警惕危重疾病如急性心肌梗死、主动脉夹层、肺栓塞、中毒等。

➢ 主动脉夹层患者的临床表现为急性起病，突发剧烈疼痛及血肿压迫相应的主动脉分支血管时出现的脏器缺血症状，病死率高。所以对于那些非因胸痛就诊的患者，当不能完全除外血管性病变时，建议完善 D- 二聚体、肌钙蛋白、胸部增强 CT 等快速检查，必要时完善主动脉增强 CT 检查以明确病因。

➢ 对于明确诊断的主动脉夹层患者，当无条件进一步治疗时，需第一时间拨打 "120" 将患者转至有手术条件的医院就诊。当有条件诊治时，在专科医师未到达现场前，应密切监测心电图、生命体征及胸痛情况。

➢ 早期对于血压和疼痛的有效控制非常重要。

五、专家解析

在主动脉夹层病例的诊治中，病情的早期识别至关重要。这就要求医生具备扎实的解剖知识和临床经验，能够迅速判断出胸痛或腹痛是否由主动脉夹层引起。由于主动脉夹层病情凶险，延误诊断可能导致患者迅速死亡，因此准确、及时的识别是救治成功的第一步。一旦考虑主动脉夹层诊断，应该尽快完成增强 CT 的检查。一旦确诊为主动脉夹层，紧急处理是关键，具体措施包括控制血压、心率以及疼痛管理。医生需要迅速制定治疗方案，并确保患者得到最佳的医治与护理。在紧急处理过程中，医生应保持冷静，确保各项操作准确无误，以最大程度降低患者的风险。主动脉夹层急诊病例的诊治需要多学科团队合作，急诊科医生、护士要与影像、心胸外科等科室紧密配合，确保诊断和治疗的高效进行。团队成员之间应保持良好的沟通，明确各自职责，协同完成救治工作。与患者及其家属的有效沟通对于救治至关重要。医生需耐心解释病情，说明治疗方案的风险和预期效果，以获得患者及其家属的理解和信任。同时，沟通中应尽量减轻患者及家属的焦虑情绪，帮助他们建立信心，共同应对疾病。医学是一个不断发展的学科，新的疾病病种和流行趋势，新的治疗手段和技术不断涌现，因此医生应保持持续学习的态度，跟踪最新的临床研究和治疗进展，不断提高自己的专业素养。此外，对于成功的救治案例，医生应进行总结和反思，以便在未来的工作中对类似病例有警觉，不断提高诊治水平。（点评专家：关键）

六、参考文献

［1］中国心血管健康与疾病报告编写组. 中国心血管健康与疾病报告2021概要. 中国循环杂志，2022，37（6）：553–578. DOI：10.3969/j.issn.1007-5062.2023.11.001

［2］Gawinecka J, Schonrath F, von Eckardstein A. Acute aortic dissection：pathogenesis，risk factors and diagnosis. Swiss Med Wkly, 2017, 147：w14489. DOI：10.4414/smw.2017.14489

［3］Nienaber C A, Clough R E, Sakalihassan N, et al. Aortic dissection. Nat Rev Dis Primers, 2016, 2, 1-17. DOI：10.1038/nrdp.2016.53

［4］Tchana-Sato V, Sakalihasan N, Defraigne J O. Aortic dissection. Revue medicale de Liege 2018, 73（5-6）：290-295.

附表 21-1　常见腹痛病因（除外腹部疾病）

按类别选择的腹痛（除外腹部疾病）

心血管 / 肺	**泌尿生殖器**
急性冠状动脉综合征	异位妊娠
主动脉夹层	卵巢扭转
充血性心力衰竭	肾盂肾炎
肺炎	睾丸扭转
肺栓塞	输卵管 - 卵巢脓肿
破裂型腹主动脉瘤	尿毒症
生态环境	**传染性疾病**
（蛇或蜘蛛的）毒液螫入	新型冠状病毒肺炎
中暑	带状疱疹
蘑菇中毒	勒米埃尔综合征
功能性	莱姆病
循环性呕吐综合征	肺炎
肠易激综合征	**新陈代谢**
血液系统	肾上腺危象
中性粒细胞减少性小肠结肠炎	酒精性酮症酸中毒
卟啉症	糖尿病酮症酸中毒
自发性脾破裂	高钙血症
镰状细胞危象	高血糖危象
免疫性 / 血管性	嗜铬细胞瘤
血管性水肿	甲状腺毒症
食物过敏	**神经系统**
过敏性紫癜	腹部癫痫
多动脉炎	腹部偏头痛
系统性红斑狼疮	**中毒**
	重金属中毒
	物质中毒 / 戒断

（李　跃）

病例 22　高脂血症不仅是肥胖的代名词，也是危重病的一种信号
——高甘油三酯血症性急性胰腺炎病例分享

一、病情简介

患者男性，32 岁，因"上腹痛 2 天"于 2022 年 4 月 11 日于我院急诊科就诊。患者 2 天前无诱因突发中上腹部疼痛，呈持续性胀痛，阵发性加重。伴恶心、呕吐，共计呕吐 7 ～ 8 次，呕吐物均为胃内容物，呕吐量约 200 mL，无呕血及咖啡样物质，非喷射样呕吐。伴返酸、胃灼热，呕吐后腹痛无明显好转，无黑便、腰背痛，无发热，无头晕、头痛，无咳嗽、咳痰，无胸闷、胸痛，于我院急诊科就诊，完善生化、腹部 CT，考虑"急性胰腺炎"，给予抑酸、抗感染、补液等对症支持治疗后，收入 EICU 进一步诊治。既往有高血压、心功能不全、胆囊结石病史。

【体格检查】T 38.5 ℃，P 130 次 / 分，BP 115/62 mmHg，R 45 次 / 分，神清，肥胖，BMI 29.3，呼吸急促，双肺呼吸音低，未闻及明显干、湿啰音，心律齐，各瓣膜区未闻及病理性杂音，腹软，膨隆，中上腹压痛，无反跳痛及肌紧张，麦氏点无压痛，Murphy 征阴性，肝、脾未触及，双肾区无叩击痛，双下肢轻度水肿。

【辅助检查】血常规：WBC 19.3×10^9/L，N% 92.2%，Hb 171 g/L，RBC 5.63×10^{12}/L，PLT 210×10^9/L，CRP 40.6 mg/L；生化检查（乳糜血）：GLU 23.62 mmol/L，AMY 1617 U/L，

LIP 2716 U/L，Ca^{2+} 1.92 mmol/L，Na^+ 133 mmol/L，D- 二聚体 621 ng/mL，Myo 248 ng/mL。TCH 7.84 mmol/L，TG 10.96 mmol/L；血气分析：pH 7.46，PO_2 103 mmHg，PCO_2 29 mmHg，BE –3.2 mmol/L，HCO_3^- 20.06 mmol/L。腹部 CT（图 22-1）：胰腺炎，胆囊结石，脂肪肝。双肾周渗出样病变。胸部 CT：主动脉、冠脉钙化。

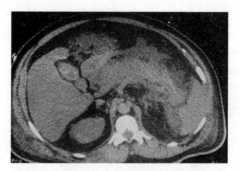

图 22-1　腹部 CT：胰腺炎，胆囊结石，脂肪肝，双肾周渗出样病变

> **思维提示**
>
> 　　1. 急性胰腺炎虽然诊断快捷、简便，但需要警惕常常容易忽略的潜在重症风险的指标：如体型过胖的患者。
>
> 　　2. 高甘油三酯血症性急性胰腺炎较胆源性胰腺炎、酒精性胰腺炎具有"合并症多、病情进展快、重症化"等特点。接诊时要完善血脂检查、血气分析、PCT 及 BMI 指数等。

二、诊疗经过

【入院诊断】高甘油三酯血症性急性胰腺炎（重型）。

【诊断依据】

1. 患者持续中上腹疼痛，阵发性加重。

2. 患者血液 AMY 1617 U/L，LIP 2716 U/L，明显升高超过正常值上限 3 倍以上。

3. 患者腹部 CT 检查：胰腺渗出改变。

4. 患者肥胖体型，BMI 30 kg/m^2，TG 10.96 mmol/L（乳糜血）。

【诊疗过程】入院后给予禁食水、头孢哌酮钠舒巴坦钠联合莫西沙星抗感染、奥美拉唑抑制胃酸分泌、生长抑素抑制胰酶分泌及补液、控制血糖等对症支持治疗。患者反复发热，给予冰毯机间断物理降温治疗。后患者淀粉酶、脂肪酶明显下降。入院后第 5 天患者再发腹痛、腹胀加重，伴呼吸急促，肾功能较前明显升高，考虑合并急性呼吸窘迫综合征、急性肾损伤，给予补液的同时，结合患者腹部 CT 复查结果：胰周积液较前增多，给予灌肠等对症支持治疗。入院第 7 天，患者腹痛、腹胀无明显改善，仍间断发热，给予超声下腹腔穿刺引流术。入院第 9 天，患者无发热，腹痛、腹胀好转，改为单用莫西沙星抗感染，及少量进水；入院第 11 天，给予拔出腹腔引流管及停用抗生素；入院第 13 天，患者复查后 AMY 68 U/L，LIP 993 U/L，Ca^{2+} 2.2 mmol/L、Cr 72 μmol/L、GLU 11.36 mmol/L，患者无明显腹痛，已少量进食水，准予出院，定期监测淀粉酶、脂肪酶、血糖，专科门诊复诊。

诊疗思路

1. 高甘油三酯血症性急性胰腺炎（HTG-AP）较胆源性胰腺炎、酒精性胰腺炎具有"诱因隐匿、淀粉酶水平升高不明显"等特点。接诊时一定要结合腹部 CT 影像学检查，而不是单纯依靠淀粉酶诊断。

2. HTG-AP 具有"发病年轻化、合并症多"及病情进展快、"重症化"倾向，诊治这类患者时需要高度警惕病情危重程度。不要因接诊时指标"低"，而误判患者病情"轻"。

3. 由于 HTG-AP 患者易出现并发症、易重症化，故救治过程中常需实施液体管理、镇痛镇静管理、营养支持、脏器功能支持等综合治疗措施。且应以病因治疗、常规治疗为核心。在给予积极液体复苏的同时，应尽早针对病因进行治疗，即降低血清 TG 水平。

三、本疾病最新指南解读

急性胰腺炎（acute pancreatitis，AP）是临床常见的消化系统急症之一，可累及全身器官、系统，并进展为病情凶险、病死率高的重症急性胰腺炎（severe acute pancreatitis，SAP）。近年国内统计结果显示，高甘油三酯血症（HTG）已超过酒精成为 AP 的第二大病因[1]。因高脂血症所致 AP 与血清甘油三酯（triglyceride，TG）水平显著升高密切相关，因此其又被称为高甘油三酯血症性急性胰腺炎（hypertriglyceridemic acute pancreatitis，HTG-AP）。但"诱因隐匿、淀粉酶水平升高不明显"等特点导致 HTG-AP 早期极易被误诊[1]。血清甘油三酯水平超过 1000 mg/dL，每升高 100 mg/dL，急性胰腺炎的发病率就会增加[2]。大多数现有的 AP 临床指南缺乏对 HTG 相关 AP 的最低诊断血清甘油三酯值，美国实践指南和内分泌学会推荐血清甘油三酯 ≥ 11.3 mmol/L（1000 mg/dL，严重的 HTG）作为诊断标准。格外需要注意的是，即使较低的 HTG 也可能导致 HTG-AP[3]。

HTG-AP 患者除具有 AP 患者的一般临床表现外，还具有如下特征：①血清 TG 水平显著升高：血清 TG 水平 ≥ 1000 mg/dL（11.30 mmol/L）是 HTG-AP 发病时最重要的特征。②淀粉酶升高不明显：约 50% 的 HTG-AP 患者血、尿淀粉酶水平无明显升高。③假性低钠血症：由于血脂容积效应，HTG-AP 患者血钠测定值常较实际值低 10 mmol/L 左右。④合并症多见：HTG-AP 患者多合并糖尿病、肥胖症等代谢性疾病。⑤"重症化"倾向：国内一项大型、多中心研究表明，HTG-AP 患者急性肾衰竭、急性呼吸窘迫综合征、SAP 发生率均高于非 HTG-AP 患者；国外一项研究表明，HTG-AP 患者更易发生持续性器官功能衰竭，且其并发症发生率显著高于其他病因所致 AP。⑥复发率高：国内研究发现，HTG-AP 患者的复发率显著高于胆源性 AP 患者；国外研究发现，约 32% 的 HTG-AP 患者存在复发性胰腺炎。复发性 HTG-AP 多见于血清 TG 水平未控制、血糖控制不佳的糖尿病患者及酗酒者。⑦诱因隐匿、发病年轻化：丙泊酚、雌激素、三苯氧胺、口服避孕药、β- 受体阻滞剂、糖皮质激素、噻嗪类利尿剂、恩替卡韦等药物均可诱发 HTG-AP。

高甘油三酯血症性急性胰腺炎的诊断：首先符合 AP 的诊断标准；其次血清 TG 水平 ≥ 1000 g/dL（11.30 mmol/L），或血清 TG 水平为 500 ～ 1000 mg/dL、（5.65 ～ 11.30 mmol/L），但血清呈乳糜状；再次排除 AP 的其他病因。

高甘油三酯血症性急性胰腺炎应以病因治疗、常规治疗为核心。病因治疗的关键是血清 TG 水平快速降低至 500 mg/dL（5.65 mmol/L）以下。降低血清 TG 水平的治疗措施分为无创和有创两大类，其中无创治疗措施包括使用常规降脂药物、肝素与低分子量肝素、胰岛素等，有创治疗措施即血液净化。血液净化不仅可清除毒素、炎性因子（如白介素 1 和肿瘤坏死因子 α）等，还可纠正水、电解质及酸碱平衡紊乱，有利于维持内环境稳定。HTG-AP 患者的营养支持方法首选肠内营养（enteral nutrition，EN），建议采用标准化配方，并从"滋养型喂养"过渡至营养支持目标热量。EN 支持时机：由于"唤醒肠道"对患者的作用优于"肠道休息"，因此轻症 HTG-AP 患者如可耐受经口进食，则建议于 24 h 内开放饮食；血流动力学不稳定甚至需血管活性药物支持的中度重症型 HTG-AP 患者常由于并发非闭塞性肠系膜缺血的风险升高而无法耐受经口饮食，建议于血流动力学稳定后的

24 h 内放置肠道营养管以启动 EN。

四、对本病例的思考

➢ 高甘油三酯血症性急性胰腺炎相对于其他病因的胰腺炎，具有"诱因隐匿、发病年轻化""重症化倾向、合并症多"及复发率高的特点，因此接诊此类患者时，要时刻保持警惕。不能因接诊时指标"轻微"而轻易判断患者病情的危重程度。

➢ 高甘油三酯血症性急性胰腺炎具有重症化倾向，容易发生急性肾衰竭、急性呼吸窘迫综合征、SAP、持续器官功能损伤等风险。对于高脂性胰腺炎，以病因治疗为主，病因治疗的关键是血清 TG 水平快速降低，包括给予常规降脂药物、肝素与低分子量肝素、胰岛素、中医中药治疗等。必要时给予血液净化治疗。

➢ 在对高甘油三酯血症性急性胰腺炎进行病因治疗、给予充分液体复苏的同时，对于肠内营养的启动时机把握非常重要。对于危重患者，应积极给予胃肠置管，在血流动力学稳定后的 24 h 内启动肠内营养（胃空肠管）。

五、专家评析

高甘油三酯血症性胰腺炎是一种因脂质代谢异常引发的胰腺炎症。其发病机制可能与脂质代谢异常、胰腺微循环障碍及胰酶异常激活有关。近年来，随着生活方式和饮食结构的改变，该疾病的发病率呈上升趋势，尤其是在肥胖和糖尿病患者中更为常见。脂源性胰腺炎的临床症状与其他胰腺炎相似，主要包括腹痛、恶心、呕吐、发热和血尿淀粉酶水平升高。腹痛通常位于左上腹，并可能向背部放射。此外，患者可能出现呼吸急促、ARDS、腹腔综合征等严重并发症，在临床上一定要有预判，才能进行相应的监测和检查，如血气分析、腹压测定等，以监测疾病并发症的出现。诊断脂源性胰腺炎需要进行血液检查和影像学检查。血液检查包括测定血清淀粉酶、脂肪酶和甘油三酯水平。影像学检查如腹部超声或 CT 扫描，可以观察胰腺的形态和质地，以帮助确诊。还需要排除其他原因引起的胰腺炎，如胆结石、酒精中毒等。治疗主要包括禁食、补液、抗炎和降脂。特别是要降低甘油三酯水平，常用药物有贝特类和烟酸类药物。对于严重病例，可能需要使用血液净化技术，这一技术在急诊的应用已经越来越广泛。预防措施包括调整饮食结构、控制体重、戒烟限酒，以及定期检测血脂水平。对于脂源性胰腺炎患者，应保持良好的生活方式和饮食习惯，同时定期复查，以便及时发现复发的迹象。大多数患者经过及时治疗，预后良好。但部分患者可能存在复发的风险，因此长期监测和控制甘油三酯水平尤为重要。对于已经患有高脂血症或糖尿病的患者，应积极治疗和控制相关疾病，以降低脂源性胰腺炎的风险。（点评专家：关键）

六、参考文献

[1]《高甘油三酯血症性急性胰腺炎诊治急诊专家共识》专家组.高甘油三酯血症性急性胰腺炎诊治急诊专家共识[J].中国全科医学，2021，24（30）：3781-3793. DOI：10.12114/j.issn.1007-9572.2021.02.028

[2] Szatmary P，Grammatikopoulos T，Cai W，et al.Acute Pancreatitis：Diagnosis and Treatment. Drugs，2022，82（12）：1251-1276. DOI：10.1007/s40265-022-01766-4

[3] Zhang R，Deng L，Jin T，et al. Hypertriglyceridaemia associated acute pancreatitis：diagnosis and impact on severity. HPB（Oxford），2019，21（9）：1240–9. DOI：10.1016/j.hpb.2019.01.015

（李　跃）

病例 23　不寻常的肢体活动障碍
——1例不典型主动脉夹层

一、病情简介

患者，男，40岁，"三无"人员，家属不在本市。主因"肢体无力1 h"，经"120"急救车送于我院急诊科。患者入院前1 h发现四肢无力，双下肢重于双上肢。无头晕，无头痛，无意识不清，无发热，无呼吸困难，无胸痛、腹痛，无腹泻、呕吐。无呕血、黑便，无少尿。既往体健，否认高血压病、糖尿病史，否认心脑血管病史。否认外伤史。无药敏史。

【体格检查】T 36.5 ℃，BP 138/41 mmHg，P 55次/分。SpO$_2$ 97%。神志清楚，精神可，双侧瞳孔等大等圆，直径3 mm，对光反射存在，双肺呼吸音清，心率55次/分，各瓣膜区未闻及病理性杂音，腹平软，未触及压痛及反跳痛，双下肢无水肿，双上肢肌力Ⅳ级，双下肢肌力Ⅱ级，生理反射正常，病理反射未引出。

【辅助检查】血常规：WBC 11.6×10^9/L，Hb 148 g/L，PLT 186×10^9/L，CRP 5.59 mg/L；急查生化：GLU 9.14 mmol/L，BUN 7.8 mmol/L，CRE 185 μmmol/L，K$^+$ 2.17 mmol/L，Na$^+$ 142.6 mmol/L，Ca^{2+} 2.27 mmol/L，Cl$^-$ 100.2 mmol/L，BAMY 53 U/L，LPS 187 U/L。心电图：窦性心律，可见U波。影像学检查：头颅和胸部CT未见异常。

> ### 思维提示
>
> 　　患者的四肢无力以双下肢为主，虽然为突然起病，发作形式符合急性脑卒中，但脑卒中多以一侧肢体无力为主，所以在解剖定位方面无法解释，因此不考虑急性脑卒中。患者入院检查血钾明显降低，伴四肢无力，符合低钾血症特点，但患者下肢无力重于上肢，无法用低钾血症很好地解释，四肢无力是否另有原因？

二、诊疗经过

【初步诊断】肢体无力待查？低钾血症；呼吸道感染。

【诊断依据】患者为中年男性，此次主因"肢体无力 1 h"来诊。既往否认高血压病史，否认糖尿病史，否认心脑血管病史。查体：神志清楚，精神可，双上肢肌力 IV 级，双下肢肌力 II 级，生理反射正常，病理反射未引出。血常规 WBC 及 CRP 升高。血生化 K^+ 降低。心电图见 U 波。影像学检查：头颅 CT 未见异常。胸部 CT 未见异常。

【诊疗过程】来诊后给予生理盐水 500 mL+ 氯化钾注射液 10 mL 静脉滴注；头孢唑肟 1.5 g 静脉滴注：氯化钾注射液 20 mL 口服。

经治疗患者肢体无力较入院前好转。留观 3 h 后患者突感双下肢剧烈疼痛，测量 BP 200/100 mmHg，请血管外科二线急会诊：不除外髂总动脉血栓脱落致双下肢动脉栓塞，同时患者血压高伴下肢疼痛，要警惕主动脉夹层可能。立即给予患者降压、镇痛等治疗。患者仍感双下肢疼痛无缓解，查体：BP 166/88 mmHg，P 93 次 / 分，SpO_2 98%，立即完善主动脉 CTA 后确诊为主动脉夹层（图 23-1，图 23-2）。

【最终诊断】主动脉夹层；高血压病急症；低钾血症。

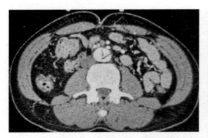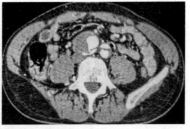

图 23-1　主动脉 CTA 提示：主动脉夹层

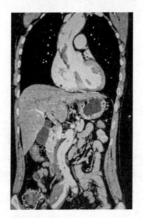

图 23-2　主动脉 CTA 提示：主动脉夹层

诊疗思路

　　1. 患者中年男性，既往体健，否认高血压病史。主诉肢体无力入院。入院查体，患者生命体征大致正常，四肢均无力，下肢重于上肢。无病理反射。实验室检查血钾明显降低，考虑肢体无力由低钾血症引起。但低钾血症无法解释下肢肌力弱于上肢，是否有其他病因还需完善检查和观察病情变化。

　　2. 患者病情演变出现下肢剧烈疼痛，伴血压升高，考虑血管性疾病可能，下肢动脉血栓或主动脉夹层可能性较大。

3. 应进一步完善主动脉 CTA 及下肢动脉造影检查进一步确诊，治疗上应采取快速降压、镇痛等治疗，若确诊主动脉夹层，应立即外科手术治疗。此患者因病情危重，给予降压、镇痛治疗后行主动脉 CTA，最终确诊主动脉夹层，行外科手术治疗。

三、本疾病最新指南解读

急性主动脉夹层（acute aortic dissection，AAD）是威胁患者生命的急危重症，其病死率高，已严重威胁到人们的生命健康，在未经治疗的患者中，症状出现后每小时的致死率为 1% ～ 2%。因此，对 AAD 的迅速和正确诊断至关重要，以增加患者的生存机会，并防止严重的并发症。在我国，随着人口老龄化加快等原因，主动脉夹层的发病率有逐年上升的趋势，急性主动脉夹层的年发病率为 2.8/10 万，且男性（3.7/10 万）明显高于女性（1.5/10 万）。2019 年有研究表明，估计每年主动脉夹层的发病率为 5 ～ 30 例 /100 万人，其死亡数量的绝对值仍在上升。

AD 的诊断包括高危病史：Marfan 综合征、自身免疫性疾病、主动脉疾病家族史、已知的主动脉瓣疾病、已知的胸主动脉瘤曾行主动脉介入或外科操作；高危胸痛症状：突发的难以忍受的撕裂样、刀割样尖锐痛；高危体征：新发主动脉瓣杂音，动脉搏动消失或无脉，四肢血压差异明显，局灶性神经功能缺失，低血压或休克。因此，对存在上述高危病史、胸痛症状及体征的初诊患者，应考虑 AD 可能，并安排合理的辅助检查，以尽早明确诊断[1]。

主动脉夹层合并低血钾在临床上较为多见，Ⅰ型夹层组中约 50% 伴有低血钾，明显高于其他类型的夹层组。且Ⅰ型夹层组患者较其他类型患者发生低血钾后的血钾数值更低，低血钾严重程度更大。其可能的原因是Ⅰ型主动脉夹层较其他类型主动脉夹层更严重且容易并发重要脏器供血不足（心、肾、肝功能不全及休克）及胸腔积血、腹膜后积血等影响血钾。器官灌注不良是一种严重的急性主动脉夹层并发症，其发生率在16%～34%。选择个体化手术策略，尽快恢复组织器官再灌注，对改善患者早期预后至关重要。本病例患者低血钾发生率高，可能是发病初期的患者处于应激状态，交感神经系统的激活导致儿茶酚胺水平升高，儿茶酚胺可刺激β_2受体，激活的β_2受体可以刺激Na^+-K^+-ATP酶活性，促使钾离子从细胞外转入肌肉及肝细胞内，从而使血钾降低。也可能是下丘脑 - 垂体 - 肾上腺轴刺激醛固酮分泌增多，使排钾增多。在主动脉夹层的早期，应激性高血糖增多，使胰岛素分泌增加，促进钾进入细胞内，导致低血钾[2]。

AAD合并下肢缺血患者可出现以"5P征"为主要症状的下肢缺血表现，临床发生率约为11%。尽管国内外学者多年来已尝试用不同方式治疗AAD合并下肢灌注不良，但患者仍有着较高的病死率。灌注不良是AAD患者死亡的独立危险因素，可发生于肝、肠、冠状动脉、脑、肾等处。主动脉夹层所致下肢缺血根据血流动力学可分为2种类型：①动力型：指分支血管未受累及，但分支血管近端真腔明显狭窄或撕裂内膜片堵塞分支血管开口，导致分支血管血流减少，分支血管仍由真腔供血；②静力型：指主动脉夹层累及分支动脉开口，或向分支动脉远端继续剥离，导致分支动脉开口处血肿压迫或夹层形成，引起分支血管狭窄甚至完全闭塞。AAD合并下肢灌注不良大多为动力型，可通过近端手术解决，故早期积极进行近端手术治疗在合并灌注不良的AAD治疗中发挥着重要作用。对于静力型的灌注不良，使用支架、转流等技术开通受影响的血管，恢复器官血流，已被证明是改善预后与降低致死率的关键[3]。

应注意将主动脉夹层和下肢动脉栓塞进行鉴别。下肢动脉栓塞也是血管外科常见的危重症，早期表现为患肢疼痛、苍白、无脉、麻痹、感觉异常、肢端冰冷，若未得到积极、有效治疗，可出现肢体功能障碍、肢体坏死，甚至危及生命。下肢动脉栓塞早期表现为患肢疼痛、苍白、无脉、麻痹、感觉异常（"5P"征），对于无胸痛症状的急性主动脉夹层与急性下肢缺血，单纯从症状上往往难以区分。D- 二聚体排除急性主动脉夹层的敏感度为92.72%，所以单纯依靠 D- 二聚体阴性不足以排除主动脉夹层的诊断。对于下肢动脉栓塞原因不明者应尽快完善 CTA，根据患者具体病情寻求个性化的诊疗方案[4]。

四、对本病例的思考

> 主动脉夹层是急诊常见的急症之一，并且有逐渐增多的趋势。患者可能存在高血压病史、Marfan 综合征、自身免疫病、主动脉疾病家族史、主动脉瓣疾病等。高危胸痛症状表现为突发难以忍受的撕裂样、刀割样尖锐痛；高危体征表现为新发主动脉瓣杂音，动脉搏动消失或无脉，四肢血压差异明显，局灶性神经 - 功能缺失，低血压或休克。因此，对存在上述高危病史、胸痛症状及体征的初诊患者，应考虑 AD 可能，并安排合理的辅助检查，以尽早明确诊断。

> 主动脉夹层患者多数有 D- 二聚体显著升高，合并急性心肌梗死时心肌酶可明显升高。故完善心肌酶、D- 二聚体检测至关重要。尽早完善心脏彩超、主动脉 CTA 可明确诊断主动脉夹层。

> 主动脉夹层临床表现呈多样化的特点，多数患者出现突发胸背部、腰部或腹部剧烈疼痛，伴有血压和脉搏的双侧肢体不对称。夹层动脉可累及主动脉分支血管开口，造成相应脏器供血障碍，可出现各种相对应的临床表现。有相当数量的患者可以并发低钾血症，所以低钾血症伴肢体无力患者要注意是否存在主动脉夹层的可能。

五、专家评析

肢体无力是急诊患者就诊的常见症状，也是考验急诊医师诊断能力和水平的常见主诉。肢体无力既可由肌源性因素所致，也可由神经源性疾病引起，因此对于此主诉应遵循"先定位，再定性，后定因"的诊断顺序，结合患者的年龄、既往病史、危险因素、辅助检查，做出临床诊断。

本例患者起病凶险，病情复杂多变，且初诊时缺乏急性主动脉夹层的常见症状，如胸背部剧烈的撕裂样疼痛、血压异常升高等，给初诊带来很大的难度和挑战。四肢肌力下降、意识清楚、病理征阴性，定位于颈髓以下部位病变；按照"Midnights"原则，定性于代谢性、感染、卒中（血管性）。在诊治过程中，突发的下肢剧烈疼痛以及异常升高的血压使得诊断聚焦于血管性疾病，最终行主动脉 CTA 明确了急性主动脉夹层的诊断。

急性主动脉夹层可以表现为一些不典型的临床症状，常常考虑为其他疾病，从而导致疾病的延迟诊断和误诊，因此急诊科医生对于双下肢无力伴或不伴意识障碍的患者除关注神经系统方面的症状和体格检查外，还需注意神经系统以外的症状，如四肢的血压、脉搏，起病的初始症状等。同时善于利用床旁的工具，如床旁超声、ECG 等，仔细寻找存在主动脉夹层的证据，如超声发现主动脉内膜漂浮、新出现的主动脉瓣反流、心包积液（积血）、主动脉根部增宽（＞38 mm）等，以提高诊断的准确性。（点评专家：闫圣涛）

六、参考文献

[1] 周世方，丁宁，杨志伟，李长罗. 无痛性主动脉夹层八例临床特点和误诊分析 [J]. 临床误诊误治，2023，36（1）：5-8. DOI: 10.3969/j.issn. 1002-3429.2023.01.002

［2］李皓洋，王佳，王美雪，等 . 低血钾在 DeBakey Ⅰ 型主动脉夹层和其他类型主动脉夹层患者中的差异及临床意义［J］. 陕西医学杂志，2023，52（1）：45-48. DOI：10.3969/j.issn.1000-7377.2023.01.010

［3］陈瑞，陈涛，邵俊，等 . 急性 A 型主动脉夹层合并下肢缺血的处理策略［J］. 陕西医学杂志，2023，52（1）：45-48. DOI：10.3969/j.issn.1000-7377.2023.01.010

［4］王志浩，刘慧娜，邹秀兰，等 . 主动脉夹层误诊为下肢动脉栓塞 2 例报告［J］. 中国现代手术学杂，2023，27（4）：344-347. DOI：10.16260/j.cnki.1009-2188.2023.04.016

（刘康康）

病例 24 "深水区"的急性腹痛

一、病情简介

患者，男，63 岁，主因"上腹痛 3 h"入急诊科就诊。患者入院前 3 h 突发持续性上腹痛，呈间断性，入院后排稀便 1 次，伴胸闷、心悸，无头晕，无头痛，无意识不清，无肢体活动不利。无发热，无咳嗽、咳痰，无呼吸困难，无呕吐、呕血，无黑便。既往史：腰椎压缩性骨折 11 个月。否认高血压病，否认糖尿病，否认冠心病史，否认近日外伤史，否认手术史，无药敏史。

【体格检查】 T 36.3 ℃，P 77 次 / 分，BP 101/80 mmHg，SO_2 98%。发育正常，营养中等，神志清楚，急性病容，查体合作，全身皮肤无黄染，全身淋巴结未及肿大，双侧瞳孔等大等圆，直径 3 mm，对光反射存在，口唇无发绀，颈软，无抵抗，双肺呼吸音清，未闻及干、湿啰音，心律齐，心率 77 次 / 分，各瓣膜区未闻及病理性杂音，腹软，剑突下及左上腹压痛，无反跳痛，肝、脾肋下未触及，移动性浊音阴性，肠鸣音活跃，脊柱四肢无畸形，关节无红肿，双下肢无红肿。

【辅助检查】 血常规：WBC 21.0×10^9/L，RBC 3.73×10^{12}/L，Hb 117 g/L，HCT 0.356，PLT 260×10^9/L，CRP 0.1 mg/L。急查生化：GLU 13.33 mmol/L，BUN 8.9 mmol/L，CRE 100 μmol/L，K^+ 3.84 mmol/L，Na^+ 143.4 mmol/L，Ca^{2+} 1.97 mmol/L，Cl^- 106.9 mmol/L，BAMY 17 U/L，LPS 84 U/L。心肌酶：Myo 158 ng/mL，TnI 0.01 ng/mL。胆红素：TBIL 8.7 μmol/L，DBIL 3.2 μmol/L，

IBIL 5.5 μmol/L。血气分析：pH 7.41，PO_2 89 mmHg，PCO_2 34 mmHg，HCO_3^- 21.6 mmol/L，BE –2.5 mmol/L，SO_2 97%，Lac 3.2 mmol/L。粪便常规：WBC、RBC 和 OB 阴性。胸部 CT 平扫：双肺下叶磨玻璃密度影；左肺上叶舌段实性结节，心包少量积液，主动脉和冠状动脉壁钙化。腹盆部 CT 平扫：肝外缘欠光滑，肝硬化？腹水；肝右叶囊肿可能，肝右叶钙化灶；脾正常形态消失，胃周呈不规则软组织密度影（图 24-1）。

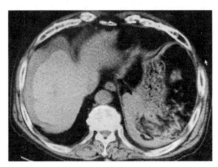

图 24-1 腹部 CT 提示：肝外缘欠光滑，肝硬化？
腹水，脾正常形态消失，胃周呈不规则软组织密度影

思维提示

　　急性腹痛是急诊科最常见的急症之一。急性腹痛的常见原因如下。

　　1. 腹腔脏器急性炎症，如急性胃炎、急性肠炎、急性胰腺炎、急性出血坏死性肠炎、急性胆囊炎等。

　　2. 空腔脏器阻塞或扩张，如肠梗阻、胆道结石、胆道蛔虫、泌尿系结石、泌尿系梗阻。

　　3. 脏器扭转或破裂，如肠梗阻、肠绞窄、卵巢蒂扭转、肝破裂、脾破裂、异位妊娠破裂。

　　4. 腹膜炎，多由胃肠穿孔引起，小部分为自发性腹膜炎。

5. 腹腔内血管堵塞，如缺血性肠梗阻、主动脉夹层、腹主动脉瘤破裂。

6. 腹壁疾病，如腹壁的挫伤、脓肿等。

7. 胸腔疾病，如肺炎、肺梗阻、心绞痛、心肌梗死、急性心包炎、胸膜炎、食管裂孔疝所致的腹部牵涉性疼痛。

8. 全身性疾病，如腹型过敏性紫癜、尿毒症、铅中毒。

对于急性腹痛的准确诊断，认真查体和快速针对性检查及相关科室会诊尤为重要！

二、治疗经过

【入院诊断】腹痛　脾破裂？不明原因休克？

【诊断依据】患者为老年男性，主因"上腹痛 3 h"来诊。患者来诊前 3 h 突发持续性上腹痛。既往史：腰椎压缩性骨折 11 个月。体格检查：BP 101/80 mmHg。腹软，剑突下及左上腹压痛，无反跳痛，肝、脾肋下未触及，移动性浊音阴性，肠鸣音活跃。入院检查：血常规 Hb 117 g/L。腹盆部 CT 平扫：肝外缘欠光滑，肝硬化？腹水；肝右叶囊肿可能，肝右叶钙化灶；脾正常形态消失？目前考虑腹痛、脾破裂可能性较大，下一步应请外科急会诊，完善增强 CT 检查以明确诊断。

【诊疗过程】

（1）患者来诊后给予止痛、抑酸及快速补液治疗：氢溴酸山莨菪碱 10 mg 肌内注射；生理盐水 500 mL + 奥美拉唑 80 mg 静脉滴注。因患者病情不稳定，转入急诊抢救室。给予羟乙基淀粉氯化钠 500 mL，生理盐水 500 mL，5%GNS 500 mL+15%KCl 10 mL，快速静脉补液。

（2）请普外科二线急会诊，于右下腹行诊断性穿刺，未穿刺出不凝血。查体：神志清，P 70 次 / 分，BP 99/74 mmHg，腹平软,剑突下及左上腹压痛,无反跳痛,肝、脾肋下未触及,移动性浊音阴性,肠鸣音活跃。复查血常规:Hb 100 g/L,考虑有进行性出血,继续补液,同时行腹部增强 CT 检查以明确诊断。

(3)2 h 后心电监护示:HR 68 次 / 分,R 20 次 / 分,BP 115/70 mmHg,SO$_2$ 95%。腹部增强 CT 结果:左上腹膜血肿,腹腔积液,脾后下部强化欠均,不除外脾破裂;双肾囊肿;肝囊肿;腹主动脉硬化性改变(图 24-2)。再次联系普外科二线行腹腔诊断性穿刺,抽出少量不凝血,故以"腹痛,脾破裂?"收入普外科病房。

(4)入病房后,医生再次详细询问病史,患者诉近期曾有腹部外伤史。并于当日下午手术剖腹探查,术中发现大网膜静脉破裂出血,无脾破裂。给予血管结扎止血处理。术后患者生命体征稳定,后择期出院。

【最终诊断】失血性休克;大网膜静脉破裂出血。

诊疗思路

1. 患者为老年男性,急性起病,有腹部外伤史,曾有一过性血压降低,经补液后血压升高,根据病史应考虑腹部脏器血管损伤出血情况。

2. 患者入院后查体发现:剑突下及左上腹压痛,无反跳痛,肠鸣音活跃,诊断性穿刺抽出不凝血。实验室检查发现血红蛋白进行性下降,动脉血乳酸升高。腹部 CT 提示:左上腹膜血肿,腹腔积液,脾后下部强化欠均匀,不除外脾破裂。

3. 治疗包括快速补液,积极纠正血容量不足,并积极联系外科会诊,考虑活动性出血,及时手术剖腹探查,发现病因,止血治疗,通过手术成功挽救患者。

三、本疾病最新指南解读

急性腹痛是急诊科最常见的症状之一，成人急性腹痛的病因常涉及内、外科和妇产科的疾病。急性腹痛在诊断上存在很大的不确定性，误诊率、漏诊率高，即使经验丰富的急诊医师也容易"误入歧途"，通常"患者腹痛，医生头痛"[1]。

对于急诊腹痛患者，目前并没有单一的方法可通过其症状和体征立即做出诊断。但急诊对腹痛患者的诊断策略重点在判断出严重或致命性病情，而使用有效的诊断策略可使医师依据常见的症状、体征确定多数严重危及生命的状况。故在对患者进行鉴别诊断及选择辅助检查前必须详细询问其相关病史，并进行仔细的体格检查，其中规范化收集资料是提高诊断准确度的最重要因素。腹痛部位、腹部听诊、腹膜炎的腹膜体征、体温、直肠指检等都是接诊医生需要重点关注的体征。对于不明病因的腹痛患者（如疑似阑尾炎者）进行动态观察和反复检查可提高其诊断的准确度。

辅助检查在腹痛诊断中发挥着越来越重要的作用。不同检查对不同疾病的灵敏度和特异度各不相同，只有充分了解后才能合理选择使用。①血常规：白细胞升高对阑尾炎不敏感，特异度更差。40%的急性胆囊炎患者白细胞不升高。其对盆腔感染的灵敏度也不高，仅为57%左右。②腹部平片：腹部平片可作为肠梗阻检查的首选，其对肠梗阻的诊断灵敏度为50%，特异度为58%～80%；但其对急性阑尾炎的诊断无价值，对肠系膜动脉栓塞的诊断准确度仅为28%。③腹部超声：腹部超声对阑尾炎诊断的灵敏度为93%，特异度为91%，适用于儿童与孕妇。其诊断腹主动脉瘤的灵敏度可达100%。特别是对病情不稳定的患者，床旁超声有助于确定或排除诊断。超声检查也是胆道疾病的首选，其诊断灵敏度与特异度分别为91%与98%。④CT：CT对急性阑尾炎的早期确诊有很高的灵敏度（100%）和特异度（95%～98%）。CT对腹主动脉瘤的诊断灵敏度为100%，能清楚显示有渗漏的动脉瘤。CT 检查胆总管病变优于超声检查，且 CT 对小肠梗阻诊断的灵敏度为 94%～100%，特异度为 83%～96%[2]。

急诊对腹痛的诊断策略重点在判断严重或致命性病情，应注意排除致命性腹痛，包括：①血管堵塞（肠系膜血管栓塞或血栓形成）；②腹腔大出血（主动脉瘤、肝脾破裂、宫外孕）；③脏器穿孔（肠穿孔），此类腹痛常为突然发作的剧烈持续性疼痛，患者有腹肌紧张（腹膜炎体征），可迅速出现休克。腹部 X 线片、腹部增强 CT 及血管造影对诊断该类疾病有重要意义。遇到下列情况时，应立即请相关临床科室医师会诊解决，特别是对有手术指征的患者应及时予手术治疗，不能盲目保守治疗：①急性腹痛局限于一处，压痛固定，定位明显，并伴腹膜刺激征者；②腹部外伤后出现的急性腹痛，特别是疑有内出血者；③急性胃肠穿孔、绞窄性肠梗阻或有急性腹腔脏器扭转征象的急性腹痛患者；④女性患者发生急性下腹痛，伴月经失常、白带增多或阴道出血者；⑤患者发病前健康状态良好，而突发腹痛，诊断未明，经积极处理并无好转者[3]。

四、对本病例的思考

➤ 急性腹痛是急诊科最常见的急症之一，接诊急性腹痛患者时，在完善生命体征测量、询问病史和初步查体后，应初步判断和区分重症与非重症患者。重症患者应置于抢救室监测、治疗，进一步完善辅助检查，请相关科室急会诊，并完善家属病情告知。

➤ 对于生命体征不稳定的重症患者，如考虑失血性疾病，应立即给予补液、输血、血管活性药物等治疗，并完善血常规、生化、凝血、心肌酶、D- 二聚体等检测，完善心电图、床旁彩超、腹部 CT 等检查，必要时行腹腔诊断性穿刺，判断患者是否有手术指征。

➤ 相关科室会诊要尽早而全面。患者一旦被判断为重症，应立即启动多学科急会诊，并积极针对患者病情进行讨论及沟通，尽早确定诊断和制订最佳救治方案。

➢ 对于腹痛持续不缓解的患者，应给予住院或者留观治疗，给予进一步的检查以明确诊断。

➢ 急性腹痛不仅要考虑腹腔疾病，同时也要警惕全身性疾病所致，如系统性红斑狼疮、过敏性紫癜腹型、卟啉病、重金属中毒等。

五、专家评析

腹部是人体最大的"黑箱"，其中藏着许多不可捉摸的"秘密"；而腹痛从来不是一个简单的症状，其中隐藏着很多的"陷阱"。对于急性腹痛，应仔细采集病史，可遵循"OPQRST"原则，即 Onset（起病方式）、Provoking/Palliation（诱因/缓解因素）、Quality/Quantity（性质/程度）、Region/Radiation（部位/放射）、Symptom（相关的症状）、Timing（持续时间），然后结合体格检查的异常发现，合理安排相应的辅助检查，做出临床诊断。

本例患者为急性起病，初始病史提供的信息有限，但其中的"一过性血压降低"引起了急诊医师的关注，且经补液后血压恢复正常，提示存在低血容量性休克的可能。进一步的影像学检查发现腹腔积液，为明确腹腔积液的性质，最直接的方式是进行诊断性腹腔穿刺。除此之外，可测量腹腔积液的 CT 值或床旁超声，协助区分腹水和腹腔积血。虽初次诊断性穿刺并未穿出不凝血，但首诊医生并未对此患者的诊断止步不前，进一步的病史询问以及增强 CT 检查、第二次的诊断性穿刺见不凝血，均提示腹腔出血，最终在急诊剖腹探查后明确了诊断，挽救了患者的生命。

对于急危重症患者，应遵循"评估—判断—抢救—再评估"的原则，动态观察病情变化，定期复查相应的检验检查，降低误诊率，尽量避免延误病情。（点评专家：闫圣涛）

六、参考文献

［1］吕畅，孔继昌，申张顺，等．急性腹痛诊疗的哲学辨析［J］.医学与哲学，2022，43（13）：17-20．DOI：10.12014/j.issn.1002-0772.2022.13.04

［2］董利军．急性腹痛的诊断思路［J］.诊断理论与实践，2008，7（3）：241-244．DOI：10.16150/j.1671-2870.2008.03.030

［3］魏伟，黄欣．内科急诊急性腹痛病人198例分析［J］.中国老年学杂志，2013，33（6）：1421-1422．DOI：10.3969/j.issn.1005-9202.2013.06.097

（刘康康）

病例 25 "钾"如生活欺骗了你
——顽固性低钾血症 1 例

一、病情简介

患者，男，18 岁，学生。主因"发现肢体活动障碍 1 h"于 2022 年 11 月 10 日就诊于急诊科。家属诉于入院 1 h 前发现患者平卧床上，呼唤可睁眼，交流不回答，呼吸急促，四肢软瘫，周围无呕吐物，无二便失禁。否认高血压、糖尿病等病史。双相情感障碍 1 年，规律口服喹硫平、丙戊酸钠治疗。

【体格检查】 T 36.2 ℃，P 112 次 / 分，R 25 次 / 分，BP 146/87 mmHg，SpO$_2$ 99%。神志淡漠，发育良好，超力型；双侧瞳孔等大等圆，直径 2.5 mm，对光反射灵敏；双肺呼吸音清，未闻及啰音；心律齐，心率 112 次 / 分，未闻及杂音；腹软，无压痛、反跳痛；四肢肌力 0 级，肌张力减弱，病理征阴性。

【辅助检查】 血气分析：pH 7.48，PO$_2$ 88 mmHg，PCO$_2$ 36 mmHg，Lac 2.6 mmol/L，K$^+$ 2.23 mmol/L。血常规：WBC 10.3 × 10^9/L，Hb 131 g/L，PLT 212 × 10^9/L，CRP 6.78 mg/L。急查生化：Glu 7.27 mmol/L，BUN 6.8 mmol/L，Cr 85 μmol/L，K$^+$ 2.31 mmol/L，Na$^+$ 141.4 mmol/L，Ca^{2+} 2.17 mmol/L。心肌酶谱：TnI < 0.05 ng/mL，D- 二聚体 926 ng/mL，BNP 72 pg/mL；心电图：窦性心动过速。

思维提示

低钾血症的病因

1. 钾离子转移（分布性低钾）：①内分泌源性：家族性周期性瘫痪，甲状腺功能亢进，胰岛素分泌增加（内源性：胰岛素瘤，DKA；外源性：胰岛素注射）；②非内分泌源性：碱中毒，药物影响。

2. 钾离子丢失（真性低钾）：①摄入不足；②消化道丢失：呕吐、腹泻；③尿路丢失：醛固酮增多症、库欣综合征、肾小管酸中毒、利尿剂应用、低镁血症。

本患者为重度低钾，常规补钾治疗效果不佳，结合既往病史及辅助检查结果，需考虑内分泌源性低钾、药物影响、尿路丢失等可能。

二、诊疗经过

【入院诊断】低钾血症。

【诊疗过程】

（1）心电监护，吸氧。

（2）口服 KCl 4.5 g。

（3）开放静脉通路：NS 500 mL+KCl 1.5 g ivgtt，NS 20 mL+KCl 4.5 g ivvp。

治疗过程中患者心电监护示心率逐渐下降至 70 ~ 80 次/分，但仍呼吸急促，言语不能，四肢无力，1 h 复查血气，K^+ 2.01 mmol/L。

【进一步检查】颅脑和胸部 CT 均未见明显异常；腹部 CT 示胃内高密度影，肠内容物多，余未见明显异常；静脉血钾、血镁检测：K^+ 2.28 mmol/L，Mg^{2+} 0.89 mmol/L。随后患者心电监护心室率进一步下降，最慢至 34 次/分，心电图提示高度房室传导阻滞（图 25-1），给予异丙肾上腺素泵入以提升心率。

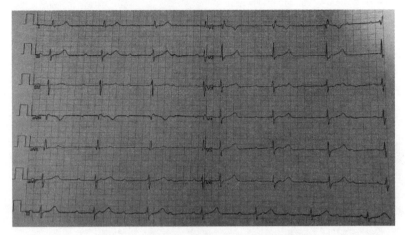

图 25-1 心电图提示：高度房室传导阻滞

患者为不明原因的顽固性低钾血症，结合存在血压升高、肥胖、既往双相情感障碍病史及辅助检查情况，考虑仍需除外醛固酮增多症、库欣综合征、肾小管酸中毒及药物影响的可能（目前临床已知喹硫平、奥氮平、氯氮平等精神类药品可导致低钾血症），在继续补钾治疗的基础上，给予患者完善血药毒物检测。

血药毒物检测：喹硫平、丙戊酸钠均在治疗剂量范围内；钡 2374.2 ng/mL（正常值：0 ~ 10 ng/mL）。与患者家属联系，于患者房间内发现碳酸钡一罐（500 g），剩余量约 200 g。

【最终诊断】急性钡中毒。

【进一步治疗】

1. 清除毒物 洗胃、硫酸镁灌肠。

2. 生命支持 气管插管、异丙肾上腺素应用。

3. 补充电解质 继续高浓度补钾。

4. 特效解毒剂 硫酸钠或硫代硫酸钠为钡中毒的特效解毒剂。

5. 血液净化治疗 分别给予患者 2 次血液灌流治疗，两次治疗后复查血钡浓度分别为 924 ng/mL、38.2 ng/mL。

经首次血液净化治疗，患者四肢肌力可恢复至Ⅲ级，并在后续治疗后，肌力完全恢复至Ⅴ级，监测血钾波动于 4.1 ～ 4.5 mmol/L，经精神科会诊，患者承认有自杀倾向，转入精神专科医院进一步治疗。

诊疗思路

钡 中 毒

1. 钡盐的毒性与溶解度有关，溶解度越高，毒性越大，故以氯化钡的毒性最强。碳酸钡经摄入后与胃酸反应可生成氯化钡。氯化钡对成人估计中毒量为 0.2 ～ 0.5 g，致死量为 0.8 ～ 0.9 g。钡盐经胃肠道吸收后，1 h 内血浆钡浓度开始升高，12 h 内可达最高峰，随后迅速转移至骨、肝、肾和肌肉。钡盐在体内主要贮存于骨骼，约占体内总量的 65%，在骨骼中半衰期约为 50 天。硫酸钠与硫代硫酸钠为其特效解毒剂。

2. 临床表现

（1）平滑肌兴奋：消化道症状是钡中毒最常见的首发症状，其源于胃肠平滑肌兴奋导致胃肠蠕动增强，可表现为腹痛、腹泻、恶心、呕吐等；其次，血管平滑肌兴奋可导致血管收缩、血压升高；骨骼肌兴奋可导致肌肉抽搐和颤动，患者亦可出现麻痹性瘫痪。

（2）电解质紊乱：钡离子对细胞膜上的钠 - 钾泵具有兴奋作用，使钾离子逆梯度由细胞外进入细胞内；同时，钡离子又能阻滞钾通道，使细胞内钾不能外移，造成细胞外低钾，导致膜电流抑制，肌肉麻痹；严重的低血钾可使四肢、躯干及呼吸肌麻痹，导致各类心律失常的发生。

（3）多脏器衰竭：钡离子能与体内氨基酸上的巯基、羧基等基团结合，导致体内众多生化反应所需的关键酶失活，致使体内重要脏器功能发生障碍，严重时可导致死亡。

三、本疾病最新指南解读

钾代谢紊乱是临床上最常见的电解质异常。低钾血症在健康人群中通常耐受性良好，但严重时可危及生命。低钾血症的最常见病因是消化道或肾的异常丢失导致的钾耗竭，或是钾离子因理化因素由细胞外转移到细胞内[1]。在某些情况下，其诊断相对复杂。对于慢性低钾患者，可通过测量尿钾排泄量和评估酸碱平衡的方式对病因进行评估，通常是有帮助的。但对于急性低钾且合并严重并发症（包括肌无力、心律失常等）者，在快速补钾治疗的同时，快速纠正病因非常必要。本例患者为一例快速发生的不明原因的顽固性低钾血症患者，常规补钾治疗无效，且合并高度房室传导阻滞，最终经血药毒物检测明确为钡中毒，经治疗后好转。临床研究发现，许多不明原因疾病事件，如心搏骤停、休克、昏迷、器官功能障碍等常常与突发中毒相关[2]，而此类疾病往往首诊于急诊科，因此，当急诊遇到不明原因的疾病时需考虑到中毒可能，血药毒物检测可以在其中发挥重要作用。

在钡中毒的治疗过程中，终止毒物吸收是关键。有研究建议，即使中毒超过 4 h 也应给予洗胃治疗[3]；补钾及特效解毒剂的应用是药物治疗的原则，硫酸钠、硫代硫酸钠是钡中毒的特效解毒剂，但静脉应用解毒剂会导致形成的硫酸钡在肾内沉积，造成肾衰竭。因此，大量输液和给予利尿治疗可以进一步促进毒物排泄，同时可以保护肾。血液净化治疗适用于严重的钡中毒患者，有澳大利亚的病例报道：患者在经过静脉补钾治疗后低钾血症仍难以纠正，继而出现严重肌无力、多态性室性心动过速和心搏骤停。给予除颤、有创机械通气和持续静脉 - 静脉血液透析（CVVHD）治疗后，患者病情好转[4]。钡离子属于重金属类离子，血液灌流对其具有较好的清除效果，但结合严重中毒时的全身炎症反应情况，连续性血液滤过联合血液灌流往往能够更有效地挽救患者的生命。

四、对本病例的思考

➢ 不明原因疾病事件是急诊科的常见情况,在积极对症处理的同时,需要做到对疾病产生的原因进行抽丝剥茧,一元论,即由一种疾病导致多种临床症状应作为病因推断的首选。中毒事件往往需要被重视。

➢ 急诊科所有不明原因的疾病,如不明原因昏迷、休克、凝血障碍、酸中毒、呼吸困难、肝肾损伤、腹痛、出血等均需要考虑急性中毒的可能,必要时完善毒物检测。

➢ 中毒的治疗一般包括毒物清除、特效解毒剂及器官功能支持,对于具有意识障碍及呼吸衰竭的患者,气道保护尤为重要。

➢ 血液净化治疗在毒物清除及器官功能支持中具有独特地位。

五、专家评析

这是一个非常有挑战性的病例。因低钾血症来急诊科就诊的患者并不少见,常见的原因不外乎钾摄入不足、丢失过多、各种原因导致的钾离子细胞内外交换等因素。往往通过详细询问病史、发病缓急情况、用药史等可以获得很多有用的信息,对不少常见病因做出诊断或者排除。比如有无长期进食不足、大量呕吐 / 腹泻、长期服用祥利尿剂或其他排钾药物、排钾相关内分泌异常疾病等,平时在临床中碰到的低钾原因大多如此。而有低钾性瘫痪症状的患者多见于有低钾型周期性瘫痪家族史人群、甲状腺功能亢进患者、原发性醛固酮增多症患者、17-α 羟化酶缺乏和钡剂中毒人群。急诊接诊患者后化验检查除了监测血钾本身外,对于内分泌系统(如儿茶酚胺及其代谢产物水平、醛固酮水平、甲状腺功能、胰岛素及 C 肽水平)、尿钾浓度及 24 h 尿钾排量、血糖、血镁等检测基本可以确诊和排除几大类疾病。此外,还有一类亦非少见的低钾原因——药物过量或中毒导致的低钾,如胰岛素过量使用、碱性药物、β 受体激动剂等均可导致钾离子转换入细胞内从而导致低血钾，这些在临床中也常常遇到，通过病史、用药史和化验检查比较容易做出判断。比如急诊遇到一例昏迷患者，表现为顽固性低血糖和低钾血症，查胰岛素水平明显升高，而 C 肽水平正常，考虑外源性胰岛素过量使用所致；而频繁吸入 β 受体激动剂导致的低血钾容易被忽略。对于重金属钡剂中毒，在急诊科并不常见，所以不易做出诊断，有赖于提供服药史和毒物检测。该病例能从系统、全面的临床诊疗思维出发，在排除常见低钾病因的情况下及时排查药物过量和重金属中毒并做出正确诊断，及时、合理施治，实属不易！这也提醒我们，对于急诊遇到的病因不明的顽固性低钾患者，及时进行药物浓度或毒物检测是很有必要的。（点评专家：秦宇红）

六、参考文献

［1］Katerinis I，Fumeaux Z. Hypokalemia：diagnosis and treatment［J］. Rev Med Suisse，2007，3（101）：579-582.

［2］马晓洁，孟玲，郭文章，等 .2004—2018 年全国群体性不明原因疾病事件报告情况分析［J］.疾病监测，2023，38（06）：747-752.

［3］Joshi N，Sharma C S，Sai，et al. Acute barium intoxication following ingestion of soap water solution［J］. Indian J Crit Care Med，2012，16（4）：238-240.

［4］Jamshidi N，Dhaliwal N，Hearn D，et al. Life-threatening barium carbonate poisoning managed with intravenous potassium，continuous veno-venous haemodialysis and endoscopic removal of retained ceramic glazes［J］. Clin Toxicol（Phila），2022，60（8）：974-978.

（潘兴邦）

病例 26　照貌不须临玉镜，洗心常得近冰壶

——论出血与血栓治疗的中庸之道

一、病情简介

患者，男，58 岁，主因"黑便 2 天，呕血 6 h"于 2022 年 8 月 29 日就诊于我院急诊科。患者 2 天前无明显诱因出现黑便，为暗黑色稀水便，每天排便 1 次，量约 100 g，伴头晕、心悸、乏力，无胸痛、呼吸困难，无腹痛、腹胀。6 h 前患者出现呕吐，为鲜红色胃内容物，量约 100 mL，就诊于外院，查血红蛋白 47 g/L，予拉唑类药物治疗，并转至我院。患者既往高血压病史 20 余年，最高达 180/100 mmHg，口服"福辛普利 10 mg，每日 1 次；氨氯地平 5 mg，每日 1 次"治疗。冠心病、陈旧性心肌梗死 7 年，植入支架 1 枚，长期口服"氯吡格雷 75 mg，每日 1 次；瑞舒伐他汀 10 mg，每日 1 次；阿昔莫司 0.25 g，每日 2 次；依折麦布 10 mg，每日 1 次"治疗。饮食控制 1.5 年，体重下降约 30 kg。吸烟史 30 余年，平均 10 支 / 日。否认传染性疾病史，否认外伤史。

【体格检查】T 36.2 ℃，P 113 次 / 分，R 24 次 / 分，BP 96/72 mmHg，SaO$_2$ 100%。神清，睑结膜苍白，双肺呼吸音粗，未闻及干、湿啰音，心律齐，各瓣膜区未闻及杂音，腹平软，无肌紧张，无明显压痛，肝、脾未触及，四肢肌力Ⅴ级，病理征阴性。

【辅助检查】血常规：WBC 8.5×10^9/L，Hb 34 g/L，HCT 0.103，

PLT 238×10^{12}/L。急诊生化：ALT 10 U/L，Glu 14.92 mmol/L，LPS 492 U/L，BAMY 100 U/L，BUN 14.5 mmol/L，CRE 105 μmol/L，Ca^{2+} 1.71 mmol/L，K^+ 4.06 mmol/L，Na^+ 138 mmol/L。凝血功能：PT 13 s，HDD 76%，INR 1.18，APTT 23.7 s，FBG 1.96 g/L，TT 21.8 s，D- 二聚体＜ 100 ng/mL。心肌酶谱：CK-MB 2.7 ng/mL，TnI 0.26 ng/mL，Myo 228 ng/mL，BNP ＜ 5 pg/mL。腹部 CT 检查：胃小弯侧胃壁增厚，可疑占位病变；胃小弯侧多发增大淋巴结（图 26-1）。

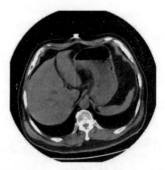

图 26-1 腹部 CT：胃小弯侧胃壁增厚，可疑占位病变；胃小弯侧多发增大淋巴结

> **思维提示**
>
> 　1. 在急性上消化道出血中，每日出血量＞ 250 mL，会出现呕血。呕血量在 5 mL 以下，属于轻度呕血；呕血量在 10 mL 以上，属于中度呕血；呕血量在 250 ～ 300 mL 之间，属于重度呕血。
>
> 　2. 呕血与消化道疾患有直接关系，其中包括食管损伤、胃溃疡、十二指肠溃疡、食管 - 胃底静脉曲张破裂、消化道肿瘤等。

二、诊疗经过

【入院诊断】急性上消化道出血；重度贫血；急性肾损伤；冠状动脉粥样硬化性心脏病；陈旧性心肌梗死；冠状动脉支架植入术后状态。

【诊断依据】根据病史、既往史和实验室检查，可进行诊断。

【诊疗过程】

1. 一般治疗　禁食水，心电监护，鼻导管吸氧 3 L/min。

2. 静脉治疗：奥美拉唑 8 mg/h 泵入，生长抑素 0.2 mg/h 泵入，平衡液补液（40 mL/kg）、人血白蛋白 10 g×3 天。

3. 口服治疗：凝血酶 2000 单位 Q4 h，康复新液 10 mL 每日 3 次，琥珀酸亚铁 0.2 g 每日 2 次，瑞舒伐他汀 10 mg 每日 1 次。

4. 多学科会诊：心内科、消化内科、普外科、营养科。

入院后立即给予平衡液补液扩容治疗，禁食水，同时予悬浮红细胞 800 mL 输注。完善急诊胃镜，胃镜示：胃体黏膜苍白，RAC 血管消失，胃小弯侧可见巨大溃疡，大小约 40 mm×50 mm，中央凹陷，伴污秽苔及血痂附着，无活动性出血，周围呈堤坝样隆起，胃窦黏膜水肿，胃角结构消失，十二指肠部未见糜烂及溃疡（图 26-2，书后彩图 26-2）。诊断：胃巨大溃疡伴出血（Forrest Ⅱ b）。取胃小弯处活检 3 块，给予凝血酶镜下喷洒。术后患者无特殊不适，继续奥美拉唑持续泵入、凝血酶 2000 单位 Q4 h 口服。

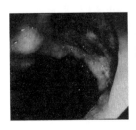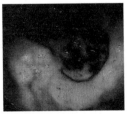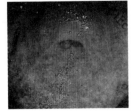

图 26-2　胃镜结果

入院第 2 日复查血常规：Hb 76 g/L；肿瘤标志物均正常；生化：BUN 8.7 mmol/L，CRE 80 μmol/L，Alb 28.3 g/L；心肌酶谱：CK-MB 16.5 ng/mL，TnI 4.86 ng/mL，Myo 149 ng/mL，BNP 99.4 pg/mL。反复追问患者无胸痛、背痛、呼吸困难等不适，完善心脏超声未见明显室壁运动异常，描记心电图未见 ST-T 动态改变，考虑非 ST 段抬高型心肌梗死。

入院第 5 日复查血常规：Hb 78 g/L；心肌酶谱：CK-MB 5.6 ng/mL，TnI 1.43 ng/mL，Myo 98 ng/mL，BNP 92.7 pg/mL。心电监护示各项生命体征平稳，患者未再呕血，偶有黑色稀便，无胸痛、心悸、呼吸困难，继续维持原治疗方案。入院第 7 日复查血常规：Hb 81 g/L；心肌酶谱：TnI 0.72 ng/mL。嘱患者可适度床旁活动，预防深静脉血栓形成。病理结果回报：重度慢性非萎缩性胃炎，淋巴组织反应性增生，中度活动伴糜烂，部分腺上皮细胞反应性增生。入院第 10 日，复查胃镜示：胃体黏膜弥漫性发红，RAC 血管消失，胃体上部小弯侧可见瘢痕期溃疡，胃体下部小弯侧可见一巨大溃疡，大小约 40 mm×40 mm。中央可见黏膜增生，表面凹凸不平，可见新生扩张毛细血管。胃窦黏膜水肿，红白相间，以白色为主，可见黏膜下血管网。胃蠕动良好（图 26-3，书后彩图 26-3）。再次取胃小弯处组织活检，给予凝血酶局部喷洒。入院第 12 日，复查血常规：Hb 83 g/L；生化：BUN 5.1 mmol/L；心肌酶谱：TnI 0.12 ng/mL。启动肠内营养，给予温水 400 mL 分次口服，患者无特殊不适。入院第 13 日始给予米汤及蛋白粉口服，总量约 500 mL，转至普通病房进一步治疗。入院第 18 日，复查血常规：Hb 80 g/L；心肌酶谱：TnI < 0.05 ng/mL；第二次病理结果回报：黏膜组织显急、慢性炎症伴糜烂，轻度肠化，可见溃疡坏死组织及增生炎性肉芽组织。考虑患者为胃良性病变，给予恢复半流食，量约 1000 mL。入院第 22 日，复查血常规：Hb 90 g/L；心肌酶谱：TnI < 0.05 ng/mL；测量体重较入院时增长 5 kg，平稳出院。出院后 1 个月随访复查，患者一般状态良好，血常规：Hb 108 g/L。

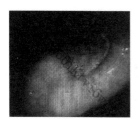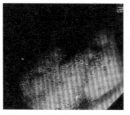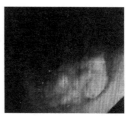

图 26-3　复查胃镜结果

【最终诊断】胃溃疡合并出血；重度贫血；冠状动脉粥样硬化性心脏病；急性非 ST 段抬高型心肌梗死　Killip Ⅰ级；陈旧性心肌梗死；冠状动脉支架植入术后状态；急性肾损伤。

诊疗思路

1. 原发病方面：患者胃镜检查示巨大溃疡，占位病变可能，虽已未见活动性出血，早期仍应严格禁食水，预防溃疡处再次出血，质子泵抑制剂及生长抑素可抑制胃酸分泌，应持续应用。

2. 并发症方面：患者为消化道出血继发心肌梗死，治疗原则上应避免应用抗血小板及抗凝治疗，需注意适度补液，预防心肌损伤后的急性心功能不全事件，治疗全程应密切监测患者生命体征情况，监测血红蛋白及心肌酶变化，必要时可成分输血治疗。

3. 营养支持方面：患者因禁食水需加强营养支持，但因合并急性心肌梗死，在肠外营养方案中应考虑到液体量及血液黏稠度等情况，避免血液黏稠进一步加重心肌梗死。在本病例中，早期的平衡液及白蛋白输注已基本满足患者所需的能量供给，且未并发特殊疾患。

三、本疾病最新指南解读

急性消化道出血是急诊医学的常见疾病，以上消化道出血居多。有研究报道[1]，消化道大出血后诱发急性心肌梗死的概率约为12%，消化道和急性心肌梗死同时存在时病死率明显增加。消化道出血并发急性心肌梗死的机制：①消化道出血引起有效循环血量减少，冠状动脉灌注不足，引起心肌缺血；②循环血量减少，交感神经系统激活，儿茶酚胺、血管紧张素等释放增加，使冠状动脉强烈收缩，造成冠脉内不稳定斑块脱落，甚至破裂，继而导致急性心肌梗死；此外，儿茶酚胺可使心肌收缩力增强，心率加快，进而增加心肌耗氧量，但由于舒张期缩短，冠脉供血减少，心肌供氧减少，供需失衡，加剧心肌缺血；③大量失血导致携氧血红蛋白减少，心脏供氧能力降低，血液浓缩，凝血系统被激活，血栓易形成，进而诱发急性心肌梗死；④消化道出血后常使用止血药物，此类治疗可使血液黏稠度增加，血小板聚集，进一步加速急性心肌梗死的进展。消化道出血并发的急性心肌梗死多缺乏胸痛、胸闷等典型症状[2]，心电图多表现为非ST段抬高型心肌梗死，易被忽视。

消化道出血并发急性心肌梗死患者的病情危重，病死率也明显增加。有研究报道[3]，消化道出血并发急性心肌梗死的死亡率高达53.6%。究其原因在于治疗矛盾，消化道出血需进行止血治疗，而急性心肌梗死患者则需要进行抗凝、抗血小板药物治疗。内镜下止血是消化道出血快速有效的止血方式，而急性心肌梗死却限制了内镜的使用，消化道出血也限制了冠状动脉造影的应用。对于已发急性心肌梗死的患者，需准确评估患者病情，常规药物治疗可作为首选，兼顾出血与梗死情况，合理应用并适时调整止血药物及血管收缩药物。此外，由于缺血是消化道出血时诱发急性心肌梗死的主要因素，故尽早恢复血容量、纠正贫血是治疗的关键，输血是恢复血容量的快速、有效的方法，但消化道出血并发急性心肌梗死需要严格掌握适应证。欧洲心脏病协会指出[4]，对于基础状态下耐受良好的患者，若血流动力学稳定、血细胞比容＞25% 或血红蛋白＞70 g /L，不推荐输血治疗，大量失血患者可同时配合口服补铁，血红蛋白目标值为 90 ～ 100 g /L。

四、对本病例的思考

➢ 面对消化道出血的患者，应动态监测心肌酶学及心电图变化，对隐匿发生的心血管事件做到早发现，给予及时、有效的干预。

➢ 在消化道出血合并急性心肌梗死的治疗流程中，应格外关注患者的容量管理，避免容量负荷过度，加重心脏负担。早期的平衡液应用足够满足患者的生理需求，应避免应用脂肪乳剂等肠外高密度营养制剂，以防血液黏稠度增加，导致心肌梗死进一步加重。

➢ 在病情稳定后，宜尽早启动肠内营养，提供正常的营养支持，预防肠内并发症的出现。

➢ 在急危重症救治的过程中切记不要过度，当合并症之间相互治疗有矛盾或者抵触的时候，有时候"中间"路线往往可能是上策，要尊重和相信机体巨大的自我康复能力，对并发症的处理就是最好的治疗。

➢ 消化道出血和心肌梗死同时出现时，需要权衡利弊，兼顾治疗，由于两者的治疗存在矛盾，所以只能选择中性的治疗药物，既要使用质子泵抑酸剂止血，又需要用扩张冠状动脉、改善心肌供血的药物，此时不适合使用针对心肌梗死的抗凝剂或溶栓剂治疗，甚至急诊 PCI 也无法进行。

五、专家评析

PCI 术后患者因需长期服用抗血小板、抗凝药物，其消化道出血的风险相应增加，同时消化道出血患者因短时间内血容量的急剧减少引发一系列的病理生理改变，从而诱发急性心肌梗死的发生。对于此类患者，临床处理时常因抗凝与止血的矛盾、内镜治疗高效却高风险的矛盾而陷入两难境地。

本病例中的患者为中年男性，消化道出血为其首诊症状，按消化道大出血常规救治流程，在输血补液、稳定生命体征的前提下给予急诊胃镜查明病因、镜下止血治疗。然而，疾病的发展有时并不像想象的一成不变。治疗过程中，复查肌钙蛋白动态升高，不幸踩中"消化道出血合并急性非 ST 段抬高型心肌梗死"这一病情危重而治疗两难的急症。在抗凝还是止血的抉择中，医生选择了相对安全的中性治疗，给予平衡液扩容补液，奥美拉唑、生长抑素保护胃黏膜、抑制消化酶，口服凝血酶局部止血治疗，同时注意补液的种类及液体量，兼顾避免血液黏稠度的增加和预防心肌梗死后心功能负荷的加重。

后续治疗处理包括关注呕血及黑便的症状、血红蛋白及心肌酶 TnI 的动态变化，兼顾胃部原发病的追踪，急性肾损伤的治疗、肠外营养及肠内营养治疗时机的切换、病情稳定后预防血栓形成等方面的细致到位也值得关注。

急诊患者病情错综复杂，跌宕起伏，而消化道出血容易引发急性心肌梗死以及出现此种情况后抗凝和止血药物的治疗平衡问题亦值得关注。（点评专家：祝振忠）

六、参考文献

[1] Moscucci M，Fox K A，Cannon C P，et al. Predictors of major bleeding in acute coronary syndromes：the Global Registry of Acute Coronary Events（GRACE）[J]. Eur Heart J，2003，24（20）：1815-1823. DOI：10.1016/s0195-668x（03）00485-8

[2] Nagata N，Sakurai T，Shimbo T，et al. Acute Severe Gastrointestinal Tract Bleeding Is Associated With an Increased Risk of Thromboembolism and Death [J]. Clin Gastroenterol Hepatol，2017，15（12）：1882-1889. e1. DOI：10.1016/j.cgh.2017.06.028

［3］朱夔，周中银，杨艳.消化道出血诱发急性心肌梗死的临床分析［J］.医学研究杂志，2018，46（5）：39-42.DOI：10.11969/j.issn.1673-548X.2018.05.010

［4］Hamm C W，Bassand J P，Agewall S，et al. ESC Guidelines for the management of acute coronary syndromes in patients presenting without persistent ST-segment elevation：The Task Force for the management of acute coronary syndromes（ACS）in patients presenting without persistent ST-segment elevation of the European Society of Cardiology（ESC）［J］. Eur Heart J，2011，32（23）：2999-3054. DOI：10.1093/eurheartj/ehr236

（潘兴邦）

病例 27 "死亡之征"

——门静脉积气

一、病情简介

患者，男，90 岁，主因"腹痛 1 h"于 2019 年 4 月 16 日 23 时入我院急诊抢救室。患者约 1 h 前无明显诱因出现脐周疼痛，呈持续性，拒按，向后背部放散，无排气，无呕吐、腹泻，伴呼吸困难、咳嗽，少量咳痰，无发热、无胸痛。既往史：慢性支气管炎、支气管扩张、冠心病、高血压病史。否认药物过敏史。

【体格检查】P 69 次 / 分，R 20 次 / 分，BP 97/38 mmHg，SpO_2 94%，神志清楚，查体合作，体型消瘦，营养不良，双肺呼吸音粗，可闻及干、湿啰音，心率 69 次 / 分，心律齐，各瓣膜区未闻及病理性杂音，腹软，全腹压痛，以脐周为主，有肌紧张，无反跳痛，肝、脾未触及，肠鸣音正常，关节无红肿，双下肢无水肿。

【辅助检查】血常规：WBC 18.8×10^9/L，Hb 95 g/L，PLT 87×10^9/L，GRA% 88.2%。急查生化：GLU 8.27 mmol/L，BUN 15.8 mmol/L，CRE 358 μmol/L，Ca^{2+} 2.03 mmol/L，Na^+ 135.9 mmol/L，CO_2CP 18.4 mmol/L。血气分析：pH 7.37，PO_2 88 mmHg，PCO_2 32 mmHg，BE –6.8 mmol/L，HCO_3^- 18.5 mmol/L，Lac 1.10 mmol/L；PCT 20.6 ng/L。心梗五项：正常。胸部 CT（2019 年 4 月 17 日）：右肺上叶、中叶支气管扩张并少许感染。双肺间质性改变，肺气肿。腹盆部 CT（2019 年 4 月 17 日）：肝内多发气体密度影（图 27-1）。胆囊术后改变。腹部肠管积气扩张（图 27-2）。

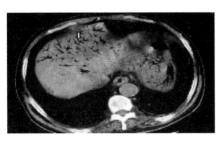

图 27-1　腹盆部 CT（2019 年 4 月 17 日）：
肝内多发气体密度影

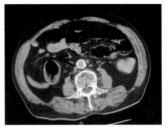

图 27-2　腹部肠管积气扩张

> **思维提示**

　　1. 急性腹痛是患者自己才能感觉到的临床最常见症状之一，多由腹部疾病引起，但是仍有相当一部分病因繁杂，起病急，病情多变，内科、外科、妇产科、儿科及传染病科均可涉及，应仔细询问疼痛的发病特点、部位、性质和强度，有无放射性、诱发和缓解因素，以及伴随症状等，据此尽快做出定位、定性及病因诊断。

　　2. 引起腹痛的病因颇多，可分为腹腔内脏器疾病及腹腔外脏器疾病两大类：腹腔内脏器疾病可有急性腹部器官炎症、急性穿孔、急性梗阻或扭转、急性内出血、急性肠系膜动静脉血栓、脾或肾梗死、胃肠功能性失调等；腹腔外脏器疾病包括急性心肌梗死、肺炎、胸膜炎等，以及全身性疾病，如脓毒血症、尿毒症、中毒等。

　　3. 患者腹部 CT 提示肝内多发气体密度影，考虑为肝门静脉积气，是一种少见的影像学征象。这是一种伴随征象，往往提示预后极差，死亡率高，应积极查找基础病因，并采取相应治疗解除病因。

二、诊疗经过

【入院诊断】腹痛待查，肠梗阻？肠系膜缺血？肝门静脉积气；中度贫血；肾功能不全；慢性阻塞性肺疾病；肺气肿；支气管扩张；冠心病。

【诊断依据】

1. 腹痛待查，肠梗阻　依据：患者主因"腹痛 1 h"入院，呈脐周疼痛，呈持续性，拒按，无排气。查体：腹软，全腹压痛，以脐周为主，有肌紧张。腹部 CT 提示腹部肠管积气扩张，有气液平。符合肠梗阻表现，但该患者起病急，CT 亦提示肝内多发气体密度影，此种现象少见，且提示预后差，需进一步追寻病因。

2. 肝门静脉积气　依据：该患者腹部 CT 提示肝内多发气体密度影，表现为管状、分枝状线性，呈周边分布，分支多，较细小。故考虑肝门静脉积气，但积气原因还应进一步明确。

【诊疗过程】入科后采取综合治疗措施。

（1）一般治疗：心电监护、鼻导管吸氧 3 L/min。

（2）经验性抗感染治疗：头孢哌酮钠舒巴坦钠 2 g，Q12 h。

（3）给予禁食水，加强补液治疗，监测出入量。

（4）解痉止痛、平喘、胃肠减压等对症支持治疗。

（5）给予胃黏膜保护剂，预防应激性溃疡。

经治疗后，患者仍持续感腹痛、腹胀、无排气。2019 年 4 月 18 日 01：07 患者突然出现昏迷，呈下颌样呼吸，伴高热，最高体温 39 ℃。心电监护：HR 115 次 / 分，R 20 次 / 分，BP 75/46 mmHg，SpO$_2$ 65%。查体：全身皮肤湿冷，口唇、四肢末端发绀，双侧瞳孔等大等圆，直径约为 3 mm，对光反射弱，心率 115 次 / 分，律齐，腹软，肠鸣音弱。患者家属拒绝一切有创抢救措施，患者于 2019 年 4 月 18 日 01：16 呼吸、心搏停止，宣布临床死亡。

【**最终诊断**】肝门静脉积气　绞窄性肠梗阻？肠系膜动脉缺血？脓毒症性休克；中度贫血；肾功能不全；呼吸衰竭；慢性阻塞性肺疾病；肺气肿；支气管扩张；冠心病。

诊疗思路

1. 肝门静脉积气合并肠梗阻是诊断绞窄性肠梗阻或肠缺血坏死的有力佐证，且往往提示预后差、死亡率极高（75%～90%）。因此，必须立即进行手术或缺血-再灌注治疗，必要时切除失活肠管，恢复血液灌注，并积极给予全身治疗。

2. 患者起病急，病情进展迅速，入院时已出现肾衰竭。CT 可见门静脉积气、肠管扩张等征象，既往有慢性阻塞性肺疾病、高血压、冠心病。入院 24 h 内即出现呼吸衰竭、休克等体征，可疑为绞窄性肠梗阻或肠系膜血管栓塞引起的肠缺血，导致气体进入门静脉系统。但患者为老年人，一般情况较差，常规给予抗感染、补液、胃肠减压等治疗后效果不佳，且患者家属拒绝进一步检查甚至手术治疗，最终患者死亡。

3. 肝门静脉积气的 CT 影像学表现有着非常显著的特征，是诊断该疾病的主要证据，急诊医师应该熟记特殊疾病影像学检查的特征性改变，这是判定患者不良预后的"警示牌"。

三、本疾病最新指南解读

肝门静脉积气（hepatic portal venous gas，PVG）是指气体由于各种原因在门静脉及其肝内分支异常积聚而形成的一种少见的影像学征象。自被 Wolfe 和 Evan 首次报道了 6 例婴幼儿门静脉积气以来，关于各种疾病合并门静脉积气的病例陆续被报道。直至 1978 年，Liebman P R 等回顾分析了 64 例成人 PVG，发现肠坏死所致门静脉积气病例占 72%，总死亡率达到了 75%。而 Kinoshita H[1] 等在 2001 年对 182 例成人 PVG 的分析发现，肠坏死病例占 43%，消化道扩张（12%）、腹膜内脓肿（11%）、胃溃疡（4%）、克罗恩病（4%）、内镜手术并发症（4%）、腹膜内肿瘤（3%）和其他（15%），总死亡率为 37%，但肠坏死患者死亡率仍占 75%。一般认为 PVG 气体有 3 种途径进入肝门静脉[2-3]：①由于肠管炎症、缺血、坏死等导致肠黏膜屏障破坏，肠道内气体渗入肠系膜血管并回流至门静脉，因此肠系膜静脉积气与门静脉积气可同时存在。②产气菌感染入血后进入肠道黏膜或小静脉造成门静脉积气。③体外气体因某些医源性因素或其他不明因素进入门静脉系统，如内镜检查、肝穿刺、射频消融术后等。

门静脉内气体的成分主要是高浓度的二氧化碳，以及少量的氢，这完全可以解释短时期内，由于气体代谢障碍导致病情进展迅速。气体进入门静脉有 2 种途径：其一为扩张肠管内压力增加，肠黏膜层的水肿、坏死、黏膜屏障破坏使得肠腔内气体渗入肠壁小静脉，经肠系膜血管回流至门静脉；另一途径为肠道及腹腔内产气菌的感染波及肠道黏膜或小静脉，静脉内产气菌的直接感染造成门静脉内积气。肝门静脉积气的诊断多数由腹部 X 线及 CT 检查发现[4]，其中 CT 检查快速明了，其表现为管状、分枝状线性空气密度影，穿过肝直达包膜下（距包膜 2 cm 内），呈周边分布，分支多，较细小，多见于肝左叶。但极少量气体积聚常没有明确显示，且易于与肝内胆管积气相混淆。肝超声对于早期发现门静脉积气有更高的敏感性和特异性，其典型表现为门静脉管腔内有小的点状或条索状强回声，同时顺血液流动方向向肝快速移动，严重时可造成肝回声显示不均。

PVG 不是一个独立疾病，仅是由某种疾病发展过程中导致的一种伴随征象。故门静脉积气患者的预后取决于其基础病因，医源性因素等非缺血性因素引起的门静脉积气一般预后良好，但肠缺血坏死引起的门静脉积气预后差、死亡率极高（75% ~ 90%）。因此，如果门脉系统积气合并肠系膜缺血、积气，则必须立即进行手术治疗，必要时切除失活肠管，恢复血液灌注，并积极给予全身治疗，包括肠内、肠外营养，抗感染、抗凝治疗等。

四、对本病例的思考

➢ 急性腹痛有起病急、病情重、转变快的特点，临床上如果遇到腹痛患者合并肝静脉积气，应早期识别并快速明确诊断，联合多学科积极查明原发病因，采取综合治疗，这样可以有效提高患者生存率。

➢ 该患者可疑为肠系膜血管栓塞或绞窄性肠梗阻引起肠缺血，导致气体进入门静脉系统，形成死亡之征——门静脉积气，应立即进一步检查明确病因，如肠系膜动脉造影或直接剖腹探查有无梗阻，必要时切除病变肠管，解除病因，改善预后。

➢ 此类患者病情发展急骤，往往迅速出现多脏器衰竭，预后极差，抗感染和器官功能治疗效果欠佳，一旦明确诊断，临床医师应将患者收入急诊抢救室和 EICU 住院治疗，并及时向家属交代不良预后。

五、专家评析

PVG 虽然在腹痛患者中少见，但因其病死率高，故早期识别并判定其严重程度、积极开展综合治疗尤为重要。肝超声对 PVG 有较高的敏感性和特异性，可作为初筛手段，而腹部 CT 检查不依赖于操作者的检查水平，无需患者调整体位，且敏感度高、特异性强，可同时明确肠坏死、肠梗阻、腹腔脓肿等原发疾病，因此，更推荐将 CT 检查作为诊断 HPVG 的首选方法。本病例为高龄患者，有冠心病、高血压等多种基础疾病，腹痛 1 h 后就诊，查体已出现腹膜炎体征，入院后迅速完善检查，明确门静脉积气诊断。门静脉积气最常见的原因是继发于肠缺血坏死，结合 CT 所见肠管积气扩张，考虑肠梗阻诊断明确，即便患者因肾功能不全未能完善增强 CT 检查，仍考虑存在肠坏死。整个诊疗过程中医生的诊断思路清晰、明确，辅助检查及时、合理。虽然给予了禁食水、胃肠减压、抗感染等治疗，但患者病情进展极为迅速，很快出现休克，最终死亡。

HPVG 本身并非手术指征，其治疗及预后主要取决于原发疾病，合并肠系膜缺血、积气时，病死率高，必须立即进行手术治疗。此病例中笔者对门静脉积气的原因和预后进行了分析和解读，为读者提供了此类疾病的诊治思路。（点评专家：葛洪霞）

六、参考文献

[1] Kinoshita H, Shinozaki M, Tanimura H, et al. Clinical features and management of hepatic portal venous gas: four case reports and cumulative review of the literature [J]. ArchSurg, 2001, 136（12）: 1410-1414. DOI: 10.3892/etm.2022.11452

[2] Sebastia C, Quiroga S, Espin E, et al. Portomosentric vein gas: pathologie mechanisms, CT findings, and prognosis [J]. Radiographics, 2000, 20（5）: 1213-122. DOI: 10.1148/radiographics.20.5.g00se011213

[3] Wiesner W, Mortele K J, Glickman J N, et al. Portal venousgas unrelated to mesenteric ischemia [J]. Eur Radiol, 2002, 12（6）: 1432-1437. DOI: 10.1007/s00330-001-1159-3

[4] Bassam A, Jad E H, Thierry Y, et al. Hepatic portal venous gas: Physiopathology, etiology, prognosis and treatment [J]. World Journal of Gastroenterology, 2009, 15（29）: 3585-3590. DOI: 10.3748/wjg.15.3585

（曲红铮）

病例 28　往日之因，今日之果
——肌腱损伤所致肺血栓栓塞 1 例

一、病情简介

患者，男，45 岁，主因"后背痛 2 天，加重 1 天"于 2023 年 08 月 09 日 20 时来院就诊。2 天前患者出现后背疼痛，伴呼吸困难、胸闷，不能平卧，有咳嗽、咳痰，伴发热，体温最高 38.2 ℃，无头晕、头痛，无胸痛，无意识改变，无恶心、呕吐，无腹痛、腹泻，首先就诊于某医院急诊科，查血常规白细胞高，心电图、尿常规未见明显异常，予对症止痛治疗后患者自行回家。后症状逐渐加重，患者自己怀疑肾结石疼痛，就诊于我院急诊外科，复查尿常规正常，肺部 CT 提示肺炎，且患者有呼吸困难情况，遂转至抢救室继续治疗。患者于 1 个月前在国外受伤后出现右下肢肿胀，就诊当地医院考虑右下肢肌腱、韧带撕裂，给予石膏固定、绷带包扎制动治疗。

【体格检查】T 38.2 ℃，P 110 次 / 分，R 33 次 / 分，BP 130/83 mmHg，SpO_2 89%。神志清楚，精神差，急性面容，强迫坐位，不能平卧，双侧呼吸音粗，双侧未闻及干、湿啰音和胸膜摩擦音。心率 110 次 / 分，心律齐，各瓣膜区未闻及病理性杂音。腹软，无压痛及反跳痛，肝、脾未触及，肠鸣音正常。右下肢活动受限，右侧小腿皮温升高，可凹性水肿，测量右小腿髌骨下 10 cm 处腿围 39.5 cm，左小腿髌骨下 10 cm 处腿围 38 cm。

【辅助检查】血常规 +CRP 组合：白细胞计数 18.2×10^9/L，C 反应蛋白 273.58 mg/L，中性粒细胞百分数 91%。急查生化 2:

丙氨酸氨基转移酶 61 U/L，血钾 3.44 mmol/L，血钠 135.6 mmol/L。血气分析加离子分析（鼻导管吸氧 3 L/min）：酸碱度 7.47，二氧化碳分压 34 mmHg，氧分压 52 mmHg。心梗五项（急诊科）：D-二聚体 3470 ng/mL，TnI < 0.05 ng/mL；B 型利尿钠肽 9.3 pg/mL；胸部 CT 平扫（图 28-1）示左肺下叶斑片影，炎症可能。心电图：窦性心律，心率 110 次 / 分。

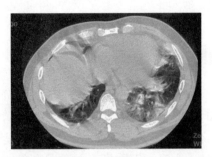

图 28-1 胸部 CT：左肺下叶斑片，炎症可能

思维提示

1. 引发背痛的原因有很多，不同的症状组合可能提示不同的疾病，大致可分为感染性疾病和非感染性疾病，其中除外明确外伤的外科疾病外，还包括急性心肌梗死、主动脉夹层、肺栓塞、肾结石、胰腺炎等急危重症。所以快速而准确的鉴别诊断是治疗有效、挽救生命的关键。

2. 当可能的诊断被一一排除后，或按某一诊断积极治疗后，该患者症状仍未缓解或诊疗仍有矛盾之处时，应继续追问病史、仔细查体、完善检查，搜寻新的证据以明确病因及鉴别诊断，保证有效治疗。

3. 患者不能平卧、强迫坐位的体征需要引起临床医师的警惕，此体征用肺炎和胸膜炎不能解释。另外，影像学改变与严重呼吸衰竭不太符合，这些均需急诊医师进一步检查而明确诊断。

二、诊疗经过

【入院诊断】肺炎；胸膜炎；Ⅰ型呼吸衰竭；电解质紊乱低钠、低钾血症；右下肢肌腱、韧带撕裂。

【诊断依据】

1. 肺炎　依据：患者男性，主因"后背痛 2 天，加重 1 天，有发热、咳嗽、咳痰"等症状。辅助检查：白细胞计数 18.2×10^9/L，C 反应蛋白 273.58 mg/L，中性粒细胞百分数 91%。血气分析（鼻导管吸氧 3 L/min）：酸碱度 7.47，二氧化碳分压 34 mmHg，氧分压 52 mmHg。胸部 CT 提示左肺下叶斑片影，炎症可能。查体：双肺呼吸音粗，无明显干、湿啰音。肺炎、合并胸膜炎诊断明确，但患者呼吸衰竭程度与肺炎程度不相符，且患者 D- 二聚体明显升高，需进一步完善检查。

2. 右下肢肌腱、韧带撕裂　依据：患者有明确外伤史，外院检查提示右下肢肌腱、韧带撕裂。查体：右下肢活动受限，右侧小腿皮温升高，可凹性水肿，给予对症治疗及休息制动后，疼痛缓解，但未消肿。

【诊疗过程】入科后采取综合治疗措施。

（1）一般治疗：心电监护，鼻导管吸氧 3 L/min，后改为无创呼吸机辅助通气。

（2）抗感染方面：头孢唑肟 2 g Q12 h ivgtt。

（3）化痰、补液，纠正电解质紊乱等对症支持治疗。

（4）复查心肌酶、血气分析，完善心脏超声等检查，评估心功能，监测生命体征变化。

经上述治疗，患者第 2 天仍背痛明显，强迫坐位，测体温 38 ℃，查体基本同前。根据患者症状、体征及实验室检查，不除外急性肺栓塞可能，向患者交代病情后，行肺动脉 CT 三维成像提示：动脉栓塞（图 28-2）。右侧下肢血管彩超检查：右侧下肢动脉未见明显狭窄，右下肢深静脉血栓形成（不稳定型）。根据"急性肺栓塞诊断与治疗中国专家共识（2015）"[1]肺栓塞严重指数简化版本（sPESI）的评分标准（附表28-1），该患者评分为2，属于中危（图28-3），给予低分子量肝素钙抗凝治疗，病情好转后序贯利伐沙班片继续抗凝治疗。后转至血管外科行下腔静脉滤器植入术，预防栓子继续脱落造成肺栓塞复发，甚至导致致命性高危肺栓塞出现。

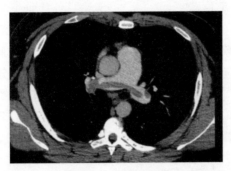

图 28-2　肺动脉 CT 三维成像：肺动脉栓塞

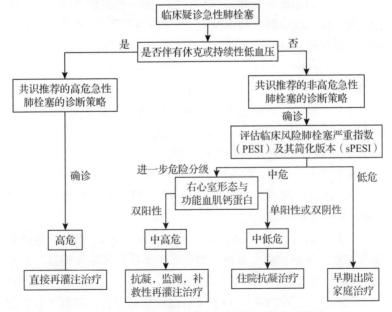

图 28-3　基于危险度分层的急性肺栓塞的诊疗策略

【**最终诊断**】肺栓塞；肺炎；Ⅰ型呼吸衰竭；右侧下肢深静脉血栓形成。

诊疗思路

1. 患者为中年男性，本次为急性起病，以背痛、发热为主诉，初期考虑感染、肾结石、急性冠脉综合征等，后经检查除外肾结石、急性冠脉综合征，给予对症处理后，症状无缓解。转至我院后，就诊于急诊外科，再次复查尿正常，胸部CT除外肋骨骨折等外科疾病后，发现肺炎、呼吸衰竭，转入抢救室继续给予抗感染、祛痰、退热等治疗。

2. 患者入院后经详细询问病史得知，患者既往有右下肢外伤史，近期活动减少。查体发现：口唇轻度发绀，右下肢活动受限，右侧小腿皮温升高，可凹性水肿。化验检查：Ⅰ型呼吸衰竭、D-二聚体升高，继续完善肺动脉CT三维成像，诊断为肺动脉栓塞。

3. 治疗：按照"急性肺栓塞诊断与治疗中国专家共识（2015）"，根据患者具体情况进行病情程度分级，然后给予个体化、规范化治疗。

三、本疾病最新指南解读

急性肺栓塞是常见的三大致死性心血管疾病之一。但近年来，急性肺栓塞在临床实践中仍存在误诊、漏诊或诊断不及时，以及治疗不规范的情况。2004年在总人口为4.544亿的欧盟6国，与PE有关的死亡超过317 000例，其中突发致命性PE占34%，死前未能确诊的占59%，仅有7%的早期死亡病例在死亡前得以确诊[2]。外源性栓子阻塞肺动脉引起肺循环障碍的临床和病理生理综合征，包括肺血栓栓塞症、脂肪栓塞综合征、羊水栓塞、空气栓塞、肿瘤栓塞等。其中肺血栓栓塞症（PTE）是最常见的 PE 类型，指来自静脉系统或右心的血栓阻塞肺动脉或其分支所致疾病，以肺循环和呼吸功能障碍为主要临床表现和病理生理特征，占 PE 的绝大多数。

而深静脉血栓形成（DVT）又是引起 PTE 的主要血栓来源，DVT 多发生于下肢或者骨盆深静脉，血栓脱落后随血液循环进入肺动脉及其分支。外伤患者[3-4]尤其下肢损伤者更易发生 DVT，与下列因素有关：①静脉内膜损伤：是骨科手术静脉血栓形成的主要机制，直接损伤局部组织及静脉管壁，激活凝血途径，诱发静脉血栓。②静脉血液淤滞：创伤、麻醉及手术导致血容量不足，长期卧床、被动体位、伤肢制动、应用止血带等使血流缓慢、淤滞，导致静脉血栓形成。③血液凝固性增高：创伤引起的应激反应，血管壁和组织损伤，启动外源性、内源性凝血系统，增加血小板聚集、黏附性和凝固能力，使血栓形成。在各种创伤患者中，DVT 发生率约为 8%，目前以预防为主，预防措施主要包括加强卧床患者的护理，抬高患肢，尽量活动，减少卧床时间，尽量减少组织损伤，伤后可使用弹力袜等。对于有血栓形成高危因素者，必要时可应用低分子右旋糖酐、肠阿司匹林、低分子量肝素等作为预防措施。其中低分子量肝素治疗效果较好，而一旦发生 DVT，应尽早治疗，必要时采取手术取栓治疗，减少肺血栓栓塞的发生。但肺栓塞症状可以隐匿和不典型，容易混淆，导致误诊失治，进而延误早期治疗。可应用急性肺栓塞临床可能性评估标准，如 Wells 评分或修正的 Ceneva 评分，对中、高度可能肺栓塞的患者，要重点预防，仔细查体，必要时采用超声多普勒、静脉血管造影检查，以早期诊断，及时治疗，避免发生肺栓塞或遗留深静脉血栓后遗症。

四、对本病例的思考

➢ 急性肺栓塞是常见的致死性心血管疾病，其起病隐匿，症状多样，病程进展快，容易出现漏诊、误诊，造成不良预后。因此要提高认识，熟悉相关临床评分，对可疑患者尽快明确诊断，尽早施治。

➢ 对于已确诊某一疾病的患者，在诊疗过程中，仍应密切监测患者的病情变化，如治疗效果未达预期或有不能用现有疾病解释的症状、体征及实验室检查结果，应积极搜寻相关"蛛丝马迹"，并抽丝剥茧，寻找真正的病因。

➢ 危险因素的评估对于肺动脉栓塞的诊断至关重要。

➢ 肺动脉栓塞严重程度的分级对于急诊医师非常重要，要根据病情严重程度选择合适的治疗单元。

五、专家评析

急性肺栓塞是常见的致死性疾病之一，临床上应当高度重视，早期识别，早期治疗。虽然近年来急诊科医生对该病的警惕性在逐渐提高，但临床实践中仍存在误诊、漏诊或诊断不及时的情况，特别是当合并肺炎、心力衰竭等导致呼吸困难、肺部渗出的疾病时。该病例是中年男性，急性起病，后背痛、胸闷伴呼吸困难、咳嗽、咳痰、发热等症状，结合 WBC 升高，CT 提示左下肺渗出等证据，似乎社区获得性肺炎诊断明确，也给予了初始抗感染治疗。但医生对于这一病例，并没有满足于肺炎这一诊断，结合患者下肢制动病史，查体双下肢不对称水肿，D- 二聚体明显升高，而且 CT 所见肺炎的严重程度并不能解释患者的 Ⅰ 型呼吸衰竭，通过抽丝剥茧的临床推理，最终通过 CTPA 检查明确了肺栓塞的诊断。

这一病例提醒每一位读者，对于初步诊断不能解释全部临床症状的情况尤其需要提高警惕，关注病史和查体，积极查找线索，拓宽临床思维，不能把发热、咳痰、肺部渗出都简单归为肺炎，避免"一叶障目，不见泰山"。（点评专家：葛洪霞）

六、参考文献

［1］黄岚，荆志成.急性肺栓塞诊断与治疗中国专家共识［J］.中华心血管杂志，2016，44（3）：197-211. DOI：10.3760/cma.j.issn.0253-3758.2016.03.005

［2］Cohen A T，Agnelli G. Anderson F A，et al. Venous thromboembolism（VTE）in Europe. The number of VTE events and associated morbidity and mortality［J］. Thromb Haemost，2007，98（4）：756-764.

［3］Brenkel I J，Cook R E. Thromboprophylax is in patients undergoing total hip replacement［J］. Hosp Med，2003，64：281-287.

［4］夏志锋，白金广，黄润堂.下肢损伤后深静脉血栓形成15例分析［J］.中国误诊学杂志，2006，6（9）：1783-1784. DOI：10.3969/j.issn.1009-6647.2006.09.158

附表 28-1　肺栓塞严重指数（PESI）及其简化版本（sPESI）的评分标准

项目	原始版本（分）	简化版本（分）
年龄	以年龄为分数	1（若年龄＞80 岁）
男性	10	—
肿瘤	30	1
慢性心力衰竭	10	1
慢性肺部疾病	10	
脉搏≥110 次/分	20	1
收缩压＜100 mmHg	30	1
呼吸频率＞30 次/分	20	—
体温＞36 ℃	20	—
精神状态改变	60	—
动脉血氧饱和度＜90%	20	1

注：原始版本评分中，总分≤65 分为Ⅰ级，66～85 分为Ⅱ级，86～105 分为Ⅲ级，106～125 分为Ⅳ级，＞125 分为Ⅴ级。危险度分层：原始版本评分Ⅰ～Ⅱ级或简化版本评分 0 分为低危，原始版本评分Ⅲ～Ⅳ级或简化版本评分≥1 分为中危，原始版本评分Ⅴ级为高危；简化版本中存在慢性心力衰竭和（或）慢性肺部疾病评为 1 分。

（曲红铮）

病例 29 一波三折的抗感染之路

一、病情简介

患者，女，84岁，主因"胸闷、乏力10余天，加重伴呼吸困难2天"来诊。现病史：患者10余天前无诱因出现胸闷、乏力，休息后可缓解，2天前出现呼吸困难，无发热，无咳嗽、咳痰，无咯血，无胸痛，"120"到场后测 SpO_2 75%，为进一步诊治入院。既往史：高血压史25年，糖尿病史25年，肺癌术后10余年，1个月前急性心肌梗死，无药物过敏史。

【体格检查】T 36.8 ℃，P 72次/分，R 18次/分，BP 102/55 mmHg，神志清楚，精神差，右肺呼吸音低，左肺可闻及呼气相干鸣音，心率72次/分，律齐，心音低钝，各瓣膜听诊区未及杂音，双下肢无水肿。

【辅助检查】血常规：白细胞 $24.3×10^9/L$，CRP 25.5 mg/L，N% 93%，血小板 $344×10^9/L$，PCT > 10 ng/mL。生化：葡萄糖 10.1 mmol/L，白蛋白 24.6 g/L，尿素 12 mmol/L，肌酐 113 μmol/L，Na^+ 131.8 mmol/L，Cl^- 98.6 mmol/L，ALT 9 U/L。心梗组合：肌红蛋白 276 ng/mL，CK-MB < 1.0 ng/mL，TnI < 0.05 ng/mL，D- 二聚体 1440 ng/mL，BNP 987 pg/mL。胸部CT检查：右肺下叶空洞性病变及斑片影，考虑炎性病变，肺脓肿可能（图29-1）。右肺散在慢性炎症，陈旧性病变伴部分支气管牵拉增宽，右肺术后改变，右侧少量胸腔积液。

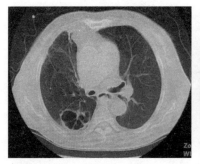 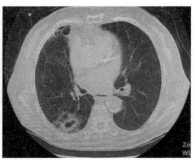

图 29-1　右肺下叶空洞样病变

思维提示

1. 患者急性起病，已出现呼吸衰竭，在病因治疗的同时需加强呼吸支持。

2. 急性呼吸衰竭病因主要包括：①肺部病变：如重症肺炎、肺纤维化、肺水肿等；②胸廓病变：胸部创伤、大量胸腔积液、张力性气胸、胸廓畸形；③呼吸道病变：支气管痉挛、气道异物、气道梗阻、急性喉水肿；④肺血管疾病：肺栓塞、肺血管炎等；⑤神经系统和神经肌肉疾病：脑出血、脑栓塞、脑炎、药物中毒、重症肌无力等。

3. 患者肺部 CT 有空洞样改变，常见的疾病有肺结核、肺癌、肺脓肿（肺炎克雷伯菌、肺曲霉菌和金黄色葡萄球菌等）等，临床上需早期留取病原学检测，争取尽早明确病因，给予目标治疗。

二、诊疗经过

【入院诊断】重症肺炎；呼吸衰竭；肺脓肿；肾功能不全（氮质血症期）；低蛋白血症。

【诊断依据】

1. **重症肺炎　依据：** 患者高龄，急性起病，有呼吸困难表现，氧合指数 < 250 mmHg，白细胞计数、尿素氮升高，影像学上无明显肺部浸润影，需考虑此病。

2. **肺脓肿　依据：** 患者高龄，有糖尿病史，为该病易患人群，胸部影像学检查表现为肺部空洞样改变，局部空洞壁可见增厚，尽管未见明显液平，仍需考虑此病可能。

【诊疗过程】

入院后给予鼻导管吸氧、补液、维持水电解质平衡、营养支持等一般治疗，鼻导管吸氧下血氧可维持在 95% 以上，并未给予呼吸机治疗。抗感染方面给予哌拉西林他唑巴坦 2.5 g q12 h 联合莫西沙星 0.4 g qd 方案，同时完善痰病原学检查以明确病因。

经上述治疗后，患者呼吸困难等症状无加重，无发热、咳嗽、咳痰等症状。入院第 5 天查血常规白细胞 19×10^9/L，N 91%，CRP 238.2 mg/L，PCT 0.67 ng/mL，ALT 4 U/L，尿素氮 15.3 mmol/L，肌酐 99 μmol/L，G 试验阴性，GM 试验阴性，ROSE 回报可见菌丝、孢子。复查胸部 CT 可见右下肺空洞周围渗出较前增加（图 29-2）。综合考虑存在真菌感染，结合患者肝、肾功能，加用氟康唑 300 mg qd 抗真菌治疗。

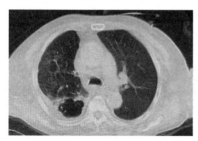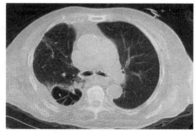

图 29-2　胸部 CT 检查可见空洞周围渗出增加

入院第 5 ～ 14 天，患者一般状态较前好转，监测感染指标呈下降趋势。于入院第 14 天再次出现发热，体温 38.6 ℃，监

测血常规白细胞 $13 \times 10^9/L$，N $11.1 \times 10^9/L$，CRP 155.86 mg/L，ALT 1 U/L，尿素氮 4.2 mmol/L，肌酐 52 μmol/L。再次复查胸部 CT 可见右下肺空洞周围渗出较前明显增多（图 29-3）。考虑不能排除曲霉菌感染，再次完善 G 试验、GM 试验，同时将抗真菌药物改为伏立康唑 150 mg bid。

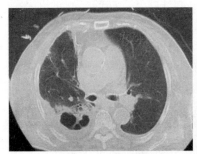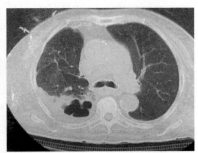

图 29-3　右下肺渗出增多

入院 15～23 天，患者无明显不适，复查血常规白细胞 $5.3 \times 10^9/L$，N $3.3 \times 10^9/L$，CRP 52.09 mg/L，ALT 5 U/L，尿素氮 4.2 mmol/L，肌酐 40 μmol/L。胸部 CT 示右下肺空洞及渗出范围明显缩小（图 29-4）。患者情况符合出院标准，出院后继续口服伏立康唑治疗。出院后随访，继续监测患者的症状和实验室检查，包括体温、呼吸道症状、感染性指标和病原学等，4 周后胸部 CT 示肺部空洞周围渗出基本吸收（图 29-5）。

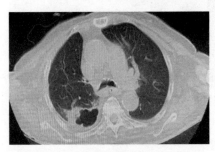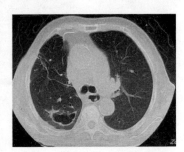

图 29-4　胸部渗出范围较前明显缩小　　图 29-5　胸部 CT 示渗出较前减少

【最终诊断】侵袭性肺曲霉病。

诊疗思路

1. 患者高龄，有肺部肿瘤切除史，血氧低、血象高、CRP升高、PCT升高，胸部CT示右下肺空洞样病变及少量胸腔积液，均支持肺脓肿诊断，故入院时给予哌拉西林他唑巴坦联合莫西沙星抗感染治疗。

2. 入院后监测感染指标下降不明显，ROSE可见真菌菌丝、孢子，依据常规抗细菌治疗无效，因此调整为氟康唑抗真菌治疗。

3. 早期氟康唑抗真菌治疗似乎有效，但患者很快再次发热，感染指标明显升高，胸部CT检查示空洞明显加重，渗出明显增多，遂将氟康唑更改为伏立康唑，进行抗曲霉菌治疗。1周后患者症状改善，2周后CT影像学检查结果改善，患者痊愈出院。4周后复查CT基本恢复正常。

三、本疾病最新指南解读

近年来，由于造血干细胞移植、实体器官移植的广泛开展，高强度免疫抑制剂和大剂量化疗药物的应用以及各种导管的体内介入、留置等，临床上侵袭性肺部真菌感染的发病率明显上升[1]。与国际报道一致，国内多个研究表明肺部真菌感染中曲霉菌感染最多见（37.9%～57%），同时曲霉菌感染最常见于肺部（71.9%）[2]。

侵袭性真菌感染实验室诊断方法主要包括以下几种。

（1）直接镜检：镜下可见真菌分枝菌丝。菌丝由多细胞组成，有分隔，并且可以形成菌丝体。部分低等真菌菌丝没有分隔，必要时需进一步做染色镜检，以提高分辨率[3]。直接镜检的弊端是不能区分真菌种类，特异性低。

（2）真菌培养：准确度高，无菌部位标本培养结果阳性有确诊价值。优点是可明确真菌菌种及药物敏感情况，缺点是耗时长，难以用于早期诊断，且不能确定正常菌群还是感染。

（3）抗原检测：自然界中大部分真菌细胞壁表面均含有 1,3-β-D 葡聚糖（BG）和半乳甘露聚糖（GM）两种成分，当发生真菌感染时，以上两种成分可出现在患者血清当中，因此检测血清中以上两种抗原可明确真菌感染，由于两种抗原在不同菌种中含量不同，因此联合检测可明确真菌感染菌种。有研究[4]表明，外周血检测出 GM 的时间比临床症状早 5～8 天，比 CT 影像早 7.2 天，有利于早期诊断。

（5）抗体检测：抗体产生需要足够的时间以及正常的免疫应答水平，由于大部分真菌感染患者同时存在血液系统恶性肿瘤、器官移植、长期使用免疫抑制剂、糖皮质激素等情况，增加了检测难度，因此临床应用价值不大。

（6）分子生物学：可以通过聚合酶链反应（PCR）以及在 PCR 基础上发展而来的依赖核酸序列的扩增技术（nucleic acid sequence-based amplification，NASBA），也可对真菌感染进行诊断。但因真菌细胞壁坚固、不易破壁导致提取困难，缺乏标准化技术操作及质量评估方案[5]，导致检测敏感性和特异性差距大，用时长，检测费用高，临床应用困难。

四、对本病例的思考

➢ 真菌感染的诊断方法多种多样，且各有局限性，需根据患者实际情况，合理利用各项检测方法，综合判断分析，争取早期诊断，避免误诊、漏诊，提高患者生存率。在诊断上不依靠任何单一的检查，临床疗效是根本，当疗效不佳时，应果断更改治疗计划。研究表明，真菌的病原学检查确诊率仅为 30%～50%，更多的患者是依靠临床综合判定来启动抗真菌治疗，最终取得治疗成功。

➢ 加强对真菌感染高危人群的识别，特别是影像学检查有肺部空洞表现者。高危人群主要包括：血液系统恶性疾病、肿瘤史、器官移植、接受放化疗、免疫抑制剂、长期服用糖皮质激素、糖尿病、高龄等。

➢ 曲霉菌感染有抗菌周期长、抗菌治疗起效慢、易复发的特点，因此在临床上抗真菌治疗时间要长，一般疗程至少 8～12 周，乃至更长时间。同时要定期门诊复查，根据患者的症状、体征、实验室和影像学检查来综合决定抗菌治疗时间。

➢ 临床上针对肺脓肿的诊断主要是病原学诊断，常见的致病菌主要是肺炎克雷伯菌、肺曲霉菌、结核分枝杆菌和金黄色葡萄球菌等，确诊的金指标是病原学诊断，最佳的确诊手段主要是在超声引导下穿刺取到合格的渗出液，找到病理学确诊证据。遗憾的是本病患者通常为高龄老人，家属和本人通常拒绝行有创的检查操作。因此临床往往采取实验性抗曲霉菌治疗，以期最终治疗有效，患者能够痊愈出院，以最小的风险获得最大的收益。

五、专家评析

目前肺真菌病患者增多，但临床上对肺真菌病的警惕性并不高，常出现漏诊、误诊，导致错失治疗机会。本例中医生在较短的时间内，对患者的临床表现、影像学表现、实验室检测结果进行分析，确定了患者的治疗方向，使患者在短期内康复，并制定了出院后继续治疗的方案。临床诊疗思路清晰，同时巩固了疾病的相关诊疗指南，对本病例提出了进一步思考。

研读此病例后，本人有一些感想。首先，本例患者诊断肺部真菌感染的依据是 ROSE 见到真菌菌丝、孢子，但患者的血白细胞明显升高，中性粒细胞升高，PCT 明显升高，这是细菌感染的指征，并不支持真菌感染，因此医生在早期进行经验性抗细菌感染是必要的。其次，医生在未查明真菌种类的情况下首先选择了氟康唑，但氟康唑只对白念珠菌与隐球菌有效，抗真菌谱较窄，当发现肺部阴影增大，改用抗真菌谱较宽的伏立康唑后，患者胸部 CT 检查示肺内病变吸收减少。伏立康唑对念珠菌属、新生隐球菌、镰刀霉菌、荚膜组织胞浆菌等多种真菌有效。如果更早地选择抗真菌谱更广的三唑类或棘白菌素类抗真菌药物可能会缩短病程。最后，根据患者症状、影像学及病原学检查结果，"侵袭性肺曲霉病"成立，但最终确定诊断为"侵袭性肺曲霉病"需要进一步得到病原学或血清 GM 检测阳性的支持。（点评专家：张静）

六、参考文献

［1］中国侵袭性肺部真菌感染工作组.侵袭性肺部真菌感染的诊断标准与治疗原则（草案）[J].中国实用内科杂志，2006，26（21）：1748-1751. DOI：10.3969/j.issn.1005-2194.2006.21.035

［2］徐媛，陈敏，廖万清.中国侵袭性曲霉菌病流行病学现状 [J].中国真菌学杂志，2018，13（1）：57-60. DOI：10.3969/j.issn.1673-3827.2018.01.014

［3］申晓敏.侵袭性曲霉菌病的实验室诊断 [J].国际检验医学杂志，2015，36（9）：1270-1272. DOI：10.3969/j.issn.1673-4130.2015.09.044

［4］王四海.检测血清半乳甘露聚糖对诊断侵袭性肺曲霉病的临床研究 [J].医药论坛杂志，2012，33（3）：12-14. DOI：1672-3422（2012）03-0012-04

［5］任增花，徐凌.侵袭性肺曲霉菌病诊断方法的研究进展 [J].中国临床医学，2018，25（6）：1009-1015. DOI：10.12025/j.issn.1008-6358.2018.20180033

（王　雪）

病例 30 良药？还是毒药？
——都是酒精惹的祸

一、病情简介

患者，女，50岁，主因"头痛、头晕、胸闷1周，嗜睡3天"来诊。患者1周前少量饮酒后出现头痛、头晕，伴胸闷，无胸痛，无恶心、呕吐，无呕血、黑便，无憋气、出汗，于当地医院就诊自诉化验检查正常，给予甘露醇静脉滴注后症状无明显缓解，当地医院考虑神经官能症，给予谷维素、西酞普兰口服，上述症状加重。3天前开始出现嗜睡、精神萎靡来诊。既往史：体健，无药物过敏史。

【体格检查】T 36.5 ℃，P 72次/分，R 14次/分，BP 125/65 mmHg，嗜睡，精神较差，应答无力，能正确回答问题，双肺呼吸音清，未闻及干、湿啰音，心率72次/分，律齐，未闻及心脏杂音，腹平软，无压痛及反跳痛，双下肢无水肿，四肢肌力、肌张力正常，腱反射存在，病理征阴性。

> **思维提示**
>
> 1. 患者病情进行性加重，首先要对症治疗，以抢救生命为首要；其次，需尽快明确病因。
> 2. 头痛、嗜睡原因考虑为神经系统病变及邻近器官疾病，主要有感染性疾病、颅内肿瘤、脑血管病、癫痫、三

叉神经痛、青光眼等；全身性疾病如尿毒症、中毒等。

3. 胸闷、意识障碍常见于肺炎、呼吸衰竭、肺性脑病、急性冠脉综合征、脑卒中、中毒等，少见的有主动脉夹层、肺栓塞、气胸等。

二、诊疗经过

【入院诊断】头痛、胸闷、嗜睡待查；脑血管病？急性冠脉综合征？药物中毒？

【诊断依据】

1. 脑血管病　依据：患者为中老年女性，因头晕、头痛、胸闷、嗜睡来诊，查体发现患者嗜睡、精神差。不能排除脑血管病，需进一步完善检查。

2. 急性冠脉综合征　依据：患者为绝经期女性，有胸闷、嗜睡表现，需鉴别。

3. 药物中毒　依据：患者有西酞普兰服药史，此类药物通过抑制中枢神经系统神经元对 5- 羟色胺的再摄取发挥作用，有低钠血症、QT 间期延长风险，需鉴别。

【诊疗过程】

来诊后完善检查，心电图正常，头部和胸部 CT 未见异常，血常规、心梗"三项"、电解质、肝肾功能、凝血功能均在正常范围内。纵观患者病史，其症状不固定在某个系统，且给予相应治疗后症状随之出现，因此不能除外药物副作用，故停用谷维素、西酞普兰，仅用 5% 葡萄糖氯化钠、维生素 C 补液治疗，同时反复追问病史，发现患者发病前 2 天曾因牙痛自行服用甲硝唑，结合患者饮酒史，考虑此次病因为双硫仑样反应，继续补液和对症治疗，2 天后患者症状消失，出院。

【最终诊断】双硫仑样反应；西酞普兰副作用。

诊疗思路

1. 患者为绝经期女性，主要表现为头晕、头痛、胸闷并进展性意识障碍，需排除神经系统疾病及心血管疾病。患者既往体健，体格检查未发现神经定位体征，心电图、电解质、肝肾功能、头部、胸部影像学检查均未见异常，可排除。

2. 通过仔细询问病史发现，患者症状的发生、发展与服药史和饮酒史有关，经停用相应药物及补液治疗后患者症状缓解，因此支持药物副作用及双硫仑样反应的诊断。

三、本疾病最新指南解读

双硫仑样反应（disulfiram-like reaction）又称双硫醒样反应或酒醉貌反应，系指双硫仑抑制乙醛脱氢酶，阻抑乙醇的正常代谢，致使饮用少量乙醇也可引起乙醛中毒的反应。双硫仑，又名戒酒硫，用药后再饮酒即出现软弱、眩晕、嗜睡、幻觉、全身潮红、头痛、恶心、呕吐、血压下降，甚至休克等反应。对于一般较轻的反应，不需治疗可自行恢复。若出现剧烈反应，如呼吸抑制、虚脱、惊厥、心功能失常等，应采取相应措施救治。

用药期间饮酒（或接触酒精），表现为胸闷、气短、喉头水肿、口唇发绀、呼吸困难、心率增快、血压下降、四肢乏力、面部潮红、多汗、失眠、头痛、恶心、呕吐、眼花、嗜睡、幻觉、恍惚，甚至发生过敏性休克，血压下降至 $60 \sim 70/30 \sim 40$ mmHg，并伴有意识丧失。容易误诊为急性冠脉综合征、心力衰竭等。另外，双硫仑样反应的严重程度与应用药物的剂量、饮酒量成正比。饮用白酒较饮啤酒、含酒精饮料等的反应重，用药期间饮酒较停药后饮酒反应重。

酒中的乙醇可与多种药物发生相互作用：①与解热镇痛类药

物如阿司匹林、布洛芬合用，能加重药物的胃肠道反应，严重者可引起胃出血或穿孔。②与某些药物同时使用可引起双硫仑样反应。③饮酒可使外周血管扩张，与治疗高血压或冠心病的药物协同作用导致血压下降，严重时可诱发心绞痛及心肌梗死，如硝酸酯类、袢利尿剂、利血平、降压 0 号等。④乙醇有神经抑制作用，与苯巴比妥类、地西泮、氯氮䓬类药物同时服用可导致中枢抑制进一步加重，甚至中毒或呼吸停止等。⑤影响药物在体内的代谢过程，如二甲双胍、格列本脲、格列齐特等降糖药，与酒精同时服用可加速药物代谢过程，引起低血糖发生。西咪替丁等 H_2 受体拮抗剂可促进酒精加速吸收，引起急性酒精中毒。⑥利福平、红霉素与酒精同时使用可加强肝毒性。

双硫仑样反应的治疗主要包括：①患者卧床休息，休克者采取"V"形体位。②保持呼吸道通畅，给予氧气吸入 4～6 L/min，改善组织缺氧。③建立静脉通路，遵医嘱给予地塞米松 5～10 mg 加入葡萄糖溶液中静脉滴注或静脉注射，补液及利尿，并根据病情给予血管活性药物治疗。④对症处理，如恶心、呕吐者可给予甲氧氯普胺 10 mg 肌内注射；如嗜睡、意识不清，可以给予纳洛酮拮抗治疗。⑤备齐急救器械及药品，如除颤仪、吸痰器、气管切开包及静脉穿刺包、呼吸兴奋剂、利尿剂等。⑥观察患者神志、体温、脉搏、呼吸、心率、心律、血压、尿量及其他临床变化，并做好病情动态的护理记录。

四、对本病例的思考

➢ 为预防双硫仑样反应的发生，应叮嘱患者服用硝基咪唑类等药物期间以及 1 周内禁用含乙醇的饮料，避免乙醇消毒、乙醇擦浴等。

➢ 当遇到多系统疾病时，尤其是伴随治疗阶段性出现症状者，需考虑药物副作用的可能。

➢ 本例患者虽然没有典型的双硫仑样反应的临床表现，但是服药史和饮酒史对其诊断帮助很大，需要注意的是双硫仑样反应的产生程度与患者体内酒精含量或药物浓度有关[1]，还与自身身体情况、对酒精的敏感度有关，即使少量饮酒也能发生。此外，由于上述药物对乙醛脱氢酶等酶的抑制需 7 天左右才能恢复，故即使在停用上述药物 1 周内饮酒，也可诱发双硫仑样反应。

➤ 临床医生也要切记，不要将饮酒的患者都机械、盲目地诊断为双硫仑样反应，要结合临床表现、查体、实验室检查和影像学依据进行综合考虑，并且要进行留院观察和治疗，根据疗效来进行诊断，不可漏诊或者误诊其他疾病。

五、专家评析

乙醇受到乙醇脱氢酶的作用脱氢成为乙醛，乙醛的代谢受乙醛脱氢酶的作用。双硫仑这一药物结构中的 N- 甲硫四氮唑可抑制乙醛脱氢酶，从而引起血中乙醛浓度的增加，进而使血液和呼出气中乙醛的浓度增加 5 ～ 10 倍。当血中乙醛浓度大于 0.5% 时，可发生一系列的中毒症状，即乙醛的代谢受到了阻碍，引起面部、颈部强烈的血管舒张，伴随恶心、呕吐，有的面色苍白、血压低而呼吸急促，有些可引起惊厥、心律不齐、心肌梗死。乙醛的高剂量可引起头晕、头痛、呼吸困难、休克或死亡。通过对药物分子结构的分析，发现一些药物的分子中含有 N- 甲硫四氮唑结构，当应用这些药物进行治疗的同时饮酒，就会出现与服用双硫仑同样的反应。既往人们对头孢菌素引起的双硫仑样反应较为熟悉，但对其他药物引起的双硫仑样反应关注不够。硝基咪唑类药物（甲硝唑、替硝唑），磺脲类降糖药格列苯脲、呋喃唑酮、酮康唑等药物也可以抑制乙醛脱氢酶，从而使乙醛浓度升高，引起一系列反应。

本例中医生在为患者进行全身系统检查并未发现常见疾病后，再次仔细询问病史，发现患者在发病前 2 天因牙痛自行服用过甲硝唑，结合患者的饮酒史，考虑此次病因为双硫仑样反应，经过补液治疗患者症状好转。同时本例中医生也为我们提供了另一种临床思路：当患者的化验检查结果不能解释临床症状和体征时，不应只是一味地应用一些药物缓解患者的症状，而是应更仔细地询问病史，尽量做"减法"，减少应用可能造成各类不良反应的药物，这不失为另一种寻找病因的方法。（点评专家：张静）

六、参考文献

[1] 李辉. 双硫醒反应 60 例急诊抢救体会 [J]. 中国急救医学，2004，24（3）：227-227. DOI：10.3969/j.issn.1002-1949.2004.03.045

（王　雪）

病例 31　不寻常的"纳差"

——甲状腺功能减退危象

一、病情简介

患者，女，82 岁，主因"纳差 1 个月余伴嗜睡 1 天"于 2016 年 11 月 15 日来医院急诊科就诊。患者入院前近 1 个月无明显诱因出现"纳差"症状，食欲明显下降，伴全身乏力，体重下降约 5 kg，但无腹痛、呕吐、腹泻，无发热，无黑便，无喘憋、胸痛，无头痛、头晕。入院前 1 天出现嗜睡，反应迟钝，有痰不易咳出，家属呼叫"120"送至急诊科。既往史：高血压病 10 余年，规律服用降压 0 号，每日 1 片，血压控制在 130/80 mmHg 左右。否认糖尿病、冠心病、脑血管病和肿瘤病史。否认重大手术外伤史。

【体格检查】T 36.1 ℃，HR 50 次 / 分，RR 14 次 / 分，BP 80/50 mmHg，SaO_2 88%，嗜睡，呼之可睁眼，不能准确回答问题。查体不合作，全身皮肤无花斑，颈软，无抵抗，双瞳孔等大等圆，直径 2 mm，对光反射存在。口唇轻度发绀，双肺呼吸音低，未闻及干、湿啰音，心率 50 次 / 分，律齐，各瓣膜区未闻及杂音，腹平软，无明显压痛，双下肢轻度水肿，四肢肌力查体不合作，病理征未引出。

【辅助检查】血常规：WBC 12.5×10^9/L，Hb 100 g/L，PLT 90×10^9/L，CRP 15 mg/L。急查生化：Cr 120 μmol/L，Na^+ 125.6 mmol/L，Cl^- 85.1 mmol/L，K^+ 2.9 mmol/L，Glu 3.8 mmol/L，BUN 10.5 mmol/L；AST 40 U/L，ALT 18 U/L。血气分析：pH 7.4，PO_2

55 mmHg，PCO$_2$ 35 mmHg，Lac 0.5 mmol/L，HCO$_3^-$ 12 mmol/L。心肌酶：TnI 0.25 ng/mL，D- 二聚体 600 ng/mL，BNP 650 pg/mL。影像学检查：颅脑 CT 示多发腔隙性梗死灶；胸部 CT 示双肺多发片状阴影，感染可能性大，双肺少量胸腔积液；腹部 CT 示肝多发囊肿。心电图示：窦性心动过缓，前壁 T 波低平。

思维提示

1. 纳差是急诊科老年患者常见的症状之一，在接诊此类患者时，应尽快完善血生化检查，以及头、胸、腹部 CT 和心电图等检查，先除外急危重疾病，同时给予必要的营养支持，先保证生命体征的平稳。

2. 纳差从病因上可分为消化道疾病和全身性疾病。消化道疾病包括消化道肿瘤、溃疡、结核、感染，全身性疾病包括脑血管病、肺部疾病、心血管疾病、内分泌代谢性疾病，在急诊并不少见，需要与消化系统疾病相鉴别，老年人往往因症状不够典型而被误诊。

3. 急诊常见纳差的疾病：脓毒症、感染、肝肾功能不全、恶性肿瘤、内分泌代谢性疾病等。

二、诊疗经过

【入院诊断】纳差；意识障碍原因待查　甲状腺功能减退症？消化道肿瘤？急性脑血管病？肺部感染？心功能不全；呼吸衰竭；低血糖症；肾功能不全；贫血；低钾、低氯、低钠血症。

【诊断依据】

1. 甲状腺功能减退症　依据：可出现黏液性水肿昏迷，患者低体温，低血压，低心率，嗜睡，低血糖，低钠、低氯血症，查甲状腺功能可明确诊断。

2. 消化道肿瘤　**依据**：起病隐匿，病程长，腹部 CT 不能明确空腔脏器病变，需查肿瘤标记物以及胃镜、肠镜检查以明确诊断。

3. 急性脑血管病　**依据**：患者出现"嗜睡 1 天"，既往高血压病史。因长期入量不足引起低血容量引发急性脑梗死，颅脑 CT 示多发腔隙性梗死，行颅脑 MRI 可明确诊断。

4. 肺部感染　**依据**：肺部 CT 检查提示存在感染灶；意识状态改变，白细胞升高，C 反应蛋白升高，低血压，动脉血氧低。

【诊疗过程】

（1）入急诊抢救室后予心电血压监护，因患者呼吸减慢，吸氧状态下氧饱和度仍不足 90%，但患者家属拒绝气管插管等有创抢救，故给予无创呼吸机应用。

（2）立即应用葡萄糖纠正低血糖，补充生理盐水，补钾纠正电解质紊乱。

（3）莫西沙星静脉滴注抗感染，同时予活血化瘀改善脑供血。

经上述治疗 1 天后，患者血糖、血压、电解质紊乱基本恢复正常，但患者仍处于嗜睡状态，无创呼吸机应用下，血氧饱和度 95%，自主呼吸仍浅慢。入院第 2 天患者甲状腺功能回报：TT$_3$ 0.15 nmol/L（正常参考值 1.54 ～ 3.08 nmol/L），TT$_4$ 5.2 nmol/L（正常参考值 58.8 ～ 142.5 nmol /L），FT$_3$ 0.75 pg/mL（正常参考值 2.3 ～ 4.2 pg/mL），FT$_4$ 1.5 pg/mL（正常参考值 6.1 ～ 11.2 pg/mL）。TSH 22.25 mIU/L（正常参考值 0.35 ～ 4.7 mIU/L），甲状腺球蛋白抗体 1610 IU/mL（正常参考值 ＜ 115 IU/mL）。抗甲状腺过氧化物酶抗体 22 IU/mL（正常参考值 ＜ 35 IU/mL）。甲状旁腺激素 38 pg/mL（正常参考值 12 ～ 88 pg/mL）。肿瘤标记物 AFP、CEA、CA199、CA125 指标均正常。查甲状腺超声：甲状腺大小、形态正常，回声减低，分布欠均匀。结合上述检查，诊断甲状腺功能减退症，黏液性水肿昏迷明确。立即给予糖皮质激素以及鼻饲左旋甲状腺素片，日平均补充量 150 μg。患者入院第 4 天意识状态由嗜睡转为清醒，自主呼吸功能明显提高，入院第 5 天停用无创呼吸机，第 7 天恢复自主进食，改为口服左旋甲状腺素片。入院第 14 天复查甲状腺功能：TT_3 1.85 nmol/L，TT_4 70 nmol/L，FT_3 2.8 pg/mL，FT_4 6.7 pg/mL。TSH 4.5 mIU/L，血糖平稳，血钾、血氯、血钠恢复正常，患者生命体征平稳，血压维持在 110/60 mmHg，SaO_2 维持在 98%，心率 65 次 / 分。完善颅脑 MRI 检查：未见新发梗死灶。复查胸部 CT 提示双肺感染和胸腔积液较前吸收，达到出院标准，转社区医院进一步康复治疗。

【最终诊断】甲状腺功能减退危象（黏液性水肿昏迷）；甲状腺功能减退症；肺部感染；Ⅰ型呼吸衰竭；低血糖症；低钾、低氯、低钠血症。

诊疗思路

1. 患者高龄，既往高血压病，本次以纳差症状慢性起病，最终发展为意识障碍、呼吸衰竭，初期考虑纳差原因是否为消化道肿瘤，意识障碍原因不除外低血容量引起急性缺血性脑血管病，呼吸衰竭考虑由肺炎引起。但患者入院时同时存在低体温、低血压、低心率、低血糖、低钠低氯血症，特别需要行甲状腺功能的检查以明确甲状腺功能减退症的诊断。

在甲状腺功能减退危象的治疗中[1]，除了应用左旋甲状腺素片以外，初期糖皮质激素的补充也很重要。因甲状腺功能减退症患者存在潜在的肾上腺皮质功能储备不足，单纯补充甲状腺素会因基础代谢恢复加重糖皮质激素的缺乏，可能诱发肾上腺危象。该患者入院时存在肺部感染、呼吸衰竭、休克，给予适量的糖皮质激素应用，为后面甲状腺功能减退危象的成功抢救提供了保证。

三、本疾病最新指南解读

甲状腺功能减退危象（简称甲减危象）又称黏液性水肿昏迷[2]，是指甲状腺功能严重减退致全身代谢和各系统功能下降所引起的临床综合征。甲减危象通常发生在甲状腺功能减退长期未经治疗或治疗中断的中老年女性。常见诱因为寒冷刺激、感染、药物、手术等。该病起病隐匿，并缺乏特异性，由此给该病的识别带来困难。早期极易被误诊为脑血管疾病、休克、呼吸衰竭、心力衰竭等。甲状腺功能减退（甲减）可分为原发性和继发性两种。原发性甲减以慢性淋巴细胞性甲状腺炎为常见，早期症状不典型，许多患者因全身乏力或甲状腺肿大等单一症状就诊，缺少特异性，容易误诊。

甲状腺功能减退危象引发昏迷的机制[3]：①甲状腺功能减退时，机体中甲状腺激素分泌减少，以葡聚糖为主的透明质酸聚积在间质组织内，造成间质水肿，可累及各个器官组织，如出现脑水肿、心包积液、胸腔积液等，脑水肿严重时可出现意识障碍。②由于黏液性水肿、胸腔积液、贫血或循环功能差等综合因素，导致肺泡中的二氧化碳弥散能力降低，患者多数伴有明显低通气，呼吸受到抑制，呼吸减慢，血氧分压降低，二氧化碳分压升高，严重时出现二氧化碳中枢性麻醉现象和呼吸性酸中毒，患者逐渐进入昏迷状态。③此类患者各系统功能及全身代谢均处于低水平状态，脑组织对葡萄糖与氧的代谢利用水平明显下降，也是造成昏迷的重要机制。

四、对本病例的思考

➤ 甲减危象在临床上很少见[4]，但死亡率较高。急诊医师当遇到乏力、昏迷、呼吸衰竭患者时，要注意排除甲减危象的可能，做到早发现、早治疗，以降低死亡率。

➢ 当老年患者出现纳差症状时，家属往往不够重视，以为是营养不良，来急诊科时往往只要求简单的营养支持，并不愿进行详细检查以明确病因，这就要求急诊医师进行仔细问诊、查体，发现疾病的特点所在，并向家属说明完善检查的必要性，家属理解之后往往能够配合检查，最终发现病因，使患者及时得到正确救治。

➢ 甲减危象在临床上并不多见，但是其临床症状隐袭，很容易被漏诊和误诊，应重视患者的临床表现、查体和实验室检查，这些对于明确诊断发挥着重要作用。

五、专家评析

1. 都说儿科是"哑科"，儿童疾病的病史采集大部分依靠父母的仔细观察与描述，需要儿科医生的详细询问，以及火眼金睛、详细查体。高龄老年患者由于其原有的基础疾病，本已经处于认知迟钝状态，在此基础上若合并低血压、低血糖、发热、低氧血症、电解质紊乱等各种情况，常导致患者就诊时已经出现意识障碍，处于非常严重的状态。但就诊时许多家属却常常"一问三不知"，不能提供准确的病史，这些都对本已繁忙的急诊科医生提出了挑战。

2. 急诊科的诊疗思维是降阶梯思维，是指在对临床症状进行鉴别诊断时，从严重疾病到一般疾病、从迅速致命疾病到进展较慢疾病进行依次鉴别的思维方式。在本例疾病的诊断治疗过程中，急诊科医生首先针对老年人给予无创呼吸机纠正呼吸衰竭，纠正低血糖、低血压、电解质紊乱、抗感染等，维持患者的生命体征稳定。许多老年人在生命体征稳定后被收入病房，或者进入ICU抢救，进行各种生命支持治疗。如果诊疗思维到此为止，可能会有十几个疾病诊断，患者多因多器官功能衰竭而死亡。

3. 此例患者，急诊科医生并没有满足于各种症状、各种诊断的罗列，而是认真思考出现一系列情况的原因，根据疾病诊断的"一元论"的原则，尽量用一个主要诊断来概括。此例老年患者处于低代谢状态，考虑存在甲状腺功能减退，予进一步完善相关检查，使得看似错综复杂的疾病水落石出。

4. 百闻不如一见，急诊科医生在规范化培训过程中，需要广泛涉猎内、外、妇、儿等各科疾病，真切地感受疾病的诊疗思维过程，积极参加线上、线下各种疑难危重病例讨论，拓展思维的广度与深度，才能在以后的工作中触类旁通，应用自如，减少误诊、漏诊。（点评专家：曹广科）

六、参考文献

［1］罗维，闻智鸣.无症状黏液性水肿突发昏迷一例报告［J］.海南医学，2012，23（4）：141-142. DOI：10.3969/j.issn.1003-6350.2012.04.000

［2］葛均波，徐永健.内科学［M］.9 版.北京：人民卫生出版社，2018.

［3］冯玉.甲状腺功能减退症 27 例分析［J］.中国误诊学杂志，2007，7（1）：151-151. DOI：10.3969/j.issn.1009-6647.2007.01.146

［4］胡海霞，刘晓亮，臧秀贤，等.黏液性水肿昏迷 1 例报告（一个易被遗忘的引起昏迷的原因）［J］.中风与神经疾病杂志，2014，31（1）：2. DOI：10.19845/j.cnki.zfysjjbzz.2014.01.024

（习　涛）

病例 32　浓睡不消残酒，知否？知否？已是生死相许

一、病情简介

患者，男，58 岁，主因"头晕 2 h"于 2021 年 10 月 11 日 12：00 到急诊科就诊。患者陪同人员诉患者 2 h 前饮酒后头晕致摔倒，头部外伤，无腹痛、腹泻及恶心、呕吐，无呕血、黑便，无抽搐及二便失禁。按酒精中毒给予治疗。既往体健。否认糖尿病、冠心病史。否认肺结核、肝炎病史，否认重大手术外伤史。

【体格检查】P 113 次 / 分，R 18 次 / 分，BP 73/45 mmHg，SpO_2 98%，醉酒貌，言语含糊，查体不合作。颈软，无抵抗，双瞳孔等大等圆，直径 3 mm，对光反射灵敏。双肺呼吸音清，未闻及干、湿啰音，心律齐，各瓣膜区未闻及杂音，腹平软，全腹无压痛及反跳痛。四肢肌力 V 级，双侧病理征阴性。

【辅助检查】血常规：WBC 24.2×10^9/L，Hb 137 g/L，PLT 309×10^9/L。急查生化：Cr 257 μmol/L，BUN 10.8 mmol/L，Na^+ 143.4 mmol/L，K^+ 4.27 mmol/L，Glu 10.5 mmol/L。血气分析（鼻导管吸氧 3 L/min）：pH 7.23，PO_2 83 mmHg，PCO_2 24 mmHg，Lac 9.6 mmol/L。心肌酶谱：正常。凝血四项：正常。心电图：窦性心动过速。

思维提示

　　1. 急性酒精中毒是急诊科常见病之一，病情可轻可重。轻者只需临床观察即可，重者可危及生命。急性酒精中毒可出现多种常见的并发症，如意识障碍、消化道出血、低血糖、低血压、电解质紊乱、酸中毒、急性胰腺炎等。也可造成急性心肌梗死、脑出血等。

　　2. 休克是急诊科常见的急危重症之一，对于休克患者，在积极抢救生命，如快速补液扩容、升血压等基础上，应采取各种可能的措施，尽快判断休克的病因，根据不同病因及时给予相应治疗。如对于失血性休克，应积极止血（药物、手术等）、输血；对于感染性休克，应积极抗感染等；对于心源性休克等，应积极治疗原发病等。

二、诊疗经过

　　【入院诊断】休克原因待查；急性肾损伤；急性酒精中毒。
　　【鉴别诊断】
　　（1）休克：患者以低血压、心率增快表现就诊，需考虑各种原因导致的休克。包括低血容量性休克、感染性休克、心源性休克等。
　　（2）直立性低血压：患者为中年男性，饮酒后出现低血压，需考虑直立性低血压。但该病与体位有明确的关系，而该患者低血压与体位无关，故可排除直立性低血压。
　　（3）急性胰腺炎：患者有饮酒史，表现有腹痛，需考虑急性胰腺炎，但该患者多次复查血淀粉酶、脂肪酶均正常，且腹部CT无急性胰腺炎表现，故排除。
　　（4）急性心肌梗死：患者有饮酒史，病程中出现胸闷、憋气等表现，需考虑该病。但该患者无高血压、糖尿病、高脂血症等危险因素，检查心电图和心肌酶正常，可初步排除该病。

【诊疗过程】入抢救室后采取综合治疗措施。

（1）一般治疗：心电血压监护、鼻导管吸氧 3 L/min。

（2）开放静脉通路，液体复苏，维持水、电解质平衡。

（3）完善血常规、肝肾功能、电解质、血糖、心肌酶、血气分析等相关检查。

（4）纠正休克：给予补液治疗，保证重要脏器灌注。

（5）纠正电解质紊乱。

诊疗经过：经上述治疗，患者病情无好转，出现剧烈腹痛，呈进行性加重，全腹部拒按，无肌紧张，多次与患者沟通完善腹部 CT 检查，患者均强烈表示拒绝。16：00 患者诉胸闷，HR 146 次 / 分，R 21 次 / 分，BP 78/58 mmHg，SpO_2 98%，导尿导出暗红色血液。化验尿常规提示：红细胞 153 524/μl，白细胞 4680/μl，蛋白质 3+，细菌 –。建议完善腹部 CT 检查，但患者躁动，完全不配合检查。19：00 患者持续胸闷，坐起后缓解，腹胀、口干，HR 138 次 / 分，R 21 次 / 分，BP 96/56 mmHg，SpO_2 98%，腹部膨隆，上腹压痛。床旁超声：腹腔积液。普外科、ICU 会诊，不除外急性胰腺炎，建议尽快完善腹部 CT，但患者再次拒绝。给予胃肠减压，引出浅咖啡色液体。20：10 复查血常规：WBC 22.1×10^9/L，Hb 114 g/L，PLT 306×10^9/L。急查生化：Cr 300 μmol/L，BUN 13.1 mmol/L，Na^+ 143 mmol/L，K^+ 4.2 mmol/L，Glu 18.19 mmol/L。血气分析（鼻导管吸氧 3 L/min）：pH 7.13，PO_2 82 mmHg，PCO_2 16 mmHg，Lac 15 mmol/L。继续予以快速补液扩容、维持血压等治疗。21：10 患者呼吸困难、腹痛、口干，HR 148 次 / 分，R 21 次 / 分，BP 112/65 mmHg，SpO_2 98%，腹软、膨隆，上腹压痛，最终经患者同意，完善腹部 CT 如图 32-1，提示膀胱破裂。联系泌尿外科会诊，收住院。入院后行膀胱镜检查，见大量腹腔积血，膀胱破裂，裂口约 1.6 cm，予以抽吸，自体血液回输，镜下膀胱修补术。术后安返病房，2 周后患者病情恢复出院。

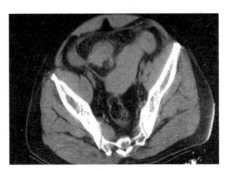

图 32-1　2021 年 10 月 11 日腹部 CT 示膀胱破裂

【最终诊断】膀胱破裂出血；失血性休克；急性肾损伤；急性酒精中毒。

诊疗思路

1. 患者中年男性，既往体健，本次为急性起病，饮酒后出现胸闷、腹痛，进行性加重，初期考虑急性酒精中毒、低血压状态，给予补液扩容，病情无好转，除外急性酒精中毒引起的多种并发症后，治疗重点放在积极寻找休克原因上。

2. 入院后发现：患者出现胸闷、腹痛，进行性加重，查体心率增快，血压低，化验血乳酸进行性升高，休克诊断明确。初诊时患者无腹痛，按一般急性酒精中毒、低血压治疗。但在治疗过程中，患者出现腹痛表现，尤其以上腹痛表现明显，当时考虑急性胰腺炎，给予相关治疗。需要完善腹盆部 CT 检查，但患者多次拒绝，导致影响对病情的判断。在这种情况下，应该对患者拒绝腹部 CT 检查的原因进行分析，到底是患者主观拒绝检查，还是有其他原因。从病情的发展过程分析，当患者出现腹痛时，已经伴随有胸闷、烦躁，结合患者生命体征、乳酸等检查结果，休克诊断已经明确，应该考虑患者拒绝行 CT 检查的原因可能是随病情的发展，因休克而烦躁，导致不能配合检查，而不是单纯的拒绝检查。在不能完成 CT 检查的基础上，应该考虑另外的选择，即腹部超声。

3. 腹部超声的重要性，对于表现为腹痛、腹胀、呕吐等消化系统症状，或者怀疑出血、感染等导致休克的患者，除了常规的病史、体征、生化等检查外，还有 CT、超声等多种辅助检查。该患者在不能完成腹部 CT 检查的情况下，经腹部超声检查提示腹腔积液，通过诊断性腹腔穿刺做出诊断。

三、本疾病最新指南解读

急性酒精中毒是急诊科常见病之一，病情轻重不等，除临床常见的各种并发症外，不乏出现一些少见的、临床容易忽视的并发症，如自发性膀胱破裂，很容易造成误诊、漏诊[1]，甚至因此而出现失血性休克或感染性休克，危及生命，造成不可挽回的损失。

膀胱破裂分为腹膜内型与腹膜外型，自发性膀胱破裂病因包括：①膀胱壁病变，如膀胱肿瘤、慢性炎症、肿瘤等；②排尿反射障碍，如脑血管病、脊髓损伤、膀胱逼尿肌及尿道肌功能失调；③膀胱流出道梗阻，如尿道狭窄畸形、前列腺增生等。作为自发性膀胱破裂的一种类型，醉酒后膀胱破裂机制是由于膀胱逼尿肌松弛、尿道括约肌收缩，导致膀胱过度充盈，这种情况下如果出现剧烈呕吐、腹部受撞击、甚至变换体位等，由于膀胱底部缺少肌肉保护及支持作用，保护功能薄弱，故容易出现腹膜内型膀胱破裂。

对于自发性膀胱破裂患者，如果延误诊治，可出现出血、感染、休克等并发症，从而危及生命，因此要做到早诊断、早治疗。在诊治急性酒精中毒患者时，除关注常见并发症外，还要关注自发性膀胱破裂这一并发症。但该病比较隐匿，不易诊断。可以从以下几方面考虑：①病史：患者有膀胱过度充盈的诱因，比如醉酒、意识障碍导致排尿异常；②症状：腹痛、腹胀等。对于语言表达不能的患者，如失语、意识障碍、醉酒者，要重点关注患者排尿情况，有无血尿、烦躁、辗转反侧等；③体征：重点关注腹肌紧张、腹部压痛的患者，尤其是合并低血压、心率增快等休克表现的患者；④实验室检查：如贫血、肌酐升高、乳酸升高等，尤其要关注这些指标的动态检查结果。有文献提到，由于尿性腹水在腹膜内被重吸收，可引起尿素氮及肌酐异常升高，假性肾衰竭是诊断腹膜内膀胱破裂的重要指标[2]；⑤腹部 CT 或泌尿系超声可以提供直接或间接征象。最直接、确诊率最高的检查是膀胱造影[3]。

对于自发性膀胱破裂患者，原则上需行急诊膀胱修补术。治疗关键是修补缺口，充分冲洗腹腔，保持引流管、尿管引流通畅，积极抗感染。对于裂口 < 1 cm 且无膀胱破裂重症感染的患者，试行尿管引流及抗感染治疗[4]，密切观察病情。

四、对本病例的思考

➤ 醉酒状态可以掩盖很多临床症状，患者的主诉、病史采集也有困难，如果不能及时检查、不能严密追踪患者的病情变化、不能发现病程中一些重要的表现和体征，以及不能对辅助检查结果进行合理判定，可能会出现误诊或延迟诊断。尤其对于一些少见的并发症，如自发性膀胱破裂等，更应该从一些蛛丝马迹中获取重要的信息。自发性膀胱破裂是急性酒精中毒的重要并发症之一，由于其起病隐匿，临床表现不典型，因此也是最容易被误诊、漏诊的。

➤ 在接诊急性酒精中毒患者时，如患者出现用常见疾病不能解释的症状和体征，如意识障碍、发绀、花斑、心率增快、低血压、贫血、排尿困难、血尿等，均需完善检查，警惕急性酒精中毒导致的自发性膀胱破裂。

➢ 对于不明原因的低血压、休克、尿潴留、意识障碍等泌尿系统之外的症状，应及时行腹部影像学检查，明确有无膀胱破裂，条件许可时可行膀胱造影，确诊率接近 100%。

➢ 在对该患者的整个诊疗过程中，患者不配合检查，因此造成了诊断的延迟。经过反复与患者沟通，使其充分了解到检查的重要性后，最终获得了患者在诊疗上的认同及配合。因此，在对疾病的诊疗过程中，寻求患者的理解与配合也是一个关键环节。

五、专家评析

严重酒精中毒会引起意识障碍、低血压、代谢性酸中毒和高乳酸血症。但面对醉酒状态下的患者，病史采集往往比较困难，很多临床症状易被掩盖。本例患者在治疗过程中，低血压持续未改善，陆续出现腹痛、血尿、烦躁等表现，单用酒精中毒无法解释，最终行腹部 CT 方明确诊断。急诊面对急危重症患者时，经初始评估和处理后，要根据病情进行多次评估。对于以"醉酒"为主诉来诊者，切记不能满足酒精中毒的单一诊断，对这类患者需要更加严密、动态地观察病情。（点评专家：杨铁城）

六、参考文献

［1］赵平宇.醉酒后膀胱破裂 10 例误诊分析［J］.陕西中医药大学学报，2003，26（5）：48-49. doi：10.3969/j.issn.1002-168X.2003.05.031.

［2］石美鑫.实用外科学（下册）［M］.北京人民卫生出版社，1992.

［3］Carlos A G, Andre A F. Acute abdomen: spontaneous bladder rupture as an important differential diagnosis［J］. Rev Col Bras Cir, 2009, 36（4）:

364-365. DOI：10.1590/s0100-69912009000400018

［4］李泽良，王毅，刘同才.自发性膀胱破裂（附 39 例报告）［J］.中华泌尿外科杂志，2000，21（11）：670-670. DOI：10.3760/j：issn：1000-6702.2000.11.010

（程泽君）

病例 33　肢体无力、意识障碍
——谁说就是脑梗死？！

一、病情简介

患者，女，73 岁，主因"左侧肢体无力 5 天，意识障碍伴发热 3 天"于 2023 年 4 月 15 日到急诊科就诊。患者 5 天前出现左侧肢体无力，伴意识不清，发热，最高体温 39 ℃，无胸痛、胸闷，无腹痛、腹泻及恶心、呕吐。就诊于外院，头部和胸部 CT 未见明确异常，到我院就诊。既往史：脑梗死、糖尿病史。

【体格检查】T 36.3 ℃，HR 97 次 / 分，RR 20 次 / 分，BP 116/55 mmHg，SaO_2 99%，意识模糊，颈软，无抵抗，双瞳孔等大等圆，直径 3 mm，对光反射灵敏。双肺呼吸音清，未闻及干、湿啰音，心律齐，各瓣膜区未闻及杂音，腹平软，全腹无压痛。左上肢抬起后快速下落，左下肢被动屈立不能，左侧巴宾斯基征（＋）。

【辅助检查】血常规：WBC 21.6×10^9/L，Hb 114 g/L，PLT 311×10^9/L。急查生化：Cr 258 μmol/L，BUN 12 mmol/L，Na^+ 142.5 mmol/L，K^+ 4.53 mmol/L，Glu 13.56 mmol/L。血气分析（鼻导管吸氧 3 L/min）：pH 7.16，PO_2 101 mmHg，PCO_2 18 mmHg，Lac 13.3 mmol/L。心肌酶谱：正常。影像学检查：2023 年 4 月 15 日颅脑 CT 提示多发腔隙性梗死灶。胸部 CT 未见异常。心电图：窦性心动过速。

思维提示

1. 意识障碍是急诊科常见的急危重症之一，在接诊意识障碍患者时，需考虑多种系统疾病，包括神经系统、内分泌系统、消化系统、呼吸系统、血液系统疾病，以及药物中毒等所致的意识障碍。通过详细的病史询问、查体、常规化验及 CT 等检查可做出初步判断。

2. 对于意识障碍合并发热的患者，要考虑感染因素，包括脑脊髓中枢系统、呼吸系统感染等原发病所致的发热。对于本例患者找到感染部位并确定感染原是治疗的关键。

3. 对于单侧肢体无力，要仔细辨别肢体无力的具体性质。中枢性原因导致的单侧肢体无力，查体可发现局灶性神经功能缺失表现。外周因素引起的单侧肢体无力多见于骨骼、肌肉病变，包括外伤、感染、外周神经病变等所致。应仔细查体，详细分析，避免漏诊、误诊，针对病因给予相应治疗。

二、诊疗经过

【入院诊断】急性脑血管病？中枢神经系统感染？

【鉴别诊断】

（1）急性脑血管病：脑出血、脑梗死、蛛网膜下腔出血等疾病可引起卒中性肺炎、误吸引起吸入性肺炎等，合并发热。该患者为老年男性，此次主因"左侧肢体无力 5 天，意识障碍 3 天"来诊，既往有脑梗死、糖尿病病史，查体有局灶性神经系统损伤表现，诊断为急性脑梗死，进一步可完善脑血管 MRA 等检查。

（2）中枢神经系统感染：患者意识障碍伴发热，不能除外颅内感染，进一步可完善腰椎穿刺等检查。

（3）巴比妥类药物或安眠药中毒：这类患者可表现为意识障碍，如果出现误吸，可发生吸入性肺炎，出现呼吸困难、发热。通过详细询问病史，完善胸部 CT，检验血液中药物浓度等鉴别。该患者没有过量服药史，且平日无服用此类药物的病史，故可初步排除药物中毒或安眠药蓄积导致昏迷的可能，进一步可完善血药浓度来明确。

（4）脊髓或外周性损伤：脊髓病变或外伤等可导致单侧肢体活动障碍，尤其是感染性疾病如脊髓感染等，合并发热。通过完善脊髓 MRI、肢体及关节等的 CT 检查进一步鉴别。

【诊疗过程】入科后采取综合治疗措施。

（1）一般治疗：心电血压监护，鼻导管吸氧 3 L/min。

（2）开放静脉通路，抗血小板、活血化瘀改善脑血管供血、保护神经细胞，头孢曲松抗感染治疗。

（3）完善心脏彩超、腹部 CT 等相关检查。

（4）完善血常规、肝肾功能、电解质、血糖、心肌酶、血气分析等相关检查。

经上述治疗，患者肢体无力和发热均无缓解，结合患者白细胞明显升高，降钙素原显著升高，考虑感染性病变。2023 年 4 月 16 日完善腹盆部 CT（图 33-1A），提示左侧腰大肌脓肿。此时明确诊断左侧腰大肌脓肿。给予积极抗感染治疗的同时，行局部穿刺、穿刺液培养等检查治疗。穿刺液培养提示耐甲氧西林金黄色葡萄球菌（MRSA），根据药敏试验将抗生素调整为头孢哌酮钠舒巴坦钠＋万古霉素。5 日后患者体温降至正常，神志恢复，肢体活动略有改善。2 周后无发热，神志清楚，肢体活动较前明显改善，复查腹盆部 CT 提示脓肿明显吸收（图 33-1B）。2 个月后患者活动正常，复查腹盆部 CT 显示腰大肌脓肿吸收（图 33-1C）。

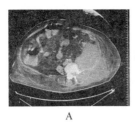 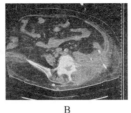 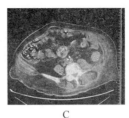

| A | B | C |

图 33-1 患者腹部 CT 检查

【最终诊断】腰大肌脓肿

诊疗思路

1. 患者高龄，既往有脑梗死、糖尿病病史，本次为急性起病，突发左侧肢体无力伴意识障碍，考虑急性脑梗死，但患者伴有发热，需要警惕感染性疾病。

2. 对于不明原因发热的患者，须进一步完善相关检查，查找感染部位，本病例进一步完善胸、腹部 CT 提示左侧腰大肌脓肿。

3. 抗生素选择。患者高龄，合并慢性基础疾病（脑梗死、糖尿病）、免疫能力低等因素，根据腰大肌脓肿穿刺液培养为金黄色葡萄球菌，根据药敏试验给予敏感抗生素治疗。

三、本疾病最新指南解读

腰大肌位于腰椎椎体与横突之间，周围与腹膜后淋巴结、肾、胃肠道、腹主动脉及骨骼等毗邻，具有丰富的血液供应。其解剖结构是导致腰大肌脓肿的基础。

腰大肌脓肿分为原发性和继发性两类。原发性腰大肌脓肿由远处感染灶通过血液循环引起，呼吸系统感染是主要来源，平均发病年龄较低。继发性腰大肌脓肿是邻近周围组织的感染直接蔓延到腰大肌所致，主要来源是脊柱和胃肠道，平均发病年龄较高。

腰大肌脓肿易患因素有肿瘤、糖尿病、静脉注射毒品、艾滋病、炎症性肠病、酗酒、外伤、慢性肝病等。常见的病原菌为金黄色葡萄球菌、结核分枝杆菌、链球菌、布鲁氏菌等。除上述常见致病菌外，还要考虑到一些少见致病菌，如肺炎克雷伯菌，临床也有这类细菌感染引起腰大肌脓肿的报道[1]。此外，还要注意腰大肌脓肿与脊柱结核等的鉴别。脊柱结核表现有腰痛较轻，通常无高热，伴夜间盗汗，影像学检查受累椎体以骨质破坏为主，常引起椎体塌陷，椎间隙狭窄，很少有骨质硬化和边缘骨赘形成。血培养和血清学检查可以避免误诊，必要时进行骨髓、脓液培养[2]。腰大肌脓肿临床表现缺乏特异性，包括发热，腰背部、下腹部疼痛，跛行、关节活动障碍等，常与其他疾病症状重叠，容易出现误诊、漏诊。CT 和 MRI 是诊断腰大肌脓肿的金标准，特异性达 100%[3]。MRI 在鉴别原发性和继发性腰大肌脓肿方面是首选。

合理应用抗生素及脓肿穿刺抽液引流术是目前治疗腰大肌脓肿的主要方法[4]。如前所述，继发性腰大肌脓肿是由附近脏器疾病蔓延所致，因此在尽早使用抗生素的基础上需要切开引流、彻底清除病灶，这可以明显缩短继发性腰大肌脓肿患者的住院天数，对减少并发症或死亡率至关重要[5]。

四、对本病例的思考

➤ 意识障碍是临床常见的主要症状之一，也是主要的死亡原因，多以脑血管病、呼吸衰竭、药物中毒等为主，由于病因复杂，很多情况下家属不能提供有价值的病史，尤其在不同疾病出现相同症状的情况下，容易漏诊、误诊。比如该患者单侧肢体障碍可由脑血管病引起，也可由腰大肌脓肿导致肢体活动受限引起。

➤ 在接诊意识障碍患者的过程中，如患者出现发热、低血压、白细胞升高等急性脑血管疾病不能解释的症状和体征，需尽快完善检查，尽早明确病因。

➢ 腰大肌脓肿患者临床症状可以不典型，对于老年患者，尤其是合并糖尿病者，患者往往因痛阈升高而无腰痛、腹痛等表现，如出现不明原因的发热、肢体活动受限、全身症状、精神意识改变、跌倒等表现，应及时行胸腹部影像学检查。

➢ 全身感染部位不能明确时，可以考虑行 PET-CT 检查，对查找感染原发挥着重要作用，特别是可以发现一些不常见的感染灶，如感染性心内膜炎、腰大肌脓肿、脊髓或者骨感染等。

五、专家评析

本例为老年患者，肢体无力、意识障碍，第一印象往往考虑脑血管病，头颅 CT 能明确或除外出血性卒中，对于缺血性脑血管病的诊断，需要细致的神经系统查体结合颅脑 CT 检查。颅脑 MRI 可以提供确诊证据，但该检查耗时，危重患者往往无法完成。本例患者另一个突出的表现是严重感染状态，发热、炎症指标增高、代谢性酸中毒等。因此除明确卒中诊断外，寻找感染病灶急迫而且重要，本例中医生及时行腹部 CT 明确了腰大肌脓肿的诊断，穿刺引流配合有效的抗生素治疗，最终使患者转危为安。（点评专家：杨铁城）

六、参考文献

[1] Mita N, Narahara H, Okawa M, et al. Necrotizing fasciitis following psoas muscle abscess caused by hypermucoviscous Klebsiella pneumonia [J].Journalof infectionand chematherapy: official journal of the Japan Society of Chemotherapy, 2012, 18（4）: 565-568. DOI: 10.1007/s10156-011-0338-7. DOI: 10.1007/s10156-011-0338-7

[2] Beyan E, Pamukuogle M, Tura C. et al. Gluteal abscesses caused by Brusella species [J].Intern Med, 2008, 47（3）: 171-172. DOI: 10.2169/

internalmedicine.47.0604

［3］Carolyn D，Paul G. Increasing incidence of iliopsoas abscesses with MRSA as a predominant pathogen［J］. Infection，2011，63（1）：1-7.

［4］Dala-AIi B M，Lloyd M A. Janipireddy S B，et al. A case report of a septic hip secondary to a psoas abscess［J］. J Orthop Surg Res，2010，70（5）：70. DOI：10.1186/1749-799X-5-70

［5］Korenkov M，Yucel N，Schierholz J M，et al. Psoas abscesses. Genesis, diagnosis and therapy［J］. Chirurg，2003，74（7）：667-682. DOI：10.1007/s00104-003-0648-0.

（程泽君）

病例 34 "胰"惑背后的炎症
——IgG4 相关性自身免疫性胰腺炎

一、病情简介

患者，男，45 岁，主因"腹痛 10 余天"于 2017 年 12 月 13 日到医院急诊科就诊。患者 10 余天前无明显诱因出现腹痛，为中上腹钝痛，阵发性加剧，每天发作 5 ～ 6 次，每次持续数分钟至数十分钟，无发热、寒战，无恶心、呕吐，无腹泻。既往史：体健。否认高血压、糖尿病、心脑血管病。否认手术、外伤、输血史。否认过敏史。近 2 个月体重减轻 10 kg。

【体格检查】T 36.5 ℃，HR 80 次 / 分，RR 18 次 / 分，BP 133/78 mmHg。神清，精神可，查体合作。皮肤、巩膜轻度黄染。言语流利，可正确回答问题。双侧瞳孔等大等圆，直径 2.5 mm，对光反射灵敏。颈软，无抵抗，口唇无发绀。双侧呼吸音清，无干、湿啰音。心律齐，各瓣膜区未闻及杂音。腹软，中上腹轻度压痛，无反跳痛，肝、脾肋下未触及。四肢肌力 V 级，肌张力正常。生理反射存在，病理反射未引出。

【辅助检查】实验室检查：ALT 104 U/L，AST 61 U/L，TBil 108.5 μmol/L，DBil 70. 5 μmol/L，血淀粉酶及脂肪酶正常；血常规、降钙素原、肝肾功能、电解质、心肌酶谱、D- 二聚体、凝血功能等均未见异常。心电图：未见明显异常。影像学检查：腹部超声示胰头部低回声结节并主胰管扩张；腹部 CT 示胰头增大，胰管扩张，胆总管略扩张（图 34-1）。

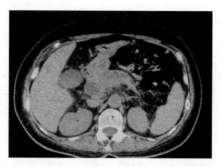

图 34-1 2017 年 12 月 13 日腹部 CT 检查示胰头增大

> **思维提示**
>
> 1. 腹痛是急诊科常见急危重症之一，接诊腹痛患者时，首先要明确疼痛的部位、性质、持续及缓解规律、有无其他伴随症状等，在止痛的同时，务必要完善检查，以明确诊断。
>
> 2. 熟悉腹痛的病因：首先要了解几种常见致命性腹痛，包括急性化脓性梗阻性胆管炎、急性重症胰腺炎、心肌梗死、实质脏器破裂、异位妊娠破裂、主动脉夹层等；其次要鉴别腹痛是内科性、外科性还是腹腔外疾病导致；最后要了解慢性腹痛的病因，如腹腔内粘连、慢性阑尾炎、盆腔炎、小肠憩室、腹膜结核及腹腔内肿瘤等。

二、诊疗经过

【入院诊断】胰腺占位性质待查；梗阻性黄疸。

【诊断依据】

1. 胰腺占位性质待查 **依据**：患者为中年男性，主因"腹痛 10 余天"来诊。入科查体：中上腹轻度压痛。入科后化验检查肝酶、胆红素均高于正常。腹部超声、腹部 CT 均提示胰头增大，结合近 2 个月体重减轻 10 kg,考虑胰头占位。

2. 梗阻性黄疸　　**依据**：患者皮肤、巩膜黄染,肝酶、胆红素均高于正常,腹部超声、腹部 CT 均可见胰管扩张。据此可明确诊断梗阻性黄疸。

【诊疗过程】入科后采取综合治疗措施。

(1)一般治疗：心电监护、鼻导管吸氧 2 L/min。

(2)给予禁食水、保肝利胆、间苯三酚止痛、营养支持等治疗。

(3)完善肿瘤相关指标未见异常;头部、胸部 CT 均未见异常。

(4)12 月 16 日完善腹部 MRI：胰头局限增大,胰管狭窄,胆总管扩张,肝内、外胆管扩张(图 34-2)。

(5)考虑胰腺癌可能性大,完善胰腺增强 MRI 及 MRCP 检查,并建议行胆胰超声内镜及超声内镜引导下细针穿刺活检(EUS-FNA)或手术治疗。

1 月 2 日胰腺增强 MRI：胰腺弥漫异常信号,胰头部局部增大,考虑炎性病变,IgG4 相关性胰腺炎可能性大,建议实验室检查,临床治疗后复查进一步除外恶性肿瘤(图 34-3)。

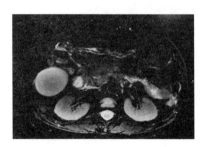 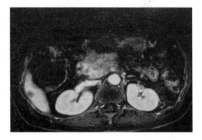

图 34-2　2017 年 12 月 16 日
腹部 MRI 检查示胰头局限增大

图 34-3　2018 年 1 月 2 日胰腺增强
MRI 检查示胰头炎性改变

2018 年 1 月 3 日完善以下检查：ALT 154 U/L,AST 101 U/L,TBil 138.5 μmol/L,DBil 90.5 μmol/L;脂肪酶 512.4 U/L;IgG4 216 mg/dL;肿瘤标志物、红细胞沉降率、血常规、降钙素原、肝肾功能、电解质、心肌酶谱、D- 二聚体、凝血、抗核抗体、抗

平滑肌抗体、抗线粒体抗体等自身抗体谱均未见异常。

1月4日行EUS，回报示：慢性胰腺炎症性改变，EUS-FNA细胞学检查示间质内见较多浆细胞。

【最终诊断】IgG4相关性自身免疫性胰腺炎（IgG4-RAIP）。

确诊后给予激素治疗（静脉滴注泼尼松80 mg /d，连用3天，后改为口服泼尼松片40 mg/d。

1周后患者腹痛症状减轻，黄疸程度较前减轻，复查胆红素、肝功能均下降：ALT 88.3 U/L，AST 59. 2 U/L，TBil 60. 3 μmol/L，DBil 35. 7 μmol / L。证明激素实验治疗有效，继续泼尼松治疗，随访病情变化。

2个月后患者无腹痛、黄疸等症状，复查胆红素、肝功能均正常，激素减量维持治疗，后复查腹部CT、腹部MRI均未见异常。

【最终诊断】IgG4相关性自身免疫性胰腺炎。

诊疗思路

1. 患者既往体健，本次出现慢性腹痛、黄疸，近2个月体重减轻10 kg，结合腹部CT及相关化验指标，初期考虑胰腺癌可能性大，但缺乏病理学诊断依据，尚不能确诊。需要完善胰腺细胞穿刺活检，活检结果示慢性炎症性改变，考虑IgG4相关性胰腺炎可能性大，需结合实验室检查及激素疗效。

2. 血清IgG4水平升高，经激素治疗后症状及相关化验检查结果均正常，最终确诊为IgG4-RALP。

三、本疾病最新指南解读

IgG4相关性自身免疫性胰腺炎缺乏特异性临床表现，常表现为梗阻性黄疸、腹痛、体重减轻等，可累及胰腺、胆管等多种器官，出现器官弥漫性肿胀或局部肿块形成[1]。胰腺癌常表现为无痛性梗阻性黄疸、胰腺肿块，两种疾病容易误诊。

2011 年国际胰腺病协会制定了 IgG4-RAIP 的诊断标准，包括：①血清 IgG4 水平；②胰腺实质或胰管的影像学改变；③胰腺外其他器官受累情况；④胰腺组织的病理学表现；⑤对激素治疗的敏感性[2]。

研究表明，血清 IgG4 增高是目前诊断 IgG4-RAIP 最有价值的指标，且血清 IgG4 高于正常值 2 倍以上可显著增加诊断的准确性，部分患者可合并 CA19-9 轻度升高[3]。IgG4-RAIP 影像学表现为胰腺弥漫性或局限性肿大，局限性肿大常发生于胰头部，MRCP 检查显示肝内胆管扩张，胆总管胰头部截断，胰管扩张，极易与胰腺癌混淆。IgG4-RAIP 组织病理学常表现为胰腺实质或胰管周围有大量的淋巴细胞、粒细胞、浆细胞浸润，呈间质性炎症改变或小叶性纤维化改变[4]；IgG4 阳性浆细胞数量＞ 10/HFP，IgG4/IgG ＞ 40%；闭塞性静脉炎改变。IgG4-RAIP 首选激素治疗，大部分患者经过激素治疗后临床症状消失，血清学检查及影像学表现恢复正常。

IgG4-RAIP 因缺乏典型的临床表现和影像学表现，急诊医师极易将本病误诊为胰腺癌，导致延迟治疗或错误治疗。当急诊工作中遇到可疑 IgG4-RAIP 患者或不能确诊为胰腺癌的患者时，首先要进行血清学和影像学检查，对于胰腺占位性病变要进行穿刺活检。当高度怀疑为 IgG4-RAIP 时，可使用激素进行诊断性治疗。

四、对本病例的思考

➢ 梗阻性黄疸在急诊并不少见，常见的疾病如胆总管结石、胰头占位性病变等，患者常常以急腹症到急诊科就诊，很多患者会合并急性胰腺炎、肝损伤等并发症。急诊科医师通常诊断为急性炎症、占位或者肿瘤，很少会考虑是自身免疫系统疾病，因此早期的影像学检查对于疾病的诊断至关重要。

➢ IgG4-AIP 临床表现缺乏特异性，腹痛、黄疸为很多疾病所共有的症状。胰腺癌患者也常出现上述症状，再加上患者近期有消瘦表现，更容易诊断为胰腺癌。腹部 CT 呈局限肿块型，影像学表现与胰腺癌高度类似，很容易误诊为胰腺癌。

➢ 在以后的临床工作中，遇到可疑胰腺恶性肿瘤患者时，应常规进行胰腺病灶穿刺活检，取出标本进行病理学、细胞学及免疫组化检查；当不能完全确诊而又不具备完善上述检查的条件时，需结合血清 IgG4 水平，同时可以使用激素进行诊断性治疗。

五、专家评析

急性胰腺炎是急诊的一种常见疾病，胆石症、高脂饮食和酗酒是其最常见的原因。临床上慢性胰腺炎是由于多种原因导致的局限性和弥漫性的慢性进展性炎症。IgG4 相关性胰腺炎一般指的是 IgG4 相关性胰腺炎，是一种特殊类型的慢性胰腺炎，通常是指 IgG4 淋巴细胞浸润胰腺，引起胰腺局部肿大和胰管狭窄。在临床上容易与胰腺肿物相混淆。IgG4 相关性胰腺炎会出现上腹部疼痛，伴有腰背部放射痛和黄疸，MRI 通常显示慢性炎性改变。急诊医师应注意对血清学 IgG4 和肿瘤标记物检测加以鉴别。当然胰腺 MRI 和组织病理的检查也会提供更多线索。由于两种疾病的治疗和预后完全不同，因此对于胰腺肿大伴有黄疸的患者要考虑到更多的可能性。培养正确的临床思维对于急诊医师尤为重要。当然，能否得到正确诊断与是否能考虑到此类疾病有关，这就需要急诊医师有丰富的临床经验和鉴别诊断的能力。本病例中接诊医生的临床思维清楚，考虑问题全面，所以很快得出了正确结论，并给予了相应的治疗，使患者预后良好。（点评专家：王军宇）

六、参考文献

［1］Bijal V，Arezou K. IgG4-Related Disease with Emphasis on Its Gastrointestinal Manifestation［J］.Gastroenterol Clin North Am，2019，48（2）：291-305. DOI：10.1016/j.gtc.2019.02.008

［2］Shimosegawa T，Charih S T，Frullonir L，et al.International consensus diagnostic criteria for autoimmune pancreatitis：Guidelines of the International Association of Pancreatology［J］. Pancreas，2011，40（3）：352-358. DOI：10.1097/MPA.0b013e3182142fd

［3］李春林，黄津，吴文泽，等.一例 IgG4 相关性胰腺炎患者的循证诊断与治疗［J］.循证医学，2020，20（5）：282-288. DOI：10.12019/j.issn.1671-5144.2020.05.007

［4］方芳.IgG4 相关疾病的临床病理学特征［J］.中华病理学杂志，2014，43（9）：618-622. DOI：10.3760/cma.j.issn.0529-5807.2014.09.010

（谷　晔）

病例 35 初闻如"梗"在喉，细究"椎"心刺骨
——颈椎占位导致的单侧肢体活动不利

一、病情简介

患者，女，33 岁。主因"左侧肢体活动不利 1 h"于 2022 年 2 月 15 日到医院急诊科就诊。患者 1 h 前无明显诱因出现左侧肢体活动不利，无言语不利，无头晕、头痛、晕厥，无恶心、呕吐。既往史：体健。否认高血压、糖尿病、心脑血管病史。否认手术、外伤、输血史。否认过敏史。

【体格检查】T 36.5 ℃，HR 70 次/分，RR 19 次/分，BP 125/66 mmHg。神清，精神可，查体合作，言语流利，可正确回答问题。双侧瞳孔等大等圆，直径 2.5 mm，对光反射灵敏。颈软，无抵抗，口唇无发绀。双侧呼吸音清，无干、湿啰音。心律齐，各瓣膜区未闻及杂音。腹软，无压痛、反跳痛。左侧肢体肌力 Ⅲ 级，右侧肢体肌力 Ⅴ 级，肌张力正常。生理反射存在，病理反射未引出。

【辅助检查】血常规：WBC 10.1×10^9/L，CRP 0.6 mg/L；急查生化：Glu 6.51 mmol/L；血气分析：pH 7.38，PO_2 85 mmHg，PCO_2 45 mmHg。心肌酶谱、D-二聚体、生化电解质、肝肾功能、凝血未见异常。影像学检查：2023 年 2 月 15 日，颅脑 CT 检查未见明显异常；胸部 CT 未见明显异常。心电图：未见明显异常。

思维提示

　　1. 急性偏瘫是急诊科常见的急危重症之一，在接诊急性偏瘫患者时，首先需辨明病因，待明确具体病因后再给予治疗。

　　2. 急性偏瘫常见于颅内疾病，最多见的是缺血性脑卒中及出血性脑卒中，还可见于颅内肿瘤及硬膜下血肿等颅内疾病。也常见于脊髓、椎体等疾病。

　　3. 颅内血管外病变也可能导致急性偏瘫，需要警惕，急诊常见如颈动脉的病变等。

　　4. 低血糖也会导致急性偏瘫，因此接诊急性偏瘫患者时需要测量快速血糖做鉴别，急性缺血性脑卒中的溶栓治疗前也需要检测血糖，避免误诊误治。

二、诊疗经过

　　【入院诊断】急性脑血管病。

　　【诊断依据】患者为青年女性，主因"左侧肢体活动不利 1 h"来诊。查体：左侧肢体肌力Ⅲ级，右侧肢体肌力Ⅴ级。高度怀疑急性脑血管病，需进一步完善检查。

　　【诊疗过程】入科后采取综合治疗措施。

　　（1）一般治疗：心电监护、鼻导管吸氧 2 L/min。

　　（2）脑血管病方面：给予改善循环等治疗，紧急完善神经内科会诊。

　　（3）完善颅脑 MRI 检查：结果未见异常。

　　再次询问病史：患者诉近 1 年间断颈肩部疼痛。考虑脊髓、椎体等疾病待除外，完善颈椎、胸椎 MRI 检查，结果如下：颈椎 MRI 示 C5/6 水平椎间盘后方可见结节状 T1WI、T2WI 等信号影，大小约为 3.0 mm × 3.9 mm，脊髓受压（图 35-1）；胸椎 MRI

示轻度骨质增生。完善骨科会诊，收住院。

2月17日行颈椎手术及术后复查颈椎MRI（图35-2）。

2月18日左侧肢体活动较术前改善，左侧肢体肌力Ⅳ-级。

2月20日左侧肢体肌力普遍Ⅳ级。

2月23日左侧肢体肌力恢复正常。

2月24日患者出院。

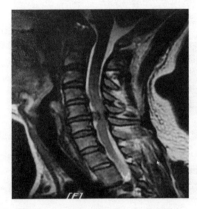

图35-1　2022年2月15日颈椎
MRI示颈椎占位性病变

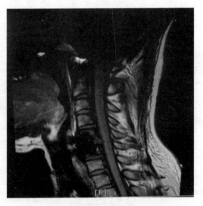

图35-2　2022年2月17日颈椎
MRI示颈椎术后占位消失

【最终诊断】颈部脊髓损伤；颈椎间盘突出；椎管内占位性病变。

诊疗思路

1. 患者本次为急性起病，突发单侧肢体活动不利，肌力Ⅲ级，颅脑CT未见异常，初期考虑急性脑血管病。但患者既往体健，无病理征，暂未立即给予溶栓治疗，选择中性治疗，给予醒脑静治疗。后完善颅脑MRI检查未见异常，因此诊断上不支持急性脑血管病。

2. 病史采集很重要，急诊医师通过反复追问病史，最终找出近 1 年间断颈肩部疼痛线索，进而考虑椎体疾病待除外，完善椎体 MRI 发现异常，颈椎 MRI 发现占位，最终诊断为椎管内占位性病变。

3. 患者为年轻女性，无危险因素，突发肢体无力，尽管临床症状很容易怀疑是急性脑血管病，但还是要高度警惕其他血管病变而非颅内血管病变，如颈动脉夹层或者占位性病变所致，因此可以根据体格检查确定疾病的可能位置，选择适当的影像学检查进一步明确诊断。

三、本疾病最新指南解读

急性偏瘫是缺血性脑卒中和颈脊髓损伤的共同症状，提示在脑卒中的鉴别诊断中应考虑颈脊髓损伤，反之亦然。Kim 等[1]分析了在急诊科首次被误诊为脑卒中的 9 例患者的临床和影像学资料，这 9 例患者均因急性偏瘫症状被首次确诊为脑梗死，并接受了组织纤溶酶原激活剂（TPA）治疗；并指出急性偏瘫症状除脑卒中外，也可发生于颈椎椎间盘突出、颈椎占位性病变、颈椎硬膜外脓肿、自发性颈椎硬膜外血肿等颈椎病变。

颈椎通过椎 - 基底动脉系统影响脑供血：颈椎生理结构改变、各关节和小关节出现错位时，一方面会使椎动脉受到牵拉和挤压，如寰枕关节和寰枢关节在解剖位置发生变化时，会更明显地挤压椎动脉，或椎动脉 V1 段血管受到牵拉或血管迂曲受到挤压；另一方面，椎动脉周围的交感神经受到刺激，使椎动脉产生扭曲、痉挛及血流动力学改变，从而产生椎 - 基底动脉供血不足的症状，成为颈源性缺血性脑卒中的病理基础。此外，研究表明，椎基底动脉循环不全可引起脑干、小脑及大脑半球后部等灌流区的功能障碍，患者即使无临床症状，也存在脑部潜在缺血，在血流动力学改变的情况下（如体位、头位变化等）更易诱发，反复发作将演变成以小脑、脑干或枕叶为主的完全性卒中。因而，颈源性脑血管性症状更应引起临床医生的足够认识[2]。

椎管内占位性病变包括椎管内肿瘤、囊性病变、血管畸形、血肿等。根据占位性病变的部位分为髓内、髓外硬膜下、硬膜外椎管内等[3]，按照占位性病变发生的节段可分为颈、胸、腰及骶管内占位性病变，发生于胸段者最多，约占全部椎管占位性病变的50%，发生于颈段者约占25%，相对于其他节段椎管内占位性病变，颈部脊髓与椎管之间的空隙大，脊髓受压后有一定的缓冲作用，从而使该区域占位性病变的早期临床表现不典型，无特异性症状，仅表现为轻度的颈部不适或上肢的麻木、乏力感症状，且患者起病隐匿，症状时轻时重，在发现占位性病变前常易与颈椎病、肩周炎、枕大神经痛等疾病混淆，早期不易诊断，导致延误治疗的最佳时机[4]。

四、对本病例的思考

➢ 急性偏瘫是缺血性脑卒中和颈脊髓损伤的共同症状，在接诊急性偏瘫患者时，要注意在鉴别诊断中考虑颈脊髓损伤，应及时完善椎体MRI等相关检查，避免误诊、漏诊及延误治疗时机。

➢ 颈椎相关疾病对脑供血影响很大，很多颈椎病患者无临床症状时也存在脑部潜在缺血，反复发作将演变成完全性卒中。因而，除缺血性脑卒中外，颈源性脑血管性症状更应引起临床医生的足够认识及重视。

➢ 对于危险因素的评估和病史采集对于鉴别诊断至关重要，脑卒中患者往往存在基础病（高血压、糖尿病、高脂血症等），而脊髓损伤往往不存在危险因素，起病急速，多以血管病变、占位等为常见病因。

五、专家评析

对于主诉为"左侧肢体活动不利 1 h"的患者，急诊医师首先考虑是脑血管病，包括出血性和缺血性脑血管病。因此急做头颅 CT 检查，排除出血性疾病。此患者为年轻女性，33 岁，既往体健，没有脑血管病的危险因素，也不是缺血性脑血管病好发年龄。所以急诊医师对患者及时完善了颅脑 MRI 检查，期望通过 MRI 检查，早期明确是否有缺血或者梗死情况。颅脑 MRI 未见异常，基本排除脑血管病可能，因此需要进一步考虑其他可能，包括颅内感染性疾病、脊髓损伤等。患者主诉中"无头痛、恶心、呕吐"，神经系统检查无脑膜炎体征，因此不考虑颅内感染。脊髓的损害也包括占位、炎症、出血及缺血等原因。进一步追问病史，患者提供了颈肩部疼痛病史，因此及时进行颈椎 MRI 检查，显示颈部脊髓损伤、颈椎间盘突出、椎管内占位。本病例不仅显示了详细询问病史的重要性，同时也显示出正确和缜密的临床思维能带领临床医生抽丝剥茧，最终探明疾病的真相和本质。临床上颈源性缺血性脑卒中多引起椎 - 基底动脉供血不足，临床表现与本患者的肢体功能障碍不相符。对于脊髓的缺血和出血性疾病，多数伴有脊髓损伤和脊髓休克表现，如果出现脊髓的横断性损伤，还可伴有损伤平面以下的截瘫，这与患者的临床表现也不相符合，因此应注意鉴别。本病例中医生追问病史及时，临床诊疗思路正确，明确诊断后经骨科手术治疗预后良好，值得广大急诊医师学习。（点评专家：王军宇）

六、参考文献

[1] Kim M C, Kim S W. Improperuse of thrombolytic agents in acute hemiparesis following misdiagnosis of acute ischemic stroke [J]. Korean J Neurotrauma, 2018, 14 (1): 20-23. DOI: 10.13004/kjnt.2018.14.1.20

[2] 蒋戈利，刘媛媛 . 颈椎病变和缺血性脑血管病相关学说的创立与实践 [D]. 解放军医药杂志，2016，28（2）：5-8. DOI：10.3969/j.issn.2095-140X. 2016.02.002

[3] 金保山，高文宏 . 颈部椎管内占位性病变的治疗体会 [J]. 长江大学学报（自科版）医学卷，2008，5（04）：48-49. DOI：10.3969/j.issn.1673-1409-B.2008.04.020

[4] 韩浩 . 高颈段椎管肿瘤的临床特点及预后分析 [D]. 天津医科大学，2014.

（谷　晖）

病例 36　发热"撞上"马拉松
——阳光下的"致命邀请函"

一、病情简介

患者，男，37岁，主因"躁动、意识不清1 h"于2023年8月14日到医院急诊科就诊。患者在"参加长跑活动"后出现胸闷、气促，随后出现意识障碍，四肢抖动，双手呈"鸡爪样"，并恶心、呕吐胃内容物3次，无呛咳，无明显肢体活动障碍，无二便失禁，经"120"急救车送至我院急诊。到急诊后测量体温39.5 ℃，患者仍处于昏迷中。既往史：体健，无不良生活嗜好，平日酷爱健身，否认糖尿病、冠心病史。否认肺结核、肝炎病史，否认重大手术外伤史。

【体格检查】T 39.5 ℃，HR 135次/分，RR 28次/分，BP 145/85 mmHg，SaO_2 98%。谵妄、烦躁不安、言语不利，不能准确回答问题，查体不合作。全身皮肤潮红、无汗、颈软，无抵抗，无眼震，双瞳孔等大等圆，直径3 mm，对光反射迟钝。口唇无苍白及发绀，双肺呼吸音粗，未闻及干、湿啰音，心律齐，各瓣膜区未闻及杂音，腹平软，无压痛。四肢抽搐，四肢肌力查体不合作，肌张力升高，双侧生理反射存在，病理征未引出。

【辅助检查】血常规：WBC 7.3×10^9/L，Hb 149 g/L，PLT 138×10^9/L，CRP 3.26 mg/L。急查生化：丙氨酸氨基转移酶（ALT）64.7 U/L，Cr 130 μmol/L，Na^+ 138.2 mmol/L，K^+ 3.01 mmol/L，Glu 9.12 mmol/L。血气分析（鼻导管吸氧3 L/min）：pH 7.40，PO_2 88 mmHg，PCO_2 27.0 mmHg，Lac 10.2 mmol/L。凝血酶原

时间 11.1 s，纤维蛋白原 2.72 g/l。心肌酶谱：TnI < 0.05 ng/mL，D- 二聚体 203 ng/mL，BNP 72 pg/mL。影像学检查：2023 年 8 月 14 日颅脑 CT 未见明显异常（图 36-1）；胸部 CT 提示双肺支气管增粗（图 36-2）。心电图提示：窦性心动过速。

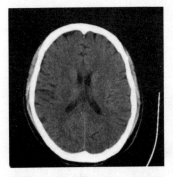
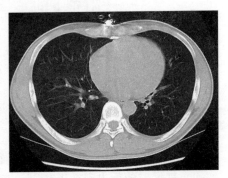

图 36-1　2023 年 8 月 14 日颅脑
CT 未见明显异常

图 36-2　2023 年 8 月 14 日胸部 CT
示双肺支气管增粗

留观第 1 天：Cr 110 μmol/L，新型冠状病毒核酸检测：新冠病毒核酸 -N 阳性 28.98. 新冠病毒核酸 -ORF1ab 阳性 28.46，肌钙蛋白 - Ⅰ 0.53 ng/mL，ALT 147 U/L。

留观第 2 天：凝血酶原时间 28.8 s，纤维蛋白原 1.48 g/L，生化：ALT 2188 U/L，Cr 106 μmol/L，Na^+ 135.6 mmol/L，K^+ 4.89 mmol/L，Glu 7.8 mmol/L，肌红蛋白（Myo）49 ng/mL，肌酸激酶（CK）263 U/L；血气分析（鼻导管吸氧 3 L/min）：pH 7.38，PO_2 124 mmHg，PCO_2 40.2 mmHg，Lac 1.7 mmol/L。

留观第 4 天：生化检查：ALT 1253.3 U/L，AST 220.4 U/L。

留观第 7 天：生化检查：ALT 708.4 U/L，AST 48.7 U/L，肌钙蛋白 - Ⅰ 0.09 ng/mL。

> **思维提示**
>
> 　　1. 谵妄是一种急诊科常见的临床急症，主要表现为急性脑高级功能障碍，患者对周围环境的认识和反应能力均有下降，表现为认知、注意力、定向、记忆功能受损，思维推理迟钝，语言功能障碍，错觉、幻觉、睡眠觉醒周期紊乱等，可表现为紧张、恐惧和兴奋不安，甚至可有冲动和攻击行为[1]。
>
> 　　2. 谵妄通常是由于身体疾病、中枢神经系统疾病、药物过量、撤药或药物副作用，以及感染、发热、中毒等引起。常持续数小时至数天，多能恢复。早期识别病因，去除诱发及易感因素是治疗的关键。

二、诊疗经过

【入院诊断】低血容量性休克；热射病？急性肾损伤；肝功能不全；心肌损伤；新型冠状病毒感染轻型。

【诊断依据】

1. 低血容量性休克，热射病　**依据**：患者为中年男性，剧烈活动后出现意识障碍，发热，体温 39.5 ℃，结合化验指标：pH 7.40，PO_2 88 mmHg，PCO_2 27.0 mmHg，Lac 10.2 mmol/L。故考虑低血容量性休克、热射病。

2. 急性肾损伤，肝功能不全，心肌损伤　**依据**：患者生化检查示 Cr 130 μmol/L，肌钙蛋白 - I 0.53 ng/mL，丙氨酸氨基转移酶 147 U/L。经补液支持治疗后 24 h 复查 Cr 110 μmol/L。患者既往体健，无肝、肾功能异常等基础病史，故诊断急性肾损伤、肝功能不全、心肌损伤。

3. 新型冠状病毒感染轻型　**依据**：患者新型冠状病毒核酸检测示新型冠状病毒核酸 -N 阳性 28.98，新型冠状病毒核

酸 -ORF1ab 阳性 28.46，结合患者胸部 CT 未见明显肺炎表现，故诊断为新型冠状病毒感染轻型。

【诊疗过程】入院后采取综合治疗措施。

（1）一般治疗：心电监护、鼻导管吸氧 3 L/min。

（2）体温管理：冰毯物理降温，冰袋冷敷患者腋下及大腿根部。

（3）纠正休克：给予补液治疗，液体复苏，同时保证维持重要脏器灌注。

（4）纠正电解质紊乱：加强补钾治疗。

（5）新型冠状病毒感染：补液支持治疗，检测患者体温及临床症状变化。

（6）凝血功能障碍：治疗第 2 天输冰冻血浆 400 mL。

（7）并发症处理：给予胃黏膜保护剂，预防应激性溃疡，谷胱甘肽保肝治疗。

（8）检测肝肾功能、心肌酶及凝血功能变化，必要时血液透析治疗。

经上述治疗，患者神志明显改善，生命体征平稳，化验检查乳酸水平降至正常；留观第 3 天患者体温降至正常；第 7 天患者凝血、心肌酶、肾功能指标恢复正常，肝功能指标较前明显改善，复查新型冠状病毒核酸检测阴性，达到出院标准，返家观察。1 个月后随访，患者基本恢复至发病前状态。

【最终诊断】低血容量性休克；热射病；急性肾损伤；肝功能不全；心肌损伤；凝血功能障碍；新型冠状病毒感染轻型。

诊疗思路

1. 患者为青年男性，既往体健，无慢性疾病及重大疾病病史，本次为运动后急性起病，伴意识障碍，初期应与心源性晕厥、后循环脑梗死、低血糖、癔症等疾病相鉴别。鉴别要点：应考虑患者既往病史，及患者本次发病时无病理征、无相关神经体统定位体征，经治疗后神志转清。并及时完善心电图、心肌酶、血糖、血钾、血气分析等相关检查指导临床诊疗。

2. 患者入院后查体发现：谵妄，发热，伴心率增快，全身皮肤潮红、无汗，无眼震，四肢活动无明显障碍。化验检查：肌酐指标升高、乳酸水平高，胸部 CT 提示支气管增粗表现，与急性脑血管病不符，结合患者发病前生活轨迹及当日天气因素，考虑患者诊断为劳力性热射病。

3. 治疗选择：患者为青年男性，既往体健。主要以降温、液体复苏支持为主，同时检测肝肾功能、心肌酶及凝血功能指标变化，警惕弥散性血管内凝血（DIC）及多器官功能障碍综合征（MODS）可能，给予保肝、脏器功能支持治疗。必要时给予血液透析治疗。

三、本疾病最新指南解读

热射病（heat stroke，HS）是由于机体暴露在高温环境中和（或）激烈活动后导致的产热和散热失衡，以核心体温 > 40 ℃、中枢神经系统异常（如谵妄、惊厥、昏迷等）、系统性炎症及致命的多脏器损害为特征的严重疾病。根据发病原因及易感人群不同，可分为劳力性热射病（EHS）和经典型热射病（CHS）。EHS好发于青壮年，与高温天气下进行户外劳作、运动及训练有关，研究统计其发病率呈逐年上升趋势[2]。

热射病发病机制仍不明确，可能与高热引发的机体热应激从而造成机体细胞毒性反应、细胞溶解破坏，进而导致细胞膜渗透性改变，影响细胞三磷酸腺苷合成、蛋白转运及表面受体功能有关，最终导致细胞凋亡、大量炎性介质入血。同时可以造成间质性毛细血管扩张充血和炎性细胞浸润血管内皮细胞，血管通透性增加，T 细胞失衡和 NK 细胞聚集，从而导致类毒素血症、免疫系统功能异常、系统炎症反应、中枢调节功能障碍和心血管功能异常[3]，最终引发 DIC 和 MODS 的发生，导致患者死亡。

诸多临床研究显示，EHS 的病情严重程度及临床预后与热暴露时间下曲线面积呈正相关，EHS 早期识别与科学、合理、有效的降温治疗尤为关键，在降温的"黄金 30 min"内将核心体温降至 38.9 ℃能降低患者的病死率，获取最佳临床预后[4]。线性回归分析显示，亚低温启动时间越早，MODS 发生率越低。发病 2 h 内应用亚低温治疗，可有效保护 EHS 患者的器官功能，降低 MODS 发生率[5]。

EHS 最佳的降温方案是冰水浸润，也可选择其他替代方法，如 20 ℃以下水浸润、降温单元、去除衣物、移至空调房间、全身和大动脉覆盖冰块降温、按摩保证皮肤血流灌注量等；输注冷盐水也是备选的降温方法，尤其适用于伴有脱水者。降温结束后需继续监测核心体温，以避免降温后低体温或再发热，积极处置可能出现的寒战、激越等不良反应。

EHS 早期识别与科学、合理、有效的降温治疗对改善患者预后及降低患者死亡率尤其重要。

四、对本病例的思考

➤ 热射病的易感因素主要有：①个体因素：如发热、感冒、胃肠炎、腹泻、呕吐；脱水；睡眠不足；缺乏日常锻炼；肥胖；低血钾等。②环境因素：与高温、高湿、无风环境密切相关。如环境热负荷过重、太阳直射强，结合身体不适、休息不足、补水不够等易感因素相叠加，可能增加热射病的严重程度，并与预后直接相关。

本病例通过追问病史，发现：①患者在发病当日晨起曾有咽痛、发热症状，体温 37.5 ℃，未给予重视及治疗（后经我院核酸检测阳性，诊断为新型冠状病毒感染、轻型病例）。②患者在身体出现不适的情况下依然参加了长跑活动（约5 km），并于活动后发病。③当日正值北京"末伏"，天气预报显示最高气温32 ℃，多云转雷阵雨，相对湿度超75%。在上述3个因素的共同作用下，热射病这个隐形"杀手"就在炎炎夏日下"不约而至"了。热射病诊断需结合患者病史、临床症状及环境因素，对发病诱因的问诊十分重要。

➤ 热射病患者经早期治疗，体温及意识状态等容易改善，但应警惕24 ～ 96 h内所出现的肌溶解、肝肾功能损伤及凝血功能障碍等病情变化。故在患者早期症状改善后，应继续留观治疗，监测患者脏器指标变化。

➤ 随着全球变暖和高温极端天气频发，对于在特定时间及环境暴露后因发热、意识不清、呕吐、抽搐而就诊的青少年、孕妇、老年人、伴有慢性基础疾病或免疫功能障碍人群应考虑经典型热射病（CHS）可能。

五、专家评析

发热、抽搐伴意识障碍是急诊科疾病的常见症状，急诊医师首先考虑到感染性疾病，特别是中枢神经系统疾患，但实际工作中掺杂其他疾病因素的也并不少见，往往疾病的诊疗对首诊医师提出了很大的挑战。本例患者为青年男性，既往体健，在进行剧烈运动（马拉松比赛）过程中出现胸闷、气促，随后出现意识障碍、四肢抖动，体格检查体温39.5 ℃，此时是充分考验急诊首诊医师综合临床能力的，能否准确判断病情是建立在充分的病史询问、仔细的查体以及对初步实验室检查结果的综合分析和快速鉴别诊断等基础之上的。

本病例为运动后意识障碍，伴随高热、血乳酸升高、肝肾功能损伤，追问病史，患者在参加比赛前曾有咽痛、发热症状，体温37.5 ℃，未给予重视及治疗，后续证实为新冠病毒感染（轻症），如果用"一元论"解释上述一系列的症状、体征及异常的检查结果，结合当日天气情况，应该是在病毒感染的基础上，经过剧烈运动，机体产热导致体温升高引起的全身多器官、系统的损害，符合中暑的病理生理过程。明确诊断以后通过抗病毒、积极降温、器官功能保护，最终患者被成功治愈。通过该病例的疾病过程，提示运动要适度，尤其在身体出现不适的情况下更应避免过高强度运动，以免出现严重的后果。（点评专家：殷文朋）

六、参考文献

［1］洪晓军.神经内科学 高级医师进阶［M］.北京：中国协和医科大学出版社.2016.

［2］Liu S Y，Song J C，Mao H D，et al. Expert consensus on the diagnosis and treatment of heat stroke in China［J］. Mil Med Res，2020，7（1）：23-43. Doi：10.1186/s40779-019-0229-2

［3］邹晗.热射病的治疗研究进展［J］.中国急救复苏与灾害医学杂志，2018，13（9）：908-909. DOI：10.3969/j.issn.1673-6966.2018.09.027

［4］王洪萍，陈玮，李淑萍，等.劳力性热射病的快速识别与降温治疗进展［J］.中华危重病急救医学，2018，30（10）：1006-1010. DOI：10.3760/cma.j.issn.2095-4352.2018.10.021

［5］李庆华，孙荣青，吕宏迪，等.不同起始时间亚低温治疗对劳力性热射病患者各器官的保护作用［J］.中华危重病急救医学，2018，30（4）：365-368. DOI：10.3760/cma.j.issn.2095-4352.2018.04.016

（李　昭）

病例 37　蒙昧无知，不辨菽粟

——一把中药惹的祸

一、病情简介

患者，男，56 岁，主因"头晕、心悸 1 天，加重伴意识不清 1 h"于 2021 年 7 月 28 日到医院急诊科就诊。患者来诊时自诉"无明显诱因"出现头晕、心悸，自感全身乏力，不适症状持续不缓解。心电图提示：QT 间期延长、$V_2 \sim V_6$ T 波倒置，患者因个人原因拒绝进一步检查，签字离院。在返家途中不适症状加重，出现晕厥、意识不清，伴大汗，无发热，无喘憋，无抽搐，无二便失禁，无呕血、黑便。由路人送回医院急诊，于就诊过程中再发晕厥，心电图提示：尖端扭转型室性心动过速。入抢救室。既往史：高血压，未规律治疗，风湿性关节炎，自行中药治疗，否认糖尿病、冠心病史。否认肺结核、肝炎病史，否认重大手术外伤史。

【体格检查】T 36.5 ℃，HR 109 次 / 分，RR 22 次 / 分，BP 102/70 mmHg，SaO_2 96%，嗜睡，反应淡漠，呼之可睁眼，言语不利，不能准确回答问题，查体不合作，全身大汗，皮肤苍白。颈软，无抵抗，双瞳孔等大、等圆，直径 2 mm，对光反射迟钝。口唇无发绀，双肺呼吸音粗，未闻及干、湿啰音。心率 100 ~ 200 次 / 分，心律不齐，脉搏短绌，腹平软，无压痛。双下肢水肿。生理反射正常，病理反射未引出。

【辅助检查】血常规：WBC 8.0×10^9/L，Hb 146 g/L，PLT 248×10^9/L，CRP 4.9 mg/L。急查生化：Cr 80 μmol/L，Na^+ 140.3 mmol/L，K^+ 3.28 mmol/L，Glu 7.95 mmol/L，UN 3.6 mmol/L。血气分析（鼻

导管吸氧 3 L/min）：pH 7.44，PO$_2$ 121 mmHg，PCO$_2$ 35 mmHg，
Lac 4.4 mmol/L，HCO$_3^-$ 23.8 mmol/L。心肌酶谱：TnI < 0.05 ng/mL，
D- 二聚体 682 ng/mL，BNP 282 pg/mL。影像学检查：2021 年 7
月 28 日初诊心电图提示：窦性心动过速、QT 间期延长、V$_2$～V$_6$
T 波倒置（图 37-1）；复诊心电图提示：尖端扭转型室性心动过
速（图 37-2）。复诊颅脑 CT 提示：腔隙性梗死灶。胸部 CT：未
见明显异常。

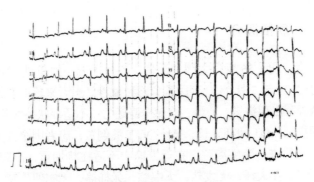

图 37-1　2021 年 7 月 28 日患者初诊时心电图

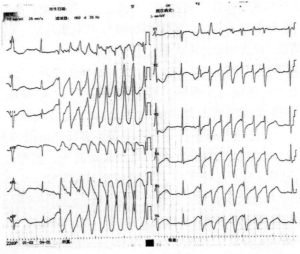

图 37-2　2021 年 7 月 28 日患者返院第二次就诊时心电图

思维提示

1. 长 QT 间期综合征（long Q-T syndrome，LQTS）又称为复极延迟综合征（delay repolarization syndrome），是指心电图上 QT 间期延长，伴有 T 波和（或）u 波形态异常，因其在临床上表现为室性心律失常、晕厥和猝死的一组综合征，因此是急诊科引起心源性猝死的急危重症之一，一旦在急诊接诊过程中发现相应的心电图表现，应尽快识别、判断、处理，避免贻误抢救时机。

2. 长 QT 间期综合征根据有无继发因素将其分为先天遗传性和后天获得性两大类。获得性 LQTS 多由心肌的直接电生理作用或引起自主神经紊乱而诱发。如：①抗心律失常药物：如奎尼丁、胺碘酮、比索洛尔；②非抗心律失常药物：精神心理作用药物，如丙丁醇、吩噻嗪和三环类抗抑郁药物；抗组胺药物；抗微生物类及寄生虫药物，如金刚烷胺、伊曲康唑、红霉素；血管扩张药物，如普尼拉明、利多氟嗪；其他：如罂粟碱、免疫抑制剂、有机磷化合物、钾等。③电解质紊乱：如低钾、低镁、低钙等。④慢性心律失常：如病窦综合征、高度房室传导阻滞。⑤代谢低下：如甲状腺功能低下、低体温等。⑥心脏疾病：如心肌炎、心肌缺血、心肌梗死。⑦中枢神经系统疾病：如脑卒中、颅脑损伤。

二、诊疗经过

【入院诊断】意识障碍待查；心律失常；长 QT 间期综合征；尖端扭转型室性心动过速；低钾血症。

【诊断依据】

1. 长 QT 间期综合征　**依据**：患者为中年男性，此次主因

"持续心悸、意识不清，伴反复晕厥"来诊。来诊心电图：QT 间期 ≥ 0.47 s，结合患者发作性晕厥、意识不清症状，临床考虑诊断长 QT 间期综合征。

2. 尖端扭转型室性心动过速　**依据**：患者心电图示一系列形态和振幅不一、间距不等的宽大畸形 QRS 波群，发作时 QRS 波群的极性和振幅呈时相性变化：每 5～10 个心搏的 QRS 波主波方向围绕基线发生扭转，表现为纺锤形，每次发作数秒至十余秒不等。结合患者临床症状考虑尖端扭转型室性心动过速。

【诊疗过程】入科后采取综合治疗措施。

（1）一般治疗：心电监护，鼻导管吸氧 3 L/min。

（2）开放静脉双通路。

（3）钾镁极化液治疗，维持水、电解质平衡。

（4）异丙肾上腺素泵入稳定心律。

（5）患者于治疗过程中出现心室颤动，给予电除颤治疗（图 37-3）。

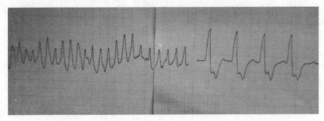

图 37-3　2021 年 7 月 28 日患者电转复时心电图

（6）行临时起搏器植入治疗。

（7）患者神志转清后追问病史，诉为治疗风湿性关节炎，自行使用紫金龙 250 g 煮水饮用。

（8）继续补液、纠正电解质紊乱、碱化尿液促进代谢等治疗。

经上述治疗后，患者生命体征平稳，神志逐渐转清，化验检查乳酸水平降至正常，血钾等电解质指标正常，24 h 后恢复窦性心律，反复复查心肌酶，肝、肾功能指标正常。心脏超声检查：患者心脏结构及功能未见异常。4 日后出院返家。

【最终诊断】紫金龙中毒；心律失常；长 QT 间期综合征；尖端扭转型室性心动过速；低钾血症。

诊疗思路

1. 患者为中年男性，既往高血压史，未规律治疗，本次为急性起病，反复发作意识障碍，初期考虑意识障碍原因不除外急性心肌损伤可能，需与其鉴别，鉴别要点：患者无明显胸痛症状，心电图无典型心肌缺血表现，后经心脏超声检查心脏结构及功能未见明显异常。因此诊断上不支持急性心脏血管疾病。

2. 患者入院后检查心电图出现宽大畸形的 QRS 波，应考虑室性心动过速。室性心动过速发作期可有心悸、胸闷、头晕等症状，发作持续时间较长者可引起短时晕厥和抽搐，发作虽可自行终止，但极易反复发作，并有演变为心室扑动、心室颤动的可能，很易引发血流动力学障碍，导致心源性猝死。心电图多表现为 QRS 波形态畸形，时限 > 0.12 s，ST-T波方向与 QRS 波主波方向相反，心室率通常为 100 ～ 250 次 / 分，形成房室分离。该患者心电图示：发作时 QRS 波群的极性和振幅呈时相性变化，每 5 ～ 10 个心搏的 QRS 波主波方向围绕基线发生方向扭转，表现为类纺锤形，每次发作持续数秒至十余秒不等。结合患者临床症状考虑尖端扭转型室性心动过速。

3. 治疗选择上，硫酸镁可作为首选药物。结合患者低钾血症，立即给予钾镁极化液治疗，同时警惕心室颤动等恶性心律失常可能，准备床旁除颤设备，在发现心室颤动后第一时间给予电转复治疗，并留置临时起搏器缩短 QT 间期，消除心动过缓，预防心律失常进一步加重。

三、本疾病最新指南解读

长 QT 间期综合征（long QT syndrome，LQTS）亦称复极延迟综合征，是临床表现以晕厥、搐搦或猝死为特征的临床综合征。LQTS 可以是先天性，也可以是获得性。先天性 LQTS 是一种由基因缺陷引起复极异常的遗传性心脏病。获得性 LQTS 是指由药物、心脏疾病如心力衰竭（心衰）、心肌缺血、心动过缓等或者代谢异常等因素引起的可逆性 QT 间期延长伴 TdP 发作的临床综合征，其中药物性 LQTS 最常见[1]。

紫金龙是罂粟科紫金龙属的植物，主要分布于我国云南、西藏、四川等地。紫金龙味苦、性凉、有一定的毒性，具有镇痛、消炎、止血、降压的临床功效，临床主要用于治疗多种疼痛。生物碱是该属植物的主要特征性成分。已知成分分别为：*l*- 四氢巴马汀、*d*- 异可利定、*l*- 四氢非洲防己胺、普罗托品、青藤碱、*d*- 紫堇定、巴马汀、药根碱等[2]。

致病机制主要为：① *d*- 异可利定具有减慢心率、抑制心肌收缩力、延长不应期的作用。②异可利定盐酸盐产物可以抑制豚鼠心肌兴奋性及有弱的钙离子拮抗作用[3]。③普罗托品具有浓度依赖性的负性肌力作用，可延长有效不应期，在小鼠心室颤动研究中主要与 Na^+ 通道阻滞相关。④普罗托品和异可利定联合在动物实验中可以明显减慢心率、降低心排血量[4]。

全网检索紫金龙中毒个案报道病例 16 例，主要分布在云南、湖北地区，患者全部伴有风湿性关节炎，起病多与过量用药相关，心电图起始均为 QT 间期延长，后可发展为尖端扭转性室性心动过速、室性心动过速、心室颤动等恶性心律失常，如治疗不及时，可导致患者死亡。

四、对本病例的思考

➤ 本病例临床抢救的要点在于对心电图的识别，临床上除了可以识别那些常见的、典型的心电图改变外，许多不典型的高危心电图改变也需要在工作中熟知，如心电图 aVR 导联对急性非 ST 段抬高型心肌梗死的病变血管就有极高的预测价值[5]，以及经常强调的 Brugada 综合征、"6+2"现象、缺血性 J 波、T 波电交替、R on T 型室性早搏等。心电图是识别、评估和预防心源性猝死最有效和最快捷的辅助检查手段，其即刻改变往往早于其他任何心肌标志物的改变。心电图的改变对临床判断病情、评估预后和预防病情意外变化均有指导意义。

➤ 本病例之所以呈现给大家，是要警示急诊科医师当接诊不明原因难以纠正的心律失常时，需要警惕药物中毒的可能，需要详细询问可疑病史（特别是近期的饮食和服药病史），必要时进行毒物检测。

➤ 本病例患者在诊疗过程中曾因个人原因签字离院。知情同意是患者最基本的权利。在告知、知情、同意、签字 4 个环节中，"签字"是知情同意的最终行为方式。医生在日常工作中，应充分评估疾病可能带来的风险，充分履行告知义务，提示患者可能存在的风险，落实告知签字制度，将疾病带来的风险尽可能降至最低。

➤ 对于高危心搏骤停及恶性心律失常的患者，应准备床旁电除颤设备，并及时进行心脏保驾支持治疗。

五、专家评析

晕厥是急诊科疾病的常见症状，由于存在意识障碍，急诊医师往往出于惯性思维，首先考虑到中枢神经系统疾患，但在实际工作中，心源性因素是引起这类症状的主要原因，这就对首诊医师提出了挑战。本例患者的接诊医生及时发现了心电图的异常表现，QT 间期延长、$V_2 \sim V_6$ T 波倒置，同时也及时除外了中枢神经系统病变，这体现了首诊医师良好的临床综合能力，为患者后续的治疗奠定了基础。

对于既往有高血压病史的中年男性，反复出现晕厥，虽然有胸前导联的 T 波倒置，但每次出现症状时并未伴随明显的胸闷和胸痛，因此不支持急性冠脉综合征的表现。而心电图出现的 QT 间期延长应该是医生关注的重点，患者在就诊过程中出现了 QT 间期延长引起的恶性心律失常、尖端扭转型室性心动过速、心室颤动，经过及时的除颤，患者转危为安，因此患者晕厥的病因可以确定是恶性心律失常。在这种情况下，恶性心律失常的诱因成为医生追踪的重点。结合患者的既往病史，可以确定长 Q-T 间期综合征属于后天获得性，生化结果显示存在低钾血症，这可能是 QT 间期延长的诱因，在没有最终确定诱因的情况下，行对症补钾、补镁的处理非常得当。在治疗电解质紊乱的同时进行临时起搏器的保护，以及追问病史成为救治患者的关键步骤，直至最终解开谜团，中药紫金龙中毒是引发该患者获得性 LQTS 的诱因。该例患者的救治过程体现了急诊医师缜密的临床思维：抓主要矛盾、以问题为导向、规范治疗恶性心律失常的同时，积极查找诱因，最终明确诊断，使患者被成功治愈。（点评专家：殷文朋）

六、参考文献

［1］中华医学会心血管病学分会心律失常学组，中华心血管病杂志编辑委员会，中国心脏起搏与心电生理杂志编辑委员会．获得性长 QT 间期综合征的防治建议［J］.中华心血管病杂志，2010，38（11）：961-969.DOI：10.3760/cma.j.issn.0253-3758.2010.11.001

［2］王富华．紫金龙生物碱类成分的分离与结构鉴定［D］.上海：复旦大学，2009.

［3］贺巧变．扭果紫金龙化学成分及其生物活性研究［D］.济南：山东大学，2021.

［4］曹愿，高晶，高小力，等．紫金龙属生物碱及其药理活性研究进展［J］.中草药，2014，45（17）：2556-2563.DOI：10.7501/j.issn.0253-2670.2014.17.025

［5］隗沫，顾伟．心电图 aVR 导联对急性非 ST 段抬高型心肌梗死的病变血管的预测价值及预后评估［J］.临床急诊杂志，2021，22（7）：487-490.DOI：10.13201/j.issn.1009-5918.2021.07.010.

（李　昭）

病例38　迷头"辨"影
——抓住 CT 检查的救命稻草

一、病情简介

患者，男，65岁，主因"突发意识不清伴恶心、呕吐约1 h"于2022年11月28日到医院急诊科就诊。患者于1 h前"外出活动时"突发意识不清并摔倒，不适症状持续不缓解，路人呼叫"120"送诊，患者于送诊途中出现恶心、呕吐胃内容物1次，无抽搐、发热，无呕血、黑便，无二便失禁。既往史：来诊时不详，联系家属后确认患者高血压病20余年，血压最高180/100 mmHg，未规律服药；吸烟史40年，20支/天，否认糖尿病、冠心病史。否认肺结核、肝炎病史，否认重大手术外伤史。

【体格检查】T 36.5 ℃，HR 85次/分，RR 18次/分，BP 74/47 mmHg（左右对称），SaO_2 96%。浅昏迷，言语不能，查体不合作，全身皮肤未见苍白及出血点，颈软，无抵抗，双瞳孔等大等圆，直径3 mm，对光反射迟钝，眼位居中，眼球浮动。口唇无发绀，双肺呼吸音粗，未闻及干、湿啰音，心律齐，各瓣膜区未闻及杂音，腹平软，四肢肌力查体不合作，强刺激下左下肢有躲避反应，左上肢及右侧肢体无躲避，四肢腱反射减低，双侧巴宾斯基征（+）。

【辅助检查】快速血糖：5.9 mmol/L；心肌酶：Myo 284 U/L，CK-MB 4.4 μg/L，TnI 0.13 μg/L，D-二聚体1740 ng/mL。血常规：WBC $11.1×10^9$/L，N 77.6%，Hb 140 g/L，PLT $159×10^9$/L。血生化：Scr 84 μmol/L，BUN 3.54 mmol/L，K^+ 2.9 mmol/L，Na^+

137 mmol/L，Ca^{2+} 1.05 mmol/L，Glu 7.1 mmol/L。血气分析：pH 7.4，PO_2 101 mmHg，PCO_2 36 mmHg，乳酸 7.1 mmol/L。影像学检查：颅脑 CT 示双侧基底节区多发点片状低密度影（图 38-1）。胸部 CT 示降主动脉钙化内膜片向管腔内侧移位（图 38-2）。心电图提示：窦性心动过速。

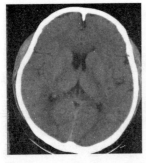 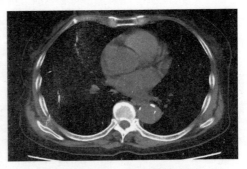

图 38-1　2022 年 11 月 28 日 颅脑 CT 示多发腔隙性梗死灶

图 38-2　2022 年 11 月 28 日胸部 CT 示钙化内膜片向管腔内侧移位

思维提示

　　1. 昏迷是急诊最常见的就诊症状之一，其病因除常见的脑血管病、颅内占位、颅内感染、颅脑外伤等颅内疾病外，内分泌系统、循环系统、血液系统、呼吸系统、感染、中毒等全身性疾病也是急诊医师在诊治过程中必须考虑的。

　　2. CT 检查是目前临床上重要的检查工具之一，其既能提供检查部位的断面图像，避免重叠影像干扰观察，又能提供受检层面器官和病灶的细节、准确定位。当 CT 平扫影像提示撕裂内膜片向管腔内侧移位，尤其是内膜片上有钙化时，应考虑主动脉夹层的可能。

二、诊疗经过

【入院诊断】昏迷待查；急性脑梗死；主动脉夹层？不明原因休克；低钾血症。

【诊断依据】

1. 急性脑梗死　依据：患者为老年男性，此次主因"突发意识不清伴恶心、呕吐约 1 h"来诊。既往有高血压病史，长期吸烟。入院查体：BP 74/47 mmHg，HR 75 次 / 分，浅昏迷，眼位居中，眼球浮动，强刺激下左下肢有躲避反应，左上肢及右侧肢体无躲避，四肢腱反射减低，双侧巴宾斯基征（＋）。结合颅脑 CT，诊断考虑：昏迷待查，后循环脑梗死可能。

2. 主动脉夹层和休克　依据：患者来诊时意识不清，无典型撕裂样胸痛症状，无双上肢血压不等，但患者昏迷，BP 74/47 mmHg。检查回报：D- 二聚体 1740 ng/mL，乳酸 7.1 mmol/L，胸部 CT 示降主动脉钙化内膜片向管腔内侧移位。应警惕主动脉夹层所致休克的可能。

【诊疗过程】入科后采取综合治疗措施。

（1）一般治疗：心电监护、鼻导管吸氧 3 L/min。

（2）血压管理：多巴胺泵入维持血压，根据血压水平调节泵入剂量。

（3）脑血管方面：稳定患者生命体征，改善脑循环，改善代谢治疗，患者诊断不清，暂未给予阿司匹林抗血小板治疗。

（4）纠正休克：给予补液治疗，保证重要脏器灌注。

（5）纠正电解质紊乱：加强补钾治疗。

（6）并发症处理：给予胃黏膜保护剂，预防应激性溃疡；加强患者气道管理，警惕呕吐、窒息可能。

（7）进一步完善 CTA 检查，明确诊断。

经上述治疗，患者 CTA 检查回报：主动脉夹层，双侧颈动脉、升主动脉、降主动脉、腹主动脉撕裂（图 38-3，图 38-4，书后彩图 38-4）。向患者家属交代病情，转上级医院继续治疗。

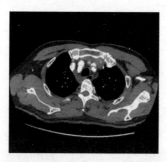

图 38-3　2022 年 11 月 28 日 CTA 示双侧颈动脉撕裂

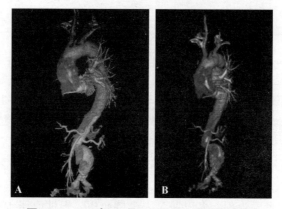

图 38-4　2022 年 11 月 28 日 CTA 示升主动脉、
降主动脉、腹主动脉撕裂

【最终诊断】昏迷待查；主动脉夹层；休克；低钾血症。

诊疗思路

1. 患者高龄，既往高血压史，本次为急性起病，突发意识障碍，查体患者浅昏迷，除左下肢有躲避反应外，左上肢及右侧肢体均无活动能力，四肢腱反射减低，双侧巴宾斯基征（＋）。结合颅脑 CT，临床第一印象考虑急性脑血管病，后循环脑梗死可能。

2. 患者胸部 CT 检查示钙化内膜片向管腔内侧移位，这是对临床诊断的重要提示。后经 CTA 检查发现双侧颈动脉撕裂，假腔形成，造成双颈动脉真腔狭窄，大脑供血不足，出现类似后循环脑梗死的临床症状。如临床未行胸部 CT 检查，或忽视钙化内膜片向管腔内侧移位的表现，按照急性脑血管病，后循环脑梗死，给予患者抗血小板及溶栓治疗，将可能造成严重的不良后果。

3. 主动脉夹层的 CT 影像学表现除钙化内膜片向管腔内侧移位外，还包括主动脉增粗表现，主动脉腔内密度不均匀，假腔内血栓形成。另外，CT 平扫影像提示：心包积液及其程度、胸水的程度、主动脉周围有无出血、有无纵隔出血等征象，也对主动脉夹层诊断有一定提示意义。

三、本疾病最新指南解读

主动脉夹层（aortic dissection，AD）是各种原因导致主动脉内膜与中膜撕裂及分离，使血液流入，主动脉腔被分隔为真腔和假腔。常见分型为 Stanford 分型，即分为 A、B 型。一旦明确诊断 AD，其 24 h 内每增加 1 h，死亡率增加 1%～2%，未手术治疗的 Stanford A 型 AD 发病 1 周内的病死率超 70%。

主动脉为全身供血基干血管，重要分支包括头臂干、左颈总动脉、左锁骨下动脉腹腔干、肠系膜上下动脉、双肾动脉及双髂动脉等，由于 AD 撕裂的位置、范围、累及脏器各不相同，临床表现复杂多变，故常常导致误诊，漏诊率达 30%～40%[1]。AD 最常见的内膜撕裂部位是主动脉瓣上方几厘米处，沿血流剪切力最强的右侧壁发生，约 70% 内膜撕裂口位于升主动脉。当头臂干、左颈总动脉撕裂、真假腔形成时，患者可出现头晕、头痛、晕厥、肢体麻木、活动不利、发作性视物不清等脑缺血症状，甚至发生缺血性脑卒中表现。当夹层导致冠状动脉开口受累时，可导致心肌缺血或心肌梗死；累及心包时可迅速发生心脏压塞而猝死；累及主动脉根部、瓣环扩张可致主动脉瓣关闭不全、瓣膜脱垂，严重者出现心力衰竭。综合上述因素，《急性主动脉夹层合并冠心病的诊断与治疗策略中国专家共识》指出，心脑血管疾病为 AD 误诊的首位疾病，但其在治疗原则上却与 AD "背道而驰"，尤其是急诊介入、溶栓、抗凝治疗，对 AD 预后极为不利，甚至会加速患者死亡[2]。

主动脉夹层的特点为起病突然，病情进展迅速，急性期病死率高，故早期、及时诊断至关重要[3]。目前临床能够准确诊断 AD 的方法包括主动脉 CT 血管成像（CTA）、磁共振成像（MRI）。尽管目前影像学检查已广泛应用于临床，但仍存在检查耗时长、辐射暴露、妊娠及儿童使用限制、造影剂过敏、肾功能不全检查风险等诸多限制因素，特别是当疑似 AD 患者出现血流动力学不稳定时，决策 CTA 检查更是对医患双方的挑战。尽管有研究表明，D- 二聚体、C 反应蛋白、肌钙蛋白水平在主动脉夹层与非主动脉夹层患者间存在差异，主动脉夹层患者上述 3 种物质平均水平有所升高，有助于对主动脉夹层早期的鉴别诊断，但其灵敏度和特异度均有待进一步研究确定[4]。

目前没有任何一种检查可以简单、快捷、准确地判断急性主动脉夹层，从而使早期诊断变得困难。因此，提高急诊临床接诊医师对 AD 的认识，除了能够判断典型 AD 外，还能够通过临床上的"蛛丝马迹"去识别那些临床症状不典型的 AD，这点尤为重要。急诊医师应该开放思维，重视体格检查及病史采集，有效利用医院内现有资源，结合普通 CT 平扫、心脏超声、食管超声、心电图、D- 二聚体、C 反应蛋白、肌钙蛋白等多种检查手段，综合分析、整体判断，缩短确诊时间，减少误诊的发生，提高 AD 的诊治效率。

四、对本病例的思考

➢ 临床对 AD 的确诊首先建立在疑诊的基础上，疑诊是一个综合评估过程。但 AD 作为一种病死率极高的疾病，每一例漏诊、误诊引起的后果都是不可估量的。

➢ 误诊原因首先考虑客观因素：①基层医院检查手段有限，在没有 CTA 及 MRI 检查的情况下，一般辅助检查缺乏特异性，很难明确诊断。②主动脉夹层动脉瘤临床表现复杂多变，缺乏特异性，夹层动脉瘤的发生部位、组织穿破程度不同，表现均不同，易被误诊。③ AD 患者往往病情进展迅速，急性期病死率高，留给临床鉴别诊断的时间不足。其次是主观因素：①临床医生诊断思维局限，诊断不够严谨，诊断思维囿于某些疾病，仅满足于对症处理，没有追究、查找根本原因。②临床医生询问病史不仔细或对体格检查的重视程度不够。如对胸背部、腹部血管杂音、四肢脉搏强弱、四肢血压情况等未进行认真检查，不能及时发现典型体征而延误诊断。③临床医生对 AD 的认识不足。AD 虽总体发病率较低，但近年来 AD 的检出率和病例逐年增多。医生的认识不够，警惕性不足，在诊疗过程中没有考虑到 AD 的可能，是导致误诊的主要原因。

➢ 作为急诊医师，应如何尽可能避免 AD 的误诊呢？首先应认真询问病史和进行体格检查。其次在出现下列情况时应考虑本病可能：①上下或左右侧肢体血压出现显著差异；②患者持续胸痛，心电图、心肌酶无动态演变；③患者突发胸痛，心电图有心肌缺血样改变，心肌酶检查正常，D- 二聚体明显升高；④患者迅速出现主动脉瓣关闭不全、胸腹部血管杂音、胸腹部搏动性包块、外周脉搏出现强弱不一的临床表现；⑤不明原因突发的心包积血、心脏压塞、胸腔积液等；⑥出现血供障碍相关的神经系统病变，不能用单独颅内病灶解释临床症状；⑦难以用单纯的胆囊结石、胆囊炎、急性胰腺炎及其他急腹症等解释的持续、剧烈的腹部疼痛；⑧初诊肾结石患者经检查无结石客观证据，临床症状持续不缓解；⑨患者双侧下肢同时出现疼痛、苍白、无脉、麻痹、感觉异常、肢端冰冷，不能单纯用下肢动脉血栓解释；⑩剧痛同时有"休克"表现，血压反增高或下降，一经输液或输血，血压常迅速升高；⑪患者低血压时临床症状缓解，但经补液或多巴胺等血管活性药治疗、血压回升后症状反而加重；⑫有多器官损害表现，而无法进行共同解释。

综上所述，AD临床表现复杂多样，临床医生要对本病保持高度的警惕性，提高对本病的认识，重视病史、体格检查，不断拓宽诊断思维是防止漏诊和误诊的关键。

五、专家评析

1. 主动脉夹层的年发病率为1/10万，对于一家覆盖50万人口的地方医疗中心医院，年诊断主动脉夹层应该在50例左右，因此该疾病并不少见，只是以往由于医生对该病的认知不足，检查手段不全，导致这些患者被漏诊或误诊为其他疾病。

2. 全身任何一个器官的主要供血、供氧都来自主动脉的分支血管，因此一旦主动脉出现问题，会导致供血障碍的器官出现缺血、缺氧，其症状、表现各不相同。例如颈动脉受压，会出现脑梗死症状；冠状动脉开口受压，会出现冠状动脉供血不足，导致类似心肌梗死的症状；肠系膜动脉受累，会出现不明原因的腹痛；累及肾动脉，若患者原有肾输尿管结石，就会容易被误诊为肾输尿管结石导致的肾绞痛。

3. 此例患者以昏迷、休克为首发表现，急诊医师抓住了胸部CT"钙化内膜片向管腔内侧移位"这个蛛丝马迹，进一步完善胸部主动脉CTA，做出了主动脉夹层的诊断。但如今高血压患者逐步年轻化，中青年人发生主动脉夹层的病例也越来越多，许多中青年患者主动脉内膜并没有钙化，在普通CT扫描中不能发现类似此例老年患者主动脉夹层的钙化内膜片向管腔内侧移位的表现。好在年轻人的主动脉夹层表现往往相对典型，一旦怀疑主动脉夹层，及时进行主动脉 CTA 检查，以及血 D- 二聚体、心脏血管超声、磁共振检查等，相互补充印证诊断。（点评专家：曹广科）

六、参考文献

［1］陈雪峰，李小民，陈晓兵，等.主动脉夹层 22 例急诊误诊分析［J］.临床误诊误治，2016，29（1）：30-31. DOI：10.3969/j.issn.1002-3429.2016.01.010

［2］中华医学会心血管病学分会大血管学组，中华心血管病杂志编辑委员会.急性主动脉夹层合并冠心病的诊断与治疗策略中国专家共识［J］.中华心血管病杂志，2021，49（11）：1074-1081. DOI：10.3760/cma.j.cn112148-20210623-00539

［3］Erbel R，Aboyans V，Boileau C，et al. 2014 ESC guidelines on the diagnosis and treatment of aortic diseases［J］. European Heart Journal：The Journal of the European Society of Cardiology，2014，35（41）：2873-2926. DOI：10.1093/eurheartj/ehu281

［4］王艳，曹积慧.C 反应蛋白、D- 二聚体联合超敏肌钙蛋白 I 在急性主动脉夹层早期诊断中的应用价值［J］.中国实用医药，2023，18（18）：79-81. DOI：10.14163/j.cnki.11-5547/r.2023.18.019

（李　昭）

病例 39　本应为我成轮台，紧要关头成罪魁

一、病情简介

患者，女，60 岁。主因"纳差 2 天，头晕伴嗜睡 3 h"于 2022 年 6 月 4 日到医院急诊科就诊。患者 2 天前开始出现纳差，3 h 前午睡后自述头晕伴嗜睡，伴恶心、乏力，无呕吐，无呕血、黑便，无肢体活动不利，无视物旋转，无言语不利，无胸闷、胸痛，无心悸，无黑矇及晕厥，无发热，无咳嗽，无咳痰，无腹痛，无腹泻。既往史：高血压；甲状腺功能减退；垂体瘤术后 10 余年，平素长期口服泼尼松 3.75 mg/d。3 天前因牙痛、发热，最高体温 38.6 ℃，自行停用激素治疗。患者近 3 天未发热。否认过敏史。否认肺结核、肝炎病史，否认重大手术外伤史。

【体格检查】T 36.5 ℃，HR 122 次 / 分，RR 16 次 / 分，BP 68/48 mmHg，SaO_2 96%。嗜睡，精神差，查体尚合作，言语清楚，应答切题，眼动充分，无眼震，双侧瞳孔等大等圆，直径约为 3 mm，对光反射灵敏，口唇无苍白及发绀。颈软，无抵抗，颈静脉无充盈。双肺呼吸音清，未闻及干、湿啰音。心率 122 次 / 分，律齐，未闻及病理性杂音。腹软，无压痛及反跳痛，肝、脾未触及，肠鸣音正常。脊柱、四肢无畸形，关节无红肿，双下肢无水肿。四肢肌力 V 级，肌张力正常。指鼻试验稳准。跟膝胫试验阴性。生理反射存在，双侧 Babinski 征（－），颈软，Brudzinski 征（－），Kernig 征（－）。

【**辅助检查**】血常规：WBC 10.7×10^9/L，CRP 165.2 mg/L，Hb 156 g/L。急查生化：Glu 3.33 mmol/L，Cr 118 µmol/L，BUN 14.3 µmol/L，K^+ 3.41 mmol/L，Na^+ 123.2 mmol/L。心肌酶谱：未见异常。血气分析：pH 7.47，PO_2 98 mmHg，PCO_2 25 mmHg，BE -3.2 mmol/L，乳酸 1.2 µmol/L。影像学检查：2022 年 6 月 4 日头部 CT 提示鞍区占位并邻近骨质结构欠规整；双侧脑室前角旁小缺血灶（图 39-1）。心电图检查：未见异常。

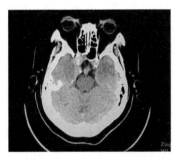

图 39-1　2022 年 6 月 4 日头部 CT 示鞍区占位并邻近骨质结构欠规整；双侧脑室前角旁小缺血灶

> **思维提示**
>
> 　　1. 低血压是评估疾病危险程度的指标之一，在接诊有低血压的患者时，应尽快稳定患者的生命体征，实施"先救命，后辨病"的急救原则。
>
> 　　2. 低血压是休克最常见、最重要的生命体征。从休克病因上，可分为低血容量性休克、心源性休克、感染性休克、过敏性休克、神经源性休克。在临床诊疗中，在稳定生命体征的前提下，应及时探寻患者休克的病因。
>
> 　　3. 乳酸是诊断休克的金指标，对于疑似休克的患者，应尽快完善乳酸检测。该病例乳酸在正常范围内，需要警惕其他问题引起的低血压。

二、诊疗经过

【入院诊断】头晕；低血压；急性脑血管病？口腔感染；感染性休克？低血糖原因待查？颅内占位性病变；肾功能不全；低钾血症；低钠血症。

【诊断依据】

1. 急性脑血管病　**依据**：患者，女，60 岁，此次主因"醒后头晕 3 h"来诊。既往有高血压史。入院查体：神志清楚，精神可，查体合作，言语清楚，应答切题，眼动充分，无眼震，双侧瞳孔等大等圆，直径约为 3 mm，对光反射灵敏。四肢肌力 Ⅴ 级，肌张力正常。指鼻试验稳准。跟膝胫试验阴性。生理反射存在，双侧 Babinski 征（−），颈软，Brudzinski 征（−），Kernig 征（−）。头部 CT 平扫：鞍区占位并邻近骨质结构欠规整；双侧脑室前角旁小缺血灶。需进一步行头部 MRI 明确诊断。

2. 口腔感染，感染性休克　**依据**：患者血压低，白细胞升高，3 天前因口腔感染曾发热，实验室检查示白细胞升高，但患者无咳嗽，无痰，无腹痛症状，血气分析示乳酸无异常。查体：神清，双肺呼吸音清，未闻及干、湿啰音。律齐，未闻及病理性杂音。腹软，无压痛及反跳痛。皮肤无发绀、花斑。此诊断证据不足，需进一步观察病情变化。

3. 颅内占位性病变，肾功能不全，低钾血症　**依据**：根据既往病史及相关检查即可诊断。

【诊疗过程】入科后采取综合治疗措施。

1. 一般治疗：心电监护、吸氧。

2. 纠正低血压、稳定生命体征：给予补液、补糖及多巴胺升压治疗，保证维持重要脏器血液灌注。

3. 抗感染及纠正电解质紊乱等治疗。

4. 进一步完善脑部磁共振检查，必要时完善病原学检查。

通过大量补液和升压治疗后，患者血压仍维持在 70/40 mmHg

左右的较低水平，复查血常规示白细胞 16×10^9/L，中性粒细胞百分比 89%；复查生化示血钠 123 mmol/L，血糖 3.6 mmol/L，肌酐 117 μmol/L；血气分析示乳酸水平 1.7 μmol/L。主任查房时指出：患者为垂体瘤术后 10 余年，平素长期口服泼尼松 3.75 mg/d，3 天前因牙痛、发热，最高体温 38.6 ℃，自行停用激素治疗。根据病史和临床表现，考虑患者并不是传统意义上的"休克"，而是可能存在肾上腺危象可能，建议在补液和抗感染的同时，立即加用糖皮质激素（氢化可的松 100 mg 每日 2 次静脉滴注）静脉替代治疗，8 h 后患者血压逐步恢复至正常水平（120/70 mmHg），升压药被很快停用。3 天后患者症状完全缓解，体温正常，最终病情稳定出院。

【最终诊断】肾上腺危象；口腔感染；颅内占位性病变；肾功能不全；低钾血症。

诊疗思路

1. 患者既往有高血压病史，本次为急性起病，主诉头晕就诊，头部 CT 平扫示鞍区占位并邻近骨质结构欠规整；双侧脑室前角旁小缺血灶。不除外急性脑血管病，需与其鉴别，鉴别要点：患者无病理征，无相关神经系统定位体征。因此诊断上暂不支持急性脑血管病。

2. 患者主诉头晕就诊，有恶心症状，3 天前曾发热，来诊时 BP 68/48 mmHg，血钾、血钠低。患者垂体瘤术后 10 余年，平素长期口服泼尼松 3.75 mg/d，自行停用激素治疗。但通过大量补液和升压治疗后患者血压仍维持在 70/40 mmHg 左右的较低水平，鉴于患者病情危急，予静脉使用激素替代治疗后，患者症状迅速好转，血压恢复至正常水平，治疗有效，应考虑肾上腺危象诊断。但需进一步行血、尿皮质醇水平测定、ACTH 兴奋试验及肾上腺 CT

及肾上腺 MRI 等检查明确诊断。

 3. 肾上腺危象患者出现低血糖、低血钠、低皮质醇、高血钾、高尿素氮的情况，是由于急性肾上腺皮质出血或坏死、肾上腺切除手术、慢性肾上腺皮质功能减退症急性加剧等原因导致。

 4. 肾上腺危象患者常有感染、创伤等诱因存在，诱因未消除者病情难以控制，病程中应积极控制感染等诱因，同时给予全身支持治疗以度过危重阶段。

三、本疾病最新指南解读

 肾上腺危象是指由各种原因导致肾上腺皮质激素分泌不足或缺如表现的一系列临床症状，病情凶险，进展急剧，如不及时救治，可导致患者死亡，在肾上腺功能不全患者中，肾上腺危象的死亡率为 0.005%[1]。肾上腺危象最常见的诱因是感染[2, 3]。

 患者在有严重感染、急性肾上腺出血、长期应用促肾上腺皮质激素或肾上腺皮质激素治疗、突然用药中断或撤药过快或遇到严重应激情况未及时增加肾上腺皮质激素等情况时，容易诱发肾上腺危象。一些慢性肾上腺皮质功能减退的患者在感染、外伤、手术、应激等情况下也可出现肾上腺危象。肾上腺危象的临床表现：精神失常，常有高热，血压低，心率快，脉细弱，腹痛或腹泻，恶心，呕吐，严重脱水，低血糖症[4]，低钠血症。结合患者的临床表现及 ACTH 兴奋试验，低血糖、低血钠、低皮质醇、高血钾、高尿素氮、外周血嗜酸性粒细胞增高等实验室检查特点，可诊断肾上腺危象。在临床工作中，如果遇到不明原因的休克，不能解释的腹痛、腹泻、呕吐，顽固性低钠血症及低血糖，不能解释的神经精神症状时，需警惕肾上腺危象的发生。

 根据病因、临床表现及实验室检查即可做出诊断。下列情况应想到肾上腺危象诊断的可能：①当前疾病难以解释的脱水、低血压、休克；②在疲劳、厌食、体重降低的基础上出现急腹症；③无法解释的低血糖，其可能是继发性肾上腺皮质功能衰竭唯一异常的表现；④无法解释的高热、低体温；⑤低钠血症、高钾血症及其他生化异常，包括氮质血症、高磷血症、低氯血症、高钙血症及低蛋白血症等。实验室检查主要是血浆皮质醇水平低下。在原发性肾上腺危象者，ACTH 升高，肾素 - 醛固酮水平降低，继发性者 ACTH 降低，醛固酮分泌能力正常；⑥ ACTH 兴奋试验是最具诊断价值的检查，用于检测肾上腺对外源性 ACTH 的反应能力。

治疗上：补充液体，予以积极的液体复苏；纠正水、电解质和酸碱平衡紊乱；避免低血糖；糖皮质激素治疗；积极治疗感染；去除诱因及治疗原发疾病等。

四、对本病例的思考

➤ 低血压是休克最常见、最重要的生命体征，在诊疗低血压的患者时，首先要稳定生命体征，保证心、脑等重要脏器的血液供应，并及时找出低血压的病因。

➤ 通过大量补液和升压治疗后，若患者血压仍维持在较低水平，要及时调整治疗方案，并及时明确病因。

➤ 在临床工作中，如果遇到长期应用促肾上腺皮质激素或肾上腺皮质激素治疗疾病的患者，在突然中断用药后出现不易解释的低血压、低血糖、低血钠、乏力、恶心，呕吐、频繁腹痛或腹泻及不能解释的神经精神症状等情况时，应警惕肾上腺危象的发生。另外，如果患者出现发热、白细胞增高，使用抗生素治疗无效或者精神萎靡、衰弱的症状与患者病情不相称，且出现迅速加深的皮肤色素沉着时，也要考虑此病的诊断。当考虑肾上腺危象的诊断时，应积极予以补液、抗炎，预防水、电解质及酸碱平衡紊乱等对症治疗，并在无禁忌证的情况下，经验性予以糖皮质激素治疗，观察患者病情变化，及时完善 ACTH 兴奋试验检查，并结合患者临床表现明确诊断。

五、专家评析

　　肾上腺危象是肾上腺皮质功能低下的危急状态，因其发病率低和临床表现不典型而往往被误诊、漏诊。常见诱因有感染、创伤、手术、过度劳累等，或长期大剂量应用肾上腺皮质激素治疗过程中突然停药或减量等导致原有的慢性肾上腺皮质功能减退加重，诱发肾上腺危象。在长期应用糖皮质激素治疗过程中，垂体肾上腺皮质已受到重度抑制而萎缩者，如骤然停药或减量过速，可引起本症。因此详细询问病史及既往用药史对正确诊断至关重要。

　　该病例同时存在感染诱因，也很容易考虑为感染性休克，有时两者在临床上难以区分，但治疗原则相似，鉴别困难时可不予严格区分，诊断与治疗同时进行，以期稳定病情，挽救生命。此疾病主要的病理生理改变是因缺乏糖皮质激素导致尿中 Na^+、Cl^- 大量丢失，水分随之丢失，引起低血容量性休克，临床表现为升压药难以纠正的低血压。因此在常规补液、抗感染、应用血管活性药治疗休克欠佳时，谨记仔细从病史出发，综合实验室检查特点及时修正诊断。

　　肾上腺危象是危及生命的急症，临床上怀疑急性肾上腺皮质功能减退时，应立即采取抢救措施，无需等待实验室检查结果，主要是尽快静脉输注糖皮质激素，纠正水和电解质紊乱，纠正低血糖等，及早诊断和正确治疗才能避免疾病进展而危及生命。（点评专家：张敬）

六、参考文献

［1］Shao Y，Li J，Cai Y，et al. The functional polymorphisms of miR-146a are

associated with susceptibility to severe sepsis in the Chinese population[J].
Mediators Inflamm, 2014, 2014: p916202. DOI: 10.1155/2014/916202

[2] Kim M H, Choi J H. An Update on Sepsis Biomarkers.Infect Chemother,
2020, 52(1): 1-18. DOI: 10.3947/ic.2020.52.1.1

[3] Qiu N, Xu X, He Y. LncRNA TUG1 alleviates sepsis-induced acute lung
injury by targeting miR-34b-5 p/GAB1[J]. BMC Pulm Med, 2020, 20
(1): 49. DOI: 10.1186/s12890-020-1084-3

[4] Kuo T, Mcqueen A, Chen T C, et al. Regulation of glucose homeostasis
by glucocorticoids[J]. Adv Exp Med Biol, 2015, 872: 99-126. DOI:
10.1007/978-1-4939-2895-8_5

（孙子程）

病例 40 初识为腹痛，
蓦然回首心却在"流泪"

一、病情简介

患者，男，76 岁，主因"腹痛 4 h"于 2023 年 12 月 14 日到医院急诊科就诊。患者 4 h 前出现腹痛，位于上腹部，有"烧心"感，恶心，伴头晕、乏力，出汗，无胸痛、胸闷，无后背痛，无呕吐、呕血，无黑便，无腹泻，无肢体活动不利。既往史：高血压 20 余年，血压最高达 160/90 mmHg，每天规律口服硝苯地平控释片 30 mg，自诉血压控制可。2 型糖尿病15 年，规律口服阿卡波糖、瑞格列奈、二甲双胍，血糖控制欠佳，手脚疼痛，考虑糖尿病周围神经病变，口服甲钴胺、依帕司他。高脂血症 10 年，规律口服阿托伐他汀钙片；高尿酸血症3 年，每天口服苯溴马隆 1 片。2022 年 11 月因胃结石、胃角巨大溃疡伴出血在消化科住院，胃镜下行碎石术，并予药物治疗。患者长期口服阿司匹林。高同型半胱氨酸血症 1 年，口服叶酸片。否认糖尿病、冠心病史。否认肺结核、肝炎病史，否认重大手术外伤史。

【体格检查】T 36.3 ℃，HR 86 次 / 分，RR 16 次 / 分，右上肢 BP 126/58 mmHg，左上肢 BP 130/52 mmHg，SaO$_2$ 96%。神清，精神可，双侧颈静脉无怒张，颈动脉未及异常搏动，双侧颈动脉未闻及杂音，双肺呼吸音清，未闻及明显干、湿啰音。心率86 次 / 分，律齐，各瓣膜区未闻及杂音，双下肢不肿。腹软，无压痛、反跳痛，无局部肌紧张，墨菲征阴性，麦氏点无压痛及反跳痛，肝、脾未触及，肝、肾无叩击痛，移动性浊音阴性，肠鸣音 4 次 / 分。四肢肌力、肌张力正常，指鼻试验稳准，闭目难立征阴性，跟膝胫试验阴性。

【辅助检查】心电图提示：窦性心律，ST-T 段改变（图 40-1）。血常规：中性粒细胞 81.5%。急查生化：Glu 13.22 mmol/L，UN 9.6 mmol/L，K^+ 4.85 mmol/L。心肌酶谱正常。胆红素、CRP 无异常。头部 CT 平扫：多发腔隙性脑梗死；多发缺血性脑白质病变。胸部 CT 平扫：双肺少许微结节；腹盆部 CT 平扫：未见明显异常。

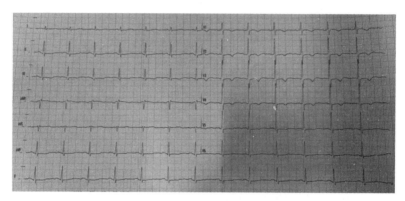

图 40-1　心电图：窦性心律，ST-T 段改变

> **思维提示**
>
> 　　1. 腹痛为急腹症常见的临床表现之一，在接诊有腹痛症状的患者时，应尽快评估腹痛的危险程度，并及早确定腹痛的病因。
>
> 　　2. 常见的急腹症包括：急性胰腺炎，急性阑尾炎，急性肠梗阻，急性胆道感染及胆石症，溃疡病急性穿孔，泌尿系结石及异位妊娠子宫破裂，腹部外伤等。除常见的急

腹症表现为腹痛症状之外，急性心肌梗死及主动脉夹层等急危重症的临床表现也会有腹痛。

二、诊疗经过

【入院诊断】胃肠炎；冠状动脉粥样硬化性心脏病；高血压病2级（极高危）；2型糖尿病；糖尿病性周围神经病；高脂血症；胃结石；胃溃疡伴出血史；高同型半胱氨酸血症；高尿酸血症。

【诊断依据】

1. 胃肠炎　依据：患者老年男性，此次主因"腹痛4 h"来诊。患者腹痛位于上腹部，有"烧心"感，恶心，无呕血，无黑便，腹部查体无阳性体征，腹部CT未见明显异常，考虑胃肠炎诊断可能，必要时完善胃肠镜检查以明确诊断。

2. 冠状动脉粥样硬化性心脏病　依据：患者老年男性，此次主因"腹痛4 h"来诊，既往有高血压、糖尿病、高脂血症、高尿酸血症病史。查体：神清，精神可，双侧颈静脉无怒张，颈动脉未及异常搏动，双颈动脉未闻及杂音，双肺呼吸音清，未及明显干、湿啰音。律齐，各瓣膜区未闻及杂音。入院心电图提示：窦性心律，ST-T段改变。不除外冠状动脉粥样硬化性心脏病诊断，需动态复查心电图及心肌酶变化。

3. 高血压病2级（极高危）、2型糖尿病、糖尿病性周围神经病、高脂血症、胃结石、胃溃疡伴出血史、高同型半胱氨酸血症、高尿酸血症　依据：根据患者既往病史即可诊断。

【诊疗过程】入科后采取综合治疗措施。

1. 一般治疗：予以多功能心电监测、吸氧。

2. 给予抑酸、保护胃黏膜等治疗；抗炎治疗。

3. 完善相关辅助检查：完善心脏超声等检查，动态监测心肌酶、心电图变化。

4. 向家属交代病情。

患者 2 h 后复查心肌酶示：CK-MB 8.8 ng/mL，TnI 1.43 ng/mL，Myo 149 ng/mL。复查心电图较前无明显变化。床旁超声心动图示 LVEF 57%；后间隔、左室下壁运动幅度减低，室间隔增厚。诊断考虑冠状动脉粥样硬化性心脏病，急性非 ST 段抬高型心肌梗死 Killip Ⅰ级，及时予吲哚布芬、氯吡格雷抗血小板，他汀类调脂，稳定斑块；硝酸酯类扩张冠状动脉等；后收入病房进一步治疗，继续给予氯吡格雷、吲哚布芬抗血小板，予他汀类调脂，稳定斑块，CCB 降压，ACEI/ARNI 类药物改善心脏重构，β 受体阻滞剂减轻心脏负荷，硝酸酯类扩张冠状动脉等，给予抑酸、保护胃黏膜等治疗。

患者入院第 2 天（2023 年 12 月 15 日），腹痛症状好转，生命体征平稳。生化检查：Glu 8.7 mmol/L，糖化血红蛋白（HbA1c）测定 10.2%。尿常规及沉渣分析：尿糖 3+，酮体 ±。"心梗三项"：CK-MB 1.3 ng/mL，TnI 0.38 ng/mL，Myo 84.5 ng/mL。患者血糖控制差，请内分泌科会诊后建议继续口服阿卡波糖 100 mg tid，停用瑞格列奈，加用胰岛素治疗，空腹血糖 6 mmol/L 左右，餐后血糖 8 mmol/L 左右。患者既往有胃溃疡伴出血史，消化道出血风险较高，与患者家属沟通后暂缓冠脉造影检查，完善冠脉 CTA 检查评估心脏血管情况。冠状动脉 CT 三维成像：左主干管腔中度狭窄；左前降支近中段中度狭窄；第一对角支管腔重度狭窄；右冠状动脉近段管腔中度狭窄。患者诊断明确，症状缓解，择期行冠脉造影检查，必要时予 PCI 治疗。

【最终诊断】冠状动脉性心脏病；急性非 ST 段抬高型心肌梗死 Killip Ⅰ级；高血压病 2 级（极高危）；2 型糖尿病；糖尿病性周围神经病；高脂血症；胃结石；胃溃疡伴出血史；高同型半胱氨酸血症；高尿酸血症。

诊疗思路

1. 患者高龄，既往胃结石、胃角巨大溃疡病史，本次为急性起病，突发"腹痛 4 h"就诊，初期考虑腹痛原因不除外急腹症，需与其鉴别。鉴别要点：患者腹部无阳性体征，腹部 CT 未见明显异常。因此诊断上不支持急腹症。

2. 患者老年男性，此次主因"腹痛 4 h"来诊，既往高血压、糖尿病、高脂血症、高尿酸血症病史。入院心电图提示：窦性心律，ST-T 段改变，复查心肌酶有动态变化，超声心动图示后间隔、左室下壁运动幅度减低，腹部CT 平扫未见明显异常，诊断考虑急性心肌梗死。

3. 治疗思路：患者高龄，既往有高血压病史，患者1 年前胃镜检查提示胃巨大溃疡伴出血，发生消化道出血风险高，暂不予抗凝治疗，给予氯吡格雷、吲哚布芬抗血小板；他汀类调脂，稳定斑块；予抑酸、保护胃黏膜；CCB 降压；ACEI/ARNI 类药物改善心脏重构；β 受体阻滞剂减轻心脏负荷；硝酸酯类扩张冠脉，可进一步完善冠脉造影检查，评估心脏血管病变情况，再决定下一步治疗方案。

三、本疾病最新指南解读

急性心肌梗死是在冠状动脉病变的基础上，发生冠状动脉血供急剧减少或中断，导致心肌缺血坏死，其特征性临床表现为：剧烈而持久的胸痛、恶心、呕吐、大汗等症状，严重者会并发心律失常、心力衰竭及休克等，常可危及生命，是临床上常见的急危重症之一。急性心肌梗死与冠状动脉粥样硬化斑块破裂和血栓形成有关[1]，是世界范围内主要的死亡原因。

不典型急性心肌梗死首发症状复杂多样，在临床被最终诊断为急性心肌梗死的患者中，大约有 1/4 的患者首发症状不典型，极易被误诊、漏诊。不典型急性心肌梗死患者以高龄合并糖尿病、高血压、高血脂疾病者多见。高龄患者主要是因为疼痛阈值升高，导致疼痛感变弱，将胸痛症状掩盖。有些不典型急性心肌梗死患者即使有疼痛症状，却仅表现为腹痛、牙痛、颈肩痛、背痛、下颌痛等，并没有典型的胸骨后和心前区疼痛症状。此外，患者发生心肌梗死后，心肌缺血、缺氧，刺激迷走神经，容易引发腹痛、腹胀、恶心、呕吐等消化系统症状，有些患者合并肺水肿及肺淤血，可引起咳嗽、咳痰及呼吸困难等呼吸系统症状。另外，急性心肌梗死患者出现心肌坏死后，心肌收缩力下降，导致心输出量降低，也可引起头晕及头痛等脑组织缺血、缺氧症状。

心电图在急性心肌梗死的诊断中有着非常重要的作用，对于急性 ST 段抬高型心肌梗死有特异性。但当急性心肌梗死患者心肌梗死面积过小时，心电图有可能并无异常；如果心肌有多个部位的坏死，损伤电流相互抵消，或患者平时心电图已有 ST 段下移和 T 波倒置，发生心肌梗死时，与抬高的 ST 段和直立高耸的 T 波互相抵消也会使心电图表现为正常。

由于不典型急性心肌梗死首发症状复杂多变，心电图表现可能不典型，极易导致误诊、漏诊，延误病情，错过最佳治疗时机，因此，临床医生应熟悉不典型急性心肌梗死的临床表现，动态监测患者心电图及心肌酶的变化，及早做出正确的诊断并给予及时治疗。

四、对本病例的思考

➤ 急性心肌梗死是临床上常见的急危重症之一，在接诊以腹痛为主要临床表现的急性心肌梗死患者时，临床诊断容易将其误诊为急腹症或者消化系统疾病，导致患者错过最佳治疗时期。一方面，当心脏自主神经的传入神经末梢受到心肌缺血及心肌坏死物的刺激时，由于传导心脏和腹部的感觉神经纤维同属于一个脊髓纤维束，可能会使患者产生疼痛位置上的错觉[2]；另一方面，迷走神经传入纤维感受器大部分位于心脏下后壁的表面，发生心肌梗死时，迷走神经兴奋，表现出腹痛、恶心、呕吐、腹胀等症状，另外一些患者本身合并有胃肠道疾病、胆囊炎等，会因为心肌缺血导致腹痛、腹胀症状的加重，进一步导致疼痛的部位更倾向于来自腹部。

➤ 急性心肌梗死常见于老年患者，主要临床表现为胸骨后和心前区压榨样疼痛，并伴有恶心、呕吐、心悸等，但在有些患者的临床表现中，胸骨后和心前区疼痛的症状并不明显，反而腹痛、牙痛、颈肩痛、背痛、下颌痛、恶心、呕吐等症状更显突出，在临床诊断中容易导致误诊、漏诊，延误患者的最佳治疗时间。另外对于老年心肌梗死患者来说，痛觉迟钝，痛阈升高，神经传导速度减慢[3]，冠状动脉侧支循环建立充分，疼痛症状可能并不十分剧烈，临床症状不典型，对疼痛部位不能准确地表达，也容易导致漏诊、误诊。

➤ 为避免误诊和漏诊，临床医生应该详细、耐心地询问患者的病史，重视急性心肌梗死的一些非典型症状。另外，心电图是避免误诊和漏诊的一个主要检查，心电图在急性心肌梗死的诊断中处于非常重要的地位[4]，其属于无创检查，且操作简单、方便，可在短时间内对心肌状况做出评估。在临床诊疗中，如果怀疑急性心肌梗死诊断，要及时予以心电监护、18导联心电图、心肌坏死标记物检查，并反复监测患者心电图及心肌酶动态变化。不能仅凭一次心电图或心肌酶正常，就轻易除外急性心肌梗死的诊断。另外，对于持续的胸痛及胸闷患者，即使心电图及心肌酶暂无异常改变，也要考虑不除外急性心肌梗死的可能，可以先按急性心肌梗死处理，严密观察患者病情变化，并动态监测心电图及心肌酶变化。

五、专家评析

急性心肌梗死是急诊科最常见的急危重症，临床表现多种多样，特别是不典型急性心肌梗死首发临床症状复杂多样，除胸痛外，还有腹痛、颈肩背痛等不典型疼痛以及消化系统或神经系统症状，尤其在老年及糖尿病人群中这种情况更为多见，患者表达不清晰，症状不典型，首诊医生如果没有足够的临床经验和警惕性，很可能造成心肌梗死的漏诊、误诊。

本病例患者既往存在消化性溃疡，很容易采用惯性思维用既往病史来解释腹痛的原因，特别是在腹痛发生 4 h 内，有时在 EKG 和心肌标记物检查均阴性的情况下，特别容易轻易排除心脏情况，从而漏诊可能的心肌梗死。此病例虽然首次 EKG 有 ST-T 改变，而心肌酶检查正常，但接诊医生并没有放松警惕，通过细致查体和辅助检查除外急腹症，2 h 后动态复查 EKG 和心肌酶，发现心肌酶升高，并通过 UCG 得到进一步验证，最终考虑急性非 ST 段抬高型心肌梗死，及时给予了患者针对性治疗。

作为非常容易误诊和误治的症状之一，急性腹痛的原因众多，涉及面广，临床表现多样。因此对于腹痛患者，接诊时要首先排除潜在致命性腹痛，病情是否危重或紧急，评估全身情况，对于生命体征不稳定者，需要紧急处理以稳定生命体征；其次确定患者是否属于外科急腹症；若生命体征平稳，但临床表现不典型，一时难以明确诊断，应当考虑腹痛的少见病因及全身性疾病的可能性，特别需注意腹腔外器官疾病所致的腹痛，如急性冠脉综合征、急性心包炎和肺梗死等。因此通常对于年龄＞40 岁的腹痛患者，应常规查心电图、心肌酶谱、胸部 X 线检查等。注意要进行动态查体、超声检查及影像学检查。EKG、心肌酶等更需要动态监测观察，评估病情变化，避免错过最佳治疗时期。

腹痛通常带有主观色彩，其程度、性质和特征有时难以准确描述，体格检查与主诉常不一致，腹痛部位和程度也可随时间而改变，使得急性腹痛在诊断和评估方面极具挑战性，急诊医师的职责就是快速识别危及生命的病情，寻找病因，并给予及时、正确的处理。（点评专家：顾伟）

六、参考文献

［1］Aradi D，Gross L，Trenk D，et al. Platelet reactivity and clinical outcomes in acute coronary syndrome patients treated with prasugrel and clopidogrel：a pre-specified exploratory analysis from the TROPICAL-ACS trial［J］. Eur Heart J，2019，40（24）：1942-1951. DOI：10.1093/eurheartj/ehz202

［2］Keeley E C，Boura J A，Grines C L. Primary angioplasty versua intravenous thrombolytic therapy therapy for acute myocardial in farction：a quantitative review of 23 randomized trials［J］. Lancet，2008，361（9351）：13-19. DOI：10.1016/S0140-6736（03）12113-7

［3］Frexia X，Belle L，Joseph L，et al. Immediate VS Delayed stenting in acute myocardial infarction：a systematic review and meta-analysis［J］.Euro Intervention，2013，8（10）：1207-1216. DOI：10.4244/EIJV8I10A185

［4］Lobeek M，Badings E，Lenssen M，et al. Diagnostic value of the electrocardiogram in the assessment of prior myocardial infarction. Netherlands Heart Journal，2021，29（3）：142-150. DOI：10.1007/s12471-020-01515-w

（孙子程）

病例 41 "心惊"独不见，"胆痛"人自知

——胆心综合征救治 1 例

一、病情简介

患者，男，65 岁，主因"间断上腹痛 1 天，加重伴意识模糊半小时"到医院急诊科就诊。患者家属代诉：1 天前患者出现上腹间断疼痛，时轻时重，无恶心、呕吐，无腹泻，无发热，无胸腹痛，无晕厥、黑矇。半小时前突发意识模糊，伴大汗，面色苍白，尿失禁，家属紧急送至医院急诊。既往史：类风湿病史，已停药多年。否认高血压、糖尿病、高血脂。无吸烟、饮酒嗜好。否认心律失常病史。

【体格检查】T 36 ℃，HR 230 次 / 分，RR 20 次 / 分，BP 77/51 mmHg，SaO_2 78%。意识模糊，呼之可睁眼，不能回答问题，轻度烦躁，查体不合作，全身皮肤湿冷，颈软，无抵抗，双侧瞳孔等大等圆，直径 3 mm，对光反射灵敏。口唇轻度发绀，双肺呼吸音粗，未闻及干、湿啰音，心律绝对不齐，各瓣膜区未闻及杂音，腹平软，右上腹胆囊区可疑压痛，无反跳痛。肠鸣音3 ～ 4 次 / 分。四肢肌力查体不合作，肌张力减弱，病理征阴性。

【辅助检查】血常规：WBC 7.0×10^9/L，Hb 143 g/L，PLT 121×10^9/L，CRP 103.27 mg/L。急查生化：Cr 63 μmol/L，Na^+ 139 mmol/L，K^+ 3.11 mmol/L，Glu 8.3 mmol/L，UN 3.2 mmol/L，TBIL 27.1 mmol/L，DBIL 12.1 mmol/L，IBIL 15 mmol/L。血气分析（鼻

导管吸氧 3 L/min）：pH 7.49，PO$_2$ 72 mmHg，PCO$_2$ 24 mmHg，Lac 3.0 mmol/L，HCO$_3^-$ 18.3 mmol/L。心肌酶谱：TnI < 0.05 ng/mL，D- 二聚体 1560 ng/mL，BNP 127 pg/mL，Myo 486 ng/mL，CK-MB < 1.0 ng/mL。影像学检查：头部 CT 提示轻度老年脑改变；腹部 CT 示胆囊结石、胆囊炎。腹部 B 超提示胆囊壁增厚、胆囊结石、胆囊内沉积物。心电图提示快速心房颤动，胸导联和肢体导联普遍 ST 段压低，aVR 导联 ST 段抬高（图 41-1）。

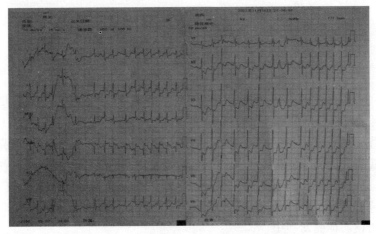

图 41-1　心电图示 aVR 导联 ST 段抬高

> **思维提示**
>
> 　　1. 休克是急诊经常遇到的危重症。根据休克的不同病因，抗休克治疗的方法不同。急诊需要快速识别休克，快速分析休克原因，才能及时救治休克。该病例来诊时，呕吐咖啡色物质，长期口服阿司匹林，来诊时出现血压下降，乳酸增高，因此休克的诊断基本明确。
>
> 　　2. 急性心肌梗死在急诊十分常见。急性心肌梗死的不典型临床表现常常会给急诊医师带来困扰，造成漏诊、误

诊。急性心肌梗死表现为上腹痛，临床上屡见不鲜。此病例上腹痛结合心电图是否就能确诊急性心肌梗死？

3. 急性心肌梗死的诊断需要有典型或不典型的症状，有危险因素（"三高"或者吸烟史、遗传因素等），结合心电图的动态演变、心肌酶谱的异常和心脏超声的改变，综合这些条件才能做出正确的诊断。

二、诊疗经过

【入院诊断】急性非 ST 段抬高型心肌梗死；心源性休克；心房颤动；胆囊结石伴胆囊炎；低钾血症。

【诊断依据】

1. 急性非 ST 段抬高型心肌梗死　　依据：患者老年男性，此次主因"上腹痛 1 天，意识模糊半小时"来诊。心电图提示：快速心房颤动，胸导联和肢体导联普遍 ST 段压低，aVR 导联 ST 段抬高。血 Myo 升高。患者家属对症状描述不典型。患者既往有类风湿病史，否认高血压、糖尿病、高血脂。无吸烟、饮酒嗜好。需进一步完善检查。

2. 心源性休克　　依据：患者查体血压下降，BP 77/51 mmHg，意识模糊，皮肤湿冷，大汗。血气检查乳酸升高。结合心肌梗死，快速心房颤动，诊断心源性休克成立。

3. 胆囊结石伴胆囊炎　　依据：上腹痛，右上腹可疑压痛，血胆红素升高，腹部 CT、B 超提示胆囊结石、胆囊炎诊断成立。

【诊疗过程】入科后采取综合治疗措施。

（1）一般治疗：心电监护，鼻导管吸氧 3 L/min。

（2）胺碘酮泵入，抗心律失常治疗。

（3）扩容补液，抗休克治疗，纠正低钾血症。

（4）头孢哌酮钠舒巴坦钠抗感染治疗。

经上述治疗，约 30 min 后患者心率下降至约 150 次 / 分，血压 110/60 mmHg。患者神志转清，可正确回答问题，遵医嘱活动。患者否认胸痛，仍诉腹痛。查体右上腹压痛。复查心电图：房颤律，ST 段压低幅度减小，aVR 导联 ST 段抬高回落。约 1 h 后患者心律转为窦性，心率 90 次 / 分。心电图 ST 段均回到基线。复查心肌酶无动态升高。床旁心脏超声：LVEF 60%，左心房增大，二尖瓣、三尖瓣轻度反流，主动脉瓣轻度反流，未见节段性室壁运动异常。冠状动脉 CT 三维成像提示：左前降支中断局部走行于心肌内，心肌桥厚度约 0.21 cm，长度约 2.15 cm。右冠状动脉中段管壁可见钙化斑块，管腔狭窄 25% ～ 49%，余血管未见狭窄、斑块。

【最终诊断】胆囊结石伴胆囊炎；胆心综合征；阵发性心房颤动；心源性休克；低钾血症。

诊疗思路

1. 患者老年男性，既往类风湿病史。本次为急性起病，间断上腹痛 1 天，意识模糊半小时来诊。血流动力学不平稳。BP 77/51 mmHg，意识模糊，皮肤湿冷，大汗。血气分析示乳酸升高。心电图提示：快速心房颤动，胸导联和肢体导联普遍 ST 段压低，aVR 导联 ST 段抬高，快速心房颤动导致脑灌注不足。急诊诊疗原则是先抢救生命，维持生命体征平稳，再进一步寻找病因。因此首先给予抗休克治疗，控制心室率。在适当补液基础上，胺碘酮泵入。经治疗心率下降至约 150 次 / 分，血压回升，神志转清。

2. 间断上腹痛结合心电图表现，血 Myo 升高，在临床上急性非 ST 段抬高型心肌梗死的诊断似乎成立。但是治疗过程中随着快速房颤心室率的控制以及房颤转复窦性心律，心电图快速恢复。多次监测心肌酶无升高，结合心脏超声、冠状动脉 CT 三维成像，排除冠心病非 ST 段抬高型心肌梗死的诊断。

    3. 患者以间断上腹痛发病，结合血胆红素升高，CRP 升高，腹部 CT，根据"一元论"的诊断原则，考虑诊断为胆囊结石伴胆囊炎，胆心综合征，诱发阵发性心房颤动，快室率房颤进一步引起循环灌注不足，导致休克的发生。

三、本疾病最新指南解读

    胆心综合征是指由胆道疾病（急慢性胆囊炎、胆结石等）引起的以酷似冠心病症状或心电图变化为主要表现的胆道疾病并发症，该病易被误诊为冠心病或心肌炎[1]。

    目前多数学者认为心脏受 $T_2 \sim T_8$ 脊神经支配，而胆囊受 $T_4 \sim T_9$ 脊神经支配，二者在 $T_4 \sim T_5$ 脊神经处存在交叉。当胆道疾患所致胆道压力增高或胆道受到牵拉时，可通过脊髓同节神经反射，即内脏 - 内脏神经反射的途径，首先刺激该处的迷走神经，然后传入脑干网状结构，再经迷走神经传至冠状动脉，引起其痉挛、收缩，使冠脉血流量减少，导致心肌缺氧，从而诱发心绞痛、心肌梗死。由于迷走神经反射可引起心肌电活动紊乱，故可发生心动过缓、传导阻滞，严重时出现阿 - 斯综合征。

    此外也有部分学者认为，当胆道系统感染或胆道梗阻后，胆道压力增高，引起毒素吸收、水电解质紊乱，从而导致心肌代谢及电活动紊乱、冠脉痉挛，引起心绞痛和心律失常。高胆红素对心肌有直接毒性作用，引起心功能紊乱或心力衰竭，导致各种心律失常。

    胆心综合征的临床症状主要有以下几点；①先有胆系疾病，再继发心脏症状；②心前区有程度不同的闷痛或绞痛，每次发作时间较长，有的可持续数小时，常有心悸、心搏不规则及心电图出现心肌缺血改变；③心脏症状多由进油腻食物或情绪激动而诱发，使用硝酸甘油或速效救心丸不易缓解，而用阿托品、杜冷丁则可缓解。

胆心综合征的诊断与鉴别诊断对于临床医师也是十分棘手的。如患者无典型胆系疾病的症状与体征，而出现心绞痛并伴有心电图改变，应详细询问患者是否为高脂饮食后发病，胸痛发作部位是否明确，给予扩张冠状动脉等治疗无效时应想到胆心综合征的可能。由此提示，询问病史一定要详细；查体应细致，高度重视不典型的症状和体征。胆心综合征多具有胆道疾病病史或反复上腹部疼痛病史，且多于进食后、平躺休息中发作。而心绞痛、心肌梗死多为寒冷、情绪激动、劳累状态下发作。冠心病中急性冠脉综合征多伴有肌钙蛋白、心肌酶学以及心电图的动态改变，其中心电图的镜像改变有助于诊断心肌梗死。

四、对本病例的思考

➢ 在急诊工作中，急性冠脉综合征是常见的急危重症。各种不典型症状的急性冠脉综合征屡见不鲜。心电图在诊断中发挥着重要且不可替代的作用。时间就是心肌，特别是合并恶性心律失常、心源性休克的处理更是分秒必争。NSTEMI 是由不稳定性及高危性动脉斑块破裂损伤引起的急性血栓形成所致，病情危险性高、预后不良是其主要特点。在临床中急诊科医师对 NSTEMI 的重视程度往往较低，有可能出现误诊和治疗不及时的情况。当 NSTEMI 患者出现心电图 aVR 导联 ST 段明显抬高时，提示可能存在较严重的且多支的冠脉病变[2]，且心血管不良事件发生率较高，预后差，在临床中应予以重视，能够尽早确诊、合理处置是降低急性心肌梗死患者死亡率的重要环节。

➢ 胆心综合征患者临床发病时多数不能除外冠心病，多数的误诊也是将此类患者误诊为冠心病，而忽略了胆心综合征的可能性[3-4]。发病时可表现为以冠心病症状为主或以胆道系统疾病症状为主或二者兼有，这为胆心综合征的诊断带来了困难。患者首诊时心电图表现不一，可有心律失常、非特异性 ST 段压低、T 波低平或倒置，少数患者表现为部分导联非特异性 ST 段抬高。因此要提高对胆心综合征的认识，询问病史要详细，查体要细致，高度重视不典型的症状和体征。及时行特异性检查，排除心脏疾病，积极处理原发病十分重要。

五、专家评析

本例患者因"间断上腹痛1天，意识模糊半小时"来诊，查体和辅助检查提示心室率230次/分，快速心房颤动、心肌缺血、心源性休克，同时有胆囊结石和胆囊炎。作为急诊科医生，本着先救命、后诊病的原则，立即给予控制心室率、液体复苏以及抗感染治疗。当心室率降至150次/分时，随着回心血量的恢复，患者的血流动力学趋向稳定，神志转清，心肌标志物的监测和冠脉 CTA 除外了心脏急性冠脉事件的可能，至此，可明确患者为快速心律失常导致心源性休克。患者以腹痛起病，查体有右上腹可疑压痛，CT 和超声均提示胆囊结石和胆囊炎，但未提供具体胆囊大小，化验提示 CRP 水平明显增高，白细胞正常，胆红素仅轻度增高，不支持胆道梗阻。回顾病史、追溯起因，符合接诊医师的诊断思路：患者为胆囊结石伴胆囊炎起病，导致胆心综合征，由于诱发阵发性心房颤动快室率房颤进一步循环灌注不足，引起心源性休克。患者经过上述治疗迅速得到缓解，转危为安。

作为急诊医师，面对病情复杂且病因不明确的急危重症患者，要遵循先救命、后诊病的原则，维持气道、呼吸、循环稳定以及对症和生命支持治疗，同时积极完成首轮相关辅助检查，排查并尽早锁定目标器官系统。经过初始处置后再次评估患者反应，结合回报的辅助检查结果，抽丝剥茧，进一步明确病因和调整治疗策略，经过反复多次的诊治和评估，不断接近真相。（点评专家：徐玢）

六、参考文献

［1］吴小平 . 胆心综合征［J］. 中国实用内科杂志，2007，27（8）：574-575.
DOI：10.3969/j.issn.1005-2194.2007.08.005

［2］隗沫，顾伟，李昭 . 心电图 aVR 导联对急性非 ST 段抬高型心肌梗死的
病变血管的预测价值及预后评估［J］. 临床急诊杂志，2021，22（7）：
487-490. DOI：10.13201/j.issn.1009-5918.2021.07.010

［3］袁晓强，苏继荣 . 胆心综合征的临床诊疗思维［J］. 中国现代医生，
2017，55（5）：155-158.

［4］李国境 . 胆心综合征误诊为冠心病 24 例分析［J］. 临床误诊误治，2009，
22（8）：76. DOI：10.3969/j.issn.1002-3429.2009.08.054

（王　江）

病例 42　跳动的"定时炸弹"
——腹主动脉瘤破裂出血

一、病情简介

患者，男，64岁，主因"腹痛，呕吐咖啡色物 6 h"经"120"送至医院急诊科就诊。患者儿子代诉：患者 6 h 前出现上腹痛，伴有恶心、呕吐、乏力。腹痛为持续性隐痛，伴咖啡色呕吐物。无反酸、胃灼热。无腹泻，无黑便。无头晕，无黑矇、晕厥。无胸痛，无发热。既往史：高血压病史 10 年，长期规律服用阿司匹林 0.1 g/d，阿托伐他汀钙 20 mg/d，硝苯地平控释片 20 mg/d，血压控制水平不详。否认糖尿病、冠心病史。并诉患者既往长期腹部不适，一直未到医院就诊，总是自服胃药。

【体格检查】T 36 ℃，HR 114 次/分，RR 18 次/分，BP 84/50 mmHg，SaO_2 98%。神清，精神弱，淡漠，懒言。查体欠合作，全身皮温低，颈软，无抵抗，睑结膜苍白，双瞳孔等大等圆，直径 3 mm，对光反射灵敏。双肺呼吸音粗，未闻及干、湿啰音，心律齐，各瓣膜区未闻及杂音，腹平软，脐周压痛，无反跳痛，无肌紧张，肝、脾未触及，肠鸣音活跃，6～8 次/分，双下肢不肿。

> **思维提示**
>
> 1. 腹痛是急诊常见症状。腹痛的鉴别诊断对急诊尤为重要，特别是细致的病史询问、查体、辅助检查的选择及

结果分析对于腹痛的鉴别诊断尤为重要。

2. 该患者腹痛伴呕吐咖啡色物质，长期口服阿司匹林，来诊时血压低，心率快，贫血貌，要高度警惕患者合并消化道出血，失血性休克。

3. 出血性休克是急诊的急危重症。积极抗休克的同时进行病因诊断，及时找到出血原因至关重要。

二、诊疗经过

【入院诊断】急性上消化道出血；消化道溃疡？失血性休克。

【诊断依据】

1. 急性上消化道出血，消化道溃疡　**依据**：腹痛，呕吐咖啡色物。既往高血压史，长期服用阿司匹林。长期腹部不适，自服胃药。查体：睑结膜苍白，脐周压痛。根据症状、查体、既往史考虑急性上消化道出血的可能性大，出血原因可能是消化道溃疡。

2. 失血性休克　**依据**：在急性上消化道出血、消化道溃疡可能的基础上，查体血压降低，心率快，皮温低，贫血貌，精神弱，淡漠懒言，考虑失血性休克可能性大，应尽快完善相关检查以明确诊断。

【诊疗过程】入科后采取综合治疗措施。

（1）一般治疗：心电监护，鼻导管吸氧 3 L/min。

（2）完善相关检查：血红蛋白 119 g/L。血气分析示乳酸 3.9 μmol/L，血钾 3.1 mmol/L，肌酐 129 μmol/L，ALT 81 IU/L。

（3）纠正休克：开通静脉通路，给予补液治疗，维持重要脏器灌注。

其间，患者妻子的一句话改变了接诊医师的诊断方向，患者"平时总肚子疼，肚子里有个包，一跳一跳的"。家属的一句话让接诊医师吃了一惊，立即急查腹部 CT。腹部 CT 结果提示：腹主动脉及双侧髂动脉明显增粗，以腹主动脉为著，局部管腔呈双环样改变，周围可见大片状高密度影，沿腹膜后间隙走行（图 42-1）。影像学诊断：腹主动脉及双侧髂动脉夹层动脉瘤，并腹主动脉夹层动脉瘤破裂可能性大，腹膜后大量积血。

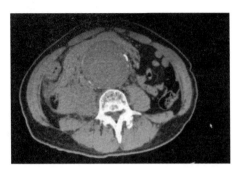

图 42-1　腹部 CT 示腹主动脉夹层动脉瘤

【**最终诊断**】腹主动脉夹层动脉瘤；双侧髂动脉夹层动脉瘤；腹主动脉瘤破裂出血；失血性休克。

诊疗思路

　　1. 腹痛，呕吐咖啡色物，贫血貌，低血压，长期阿司匹林服药史。对于这些症状，急诊医师考虑急性上消化道出血，消化道溃疡的诊断似乎顺理成章。一切似乎过于平常。急诊的许多误诊恰恰发生在每日的平常工作中。

　　2. 腹部无痛性、搏动性包块是腹主动脉瘤常见的症状，巨大瘤体可伴有压痛及细震颤，全面查体对于排查主动脉夹层动脉瘤具有很大帮助。

　　3. 腹主动脉夹层动脉瘤患者就诊时多出现剧烈腹痛伴血压异常增高，特别是会出现双上肢血压差异的情况。然而本病例患者腹痛并不剧烈，而且来诊时血压降低，伴有呕吐咖啡色物质，很容易使急诊医师误诊为消化道出血，而患者家属提供的关键病史引起了医师的关注，因此详细询问病史对于主动脉夹层的诊断至关重要。

三、本疾病最新指南解读

腹主动脉瘤的定义为腹主动脉局限性扩张＞50%正常动脉直径。参照国外诊断标准，腹主动脉直径＞30 mm时，临床可诊断为腹主动脉瘤。根据瘤壁结构，可分为真性动脉瘤、假性动脉瘤和夹层动脉瘤。腹主动脉瘤的发病机制至今尚未完全明确。遗传易感性、细胞外基质合成及降解失衡、炎症细胞浸润、血管平滑肌细胞凋亡等均与腹主动脉瘤的发生和发展密切相关。越来越多的证据表明，主动脉微循环障碍可能在腹主动脉瘤的发生发展、治疗及预后中发挥重要作用。瘤壁微血管生成、血管周围脂肪组织和细胞外基质降解等病理变化造成的主动脉微循环障碍可能与腹主动脉瘤的发生发展相关[1]。

腹主动脉瘤的发生与年龄、性别、种族、高胆固醇、高血压、阳性家族史和吸烟史等流行病学因素有关。瘤体会逐渐增大，目前尚无法准确预测动脉瘤的增长速度和破裂风险。破裂性腹主动脉瘤的死亡率高达90%[2]。

大多数非破裂性腹主动脉瘤发病隐匿，无明显症状。瘤体较大时多表现为消化道受压、下腔静脉受压症状。腹部无痛性、搏动性包块是腹主动脉瘤患者常见的体征。突发严重的腹背部疼痛伴有低血压和腹部搏动性包块高度提示腹主动脉瘤破裂[3]。CT血管造影可以准确测量腹主动脉瘤各项数据，是最常用的术前评估和术后随访手段。破裂性腹主动脉瘤患者通常伴随失血性休克，而血流动力学的稳定与否直接关系到患者预后，故术前应快速建立双静脉通路，在保证心脑等重要器官血供的前提下，将患者收缩压控制在 70～90 mmHg，为手术创造有利的条件。相关指南提出，针对破裂性腹主动脉瘤患者，建议从急诊入院至干预的时间窗不超过 90 min[4]，这可有效降低术后 30 天的死亡率。因此，急诊快速、准确的诊断对于及早手术至关重要。

四、对本病例的思考

➤ 腹主动脉瘤除腹痛、腰背痛主诉外，常常被错误地引向消化道出血、肠梗阻、胆结石、胆囊炎、肾结石、肾绞痛、胰腺炎、肠息肉等急诊常见疾病。

➤ 腹部搏动性包块的检出对腹主动脉瘤的正确诊断具有重要意义。在急诊查体中搏动性包块检出率不高。接诊医生问诊查体不够细致，由于肥胖、肠胀气等因素触诊不满意。瘤体破裂出血导致血压低、休克使得包块搏动性减弱等，这些因素均可导致搏动性包块的检出率不高。

➤ 该病例中患者妻子的病史补充为医生指明了方向，为诊疗赢得了时间，因此对腹痛患者进行全面、仔细的病史询问和查体对于提高急腹症患者的诊断正确率有很大的帮助。

五、专家评析

主动脉瘤破裂出血属于致命性胸痛或腹痛，是急诊科医生接诊时需要首先鉴别的疾病之一。由于主动脉的走行贯穿胸腔和腹腔，供应脑、心脏、肾、肠系膜等胸腹腔脏器的血液循环，因此会出现相应不同的症状和体征，给急诊医师带来很大的挑战。避免漏诊和误诊最重要的是要想到该疾病的可能性，通过针对性的病史询问、全面而有重点的查体、实验室检查和影像学检查，综合分析判断、仔细求证和鉴别。

本例患者以腹痛、消化道出血症状来诊，查体有低血压休克征象，医生的习惯性思维非常容易得出消化道出血导致的失血性休克诊断。但是根据患者妻子补充的病史——患者腹部有搏动性包块，医生迅速调整思路，完善腹部 CT 检查，提示诊断：腹主动脉及双侧髂动脉夹层动脉瘤，腹主动脉夹层动脉瘤破裂，腹膜后积血。该例患者的突破点在于病史采集和查体，针对患者腹痛的性质、特点、持续时间等（本例未见有详细描述），按照腹部 CT 影像学检查结果，对患者进行腹部查体时应该能够摸到搏动性包块，因此如果充分询问病史、细致查体，可能会有更全面的信息来质疑原有的诊断思路或者提示正确的诊断。（点评专家：徐玢）

六、参考文献

［1］宋晓红，吴建强，孙晓宁，等 . 腹主动脉瘤与主动脉微循环障碍关系的研究进展［J］. 中华老年多器官疾病杂志，2023，22（9）：700-703. DOI：10.11915/j.issn.1671-5403.2023.09.148

［2］张韬，郭伟 . 腹主动脉瘤诊断和治疗中国专家共识（2022 版）［J］. 中国实用外科杂志，2022，42（4）：380-387. DOI：10.19538/j.cjps.issn1005-2208.2022.04.03

［3］景在平，冯睿，冯翔 . 腹主动脉瘤破裂的误诊误治［J］. 临床误诊误治，2001，14（1）：1-4. DOI：10.3969/j.issn.1002-3429.2001.01.001

［4］辛世杰，史潇兮 . 破裂性腹主动脉瘤的诊治［J］. 中国血管外科杂志（电子版），2021，13（3）：201-204. DOI：10.3969/j.issn.1674-7429.2021.03.004

（王　江）

病例 43 抽丝剥茧，原来是它
——寻找晕厥的真相

一、病情简介

患者，男，62岁，主因"头晕2天，加重伴一过性晕厥半小时"到医院急诊科就诊。患者于2天前出现头晕，无头痛，无肢体活动障碍，伴全身乏力，无心悸及胸闷，无胸痛，无咳嗽及呼吸困难，无腹痛，无呕吐及腹泻。就诊于社区医院，考虑脑供血不足，予中成药活血化瘀改善循环治疗，效果不佳。今日头晕加重，半小时前从沙发上站起时出现一过性晕厥，倒地数秒后苏醒，感全身乏力。呼叫"120"送至我院急诊。既往史：高血压病10年，规律服用苯磺酸氨氯地平片2.5 mg/d，糖尿病史5年，规律服用二甲双胍0.5 g tid，否认其他病史。

【体格检查】T 36.3 ℃，HR 109次/分，RR 14次/分，BP 105/62 mmHg，SaO_2 98%。神清语利，颈软，无抵抗，双瞳孔等大等圆，直径2.5 mm，对光反射灵敏。双肺呼吸音清，未闻及干、湿啰音，心律齐，各瓣膜区未闻及杂音，腹平软，全腹无压痛。四肢肌力Ⅴ级，双侧病理征阴性。

【辅助检查】2天前在社区医院检查：血常规WBC 8.2×10^9/L，Hb 131 g/L，PLT 166×10^9/L；生化：Cr 74 μmol/L，BUN 7.4 mmol/L，Na^+ 137.4 mmol/L，K^+ 3.79 mmol/L，Glu 6.8 mmol/L。

就诊当天在本院检查：血常规WBC 10.2×10^9/L，Hb 91 g/L，PLT 142×10^9/L。急查生化：Cr 83 μmol/L，BUN 7.9 mmol/L，Na^+ 140.6 mmol/L，K^+ 3.93 mmol/L，Glu 7.12 mmol/L。血气分析

（鼻导管吸氧 3 L/min）：pH 7.44，PO_2 109 mmHg，PCO_2 38 mmHg，Lac 2.7 mmol/L。心肌酶谱：正常。影像学检查：头部 CT 检查提示腔隙性梗死灶（图 43-1）；胸部及腹盆部 CT 未见异常。心电图提示窦性心动过速。

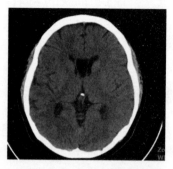

图 43-1 头部 CT 示腔隙性梗死灶

> **思维提示**
>
> 　　1. 晕厥是急诊科常见的急危重症之一，在接诊晕厥患者时，应尽快判断晕厥的病因，根据不同病因给予相应治疗，需要重视和鉴别危及生命的疾病，例如心肌梗死、肺栓塞、主动脉夹层、恶性心律失常、贫血等，这些疾病有时会以晕厥为首发症状，为急诊科医师的诊断带来很大的挑战。
>
> 　　2. 晕厥的发生机制是短暂性脑缺血，其发生较快，随即自行恢复。晕厥分为以下几类：①神经介导性晕厥；②心源性晕厥；③脑血管性晕厥；④低血容量性晕厥。
>
> 　　3. 根据患者的症状、体征、既往病史及辅助检查，尽快明确晕厥的原因。接诊晕厥患者后应该尽快完善头部CT、心电图、生化检查、心肌酶谱等必要检查，必要时需要留院观察或者住院进一步检查。

二、诊疗经过

【入院诊断】晕厥待查。

【鉴别诊断】

1. 脑血管性晕厥　患者为老年男性，此次主因"头晕 2 天，加重伴一过性晕厥半小时"来诊，既往高血压、糖尿病病史，不除外脑血管粥样硬化、狭窄、一过性痉挛等，需完善颈动脉超声、脑血管 MRA 等检查。

2. 心源性晕厥　阵发性心动过速或过缓等心律失常可能导致短暂性脑缺血，需完善动态心电图等检查。肥厚梗阻性心肌病流出道梗阻亦可能导致短暂性脑缺血，需完善心脏彩超检查。

3. 低血容量性晕厥　常发生在坐位或卧位站起时，体位改变导致短暂性脑缺血，患者晕厥倒下后脑血流迅速恢复，神志在数秒内可恢复。内科疾病常见为消化道出血、呕吐腹泻未充分补液、糖尿病酮症酸中毒或糖尿病性高血糖高渗状态等所致低血容量状态。因低血容量发生后，机体组织间液可通过毛细血管进入血循环代偿性补充血容量，故低血容量性晕厥常发生在快速丢失血容量而机体尚未及时代偿时。

4. 神经介导性晕厥　各种刺激通过迷走神经反射导致周围小血管突然扩张及心动过缓，造成脑缺血，如按摩颈动脉窦可致晕厥。

【诊疗过程】入科后采取综合治疗措施。

（1）一般治疗：绝对卧床，心电血压监护、鼻导管吸氧 3 L/min。

（2）开放静脉通路，补液，维持水、电解质平衡。

（3）完善心脏彩超、头胸腹部 CT、颈动脉超声等相关检查。

（4）完善血常规、肝肾功能、电解质、血糖、心肌酶、血气分析等相关检查。

经上述治疗，患者症状缓解，但仍感乏力。血常规回报，提示血红蛋白下降明显（Hb 71 g/L），考虑存在失血可能。入院 2 h 后排便 1 次，呈柏油样便，化验粪便潜血（+），约 4 h 后再次排便 1 次,呈黑红色血便。考虑患者晕厥原因为消化道出血,完善急诊胃镜未见出血点,紧急肠道准备后行急诊肠镜亦未见出血点。予腹部增强 CT 及肠动脉造影见小肠出血(图 43-2,书后彩图 43-2)。

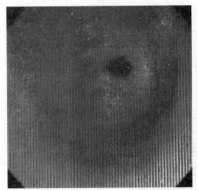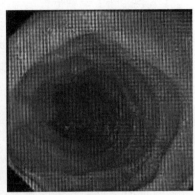

图 43-2　入院当天胃、肠镜检查未见异常

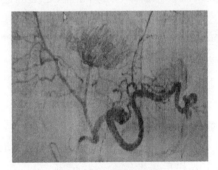

图 43-3　肠动脉造影

【**最终诊断**】小肠出血;中度贫血。

诊疗思路

　　1. 患者为老年男性,既往有高血压及糖尿病史,有心脑血管疾病危险因素。发病前 2 天患者出现头晕,经社区医院诊断考虑脑血管疾病所致头晕，但患者当时血压正常，头晕不伴有神经系统定位体征，故诊断上不支持脑血管病。另外，患者无心脏病史，头晕时无心悸，无胸痛，心电图和心脏超声正常，亦不支持心律失常、肥厚梗阻性心肌病等所致心源性头晕。

2. 入院当日患者头晕加重，1 h 前从沙发上站起后晕厥，倒地数秒后苏醒，查体血压偏低，心率偏快，平卧位后头晕缓解，化验血红蛋白较 2 天前明显下降，考虑存在失血所致血容量不足。接下来应分析失血原因。

3. 患者晕厥前无外伤史，头、胸、腹部 CT 检查均未见异常，故失血最可能的原因为消化道出血。患者血红蛋白下降明显，但 BUN 并未升高，与上消化道出血不符合。患者粪便成型，每次排便后随即冲水，一直未注意粪便颜色，亦未能提供有效线索。但患者来院后再次排便，呈黑红色，粪便潜血（+），消化道出血诊断随即明确。

4. 患者血红蛋白下降过快，故考虑出血量较大。如为上消化道大出血，一般会有恶心，呕吐咖啡色物，但患者无恶心及呕吐，且 BUN 不升高。如为结肠或直肠大出血，粪便颜色应呈暗红色血便甚至鲜红便，但患者粪便呈柏油样至黑红色。故考虑小肠出血可能性大。

5. 消化科急会诊，予急诊胃镜及肠镜检查，未见出血点。予腹部增强 CT 及肠动脉造影检查，最终确诊小肠出血。

三、本疾病最新指南解读

小肠出血较少见，占整个消化道出血的 1% ～ 4%[1]，目前小肠出血的病因诊断仍较困难，各项检查均难以达到满意的效果。主要原因包括：小肠过长，总长度约 6 m，位置不固定，肠圈多，收缩频率高，钡剂不易停留，显影困难；小肠出血多呈间歇性，出血缓慢，使得血管造影和核素显像的价值受到限制；小肠镜昂贵，对操作医师的技术水平要求高，操作时间长，患者较痛苦故难以接受，目前尚未在医疗机构普及。

随着内镜等技术的发展，人们对引起消化道出血的小肠疾病有了更进一步的认识，其中最常见的病因为动、静脉畸形和小肠肿瘤[2]。

目前虽有许多小肠出血的检查方法，但对小肠出血的病因及定位诊断迄今仍是临床医师十分棘手的问题。小肠出血量较少时经常被临床医生忽略，容易造成漏诊[3]。在临床工作中，首先应除外上消化道出血和结肠、直肠出血。胃镜及结肠镜可以发现胃、十二指肠及结肠病变，但在检查时一定要做到全面、仔细，必要时应行重复内镜检查，可以发现既往内镜检查遗漏的病变，不能轻易将出血部位归到小肠而造成误诊。

小肠出血的治疗原则包括药物治疗、内镜治疗、介入治疗和手术治疗。药物治疗一般能控制出血量不大的出血，但不能根治。内镜治疗主要用于止血，适用于血管畸形、小息肉等造成的出血。介入治疗适用于小肠血管病变的患者，包括经导管动脉药物灌注治疗和栓塞治疗。有以下之一者均应及时手术探查：①年龄在40岁以上，近期原因不明的下消化道出血者；②内科治疗不能及时止血；③长期反复出血，需进一步明确病因者；④出血量不多，但并发肠套叠、肠梗阻等须同时处理的急腹症者[4]。

四、对本病例的思考

➢ 小肠出血如出血量较小时，患者可无腹痛，无恶心、呕吐，粪便可成型，患者如未注意粪便颜色，则不能提供有效线索，此时有可能造成漏诊。如患者为中老年人，伴有高血压、糖尿病等基础疾病，少量失血仅感觉头晕或心悸，而血红蛋白起初无明显下降，BUN不升高，则更有可能将医生的思路引向其他方向。

➢ 在接诊晕厥患者的过程中，如出现心脑血管疾病不能解释的症状和体征，如血压低、心率快、血红蛋白进行性下降，均需考虑失血。而内科疾病所致失血最常见的原因为消化道出血。

➢ 小肠出血量较小时，可有黑便，量较大时可有黑红色便。血红蛋白呈进行性下降，但如出血部位在空肠下段或回肠，血红蛋白不能被充分吸收，则 BUN 可不升高。因此，如患者便潜血阳性，血红蛋白进行性下降而 BUN 不升高，应警惕小肠出血。

➢ 对病史的询问和详细的查体对于晕厥的诊断与鉴别诊断至关重要，对于急诊科医师的临床思维考验很大，也是医师综合能力的体现。

五、专家评析

晕厥是急诊科常见的症状。首先要确定患者是否为晕厥，2018 年欧洲指南对于晕厥的定义为由于脑供血不足造成的意识丧失，其特点是发病快、持续时间短、可自行恢复。首先要确定是否为晕厥，尤其需要与癫痫发作相鉴别。晕厥的主要病因为神经源性和心源性因素，急诊患者首先要进行危险分层，对于高危患者，如生命体征不稳定或伴有胸痛、气短、心悸、头痛等症状，建议急诊留观治疗。此患者为以晕厥为首发症状的小肠出血病例，其有明显的血红蛋白下降，其晕厥为低血容量所致。由于小肠出血难以诊断，急诊医师应该在维持生命体征的情况下积极与专科医师配合，及时发现可能的出血部位。另外，此患者在社区医院首发症状为头晕，其间中成药的活血化瘀治疗是否是造成此次出血的诱发因素值得探讨。（点评专家：李杰）

六、参考文献

[1] 李益农.为提高小肠疾病的诊断水平而努力 [J].中华消化杂志，1992，12：249. DOI：10.3760/cma.j.issn.0254-1432.1992.05.101

［2］智发朝. 我国小肠疾病的研究现状［J］. 世界华人消化杂志，2003，11（5）：499. DOI：10.3969/j.issn.1009-3079.2003.05.002

［3］方园. 肠动静脉畸形致消化道出血12例诊治分析［J］. 中国实用外科杂志，2005，25（3）：170。

［4］胡伟图，马君俊，钟捷，等. 腹腔镜联合双气囊小肠镜在小肠出血中的诊断和治疗［J］. 腹部外科，2006，19（3）：141-143.

（邢新军）

病例 44　酒不醉人人自醉
——揭开醉酒隐藏的真相

一、病情简介

患者，男，22岁，主因"饮酒后呕吐3天，加重伴喘憋半天"到急诊科就诊。患者于3天前聚餐时饮半斤白酒，饮酒后感上腹痛、恶心，呕吐大量胃内容物，就诊于某医院，考虑急性酒精中毒，胃炎。予"0.9% NS+奥美拉唑"及"5% GS+维生素B_6"静脉滴注，输液后患者返家，次日仍感恶心、呕吐而复诊。化验血常规 WBC 11.3×10^9/L，Hb 151 g/L，PLT 266×10^9/L，考虑胃炎，予"0.9%NS+依替米星"及"5% GS+维生素B_6"静脉滴注，"六味安消"口服，但患者仍感恶心、呕吐，并出现喘憋，半天前再次复诊，诊断哮喘不除外，考虑患者3天未进食，予"5% GS+氨茶碱"静脉滴注，但患者喘憋进一步加重，伴心悸，呼叫"120"送至我院急诊。既往史：自诉体健。

【体格检查】 T 36.1 ℃，HR 139 次/分，RR 28 次/分，BP 95/56 mmHg，SaO_2 99%。神清，精神萎靡，深大呼吸，喘憋貌，口唇无发绀。双肺呼吸音清，未闻及干、湿啰音，心律齐，各瓣膜区未闻及杂音，腹平软，剑突下轻压痛，无肌紧张及反跳痛。四肢肌力 V 级，双侧病理征阴性。

思维提示

1. 患者入院时突出的表现是精神萎靡，深大呼吸，喘憋貌。喘憋是急诊科常见的急危重症之一，病情发展迅速，严重时可危及生命。在接诊喘憋患者时，应尽快判断导致喘憋的病因，根据不同病因给予相应治疗。

2. 喘憋也称呼吸困难，临床上分为以下几大类：①肺源性呼吸困难，常见疾病为慢性阻塞性肺疾病急性发作、哮喘急性发作、重症肺炎、肺栓塞、气胸等；②心源性呼吸困难，常见疾病为冠心病、高血压性心脏病、风湿性心脏病等导致心功能不全，进而导致机体组织缺血、缺氧，从而代偿性深大呼吸；③中枢神经系统源性呼吸困难，常见疾病为脑干卒中或苯二氮䓬类药物中毒，导致呼吸中枢功能受损或受抑制；④代谢性酸中毒，导致机体代偿性深大呼吸。

3. 根据患者症状、体征、既往病史及辅助检查，尽快明确呼吸困难的原因。

4. 喘憋是很多疾病发展到严重阶段的表现，需要得到急诊医师的充分重视，对于生命体征不平稳或者诊断不明确的患者要入抢救室进行监护治疗。

二、诊疗经过

【入院诊断】喘憋待查。

【鉴别诊断】

1. 肺源性呼吸困难　患者为青年男性，此次主因"饮酒后呕吐3天，加重伴喘憋半天"来诊，既往无哮喘病史，无酒精过敏史，且饮酒当天无喘憋，来诊时双肺无哮鸣音，故不考虑哮喘急性发作。患者无胸痛，双肺呼吸音对称，不考虑气胸。患者无胸痛，无咳嗽，指脉氧正常，不考虑肺栓塞。

2. 心源性呼吸困难 患者 21 岁，基本可除外冠心病。听诊未闻及心脏杂音，不考虑风湿性心脏病或先天性心脏病。血压偏低，不考虑高血压性心脏病。需化验心肌酶，除外急性心肌炎，并完善心脏彩超除外心肌病或心包疾病。

3. 中枢神经系统源性呼吸困难 患者神清，无神经系统定位体征，无服用苯二氮草类药物史，故可除外中枢神经系统所致呼吸困难。

4. 代谢性酸中毒 各种原因所致代谢性酸中毒均可致机体代偿性深大呼吸，需完善血糖、血生化、尿常规及血气分析。

【诊疗过程】入科后采取综合治疗措施。

（1）一般治疗：卧床，心电血压监护，鼻导管吸氧 3 L/min。

（2）予生理盐水开放静脉通路。

（3）完善血常规、降钙素原（PCT）、肝肾功能、电解质、血糖、心肌酶、血气分析、尿常规等相关检查。

（4）完善心脏彩超、胸腹部 CT 等相关检查。

辅助检查回报：血常规：WBC 15.2×10^9/L，Hb 178 g/L，PLT 322×10^9/L。急查生化：Cr 89 μmol/L，BUN 8.7 mmol/L，Na^+ 139.6 mmol/L，K^+ 5.43 mmol/L，Glu 47.3 mmol/L。血气分析：pH 6.94，PO_2 128 mmHg，PCO_2 13 mmHg，BE −26.6 mmol/L，Lac 3.7 mmol/L。尿常规：尿糖 4+，尿酮体 4+。心肌酶谱：正常。影像学检查：胸部及腹盆部 CT 未见异常；床旁心脏超声未见异常。心电图提示：窦性心动过速。

【最终诊断】糖尿病性酮症酸中毒。

经胰岛素泵入控制血糖，快速补液，纠正电解质紊乱等综合治疗，患者喘憋症状明显改善。

诊疗思路

1. 患者为青年男性，既往体健，有饮酒史，饮酒后呕吐，可以考虑酒精刺激所致急性胃炎，但予奥美拉唑静脉滴注后无效，应考虑酒精之外的原因。

2. 次日患者复诊，仍诉恶心、呕吐。化验白细胞升高，但患者无发热，无胃肠道感染典型的阵发性腹痛，无腹泻等表现，虽感染证据不足，但首诊医院予抗感染治疗并无原则性错误。

3. 患者再次复诊，仍恶心、呕吐，且较前两日明显加重，并出现精神萎靡、喘憋、深大呼吸。表明前两日的护胃及抗感染治疗无效。今日以精神萎靡及深大呼吸为突出表现，结合患者年龄、既往体健及体征等，可除外中枢神经源性呼吸困难，并可初步除外肺源性及心源性呼吸困难。

4. 接下来应想到代谢性酸中毒所致深大呼吸，而年轻人代谢性酸中毒最常见的原因为糖尿病性酮症酸中毒。

5. 血糖、尿常规、血气分析等检查结果回报后明确诊断为糖尿病性酮症酸中毒。

三、本疾病最新指南解读

2013 年我国慢性病调查显示，18 岁及以上人群糖尿病患病率为 10.4%[1]，未得到及时诊断的糖尿病或血糖未能很好控制的患者均有很大的风险发生高血糖急症，如诊疗不及时，可能有生命危险。

糖尿病性酮症酸中毒（diabetic ketoacidosis，DKA）是在多种诱因作用下，体内胰岛素极度缺乏，组织不能有效利用葡萄糖而导致血糖显著升高，脂肪分解产生高酮血症和酮尿症，伴代谢性酸中毒及明显的水电解质失衡，导致以高血糖、高血酮、酮尿、脱水、电解质紊乱和代谢性酸中毒为主要特点的临床综合征，是内科常见的急危重症疾病。

1 型糖尿病患者可以 DKA 为首发症状。有研究表明，约 25% 的 1 型糖尿病患者以 DKA 为首发表现[2]。2 型糖尿病患者大多在感染、中断药物治疗、饮食不合理、手术、外伤等诱因下发病。在胰岛素被发现以前，DKA 的死亡率可高达 90% 以上，随着胰岛素的应用及补液纠正脱水，患者死亡率大幅下降，但如不能及时诊断及正确处置，病死率仍较高。

关于 DKA 的胰岛素降糖治疗，建议血糖下降速度为每小时 2.8 ~ 4.2 mmol/L，既往主张血糖降至 13.9 mmol/L 时输注葡萄糖液联合胰岛素治疗，但近年来主张 DKA 血糖降至 11.1 mmol/L 时改为葡萄糖液联合胰岛素治疗。至于何时补碱纠正酸中毒，一般的 DKA 在充分补液及小剂量胰岛素治疗的情况下酸中毒可以自行纠正，但是在 pH < 6.9 时应给予碳酸氢钠纠酸治疗；对于血 pH > 6.9 的患者，给予碳酸氢钠治疗对 DKA 恢复并无改善作用[3]。治疗 DKA 过程中应加强补液，并进行血糖、血压、尿量、血电解质及血 pH 测定，及时调整治疗方案。治疗措施个体化是 DKA 治疗成功的关键。

四、对本病例的思考

➢ 糖尿病早期常无明显症状，许多患者，尤其是年轻患者，由于未曾体检，并不自知已经患有糖尿病，所以"自诉体健"。但作为医生，切不可忘记糖尿病这个隐形杀手。

➢ 虽然患者饮酒后呕吐，但医生的思维万不可被"饮酒"所局限。呕吐只是症状，呕吐的病因多种多样，本患者可以首先考虑饮酒所致，但也要充分考虑到饮酒之外的可能病因。接诊后对患者反复追问病史，饮酒前 2 个月就有多饮、多尿症状，但患者并未在意，故而未告知医生，而医生也没有询问，导致漏诊。

➢ 对于深大呼吸的患者，除了最常见的肺源性及心源性呼吸困难外，切记还有代谢性酸中毒，尤其是年轻患者，如患糖尿病，往往为 1 型糖尿病。1 型糖尿病具有明显的酮症倾向，可进一步发展成为酸中毒。

➢ 遇到有饮酒史的患者，医生切莫"酒不醉人人自醉"，一定要保持清醒的头脑，记得多问自己一个问题：如果这个患者没有饮酒，那么该患者的症状能否用其他疾病解释？相信如果多考虑到这个问题，会避免许多疾病的漏诊。

➢ 饮酒合并昏迷的患者还需要警惕药物过量和急性脑血管病，脑血管病以出血多见，对于饮酒量与昏迷严重不符时，要及时完善头部 CT 检查以排除诊断。

五、专家评析

喘憋是急诊科常见的症状，多发生于心肺疾病。此患者为青年男性，无基础病史，饮酒后出现症状，因此酒精中毒等相关病因或假酒（甲醇）造成的代谢性酸中毒是需要考虑的。但是，一般酒精中毒的严重并发症为低血糖，此患者有明确的血糖增高而且临床治疗有效，证实了患者的病因。对于 DKA 患者，需要与高渗高血糖综合征进行鉴别，二者共同构成高血糖危象事件，是糖尿病的急性严重代谢并发症，后者有血糖更高、高渗性脱水、无酮症酸中毒的特征，这在 2 型糖尿病的老年人更为常见。另外，高血糖危象时要注意假性低钠血症，表现为血糖每升高 5.55 mmol/L，校正血钠应为测量血钠增加 1.6 mmol/L。另外，对症治疗 DKA 的同时需要寻找和消除诱因，此患者可能的诱因为平时血糖控制不佳，暴饮暴食后血糖增高，消化道感染诱发 DKA。（点评专家：李杰）

六、参考文献

［1］Wang L，Gao P，Zhang M，et al.Prevalence and ethnic pattern of diabetes and prediabetes in China in 2013［J］.JAMA，2017，317（24）：2515-2523. DOI：10.1001/jama.2017.7596

［2］Lokulo S K，Moon R J，Edge J A，et al. Identifying targets to reduce the incidence of diabetic ketoaci—dosis at diagnosis of type 1 diabetes in the UK［J］. Arch Dis Child，2014，99：438-442. DOI：10.1136/archdischild-2013-304818

［3］中华医学会糖尿病学分会. 中国高血糖危象诊断与治疗指南［J］. 中华糖尿病杂志，2013，5（8）：449-461. DOI：10.3760/cma.j.issn.1674-5809

（邢新军）

病例45 众人拾柴火焰高

——多学科救治1例胸腹复合伤并失血性休克患者

一、病情简介

患者，女，34岁。主因"交通伤20 min"于2022年7月27日16：05分被"120"救护车送到我院急诊科。患者于20 min前被一辆车撞倒后，被另外一辆车从躯干上碾压，出现胸腹痛，胸闷、心悸，头晕、头痛，伴一过性意识不清，无抽搐。既往病史不清。

【体格检查】血压84/44 mmHg，P 141次/分，SpO_2 90%，R 31次/分，平卧于担架车上，神志清楚，言语流利，痛苦面容，面色苍白，左侧眼旁见约4 cm长的皮肤裂口，深度不清，双侧瞳孔等大、正圆，对光反射灵敏。颈软、无抵抗，胸廓无明显畸形，挤压痛阳性，双肺呼吸音弱，心率快，141次/分，律齐，腹壁肌紧张，上腹部压痛及反跳痛阳性，骨盆挤压痛阳性，四肢无明显畸形，感觉存在，活动尚好。

【辅助检查】血常规：WBC 13.4×10^9/L，RBC 2.96×10^{12}，Hb 82 g/L，HCT 0.26，RDW 14.9，中性粒细胞百分比77.6%。急诊生化：ALT 402 U/L，GLU 10.7 mmol/L，LPS 853 U/L，CRE 108 μmol/L。血气分析（鼻导管吸氧）：pH 7.32，PO_2 112 mmHg，Ca^{2+} 1.02 mmol/L，Lac 5.50 mmol/L，GLU 11.3 mmol/L，Hct 25，BE -7.40 mmol/L，HCO_3^- 18 mmol/L。影像学检查：胸部影像学诊断：右侧第4～9、左侧第3～10肋骨骨折，胸骨骨折；双侧气胸；右肺中叶、双肺下叶胸膜下多发斑片状磨玻璃密度

影，考虑肺挫裂伤（图 45-1）；骨盆部影像学诊断：骨盆多发性骨折伴盆壁软组织肿胀及积气（图 45-2）；腹部影像学检查：脾前缘欠规则，胰腺肿胀，考虑损伤性改变可能性大，脾破裂，左肾包膜欠完整，周围见低密度影，考虑包膜下血肿，腹盆腔大量积液积血，骨盆多发性骨折，骶前血肿，右下腹壁皮肤破损（图 45-3）。

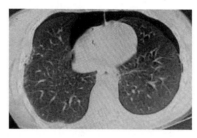

图 45-1　右侧第 3 ～ 10 肋骨骨折，双侧气胸，肺挫裂伤

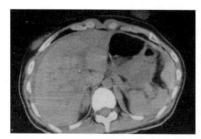 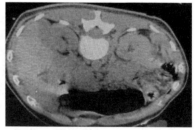

图 45-2　腹腔积血，脾破裂、肾破裂

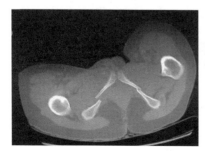 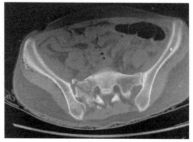

图 45-3　骨盆多发性骨折，骶前血肿

> **思维提示**
>
> 1. 胸腹联合伤是一种特殊类型的损伤，伤情复杂、严重，死亡率高。早期诊断应根据受伤机制和出血量判断，特别注意避免漏诊膈肌损伤。在治疗原则上先处理休克和胸部损伤，后处理腹腔内脏损伤。
>
> 2. 对于胸腹联合伤要快速诊断，快速抢救，尽早手术，积极治疗，防治并发症，提高生存率。

二、诊疗经过

【入院诊断】 失血性休克；腹腔积血（脾、肾破裂）；双侧气胸；肋骨骨折；骨盆骨折；面部开放性损伤。

【诊断依据】

1. 失血性休克、腹腔积血（脾、肾破裂） **依据：** 年轻女性，主因交通伤 20 min 急诊就诊，体格检查：心率快，舒张压低，面色白，腹部肌紧张，压痛、反跳痛，血红蛋白降低，血气分析示乳酸明显增高，CT 示腹腔出血、骨盆骨折。

2. 双侧气胸、多发肋骨骨折 **依据：** R 31 次 / 分，胸廓挤压痛阳性，双肺呼吸音弱，胸部 CT 示双侧多根肋骨骨折，胸骨骨折、双侧血气胸。

【诊治经过】 监测生命体征，吸氧，建立双输液通道，立即启动液体复苏。开辟绿色通道，快速完善 CT 检查。留置尿管，快速补液，阻止休克进一步加重，保证心、脑、肾等重要脏器灌注。完善手术前相关检查，备血。请普外科、胸外科、泌尿科及骨科多学科会诊。立即转手术室手术治疗。

诊断思路

1. 患者为年轻女性，既往病史不清，受伤机制为被汽车撞倒后，被另外一辆汽车碾压伤，首先想到复合伤，提示颅脑、胸腹、脊柱及四肢有可能损伤，查体时须特别关注生命体征及机体各部位的体征。

2. 入院查体：心率快、面色苍白，呼吸快，胸壁挤压痛阳性，听诊双肺呼吸音弱，腹部肌紧张，压痛及反跳痛，化验血红蛋白 82 g/L，胸部 CT 示多发肋骨骨折、胸骨骨折及气胸，腹部 CT 示脾破裂及肾破裂，骨盆骨折，考虑休克（代偿期）、气胸及脏器破裂。

3. 抗休克治疗，建立双通道静脉补液，吸氧，备血，完善检查，手术准备，请相关科室会诊，维持生命体征，保持呼吸道通畅。

4. 凡外伤患者有以下情况者，应考虑胸腹联合伤：①腹部伤并有呼吸困难、发绀或纵隔移位者；②胸部外伤之后，腹部渐塌陷，胸部闻及肠鸣音者；③经胸部伤口或胸腔引流管流出消化道内容物者；④胸部 X 线检查，发现腹内脏器疝入胸腔者；⑤胸部非贯通伤，又有腹内脏器伤证据者。

三、本疾病最新指南解读

胸腹联合伤是指胸部开放性或闭合性损伤同时合并有腹腔内脏损伤，多因交通事故、坠落或挤压伤所致，出现严重呼吸及循环功能障碍。往往病情危重，病情变化快，如不及时抢救，常造成严重后果[1]。

胸腹联合伤既有胸部外伤，又有腹部外伤，临床上可出现胸痛、咯血、呼吸急促及发绀，体格检查时发现气胸、血胸、肋骨骨折。腹部外伤若伤及脏器，可出现空腔脏器穿孔、急性腹膜炎的表现，伴有腹痛、发热、腹部压痛，腹腔抽出血脓性液体，化验大量白细胞。实质性脏器受损，可有内出血、失血性休克的表现，腹部出现移动性浊音。腹腔穿刺抽出血性液体。少数病情严重者就诊时已出现休克或者昏迷。辅助检查包括胸腹部X线平片、胸腹部CT、胸腔穿刺、腹腔穿刺，血、尿常规，生化检查。注意胸腹联合伤是否合并颅脑损伤。

　　胸腹联合伤的急诊治疗应首先保证生命体征平稳，做到有序和重点处理。首先解除呼吸道梗阻，维持循环稳定。伤情严重者可以边处理、边检查，严重胸外伤者多有血压降低，应给予吸氧、补液，并配血、输血，留置导尿并观察尿量，监测中心静脉压，监测心电、血压和血氧饱和度。张力性气胸者应立即行排气减压，胸壁开放伤者立即用纱布封闭并固定胸部伤口，加压包扎，胸腔积血者尽可能抽出积血，保证肺复张。呼吸停止者应立即行气管插管，呼吸机辅助通气。心脏损伤后致心脏压塞者应即刻行心包穿刺，抽出积血或行心包切开引流。胸腔闭式引流后，多数贯通伤临床症状可以好转。怀疑有心脏、大血管损伤、气管、支气管损伤或食管损伤者，应做好体外循环准备，尽早急诊开胸手术。胸腹联合伤常有膈肌破裂，导致腹腔脏器突入胸膜腔，并出现嵌顿或绞窄，嵌顿者应急诊开胸手术探查。腹部空腔脏器破裂，或实质脏器破裂出血，应尽早剖腹探查[2]。

四、对本病例的思考

　　➢ 胸腹联合伤属严重多发伤，是急诊外科常见急危重症之一，病情重且变化快，应尽快判断伤情，在快速建立液体通道的同时，完善重要脏器检查，以判断伤情严重程度，为下一步治疗提供指导依据。

　　➢ 胸腹联合伤病情复杂，诊治困难，急诊医师应认真询问病史，仔细查体，做到早期识别。由于休克、昏迷经常会掩盖胸腹部的症状及体征，需要警惕休克、昏迷的多发伤患者，防止漏诊。

➢ 胸腹联合伤是多系统脏器损伤，需要联合多学科进行会诊，必要时进行联合手术。

五、专家评析

胸腹联合伤是一种伤情复杂、诊治困难且病死率高的急症之一。累及膈肌和胸、腹两大体腔的多个脏器，可发生胸、腹腔急性大出血、血气胸、多发肋骨骨折，导致呼吸和循环功能障碍，伤情发展迅速将危及生命。

本例患者为车祸致胸腹创伤并发骨盆骨折，救治不及时将导致不良结局。国家卫生健康委员会于 2018 年发布了 477 号文件《关于进一步提升创伤救治能力的通知》，指出严重创伤救治需要创伤救治团队，需要院前、院内信息互通，院内急诊救治和专科救治无缝链接，严重创伤患者应信息先行，急诊外科首诊医师接到相关信息后要启动院内创伤中心急诊救治预案，第一时间做好评估，检测生命体征。对于生命体征不稳定者，要先通过 FAST 评估胸腔、腹腔、盆腔有无积液，在补液抗休克、患者生命体征稍稳定后，尽早、尽快行头部、颈部、胸部、腹部和盆腔 CT 平扫，条件允许的情况下做增强 CT，对病情判断更有意义。

在临床救治中，往往对于危及生命的严重创伤患者，通过院前急救人员的病史描述、对受伤机制的了解以及详细的体格检查，首诊医师基本会有初步的预判，而不是一定要通过仪器才能确定。对严重创伤患者，强调时间窗的观念，患者进入急诊抢救室 10 min 内要完成初步评估、气道管理、快速止血、颈椎保护、局部固定如胸部固定、骨盆或四肢骨折部位的固定、快速补液、血气分析、交叉配血等急救措施。

严重创伤患者早期救治的同时要考虑氨甲环酸的尽早使用。另外，在关注血气、血红蛋白、凝血指标的基础上，还要关注血钙情况和乳酸水平，其中血钙情况对预后评估有重要意义。

在对严重胸腹创伤患者的救治过程中要有损伤控制的理念。尤其是对于出现低体温、酸中毒、凝血障碍的患者，在紧急给予初步复苏和紧急止血、减压、清创、固定等干预措施后入重症监护室进一步复苏，待生命体征稳定后再行确定性手术。对于胸腹联合伤的患者一般不建议胸腹联合切口，要根据患者伤情以胸部还是腹部症状为主决定手术入路。若病情允许、条件具备，也可以采用腔镜或介入治疗。（点评专家：左永波）

六、参考文献

［1］李小伟.闭合性胸腹联合伤的特点及治疗方案研究［J］.沈阳医学院学报，2019，21（2）.DOI：10.16753/j.cnki.1008-2344.2019.02.009
［2］滕继平，杨志胤.闭合性胸腹联合伤的特点及治疗［J］.创伤外科杂志，2018，20（2）：3.DOI：10.3969/j.issn.1009-4237.2018.02.001

（郝　珍）

病例 46　不寻常的急腹症

——寻找腹痛的真相

一、病情简介

患者，女，53岁，主因"突发腹部疼痛23 h"入院。患者于入院前23 h排便后突然出现腹部疼痛，呈刀割样，较剧烈，不能耐受，不能自行缓解，无向肩背部放射，无发热，无头晕、恶心、呕吐，到急诊科就诊。查腹部CT回报：肠管胀气，未见明显腹腔游离气体，盆腔少量积液。急诊给予解痉对症治疗后，疼痛有所缓解，患者拒绝留观，要求回家观察。患者回家后一直遵嘱未进食，疼痛有短暂缓解，后逐步加重，难以忍受，再次急诊就诊，复查腹部CT，回报：腹腔游离气体、腹盆腔积液。故以"消化道穿孔"收入普外科住院治疗。既往史：剖宫产史；帕金森病10余年，平素口服"盐酸苯海索片早晚各1片，美多巴1粒，每日4～5次"，病情控制尚可；有便秘史。家属诉患者有青霉素过敏史。

【体格检查】T 37.0 ℃，P 120次/分，R 18次/分，BP 89/50 mmHg。神清，双肺呼吸音低，腹部对称，平坦，未见胃肠型及蠕动波，无腹壁静脉曲张，腹肌呈木板样强直，全腹压痛阳性，伴肌紧张、反跳痛。肝、脾肋下未及，Murphy征（－），腹部叩诊呈鼓音，肝浊音界消失，无移动性浊音及液波震颤，肝区叩痛（＋），肾区无叩击痛，肠鸣音弱，1次/分，双下肢不肿。

【辅助检查】血常规：白细胞 1.3×10^9/L，血小板 9.6×10^9/L，中性粒细胞 0.8×10^9/L，中性粒细胞百分数 59.7%；降钙素原检

测 > 10.0 ng/mL。血气分析：酸碱度 7.14，离子钙 0.94 mmol/L，实际碳酸氢盐 6.8 mmol/L，氧饱和度 95%，氧分压 100 mmHg，二氧化碳分压 20 mmHg，血钾 4.2 mmol/L，血钠 133 mmol/L，乳酸 10.5 mmol/L，全血碱剩余 –20.1 mmol/L。腹盆部 CT 平扫：消化道穿孔、腹盆腔积液、腹膜炎改变，直肠 - 乙状结肠局部肠腔扩张、积粪；小肠不全性梗阻征象（图 46-1）。

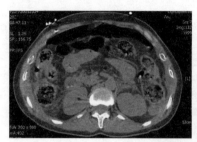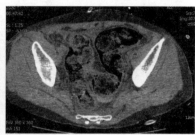

图 46-1　腹盆部 CT 平扫：消化道穿孔、
腹盆腔积液、腹膜炎改变

思维提示

　　急腹症是急诊外科常见的急危重症之一，也是最难以判断、最容易误诊和漏诊的病症。在接诊急性腹痛伴有腹膜炎患者时，应尽快判断严重程度，做好相关检查，并密切观察病情变化，在有明显变化、不能用现有诊断解释时，一定要提高警惕，避免因误诊或漏诊造成不良预后。

二、诊疗经过

【入院诊断】消化道穿孔；急性弥漫性腹膜炎；脓毒性休克。
【诊断依据】
　　1. 消化道穿孔　**依据**：腹痛，腹膜刺激征，腹部 CT 示腹腔游离气体、腹盆腔积液。

2. **脓毒性休克**　**依据**：①存在腹腔感染；②一般临床特征：血压下降，心率增快；③炎症反应指标：白细胞升高，降钙素原显著升高；④血流动力学：低血压；⑤器官功能障碍指标：动脉血 pH 值下降，血钙下降，血小板减少；⑥组织灌注指标：高乳酸血症。

【诊疗过程】入科后采取综合治疗措施：于急诊全麻下行腹腔镜探查中转开腹肠修补＋结肠造瘘术，术后患者持续休克，给予去甲肾上腺素泵入维持血压，转入 ICU，腹部有肝下、皮下、盆腔 3 根引流管、1 个结肠造瘘口。术后并发严重感染，根据血培养结果采用亚胺培南西司他丁联合万古霉素抗菌治疗。术后患者先后出现肺部感染、急性肾衰竭、急性肝衰竭、伤口继发感染、弥散性血管内凝血（DIC）等情况，患者一直无法维持自主呼吸，家属要求自动出院。

【最终诊断】结肠穿孔；急性弥漫性腹膜炎；脓毒性休克；肠粘连；多脏器功能障碍综合征；急性肾功能不全；弥散性血管内凝血；肝功能异常；急性心肌梗死；急性呼吸窘迫综合征；重症肺炎；切口感染；中度贫血；低蛋白血症；低钙血症；白细胞减少；腹腔积液；胸腔积液；三尖瓣关闭不全。

诊疗思路

1. 患者为中年女性，既往有便秘病史，本次急性起病，便后突发腹部剧烈疼痛，初期症状不典型，无明显具有诊断性意义的阳性体征及阳性检查结果，需与泌尿系结石、肠炎、肠痉挛、肠梗阻、肠扭转、肠系膜血栓、肾梗死、腹主动脉夹层等鉴别，鉴别要点：患者腹部 CT 未见明显泌尿系结石及肾输尿管积水表现，可基本排除泌尿系结石，肠系膜血栓、肾梗死、腹主动脉夹层需要进行增强

CT 或者造影检查才可以确诊，这在初次就诊的患者中很难直接进行检查。但是绝不能因为没有明显的异常检查结果就掉以轻心，一定要提高警惕，考虑有少见疾病的可能。

2. 患者二次来院后症状明显加重，腹部 CT 示"腹腔游离气体、腹盆腔积液"，已经可以明确诊断为"消化道穿孔"了。

3. 治疗方案选择：本病治疗关键是早确诊、早手术。其手术治疗原则是尽量简单、快速完成手术。术后要给予积极抗感染及营养支持。

三、本疾病最新指南解读

自发性结肠穿孔（spontaneous rupture of colon，SRC）也称为粪性穿孔[1]，是指结肠在无任何病变（恶性肿瘤、憩室、粘连等）或外伤等情况下突然发生的穿孔，并继发弥漫性腹膜炎及感染性休克。多见于老年人，因其起病凶猛，发展迅速，术前不易确诊，病死率较高。自有资料报道该病以来，其术前确诊率 < 10%，而病死率却高达 35% ～ 47%[2]。乙状结肠及直肠中上段动脉血管来自肠系膜下动脉，该动脉在进入结肠壁之前，通常先吻合形成 Drummond 边缘动脉弓。乙状结肠与直肠交界处的 Drummond 边缘动脉弓较细或缺乏，该处肠管血供差，特别是在乙状结肠系膜缘的对侧。另外，乙状结肠与直肠交界处最为狭窄，且相对游离弯曲度大，有的甚至扭曲成折叠状，若腹内压或肠管内压增高，肠壁受力分布不均，将致使已有溃疡改变的乙状结肠成角处压力过高而破裂穿孔。有文献报道，习惯性便秘及肠缺血性病变是乙状结肠自发穿孔的常见原因，腹内压和肠内压突然增高可促使穿孔。慢性便秘患者可因坚硬粪块压迫肠壁，影响肠壁血供，导致黏膜缺血、坏死，使肠壁薄弱、血流减慢、蠕动减弱而形成粪褥

性溃疡，在某些诱因（如用力排便、咳嗽等）作用下，导致结肠穿孔[3]。

　　由于本病缺乏特异性的临床表现，临床医生术前往往误诊率较高，误诊的主要原因：①医师对本病认识不足；②对病史询问不详细，对便秘等特殊病史重视不够；对诊断性腹腔穿刺、肛门指检等传统体检重视不够，过分依赖医疗仪器检查，对病情缺乏综合分析；③本病少见，并缺乏特异性的临床表现及体征，缺乏有效的辅助检查手段；④老年人反应迟钝，病史叙述不清。因机体抵抗力不同，腹痛及腹膜炎体征不典型等原因，发病早期多未能及时就诊。临床上遇到老年人出现急腹症时，当用其他原因不易解释时，应高度怀疑本病。

　　本病一旦确诊，需及早手术。治疗成功的关键在于早诊断、早手术和恰当的手术方式以及术后的积极抗感染休克和营养支持治疗。就诊时间越晚，腹腔污染程度越高，患者越容易发生感染性休克并难以纠正。另外，患者的预后与手术处理的准确性、全身状况及是否合并其他疾病有关。治疗和术式选择：根据患者的具体情况选择不同的手术方式。原则是简单、快捷，在快速挽救生命的前提下，尽量保持正常排便通道，提高患者的生活质量。采用的手术方式有：①术中行乙状结肠下端及直肠上端切除，远端关闭，近端乙状结肠造瘘术（Hartmans 造瘘术）；②穿孔处乙状结肠修补，横结肠双腔造瘘术；③穿孔处乙状结肠修补并将穿孔乙状结肠行袢式造瘘术；④乙状结肠穿孔处修补周围引流术。手术方式的选择要根据患者的具体情况，按损伤控制性理论，以挽救生命、保证生活质量为原则。Hartmans 术式为本病较理想的常用术式，其优点是既切除了乙状结肠破裂的好发部位，又解决了本病其他术式手术治愈后的复发。

四、对本病例的思考

➢ 此例患者虽然早期做了腹部 CT 检查，未见明显穿孔表现，可能当时存在粪便堵塞裂口可能，故 CT 没有表现出来。在诊疗过程中如果出现不能缓解的左下腹疼痛，特别是中老年有便秘病史的患者，需要提高警惕，均需完善检查，特别是有高血压、动脉硬化、长期服用糖皮质激素药物等病史的患者突发急腹症时，需要高度警惕结肠破裂的可能，症状不缓解甚至加重时需要及时复查 CT。

➢ 自发性结肠穿孔是一种比较少见的外科急腹症，多见于老年人，穿孔部位多见于乙状结肠，因其缺乏典型、特有的临床特点，故术前易被误诊。一方面因结肠内粪便含有大量细菌，另一方面结肠血供来自终末血管，易出现肠壁缺血及水肿，故手术风险较大，但若不及时处理，可引起弥漫性腹膜炎与脓毒性休克等严重后果。

五、专家评析

腹痛是急诊科非常常见的病症，涉及内科、普外科、胸外科、泌尿外科、妇产科等多个科室领域，病因多达数十种，因此是最难以判断的、最容易漏诊和误诊的临床棘手难题。这一症状是对医生理论体系、逻辑判断、信息收集、耐心与细心等诸多能力的综合考验。

本例患者为中年女性，急性起病，其初次就诊就存在漏诊可能。虽然做了腹部 CT 检查，但是当时可能存在粪便堵塞裂口等情况，导致 CT 没有显示出明显穿孔表现。再次就诊时方见 CT 提示"腹腔游离气体"的消化道穿孔征象，体格检查也发现了腹膜刺激征。而其血压、心率等体征，白细胞、降钙素原、pH 等指标则提示严重感染，乃至出现脓毒性休克。后于急诊全麻下行腹腔镜探查中转开腹肠修补＋结肠造瘘术、持续去甲肾上腺素泵入维持血压、根据血培养结果采取亚胺培南西司他丁联合万古霉素抗感染治疗，患者继发多种疾病，始终未脱离病情危重状态。

本例较为详尽地描述了患者的诊疗经过，用临床真实的病例再次警示了急腹症的病情多端，自发性结肠穿孔的凶猛迅疾。面对急腹症患者，要做到不误诊、不漏诊，应详细询问病史，认真查体，做好针对性的实验室和影像学检查，密切观察病情变化。在面对中老年有便秘病史，有高血压、动脉硬化、长期服用糖皮质激素药物等病史的患者，出现不能缓解的左下腹疼痛、有明显变化、不能用现有诊断解释等情况时，一定要提高警惕。（点评专家：吴彩军）

六、参考文献

［1］Serpell J W. Stercoral Perforal of the colon. Br J Surg，1990，77（12）：1325-1326. DOI：10.1002/bjs.1800771204.

［2］Maurer C A，Renzulli P，Mazzucchelli L，et a1.Use of accurate diagnostic criteria may increase incidence of stereoral perforation of the colon.Dis Colon Rectum，2000，43（7）：991-998. DOI：10.1007/BF02237366.

［3］杨波，倪怀坤 . 自发性结肠穿孔 10 例临床分析［J］. 现代医药卫生，2008，24（14）：2088.

（化　伟）

病例 47　易被忽视的休克
——1 例血流动力学不稳定型骨盆骨折

一、病情简介

患者，男，46 岁，主因"在工地被重物砸伤 1 h"来院，无意识障碍，自觉胸肋部及髋部疼痛明显，不能活动。既往史：体健，否认重大手术外伤史，无过敏史。

【体格检查】BP 100/66 mmHg，P 127 次 / 分，R 20 次 / 分，SpO_2 96%。神清，贫血貌，面色苍白，胸部呼吸音清，左锁骨及左侧胸肋部压痛明显，局部肿胀，腹软，腹部无明显压痛，骨盆处压痛明显，骨盆挤压征阳性，有明显活动感，周围及会阴部可见明显血肿，尿道口有血液流出。

【辅助检查】血常规：WBC 12.8×10^9/L，Hb 89 g/L，PLT 177×10^9/L。急查血气分析：乳酸 3.9 μmol/L。生化：Cr 102 μmol/L，EGFR 76 mL/min，K^+ 3.1 mmol/L，Glu 13.66 mmol/，UN 8.9 mmol/L。PT 12.8 s，FGB 1.35 g/L。影像学检查：骨盆多发骨折（图 47-1）；左侧肋骨多发骨折，锁骨骨折。

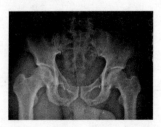

图 47-1　骨盆平片可见骨盆骨折

> **思维提示**
>
> 1. 骨盆骨折多由高能量损伤导致，合并其他损伤发生率高，且存在大出血风险，为病死率最高的创伤骨科疾病，应立即收入抢救室监护治疗。
>
> 2. 患者当前神志清楚、血压正常，也要考虑到存在休克代偿期的可能，对于严重创伤患者要有高度的警惕性，随时有出现休克的可能。应进一步尽快完善相关检查，一旦血气乳酸升高明显，提示患者已经出现休克。
>
> 3. 骨盆骨折合并休克死亡率高，应快速启动抗休克、补液输血治疗，并启动多学科会诊，有手术条件的应尽快手术治疗。

二、诊疗经过

【入院诊断】骨盆粉碎性骨折；多发肋骨骨折；锁骨骨折；尿道损伤。

【诊断依据】依据病史及 X 线检查能明确诊断。

【诊疗过程】入科后采取综合治疗措施。

（1）一般治疗：心电监护、开放静脉通路。

（2）给予骨盆带外固定，止痛，对症治疗。

（3）纠正休克：给予补液治疗，维持重要脏器灌注；积极输血。

（4）积极准备手术：采用骨盆外固定支架治疗。

经补液输血治疗后，患者生命体征稳定，住院治疗。患者在住院后，进行术前准备时排便，突发心搏停止，进行心肺复苏后，转 ICU 治疗，待病情稳定后给予膀胱造瘘、骨盆外固定支架手术治疗。患者共输血 4000 mL，治疗期间患者出现急性肾功能不全、肝功能异常等，进行床旁血滤、保肝对症治疗后逐步恢复，转出 ICU，后转康复医院进一步治疗。3 个月后复查 CT（图 47-2），预后良好。

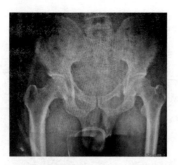

图 47-2　复查 CT（3 个月后）

【最终诊断】骨盆粉碎性骨折；多发肋骨骨折；锁骨骨折；尿道损伤。

诊疗思路

1. 患者受伤机制明确，影像学诊断明确，为血流动力学不稳定型骨盆骨折。

2. 查体发现：BP 100/66 mmHg，P 127 次 / 分，面色苍白。后急查血气发现乳酸增高，休克诊断明确。休克早期血压处于代偿期，不能仅依靠血压而排除休克，应尽快完善血气乳酸，乳酸是早期诊断休克的金指标。

3. 大部分骨盆环的不稳定骨折，出血来自静脉损伤和骨折断端的骨折部位，这种出血极难控制，故减少出血（限制性复苏、固定骨盆、止血药物）、恢复有效循环血量（补液、输血）极其重要。

三、本疾病最新指南解读

骨盆骨折的出血包括动脉、静脉和松质骨失血 3 种情况。急性失血是血流动力学不稳定骨盆骨折患者伤后 24 h 内死亡的主要原因，病死率可高达 40%[1]。

因此急诊骨盆损伤首先要排除血流动力学不稳定或潜在不稳定。尤其对于不稳定的骨盆环损伤，建议尽可能进抢救室密切观察，除常规检测血压、脉搏、尿量外，还应动态监测血气分析，检测剩余碱及乳酸水平，以在血压下降前或临床症状出现之前早期确认休克，并积极治疗。这可降低急性呼吸窘迫综合征及多器官功能衰竭的发生风险，从而降低患者早期或晚期病死率。

对于血流动力学不稳定的骨盆损伤，应开通上肢或颈部大静脉通道，尽早输血，输血治疗时注意补充血浆或凝血因子，并早期应用氨甲环酸。对于尚未进行止血处理的血流动力学不稳定型骨盆骨折，应进行限制性的液体复苏，即通过控制液体的输入速度，使患者的血压维持在一个相对较低水平[2]。

骨盆损伤导致的大出血 85% 以上为静脉性渗血，通过恢复骨盆容积、增加骨盆压力、临时稳定骨折端等可以显著控制静脉性出血。院内建议首选骨盆外固定支架，在抢救室可经双侧髂嵴单针固定，具有操作简单、快速的特点，且不影响腹部及会阴部的观察。准备阶段可以考虑采用经双侧大转子的骨盆带或布单捆绑固定。

四、对本病例的思考

➢ 患者来院时处于休克前期表现，随着时间和病情进展很快出现休克。

➢ 经补液输血后，在搬动患者过程中仍出现急性心律失常（患者在被搬动前生命体征平稳），提示对于血流动力学不稳定型骨盆骨折患者，在转送和诊断过程中，由于骨折断端的移动，可导致出血不止，加重休克。因此，早期复位，恢复骨盆腔容积，对骨折行临时固定有重要意义。所以，强调在院前急救和急诊科救治时及早固定不稳定型骨盆骨折至关重要。

➢ 骨盆损伤正确的处理原则：控制出血、稳定血流动力学状态、纠正凝血功能障碍、恢复骨盆环的完整性与稳定性、预防并发症、确定性骨盆稳定治疗。

五、专家评析

骨盆骨折是急诊外伤中较为复杂的情况，合并其他损伤和发生大出血的可能性很高，失血包括动脉、静脉和骨质疏松失血，除损伤当时的出血外，搬动过程中骨折断端的移动也可能导致出血的发生或加重。一旦发生急性出血，将极大威胁患者的生命安全，这就要求在急诊遇到骨盆损伤的患者时，在接诊和治疗过程中，密切关注患者的血压、脉搏、尿量、血气分析、剩余碱及乳酸水平等体征和检查结果，时刻注意有无血流动力学不稳定的情况，及早进行补液输血、固定不稳定型骨盆骨折等治疗。

本例患者为中年男性，因重物砸伤导致骨盆骨折，受伤机制明确；根据病史、胸肋部及髋部疼痛明显、不能活动等症状，结合骨盆处压痛、骨盆挤压征阳性、尿道口有血液流出等体征，以及影像学检查，可明确诊断。患者入院时虽神志清楚、血压正常，但医生注意到其心率增快，面色苍白，故保持高度的警惕性，也考虑到了存在休克代偿期的可能，随时有出现休克的风险，并依此进行补液、输血等治疗，治疗过程中面对意外的发生也进行了及时的应对。

本病例对诊疗过程的记录较为详尽，相关知识储备充分，对案例的分析、总结和思考也十分到位，用临床真实病例警示了关注骨盆损伤患者血流动力学是否稳定的重要性，再次重申了控制出血、稳定血流动力学状态、纠正凝血功能障碍、恢复骨盆环的完整性与稳定性、预防并发症、确定性骨盆稳定治疗的骨盆损伤正确的处理原则。（点评专家：吴彩军）

六、参考文献

［1］Cothren C C，Osborn P M，Moore E E，et a1. Preperitonal pelvic packing for hemodynamically unstable pelvic fractures：a paradigm shift［J］. J Trauma，2007，62（4）：834-842. DOI：10.1097/TA.0b013e31803c7632

［2］陈大庆 . 血流动力学不稳定骨盆骨折诊治中若干问题探讨［J］. 中华创伤杂志，2016，32（7）：582-586. DOI：10.3760/cma.j.issn.1001-8050.2016.07.002

（化　伟）

病例 48　急症不等人，分秒皆需争
——急性阑尾炎的急诊治疗

一、病情简介

患者，男，85 岁，因"上腹部疼痛 3 天，转移性右下腹部疼痛 1 天"于 2023 年 8 月 15 日到急诊科就诊。患者于入院前 3 天开始出现上腹部疼痛，伴恶心、呕吐，伴发热，最高体温 38 ℃，无腹泻，无胸闷，1 天前开始出现右下腹疼痛，向腰背部放散，持续性疼痛不缓解，为进一步诊治转入我院急诊科就诊。既往史：高血压病史 15 年，血压最高值为 152/105 mmHg，长期服用降压药物（苯磺酸氨氯地平片）；糖尿病史 20 年，规律服用降糖药物；否认心脏病史，否认肝炎、结核等传染病史，否认严重创伤、手术及输血史。

【体格检查】体温 38.7 ℃，脉搏 95 次 / 分，呼吸 23 次 / 分，血压 135/92 mmHg。急性病容，对答如流，查体合作，双肺呼吸音粗，未闻及干、湿啰音，心律齐，各瓣膜区未闻及病理性杂音，腹平坦，腹壁未见曲张静脉，未见肠型和蠕动波，肝、脾肋缘下未触及，全腹未触及明显包块，莫菲征（－），右下腹压痛（＋）、反跳痛（＋），结肠充气试验（＋），腰大肌试验（－），闭孔肌试验（－），肝区及右侧肾区叩击痛（－），腹部移动性浊音（－）；肠鸣音 6～8 次 / 分，未闻及气过水声。

【辅助检查】血常规：WBC 18.59×10^9/L，N% 85.3%；C 反应蛋白 17.6 mg/L。阑尾彩超（右下腹阑尾区扫查）：可探及范围 30 mm×9 mm 条状低回声，边界模糊，动态观察，其内未见明显蠕动，横切面呈"类圆形"，探头加压试验阳性，CDFI：壁上可见少许点状血流信号。下腹部CT平扫检查结果显示：阑尾增粗，浆膜面毛糙，周围腹膜增厚，肠管周围可见片状高密度影及小气泡影，阑尾腔可见高密度结石（图48-1）。

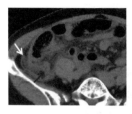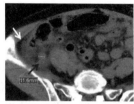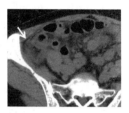

图48-1　腹部CT显示为急性化脓性阑尾炎

思维提示

　　1. 急性化脓性阑尾炎是急诊科较为常见的急腹症之一。医护人员在接诊转移性右下腹部疼痛患者时，应在判断腹部疼痛原因的同时，适度对症治疗，加紧诊断、明确治疗，以免耽误最佳治疗时机，引起穿孔、感染性休克等严重并发症，危及患者的健康与生命安全。

　　2. 阑尾炎是外科常见的疾病，以转移性右下腹痛为典型症状，同时还会伴有恶心呕吐、发热等相关症状。而急性化脓性阑尾炎往往腹腔并发症多，易并发严重感染，病情较重，临床多采用手术治疗。

二、诊疗经过

【**入院诊断**】急性化脓性阑尾炎（粪石嵌顿）；高血压；糖尿病。
【**诊断依据**】

　　1. 急性化脓性阑尾炎　**依据**：患者为高龄老年男性，因"上腹部疼痛3天，转移性右下腹部疼痛"就诊，同时伴有发热等相关症状。右下腹部呈明显压痛，其余部位压痛无此处明显，且具有反跳痛。血常规提示白细胞增多，粒细胞百分比增高，C-反应蛋白增高，腹部 CT 可明确诊断。

2. **高血压** **依据**：高血压病史 15 年，血压最高值为 152/105 mmHg，长期服用降压药物。

3. **糖尿病** **依据**：糖尿病史 20 年，规律服用降糖药物。

【诊疗过程】入科后采取综合治疗措施。

（1）一般治疗：吸氧，心电监护，血压监测。

（2）术前准备：完善各项检查；请上级医师指导治疗；普外科联合内科、心内科、内分泌科制订手术及诊疗方案。

（3）术后给予头孢哌酮钠舒巴坦钠抗感染、补液、降糖等对症治疗。

（4）止痛、护胃治疗：使用甲氧氯普胺、法莫替丁等相关药物。

（5）并发症护理：术后指导患者变换体位，适当活动，避免发生压疮和静脉血栓。

（6）营养支持：指导患者合理饮食，改善营养状态，避免发生营养不良。

住院后诊疗经过：在完善各项检查、做好术前准备后，患者接受手术治疗，并在术后实施抗感染、补液等相关治疗。术后第 2 天，患者自诉胃脘部脐周出现强烈疼痛，考虑结肠炎所致的胃肠功能紊乱引发，遂使用甲氧氯普胺、法莫替丁等药物进行解痉、止痛、护胃治疗，同时服用补脾益肠丸。术后第 4 天，患者自诉夜间手术创口疼痛，下床活动疼痛感增强，影响行走。术后第 6 天，患者创口出现血性渗液，考虑为肥胖导致的脂肪液化引起，不除外继发伤口感染。复查血常规：白细胞 10.2×10^9/L，中性粒细胞百分比 75%，CRP 165.905 mg/L。体格检查：下腹部压痛，反跳痛，B 超检查结果阴性。X 线腹部透视显示有肠腔积气。给予静脉滴注头孢哌酮钠舒巴坦钠抗感染治疗。术后第 9 天，患者的腹痛感觉依然强烈，切口渗液未见好转，再次进行腹部 CT 检查，结果显示：右下腹腹壁血肿。随后采用局部麻醉的方式实施切口全层打开清创术，术中可间腹壁肌层紫红色血液及血块，用纱布填塞、加压包扎。术后第 10 天，经专家会诊后，处理伤口血肿，即在局部麻醉的前提下进行逐层清创缝合与皮片引流术。2 次手术完成，第 3 天拔皮片，最终于入院后 3 周康复出院。

【**最终诊断**】急性化脓性阑尾炎；腹壁血肿继发感染。

诊疗思路

1. 患者年龄较高，合并高血压、糖尿病等基础性疾病。本次发病初期为上腹部疼痛，误认为胃痛，3 天后出现转移性右下腹疼痛，遂来院就诊。初期考虑可能是胃肠道疾病，需要进行鉴别诊断，鉴别要点：患者已发展至转移性右下腹疼痛，考虑为阑尾炎，后经腹部 CT 检查确诊为急性化脓性阑尾炎。

2. 患者入院后查体发现，高热，体温 39 ℃，心率 128 次 / 分，呼吸频率 28 次 / 分，血压 90/60 mmHg。实验室检查显示：白细胞计数偏高，中性粒细胞比例偏高，提示细菌感染。腹部 CT 检查结果显示：阑尾增粗，周围腹膜增厚，阑尾腔可以见到高密度结石。因此，确诊为急性化脓性阑尾炎。

3. 抗生素选择：考虑患者高龄，且伴有高血压和糖尿病等基础性疾病，手术并发症多，感染风险大，多以厌氧菌和革兰氏阴性杆菌感染多见，因此选用头孢哌酮钠舒巴坦钠进行抗感染治疗。

三、本疾病最新指南解读

急性阑尾炎是发病率很高的一种急腹症，也是最为常见的普外科疾病，其发病率最高可达 14% 左右，与阑尾管腔被粪便、粪石、淋巴细胞阻塞，细菌感染、遗传基因、生活环境等因素均存在密切的相关性[1]。

急诊科在接诊急性右下腹部疼痛患者时，应首先进行阑尾炎的鉴别诊断，包括血常规检测、腹部 B 超和腹部 CT 等。若血常规中的白细胞计数和中性粒细胞比率偏高，则可考虑为急性阑尾炎，需要进一步检查确诊。超声诊断不仅步骤简单、易操作，而且费用合理，除了能分辨疾病种类之外，还能帮助医师明确病变位置、感染程度以及病变累及范围，因此，已成为急性阑尾炎诊断的重要方式。随着医疗技术的不断进步，腹部 CT 检查的应用范围也在不断增大，其在急性阑尾炎的诊断中，不仅能迅速锁定病灶位置，辨别病灶大小，还能对病灶相邻脏器的情况一目了然，从而有效减少误诊和漏诊情况的发生，并有利于后期手术治疗方案的实施。

医学发展至今，临床针对无并发症的急性阑尾炎患者，通常建议选用阑尾切除术。在满足腹腔镜指征的前提下，多采用腹腔镜手术。相比于传统的开腹手术，采用腹腔镜技术对阑尾进行切除，不仅有助于患者术后康复，还能将术后感染、肠梗阻等并发症发生的可能性降到最低，从而减少治疗时间，为患者节约医疗费用。但若患者存在手术禁忌，或者因其他原因无法接受手术治疗，则应选用保守疗法，选择以使用抗生素为主的治疗方案。有学者在研究中将抗生素保守治疗与阑尾切除治疗的效果进行了比较，通过 5 年的随访发现，保守治疗 5 年内的复发率在 34% 左右[2]。

阑尾是人类进化的遗留产物，也是具有多变异性特征的器官，通常处于右髂窝内，腹部右下侧的回肠与盲肠之间，是腹膜内位器官之一，所以主要在腹腔内活动。一项针对人类阑尾展开的相关研究结果显示，在过去的 100 余年中，变异的阑尾所处位置以盲肠后位为主，占比高达 32% 以上，其次为盆腔位置，占比也已超过 28.0%，处于第三位的是回肠，占比约为 14%[3]。解剖结构异常的阑尾出现细菌感染后，发生的病理性变化和一般类型的阑尾炎基本类似，但症状表现却不甚明显。所以，常常会导致实践经验不足的临床医护人员做出错误判断或者采用无效治疗方案，影响治疗效果。近年来，在影像学检测技术不断更新的背景下，临床针对阑尾炎的诊断水平也在不断提升，腹部 CT 以较高的敏感性和特异性，有效减少了正常阑尾的切除和误诊事件的发生。尤其对于高龄患者而言，术前接受腹部 CT 检查对于病情的诊断和手术的实施有着重要的临床意义。由此可见，急诊科医师在接诊右下腹部疼痛的患者时，应根据情况行血常规、超声、腹部 CT 等多项检查，及早明确病情，为患者争取宝贵的救治时间。

四、对本病例的思考

➢ 急性阑尾炎是临床常见的急腹症，以右下腹转移性疼痛为主要症状。手术治疗是对于无其他并发症，且具备手术指征的患者的首选疗法。但阑尾炎发病初期引起的腹部疼痛常会被误认为胃痛，从而出现漏诊或误诊情况，导致延误治疗的最佳时机。

➢ 在接诊腹部疼痛患者的过程中，若患者出现明显的右下腹疼痛，且伴有发热、恶心、呕吐等症状，需尽快完善血常规、腹部 B 超或 CT 检查，避免发生因误诊造成的阑尾穿孔等不良事件。

➢ 老年患者由于认知水平和身体功能退化因素的影响，急性阑尾炎的症状也可能不典型，一旦发现阑尾炎类似症状，应及时接受相关检查，明确病情。

➢ 老年阑尾炎患者须警惕手术并发症和术后并发症的出现，特别是术后感染、出血、伤口不愈合等，还要格外重视心、脑血管等并发症。

五、专家评析

阑尾炎是急腹症中最常见的病例，临床表现多样，具有一定的复杂性，查体是关键。此外，还应动态观察病情变化，如疼痛转移到右下腹一般需 6 h，以及白细胞水平的变化。在治疗上，应注意保守治疗及对手术指征的把握，治疗过程中，急诊外科应动态观察病情变化。目前抗生素的应用使部分患者可采取保守治疗，但也要同时考虑若抗生素保守治疗后效果不好，应何时转为手术。手术治疗时间应尽早决定，若 72 h 内手术，患者粘连少，并发症少；若超过 72 h，根据具体情况变化，也可考虑手术治疗。老年人应注意鉴别结肠憩室炎，此时应避免手术，注意结合影像学检查结果进行鉴别。(点评专家：李力卓)

六、参考文献

［1］高文 . 腹腔镜与开腹手术治疗急性阑尾炎的临床效果及安全性比较［J］. 中国实用医药，2023，18（13）：46-50. DOI：10.14163/j.cnki.11-5547/r.2023.13.012

［2］郭以滨 . 腹腔镜与开腹阑尾切除术治疗急性阑尾炎的疗效对比［J］. 中国医药指南，2023，21（13）：102-104.

［3］闫小丰，瞿锋 . 腹腔镜阑尾切除术治疗急性阑尾炎的临床效果及安全性［J］. 吉林医学，2022，43（11）：3060-3063. DOI：10.3969/j.issn.1004-0412.2022.11.059

［4］宋硕，张全会，张瑜，等 . 内镜下逆行阑尾炎治疗术治疗急性阑尾炎疗效的 Meta 分析［J］. 中国内镜杂志，2022，28（06）：59-71. DOI：10.12235/E20210483

（李士博）

病例 49　木本水源不网所自

——颅脑损伤初期隐藏深

一、病情简介

患者，男，45 岁，以"头外伤后头痛伴恶心 1 周"为主诉入院。1 周前患者因车祸导致头部受伤，伴意识不清约 30 min，醒后自觉头痛、恶心，伴呕吐。未就诊。其间，患者逐渐感到头痛，恶心症状加重，并出现情绪不稳定、注意力不集中和记忆力减退等症状，遂前往医院急诊就诊，急查颅脑 CT 示颅内出血和颅骨骨折。

【体格检查】体温 36.5 ℃，脉搏 72 次 / 分，呼吸 18 次 / 分，血压 128/88 mmHg，发育正常。全身浅表淋巴结无肿大。头颅无畸形、压痛、包块。颈软、无抵抗，甲状腺无增大，无压痛、震颤、血管杂音。神经系统查体：左侧肢体肌力减弱，肌肉松弛，腱反射减弱；左侧面部和手臂的触觉和温度觉减弱。

【辅助检查】头颅 CT 扫描：显示患者存在颅内血肿和脑挫伤，血肿部位主要位于左侧颞部，大小约为 4 cm×3 cm×2 cm，中线结构向右偏移，脑挫伤主要分布在左侧颞叶和额叶（图 49-1）。

> **思维提示**
>
> 1. 诊断与鉴别诊断：患者头部受伤后出现意识丧失、头痛、恶心和呕吐等症状，提示可能存在颅脑损伤。需要进行进一步的神经系统检查和影像学检查以明确诊断。同

时，需要鉴别是否存在其他部位的损伤，如颈椎骨折、胸腹部脏器损伤等。

2. 病情评估：患者出现一过性意识障碍，提示可能存在严重的颅脑损伤。需要进行进一步的神经系统检查和影像学检查，以评估病情的严重程度和预后。同时，需要关注患者的生命体征和其他实验室检查结果，以了解患者的全身情况。

3. 辅助检查的合理应用：需要进行颅脑CT检查，以明确诊断和了解病变范围，为制定治疗方案提供重要的参考依据。

4. 治疗方案制定：以保护生命和损伤控制为主，根据患者的病情评估结果和辅助检查结果，制定个性化的治疗方案。治疗方案需要综合考虑患者的年龄、合并症情况、医院的技术条件以及患者及其家属的意愿等因素。

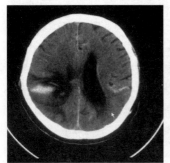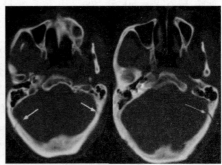

图 49-1 头部 CT：颅内血肿和脑挫伤

二、诊疗经过

【入院诊断】颅内出血；颅骨骨折。

【诊断依据】

1. 颅内血肿　**依据**：患者可能因外伤导致颅内血管破裂引起血肿。诊断依据包括伤后立即出现的意识障碍、头痛、恶心、呕吐等症状，以及颅脑 CT 检查发现的颅内高密度影等。

2. 颅骨骨折　**依据**：因外伤致颅骨骨折，包括线性骨折和凹陷性骨折。诊断依据包括骨折的位置、形状、大小以及是否伴有颅内组织受压等症状。

【诊疗过程】患者入院后对其采取综合诊疗措施，并严密观察患者生命体征。详细诊疗如下。

（1）初步检查和诊断：患者被送到急诊科后，急诊医师通过询问病史、查体和头部 CT 扫描，立即明确诊断。

（2）手术治疗：急诊手术的主要目的是清除颅内血肿，减轻脑疝的压力，同时修复受损的颅骨。术后患者被送入重症监护室进行观察和治疗。手术第 5 天，患者神经功能恢复良好，生命体征平稳。

患者出院 2 个月后随访，已完全恢复，基本没有留下严重的并发症。

【最终诊断】颅内血肿；颅骨骨折。

诊疗思路

1. 患者年龄为 45 岁，无高血压病史，1 周前因车祸导致颅内损伤，患者起初并无明显症状，后期出现头痛、恶心加重，伴偶发抽搐等症状。

2. 患者入急诊后，出现注意力不能集中，查体发现左侧肢体无力，且感觉存在异常，手臂温度觉及触觉明显减弱，并且左侧面部存在感觉减弱等情况[1]。

3. 立即手术治疗：急诊手术的主要目的是清除颅内血肿，减轻脑疝的压力，同时修复受损的颅骨。

三、本疾病最新指南解读

颅脑损伤是指头骨和头皮、大脑等部位的损伤，通常是由于外伤、交通事故、建筑事故、自然灾害等原因所致。颅脑损伤可能包括颅骨骨折、颅内血肿、脑震荡、脑挫裂伤、弥漫性轴索损伤、硬膜下血肿、硬膜外血肿、脑内血肿、脑实质出血、外伤性蛛网膜下腔出血、颅脑损伤后引起的脑脊液漏、外伤性癫痫、脑外伤后综合征和脑神经损伤等。颅脑损伤的严重程度可能因伤势不同而异，严重的病例可能导致昏迷、休克和死亡。

颅脑损伤是神经外科领域常见的疾病之一，其研究涉及病理生理机制、诊断和治疗等多个方面。

（1）颅脑损伤的病理生理机制研究：主要集中在损伤后的神经细胞死亡、炎症反应、氧化应激等方面。研究表明，颅脑损伤后，神经细胞会经历一系列的改变，包括细胞膜损伤、线粒体功能障碍、神经元死亡等。此外，炎症反应和氧化应激也参与了颅脑损伤后的病理生理过程。这些研究有助于深入了解颅脑损伤的发病机制，为开发新的治疗方法提供理论依据。

（2）诊断技术：主要集中在影像学检查和生物标志物等方面。影像学检查如 CT、MRI 等可以直观地显示颅脑损伤的部位和程度，为诊断和治疗提供重要依据[2]。生物标志物的研究则主要集中在寻找能够早期诊断颅脑损伤的生物标志物，以便更好地指导治疗。

（3）治疗方法：包括手术治疗、药物治疗和康复治疗等。手术治疗是治疗严重颅脑损伤的关键，包括清除颅内血肿、修复受损的颅骨等。药物治疗主要是缓解症状、降低颅内压、预防感染等。康复治疗则主要是帮助患者逐渐恢复身体功能并重新融入社会。以上这些研究有助于提高治疗效果，改善患者的生活质量。

（4）预防和护理[3]：包括加强护理、安全防护、改变生活方式等方面。加强安全防护措施，如佩戴安全带、头盔等，可以降低颅脑损伤的发生率。

四、对本病例的思考

➢ 颅脑损伤对人体的危害极大，且疾病初期容易被人们忽视。颅脑损伤通常由交通事故、工伤事故、暴力袭击等导致。症状包括头痛、恶心、呕吐、意识障碍、偏瘫、抽搐等。本病例中，患者因车祸导致颅脑损伤，仅表现为轻微的偏瘫症状，并且出现情绪改变和感觉异常，包括左侧面部和手臂等温度觉及触觉减弱。

➢ 颅脑损伤的诊断主要依靠临床表现和影像学检查。头部CT可以清晰地显示颅骨、脑组织以及血肿的位置和大小。

➢ 很多早期颅脑损伤患者症状不典型，CT检查可出现假阴性，很容易漏诊和误诊。对于有意识障碍的患者应该留院观察，根据病情需要，必要时复查CT，避免漏诊。

➢ 颅脑损伤须警惕迟发性出血的可能，一般要至少留院观察48 h，很多患者在观察中出现意识障碍反复或加重，甚至危及生命。

五、专家评析

急诊颅脑外伤，尤其是迟发性出血及再加重，首先要着重分析再次出血及加重的原因（抗凝药物？血液病？血友病？），然后进行动态GCS评分及观察，查体着重进行神经查体（病理反射及周围肢体感觉运动变化）以确定病因主体，甚至复查头部CT。辅助检查以头部CT为主，如考虑脑出血，除了创伤外，还有其他病因（肿瘤、血管炎等），因此应适度考虑增强MRI检查。颅脑损伤通常伴有上颈椎损伤，应给予颈椎X线或三维CT或磁共振检查（如时间允许）。如颅脑外伤加重，需请专科会诊，需充分考虑并向家属解释手术治疗的利与弊，尤其要使直系亲属知晓病情，然后选择治疗方案（去骨瓣减压、钻孔减压还是保守治疗）。目前在欧美国家的相关共识中，患者在ICU的生命

体征平稳后，即可开始康复治疗。（点评专家：李力卓）

六、参考文献

[1] 齐洪武，曾维俊，张立钊，等.创伤性脑损伤神经危重症管理的研究进展 [J].神经疾病与精神卫生，2023，23（4）：298-304. DOI：10.3969/j.issn.1009-6574.2023.04.012

[2] 王学瑾.64排CT用于诊断创伤性颅脑损伤的价值 [J].中国医疗器械信息，2023，29（3）：73-75. DOI：10.3969/j.issn.1006-6586.2023.03.023

[3] 木培千，黄文文，周佳基于循证医学的精细化手术室护理在开放性颅脑损伤患者中的应用 [J].浙江创伤外科，2023，28（9）：1788-1790. DOI：10.3969/j.issn.1009-7147.2023.09.058

（李士博）

病例 50　暗潮已到无人会，只有篙师识水痕

——结肠迟发破裂勿漏诊

一、病情简介

患者，男，34 岁，主因"腹痛 10 h"到医院急诊科就诊。患者 10 h 前发生自行车交通事故，左侧腹部受硬物撞击致顿挫伤，初始患者未在意，无恶心、呕吐，无呕血、便血，外伤局部略感不适，可耐受，遂未及时就诊。此后，患者感左侧腹部疼痛渐进性加重，遂步行来我院急诊科就诊。既往史：体健。

【体格检查】体温 36.6 ℃，血压 133/87 mmHg，血氧饱和度 96%，神清，精神可，双肺呼吸音清，心率 115 次 / 分，律齐，腹平坦，左下腹皮肤擦伤，压痛（＋），反跳痛（＋），肌紧张（±），移动性浊音（－），肠鸣音消失，双下肢不肿。

【辅助检查】血常规：白细胞计数 12.2×10^9/L，血红蛋白 111 g/L，中性粒细胞百分比 89%，C 反应蛋白 39.5 mg/L。急查生化：葡萄糖 9.15 mmol/L，肌酐（酶法）99 μmol/L，血钙 1.93 mmol/L，肌钙蛋白 - Ⅰ 0.02 ng/mL，丙氨酸氨基转移酶 13 U/L。腹部 CT（图 50-1）：腹腔内多发小片状游离气体影。左下腹降结肠管壁局部欠完整，周围脂肪间隙紊乱、密度增高，其周围及双侧结肠旁沟、腹盆腔内见稍高密度影，肠管走行紊乱。右侧肾上腺外侧支密度略高，右肾上缘边缘毛糙。诊断：腹腔内多发游离气体影，考虑结肠破裂可能，腹盆腔积血可能，右侧肾上腺外侧支密度略高，损伤不除外。

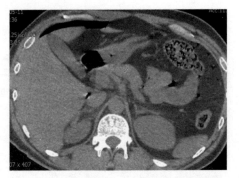

图 50-1　入院当天腹部 CT 提示上腹部大量游离气体

> **思维提示**
>
> 　　1. 急腹症是急诊科常见急症，涉及多个学科，是一组以急性腹痛为主要表现，起病急、进展快，常需以手术治疗为主要手段的若干腹部疾病（狭义）。凡以急性腹痛为主诉或主要临床表现的，均可称为急腹症（广义）。部分急腹症病情凶险，处理不及时会危及患者生命。
>
> 　　2. 急腹症的诊断原则和要求："稳、准、快"贯穿整个诊断过程；"三定：定位、定性、定因"。
>
> 　　3. 外伤性结肠破裂（traumatic colon rupture，TCR）按皮肤和壁腹膜是否完整分为开放性损伤和闭合性损伤。闭合性损伤早期没有腹膜炎症状或仅为轻度腹痛，容易漏诊及误诊。

二、诊疗经过

【入院诊断】结肠破裂。

【诊断依据】

（1）明确外伤病史。

（2）腹部查体：腹部平坦，左下腹皮肤擦伤，压痛（+），反

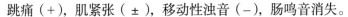

跳痛（＋），肌紧张（±），移动性浊音（－），肠鸣音消失。

（3）辅助检查：腹部CT示腹腔内多发小片状游离气体影。左下腹降结肠管壁局部欠完整，考虑结肠破裂；周围脂肪间隙紊乱、密度增高，其周围及双侧结肠旁沟、腹盆腔内见稍高密度影，肠管走行紊乱，考虑腹盆腔积血。

【诊疗过程】

（1）一般治疗：监测生命体征，制动，卧床，禁食水，抗炎治疗。

（2）来诊后1 h收入普外科开腹探查。术中证实降乙交界处结肠破裂约4 cm×3 cm，腹腔内粪便较多，给予腹部造瘘。术中并发感染中毒性休克，转入ICU治疗。

患者2周后出院，需二期手术。

【最终诊断】 结肠破裂；急性腹膜炎；感染中毒性休克。

诊疗思路

1. 接诊后首先关注患者的生命体征，进行任何医疗活动时必须注意对患者严格制动，通过绿色通道快速完善检查，急诊医师应及时关注检查结果。

2. 疑似结肠破裂者应立即请普外科会诊，同时做好术前准备，为患者争分夺秒尽快完成手术创造条件。

3. 关于诊断：此类交通伤患者在急诊很常见，肝、胰、脾、肾等实质性脏器破裂出血多见，空腔脏器受损在受伤早期容易漏诊，早期识别高危患者非常重要。①详细询问受伤机制，特别要注意腹部是否有直接挤压史，查体时明确腹部是否有瘀斑、擦伤对诊断帮助极大。②动态观察腹痛、腹胀变化，特别要重视固定腹痛、压痛部位。不要过度依赖特殊检查。

4. 关于治疗：任何腹腔压力的变化都可能导致肠内容

物外漏，从而增加手术难度，影响患者预后及远期并发症。呕吐及排便可增加腹压，导致肠内容物外漏加重，需指导患者科学制动，为手术争取时机。

　　5. 关于预后：为尽可能减少不良事件，需注意观察腹部体征变化，早期禁食水，进行必要的留院观察。

三、本疾病最新指南解读

　　外伤致腹部损伤中，无论是开放性损伤还是闭合性损伤，结肠破裂是较为严重的损伤之一。据临床报道，外伤性结肠破裂在腹部外伤中占10%～12%，居腹部外伤的第4位[1]。外伤性结肠破裂主要以开放性损伤多见，其次为闭合性损伤。开放性损伤所致者容易诊断，而闭合性损伤所致者诊断较困难。结肠内积聚大量粪便，肠道破裂后进入腹腔引起的感染多较重，且结肠肠壁较薄，一旦破裂后感染，结肠血液循环回流较差，容易出现继发性坏死，且伤口不易愈合，因此，此类患者如不能及时诊断及治疗，易造成腹腔严重感染，甚至出现感染性休克，预后较差。

　　开放性结肠破裂患者伤口明显，诊断容易，一般入院后可即刻行剖腹探查术。闭合性结肠破裂患者无明显伤口，如结肠破裂口较小，可无明显阳性体征，此时不能单靠症状及体征诊断。结肠位于下腹部，肠壁薄且为空腔脏器，内有粪便，活动度小，因此在外伤后无组织保护，容易发生破裂。结肠呈"M"型，也是其容易受伤的原因。腹部影像学检查见膈下有游离气体，一般为结肠破裂的特征性表现。肠管内存在大量气体，当患者腹部受到外界较大暴力撞击时，腹压增高，而回盲瓣处于关闭状态，因此导致结肠壁破裂。患者如为锐器刺伤，容易直接刺伤结肠。以上原因导致结肠破裂后，空气经破裂口进入腹腔，因此可通过影像学检查见到膈下游离气体，这是外伤性结肠破裂的确诊依据之一。如果结肠破裂口较小，气体较少，则容易漏诊。且破裂口也可能被粪便堵塞，或者结肠未发生完全性破裂，仅为肠管壁的浆膜层或肌层破裂，而黏膜层尚完整，此时很难通过临床症状、体征及影像学检查确诊。升结肠和降结肠属于腹膜间位器官，结肠破裂后肠内容物受腹膜遮挡，部分患者仅表现为腰背部疼痛，一旦出现急性腹膜炎症状，提示感染已很严重[2]。此时临床医师应密切观察患者临床症状及体征的变化，可多次反复行 X 线检查。如高度怀疑结肠损伤，可行剖腹探查术，不能一味等待明显阳性体征的出现，以免贻误治疗引起病情加重。

外伤性结肠破裂除了及时、准确的诊断之外，合理、恰当的处理方式也很重要，与预后密切相关。目前对于结肠破裂的处理方式主要是一期手术修补和二期手术治疗，一期手术修补适合大多数结肠破裂，患者预后较二期手术者更好，术后并发症少。二期手术患者在病后早期痛苦更多，术中腹腔粘连更严重，手术难度增大[3]。对于年龄较大、基础合并症多、腹腔污染严重、合并多器官损伤者，应考虑二期手术治疗[4]。无论行一期还是二期手术，术后感染及肠瘘等并发症均为最常见，因此对围术期的护理及处置亦十分重要。

四、对本病例的思考

结肠破裂尤其是闭合性腹部损伤症状不典型者的漏诊分析如下。

➢ 创伤早期肠道功能多处于抑制状态，肠道蠕动功能减退或肠道周围组织粘连，或因为破裂孔小，溢出的肠内容物少，腹膜炎的症状和体征不典型。

➢ 早期肠道可能因严重挫伤而缺血坏死，但并未破裂，所以没有相应的临床表现。相当一部分患者的破裂位置位于腹膜后，其临床表现和辅助检查，如腹部 CT 和超声等均无阳性发现。且多数外伤患者为合并损伤，其他部位损伤也可能会掩盖肠道破裂。

➤ 腹部外伤后，初始存在难以逆转的肠壁挫伤，后逐渐出现腹膜后血肿，肠蠕动减弱，肠内压增加而导致肠壁坏死、肠壁破裂，因而肠道症状出现较晚。

➤ 肠破裂症状与破裂口的大小密切相关，早期破裂口小者，很快被大网膜、外翻的肠道黏膜、脂肪垂、凝血块、食物残渣等阻塞、覆盖，或出现反应性肠管蠕动抑制或痉挛，使肠内容物暂时不外溢，伤后数小时无明显腹痛及腹膜刺激症状。晚期破裂口局部被大网膜等包裹后，肠道远近端相通，腔隙能通过少量流食，医生被进食 - 肠鸣音 - 有粪便的假象所迷惑，但患者进硬食后会出现肠梗阻症状。

五、专家评析

创伤性迟发性肠破裂的发病机制：结肠内容物比较干稠，破裂后外溢粪汁不如小肠内容物易于流散，其对腹膜的刺激作用也轻于小肠外溢物，因而炎症反应较局限。如果结肠破口较小，外翻黏膜、肠壁脂肪垂、大网膜、凝血块、食物残渣、粪块等阻塞、覆盖，或反应性肠管蠕动抑制或痉挛肠内容物暂时不出现外溢，伤后数小时可无明显的腹痛及腹膜刺激症状。如果未予重视，饮食未控制或采取不适当的治疗，如反复灌肠或服用泻药促进肠蠕动，可使阻塞物脱落，肠内压增高，导致小的破口扩大，肠内容物大量外溢，进而表现出腹膜刺激征。如果受伤后肠壁呈浆肌层裂伤而并未全层裂开，由于结肠壁薄肌层动力弱，肠蠕动慢，肠胀气扩张，肠管内压力进一步增高，可导致肠黏膜膨出，致肠破裂。结肠边缘动脉缺少侧支循环，一支边缘动脉损伤或血肿压迫或较大的系膜血管分离，可致结肠对侧系膜缘发生缺血坏死而致肠破裂。钝挫伤后如果受损肠管嵌入损伤胸腹壁，则该肠管发生血运障碍也可导致缺血、坏死、破裂，再者若伤后休克未能及时纠正，受伤肠管会进一步缺血、坏死、破裂，以上都可导致迟发性结肠破裂的发生。

要做到早期诊断，避免漏诊、误诊，应注意创伤性迟发性肠破裂患者早期多无明显急腹症表现，且早期腹部平片仅有50%的患者可出现膈下游离气体，故诊断较为困难。首先要详细询问外伤史，包括外伤性质、暴力作用部位、方向、大小、伤后出现的症状等，尤其要重视是否有腹痛、腹胀突然加重，以及有无进行性加重的胃肠反应，如恶心、呕吐等。进行全面、仔细体检，注意腹壁皮肤有无伤痕，有无腹膜刺激征，腹部压痛的范围和部位，特别是局限性局部压痛、肝浊音界的变化、肠鸣音改变，注意指检有无盆底触痛及指套血迹。胸腹创伤合并颅脑外伤时容易掩盖病情。由于本病的特点，早期临床表现不典型，经过适当休息和治疗后腹膜炎体征就可能表现出来，所以对明显腹部创伤或复合伤者，即使无明显症状或体征，亦应留院密切观察生命体征和腹部病情变化，以免漏诊。腹腔穿刺若抽得含血性样物或粪渣混合液，即可确诊。该方法简便、易行，是早期确诊的重要措施，也是决策手术的主要依据。CT检查和B型超声检查都是有效的辅助检查手段，B超或CT提示腹腔或结肠旁沟有积液均提示结肠破裂的发生。（点评专家：李凤杰）

六、参考文献

［1］郑建伟，孙杨忠．外伤性结肠破裂急诊处理方式探讨［J］.中国临床医生，2008，36（7）：36-38. DOI：10.3969/j.issn.1673-6966.2008.01.016
［2］郭峰宇．I期手术治疗外伤性结肠破裂患者的效果［J］.中国医药指南，2020，18（26）：63-64. DOI：10.15912/j.cnki.gocm.2020.26.029
［3］钟秀洪．外伤性结肠破裂68例急诊处理体会［J］.海南医学，2013，24（14）：2121-2122. DOI：10.3969/j.issn.1003-6350.2013.14.0877
［4］王梦炎，孙刚，罗灿军，等．外伤性结肠炎破裂38例救治分析［J］.人民军医，2012，8（10）：1882-1883.

（王　宾）

病例51　纸上得来终觉浅，绝知此事要躬行

——揭秘间隔性脂膜炎

一、病情简介

患者，男，37岁，主因"左下肢红、肿、热、痛伴乏力6天"于2023年9月9日来急诊科就诊。患者于9月3日晚8点许突感左下肢无力，无意识障碍及头晕、头痛、恶心、呕吐等症，其余肢体活动未见异常。9月4日上午发现左下肢胫前皮肤由膝下至踝部上方出现红肿，界限分明，疼痛明显，无发热，遂于外院骨科行左膝、左踝关节磁共振检查，未见明显异常。血常规：WBC 8.63×10^9/L，N 73.9%，CRP < 0.2 mg/L。外科和皮肤科初诊丹毒，予头孢唑肟钠静脉滴注及夫西地酸乳膏剂、乳酸依沙吖啶溶液外用治疗。2023年9月9日来我院急诊就诊。既往史：双相情感障碍病史3年，规律口服药物治疗。

【体格检查】双侧小腿外形正常，左胫前皮肤红、肿，边界清，皮温高，触痛（+），未及包块，水疱（-）。膝、踝关节无异常（图51-1，书后彩图51-1）。

【辅助检查】2023年9月7日外院检查：血常规：WBC 8.63×10^9/L，N 73.9%，CRP < 0.2 mg/L；血细胞沉降率2 mm/h；ASO 36 U/mL；类风湿因子2.3 U/mL；尿酸313 μmol/L。左膝关节磁共振检查：左膝关节内外侧半月板变性，前交叉韧带损伤，左膝关节腔及髌上囊少量积液。左踝关节磁共振检查：左距腓后韧带

少许损伤可能；胫骨后肌、趾长屈肌、拇长屈肌腱鞘积液；左踝关节腔、跗骨窦少许积液信号。

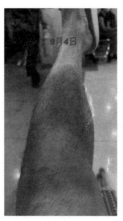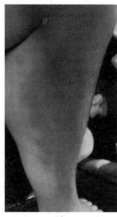

图 51-1 左胫前皮肤红、肿

思维提示

1. 单侧下肢大面积红、肿、热、痛，且急性起病，需首先鉴别感染性还是非感染性。感染性病因常见，首先鉴别丹毒、蜂窝织炎、下肢静脉炎、皮肤结核等。非感染性病因以免疫因素为主，常见为血管炎、结缔组织病、结节性红斑、结节性动脉炎、脂膜炎等。

2. 诊断依据不足时可先试验性抗炎治疗，若无效，确诊多需病理辅助。

二、诊疗经过

【初步诊断】软组织感染；丹毒。

【诊疗过程】

（1）一般治疗：卧床休息，抗感染。

（2）治疗过程中完善相关检查：

2023 年 9 月 15 日我院血常规：WBC 5.9×10^9/L，N 61.9%，CRP 16.55 mg/L。

2023 年 9 月 19 日外院左膝关节磁共振平扫：左侧胫骨内侧平台关节面下异常信号，软骨轻度损伤；外侧半月板前角及内后角内异常信号影，轻度损伤；左膝关节腔内、髌骨后及髌上囊异常信号，积液；左膝胫骨髁间嵴骨质增生略变尖，轻度退行性变。左小腿磁共振平扫：左侧小腿局部皮肤及皮下组织信号异常，考虑损伤可能。

2023 年 9 月 23 日我院尿微量白蛋白＋尿肌酐：MAL 15.6 mg/L，CRE 16.6 mmol/L。凝血：PT 12.4 s，FBG 4.09 g/L。血常规：WBC 7.3×10^9/L，N 65.5%，CRP 2.71 mg/L。

2023 年 9 月 28 日我院双下肢动静脉彩超：双下肢动脉血流通畅，深静脉血流通畅。

2023 年 9 月 30 日我院左侧小腿 CT 平扫：左小腿皮下软组织肿胀，局部斑片高密度影，考虑血肿可能。

患者又先后辗转于多家医院运动医学科、风湿免疫科、急诊、皮肤科、血管外科等，均未能明确诊断。此时，建议患者到三级医院皮肤科或风湿免疫科就诊，行皮肤活检。

（3）人民医院左小腿皮肤活检：表层角化亢进，棘层细胞不规则增生，基底层可见少量色素沉着，真皮层小血管增生、扩张，血管和附属器周围可见灶片状淋巴细胞浸润，皮下脂肪组织可见散在淋巴细胞。免疫组合：IgG 5.89 g/L，补体 C1q 238 mL/L，D- 二聚体：285 ng/mL；血常规及尿常规正常；ASO 及 RF 正常；生化全项正常；凝血正常；免疫固定电泳：阴性；肿瘤标记物：阴性；自身抗体谱：阴性；肺部 CT 平扫未见异常；便常规阴性；乙型肝炎、丙型肝炎、艾滋病、梅毒均阴性。给予静脉滴注青霉素治疗。

【转归】治愈。

【最终诊断】间隔性脂膜炎。

诊疗思路

1. 接诊后结合患者既往病史、查体及院外辅助检查，鉴别丹毒、蜂窝织炎及静脉炎，初步考虑左下肢为感染性肿痛，给予抗炎治疗。

2. 积极抗炎治疗约 1 个月后患者左下肢红斑及肿胀虽有所好转，但仍疼痛明显。相关辅助检查已除外动静脉、肌肉、肿瘤、骨骼相关疾病。此时需考虑免疫相关非感染性疾病可能。

3. 关于诊断：充分抗炎治疗后若仍不能缓解症状，需尽早活检，完善病理检查。

三、本疾病最新指南解读

脂膜炎是一组累及皮下脂肪的异质性炎症性疾病。诊断主要依据病理检查。病理诊断第一步需要区分是小叶性还是间隔性脂膜炎，虽然所有的脂膜炎都是混合性的，但在其中一部分会更明显；第二步确定有无血管炎以及受累血管的大小和性质；第三步确定炎症细胞的类型及浸润模式；最后一步寻找其他病理特征，如微生物、异物、栅栏状肉芽肿等。脂膜炎在临床上多表现为相似的下肢红斑、皮下结节，其损害有演变性质，不同时期、不同深度的取材会影响病理诊断的准确性[1, 2]。

常见的间隔性脂膜炎有以下几种：

（1）伴血管炎的间隔性脂膜炎：①白细胞碎裂性血管炎；②浅表血栓性静脉炎；③皮肤结节性多动脉炎。

（2）不伴血管炎的间隔性脂膜炎：①类脂质渐进性坏死；

②硬皮病；③皮下脂肪环状肉芽肿；④ 类风湿结节；⑤ 渐进性坏死性黄色肉芽肿；⑥结节性红斑。

（3）伴间隔性脂膜炎的其他疾病：①硬皮病样移植 - 宿主疾病：主要见于异体骨髓移植患者，出现硬皮病样皮损，局限或泛发。病理为真皮全层或真皮深部硬化，基底层轻度空泡变性，间隔性脂膜炎；② Whipple's 病；③复发性多软骨炎；④放射后假硬皮病样脂膜炎。

四、对本病例的思考

➤ 对于病因不明的皮肤红肿疼痛，早期及时进行组织病理活检有助于确诊，根据病因积极对症处理，可以有效延缓病情进展，减少患者痛苦。

➤ 对于临床少见病及罕见病，要考虑到免疫相关疾病的可能。

➤ 对于涉及多学科诊疗的疾病，应首先以一元论来思考疾病，特别是对免疫组织病要充分给予考虑。

➤ 感染性疾病和非感染性疾病的鉴别诊断对于急诊医师是非常重要的，要结合患者的临床症状、体征、实验室和影像学检查做出正确的诊断，特别是要检测炎症标志物，包括血常规、C反应蛋白、PCT（降钙素原）、白细胞介素 -6 和体液的标志物对诊断都非常有帮助，不能仅仅依靠简单的"红肿热痛"就定义为感染。

五、专家评析

本例的临床表现貌似丹毒，但患者初始无畏寒、发热表现，多次血常规检查白细胞和 CRP 都不高，这些都不符合丹毒的表现，抗感染治疗后未能控制，10 月 2 日于外院下肢 CTA 检查示左侧小腿软组织肿胀，局部皮下脂肪密度增高，这些都表明丹毒诊断不成立，应考虑免疫相关非感染性疾病可能。

间隔性脂膜炎是指患者的炎症主要发生在脂肪小叶的分隔部位，因为皮下组织由脂肪细胞小叶和结缔组织间隔构成。而间隔性脂膜炎是指炎症主要发生于结缔组织间隔这一部分，间隔的成分包括细小的胶原纤维和网织纤维，另外还包括血管、淋巴管以及神经。其实脂膜炎的炎症一般在小叶性和间隔性都会发生，但是通常会在某一个部分浸润累及更为明显。间隔性脂膜炎就是累及间隔更为明显，一般依靠组织病理学进行诊断。常见的间隔性脂膜炎见于下列情况：白细胞破碎性血管炎、皮肤结节性多动脉炎、浅表血栓性静脉炎，而结节红斑也是一种典型的间隔性脂膜炎，其治疗和原发于脂肪小叶的结节性脂膜炎治疗方案是一样的，根据病情的严重程度，选择糖皮质激素或者免疫抑制剂进行治疗。

这个病例提醒急诊医师，下肢的红、肿、热、痛不一定是感染的原因，还存在非感染性疾病的可能，只有拓宽思路，才能明察秋毫，避免误诊和漏诊。（点评专家：李凤杰）

六、参考文献

[1] 王艳青，郭莹. 脂膜炎的病理诊断线索分析 [J]. 中华皮肤科杂志，2021，54（10）：931-933. DOI：10.35541/cjd.20210012

[2] 廖文俊，高天文，刘玉峰. 间隔性脂膜炎的组织病理学诊断 [J]. 中国麻风皮肤病杂志，2004，20（4）：366-369. DOI：10.3969/j.issn.1009-1157.2004.04.032

（王 宾）

病例 52 折戟沉沙铁未销，
自将磨洗认前朝
——开放性血气胸

一、病情简介

患者，女，23 岁，主因"背部刀扎伤 1 h"到医院急诊科就诊。患者 1 h 前背部被刀扎伤，伤后即感左侧后背部疼痛，伴胸闷、气短，无头晕、头痛、意识丧失，无恶心、呕吐、肢体抽搐。既往体健。

【体格检查】P 140 次 / 分，BP 90/50 mmHg，SpO_2 98%。由同行人员抱入诊室，神志欠佳，尚可对答，口唇苍白，左侧背部见两处分别长约 4.5 cm、4 cm 开放伤口，边缘规则，深度不可及，无明显活动性出血，未见明显气体排出迹象。头部、腹部查体阴性，其余肢体未见明显创伤。

【辅助检查】胸部 CT（图 52-1）：①左侧气胸；②左肺多发斑片影，肺挫伤不除外，建议结合临床随诊复查；③左侧胸腔积液、积血伴左肺下叶膨胀不全；④左侧背部软组织皮下气肿。肺窗：左肺容积缩小，见含气透亮区，有多发斑片状磨玻璃影，左肺下叶见条片影。两肺门不大，结构清晰，气管、左右支气管及其大分支通畅。纵隔窗：两侧胸廓对称，两侧肺门、纵隔及两侧腋窝内未见明确肿大淋巴结。心影大血管未见异常。左侧见胸腔积液、积血，CT 值约 18-76HU。左侧背部软组织见含气密度影。骨窗：未见明确骨质破坏。白细胞计数 $28.1 \times 10^9/L$，血红蛋白 99 g/L，葡萄糖

25.8 mmol/L，肌酐（酶法）85 μmol/L，钙 1.94 mmol/L，中性粒细胞计数 25.3×10^9/L，中性粒细胞百分数 90.1%。

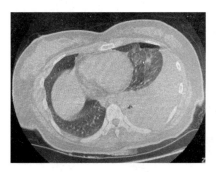

图 52-1　胸部 CT 提示：左侧胸腔积液、左侧气胸

> **思维提示**
>
> 　　1. 胸背部疼痛：胸背部刀扎伤后可引起胸背部剧烈疼痛，呼吸困难，咯血。体征是损伤区域有触痛、压痛，发生肋骨骨折时可触及骨擦感。
>
> 　　2. 失血性休克：肺是机体的重要器官，当发生血气胸时，可能会导致机体出现失血性休克，表现为心率增快、面色苍白、口唇发白、四肢湿冷等。
>
> 　　3. 紧急对症处理：处理开放性伤口时，要在深呼气末时，用不透气、无菌物品覆盖伤口，然后清创、缝合伤口，根据病情，如果需要引流，置胸腔引流管，给予引流胸腔积液。

二、诊疗经过

【入院诊断】左侧胸部刀扎伤；创伤性血气胸；失血性休克。

【诊断依据】

（1）明确外伤史。

（2）查体：左侧背部见两处分别长约 4.5 cm、4 cm 开放伤口，边缘规则，深度不可及。

（3）辅助检查：胸部 CT 示左侧气胸，左侧胸腔积液、积血伴左肺下叶膨胀不全，CT 值约 18-76HU。

【诊疗过程】

（1）紧急处理：迅速用聚维酮碘（碘伏）棉球消毒开放性伤口，以手指简单探查伤口深度，测得深度不可及后，用无菌纱布覆盖两处开放性外伤。

（2）一般治疗：检测生命体征，鼻导管吸氧。

（3）纠正休克：给予补液治疗，保证重要脏器灌注，注射破伤风球蛋白。

（4）积极术前检查：完善血常规、电解质以及输血等术前相关检查。

（5）入院后治疗：双腔气管插管接呼吸机应用，插管完毕，患者突发心搏骤停，血压无法测出，行床旁胸外按压，给予肾上腺素应用，心电监测示心室颤动，行电除颤 3 次，患者恢复窦性心律，测血压 95/60 mmHg，心率 130 次 / 分，血氧饱和度 95%。抢救成功后，胸外科行 "胸腔镜辅助开胸止血 + 左肺下叶楔形切除 + 左侧背部清创缝合术"，术中以左侧腋中线第 7 肋间长约 1 cm 切口为腔镜口，有大量血液自切口涌出，遂取腋前线第 4 肋间长约 8 cm 切口，逐层切开皮肤、皮下诸层、肌层，打开肋间，以吸引器吸出大量不凝血，清理出大量血凝块，量共计 2500 mL。探查胸腔，见第 5 后肋间及第 7 后肋间分别有一长约 2 cm 切口，有少许渗血。左肺下叶背段及后基底段可见肺组织表面分别有一长约 1.5 cm 创口，不断有血自肺组织涌出至胸腔。以卵圆钳自肺组织创口根部夹闭创面，再次仔细探查胸腔，未见余肺、心脏及血管损伤。给予直线切割缝合器及钉匣分别楔形切除并关闭肺组织创面。胸壁切口给予仔细电凝止血。

【转归】手术过程顺利，术中患者生命体征平稳，术后带管转 ICU。

【最终诊断】左侧胸部刀扎伤；创伤性血气胸；失血性休克；心搏、呼吸骤停；心肺复苏后。

诊疗思路

1. 接诊后应着重关注患者生命体征，首先处置背部外伤，变开放性气胸为闭合性气胸，给予抗休克对症处理，保持患者平车移动，注意观察患者呼吸功能及参数。

2. 疑似开放性血气胸应立即请胸外科会诊，积极完善术前检查，为患者争分夺秒尽快完成手术创造条件。

3. 关于诊断：胸部开放性损伤多为外界暴力作用导致，包括肋骨、胸膜、肺、心脏所受到的物理损害。导致胸部开放性损伤的穿入物可以是锐器，也可以是钝器，当穿入物穿透胸膜腔时即为胸部穿透伤，此时应：①详细询问受伤机制以及致伤器具的性质，特别要注意伤口的走向、深度；②同时应注意腹部查体以及脏器损伤可能。

4. 其余并发症：开放性血气胸导致失血性贫血、白细胞和血小板下降等，严重时会引起低血容量性休克，表现为心率增快、血压下降、皮肤黏膜苍白、湿冷等。

5. 关于预后：部分患者伤后可能会出现休克、呼吸困难、咯血、皮下气肿等临床表现及体征。因此，早期紧急救治的重点是根据患者生命体征及时、准确判断伤情，尽快采取有效急救措施维持呼吸、循环功能。

三、本疾病最新指南解读

开放性气胸属于急诊科常见疾病，主要是由于火器伤或锐器伤导致胸壁出现开放性创口。气胸的产生是由于胸膜腔内积存了大量气体，创伤性气胸通常在钝性伤中的发病率为 20% ～ 45%，在穿透性伤中的发病率高达35%～88%。当利器刺破肺部时，就会导致大量空气直接进入胸腔，进而引发气胸症状。另外，由于暴力作用而引起的支气管或者肺部组织受到一定的创伤、气道内部由于压力的持续上升而引发的支气管或者肺部破损等，都会引发不同程度的气胸出现。根据患者患病程度的不同，可分为闭合性、张力性、开放性3种类型。其中患有开放性气胸时，会出现严重的呼吸困难、发绀，甚至会出现暂时性的休克。在对患者进行检查时，会发现胸壁有明显的创伤性缺口。气胸一经发现，必须采取一定的措施尽快闭合胸壁上的创口。另外，需要对患者进行全面检查，明确实际伤口情况，或对患者进行胸腔闭式引流，对于情况比较严重的患者，应及时采取手术治疗，保证患者的生命安全[1]。

开放性血气胸的病情受空气出入量、总失血量与失血速度、合并伤等因素影响。首先，空气出入量由裂口大小与气管口径之间的关系确定，当气管口径大于裂口时，空气出入量尚少，伤侧肺还有部分呼吸功能，患者病情较轻；当气管口径小于裂口时，空气出入量多，伤侧肺可完全丧失呼吸功能，患者病情较轻。其次，总失血量与失血速度亦是影响患者病情的一个重要因素，患者总失血量越大、失血速度越快，则越容易进展为失血性休克；反之，患者的总失血量较小，失血速度较慢，经积极处理后患者可不出现失血性休克的症状[2]。开放性血气胸患者的处理措施由患者病情所决定。无论患者病情如何，最首要的急救处理措施就是将开放性血气胸转为闭合性血气胸，这不仅可以减少患者感染的机会，还是恢复患者呼吸功能的前提。此外，当患者合并有失血性休克时，应积极抗休克治疗。在完成急救处理措施后，对于病情较轻的患者可以不需进行闭式胸腔引流术，但是对于病情较重的患者则需进行闭式胸腔引流术，包括给予患者穿刺胸膜腔、抽气、抽血等，使患者的呼吸困难暂时得到缓解。如果患者符合剖胸指征，应尽早给予剖胸探查术，及时给予患者止血、修复损伤、摘除异物等。在处理完血气胸后，应立即处理合并伤。

四、对本病例的思考

➤ 血气胸的早期诊断及伤情判断至关重要。有经验的急诊科医生通过询问病史、查体、影像学检查等，即可明确诊断。在明确诊断的同时，及时闭合开放性伤口，保持呼吸道的通畅，观察患者的主要生命体征，根据出血的速度和量以及胸腔内气体的多少、肺受压的程度，做出准确的判断。要全面检查和分析伤情，抓住威胁生命的主要致命伤并积极抢救，对于张力性气胸、开放性血气胸、进行性血胸应紧急处理，对严重的复合伤更不能忽视[3]。

➤ 及时的伤口探查，对于胸背部刀扎伤的初步判断很重要。因伤道可能因组织或血块堵塞，导致空气不能由外界进入胸腔，而造成非胸腔贯通的假象，因此对于胸壁刺伤，应先用辅料覆盖或以缝合方法闭合伤口。开放性胸部损伤易发生休克，其原因为大量空气进入胸腔刺激胸膜，可引起胸膜肺休克。由于血气胸压迫造成肺萎陷以及纵隔摆动，致使大血管扭曲、回心血量受限，全身循环血量降低。所以抢救此类病例时首先要封闭胸膜腔[4]。开放性血气胸病情紧急、发展迅速，若处理不当，将直接影响呼吸、循环系统的正常功能运转，从而导致患者死亡，迅速、有效封闭胸腔和及时扩容是抢救的关键。只有充分扩容，纠正失血性休克，保证体内有足够的体液循环，使各器官组织得到灌注，才能为下一步抢救治疗奠定基础[5]。

五、专家评析

开放性血气胸：该患者受伤机制明确，接诊时首诊医师除需立即获取必要的生命体征外，一定要注意以下几点，根据美国战术战伤救治原则"MARCH"，即按照控制大量出血（mass hemorrhage）、开放气道（airway）、确保呼吸（respirations）、血液循环（circulation）、处置头部损伤/低温症（head injury/

hypothermia）的顺序对伤员进行初步处置，和（或）创伤失血性休克中国急诊专家共识建议，首次接诊伤者的医生都应遵循CABCDE原则：C-出血控制（hemorrhage control），A-气道（airway），B-通气（breathing），C-循环（circulation），D-神经功能障碍（disability），E-暴露与环境控制（exposure & environments）原则对患者进行快速的初次评估。

该例中患者明确处于休克状态，但无明确的致命性外出血，故初始的处置除使开放性伤口变为闭合性伤口及必要的监护和氧疗外，应及时抽血化验血常规、血气分析、凝血功能指标、血HCG、生化指标、血型鉴定、病毒四项，为后续可能的输血及手术缩短时间，同时要建立大静脉液体通路，给予患者限制性液体复苏，可以同时使用抗纤溶药物，如氨甲环酸，防止继发纤溶亢进导致出血增加。根据患者受伤机制进行二次评估，尽快完善其辅助检查，能够床旁检查者可以使用创伤重点超声评估（FAST）作为首选影像学检查手段。如患者病情相对稳定，或超声检查不能够评估者，则行CT检查进一步明确诊断；对于需要多学科救治者，则立即启动多学科团队协助，从患者CT检查影像上可以看出患者出现了血气胸，以血胸为主，可通过患者的肺总量大概判断患者出血量的多少，成年女性肺总量在3500 mL左右，单肺大概1700～1800 mL，从肺被压缩的情况上看，内出血在1000 mL以上，符合患者休克的表现，但是胸腔内出血所引起的休克绝不单是低血容量性休克，其导致的胸腔负压减小，会加剧回心血量的减少。另外，胸腔出血对于心脏舒张期的压迫则会进一步减少心脏射血。故该休克多为复合型休克，救治上除给予限制性液体复苏外，解除胸腔出血引起的梗阻也是比较重要的一环，这可能也是该患者在气管插管后出现突发心搏骤停的原因之一。本例中患者最后顺利接受了手术治疗，并获得了很好的预后，还是非常可喜的！

总之，作为一名急诊科医生，在短时间内想要做到面面俱到是很难的，但一定要抓到对患者影响最大的因素，从而对该因素

做出最有效的救治手段，为患者后续治疗赢得时机!（点评专家：单志刚）

六、参考文献

［1］周凤鸣 . 急诊开放性血气胸伤口处理［J］. 人人健康，2020，（05）：91.

［2］徐宝珠 . 开放性血气胸 87 例临床分析［J］. 当代医学，2013，19（07）：106-107. DOI：10.3969/j.issn.1009-4393.2013.7.080

［3］郎达民，周景明，伦志军，等 . 外伤性血气胸 132 例诊治分析［J］. 才智，2011，（02）：356.

［4］班德军 . 开放性血气胸临床分析及治疗体会［J］. 人人健康，2008，（04）：33.

［5］罗娘桃，陈素婵 . 基层医院处理开放性血气胸体会［J］. 医学理论与实践，2008，（02）：188-189. DOI：10.19381/j.issn.1001-7585.2008.02.042

（王　正）

病例 53　万斛不劳一蹴翻，
江水有潮溪有滩
——外伤后脾破裂

一、病情简介

患者，女，62 岁，主因"车祸伤 30 min"到医院急诊科就诊。患者 30 min 前骑自行车时遭遇车祸，致左侧腹部及左侧肋弓着地，当即感左上腹及左胸壁剧烈疼痛，呼叫"120"来我院急诊。

【体格检查】BP 70/41 mmHg，复测 BP 76/45 mmHg，SpO_2 92%，P 60 次 / 分。平车推入诊室，神志欠佳，可勉强对答，左侧下胸壁疼痛，局部压痛，左上腹压痛明显，反跳痛（+），其余腹部广泛压痛，头部未见明显外伤，其余肢体查体阴性，四肢肌力可。

【辅助检查】腹部 CT：脾增大，密度不均，考虑脾破裂，请结合临床；腹盆腔积液（血）（图 53-1）。肢带骨骨骼 CT 平扫（L- 左侧），左侧第 4 ～ 8 肋骨骨折，扫描所及左侧少许气胸（图 53-2）。血钾 3.2 mmol/L，离子钙 1.14 mmol/L，白细胞计数 12.3×10^9/L，血红蛋白 61 g/L。

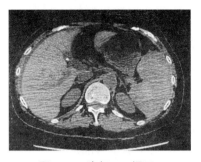 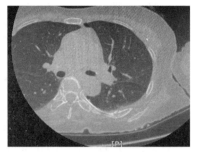

图 53-1　腹部 CT 提示：
脾增大，脾周积液

图 53-2　肢带骨骨骼 CT 平扫
（L- 左侧）提示：左侧多发肋骨骨折

思维提示

1. 腹痛：创伤性脾破裂后，腹腔内出血，刺激腹膜，患者会出现左上腹疼痛。随着出血量的增加，可能会出现全腹疼痛，严重时可能会出现急性腹膜炎，表现为全腹压痛、反跳痛、肌紧张等。

2. 失血性休克：脾是机体的重要器官，当脾破裂出血后，可能会导致机体出现失血性休克，表现为心率增快、面色苍白、口唇发白、四肢湿冷等。

3. 脾包膜下血肿：当脾破裂较严重时，血液会进入腹腔，形成脾包膜下血肿，患者可能会出现休克。

二、诊疗经过

【入院诊断】脾破裂；多发肋骨骨折（左 4 ～ 8 肋）；气胸（左）；失血性休克。

【诊断依据】

（1）明确外伤史。

（2）查体：左侧下胸壁疼痛，局部压痛，左上腹压痛明显，反跳痛（+），其余腹部广泛压痛。

（3）辅助检查：腹部 CT 示脾增大，密度不均，考虑脾破裂，腹盆腔积液（血）。肢带骨骨骼 CT 平扫（L- 左侧）示左侧第 4～8 肋骨骨折。左侧少许气胸。

【诊疗过程】

（1）一般治疗：检测生命体征，鼻导管吸氧。

（2）纠正休克：给予补液治疗，维持重要脏器灌注。

（3）术前检查：完善血常规、离子以及输血等术前相关检查。

（4）入院后治疗：普外科行"剖腹探查术＋脾切除术＋粘连松解术"，术中见：脾膈面多处破裂，裂口最长处约 6 cm，有活动性出血，脾蒂处脾裂伤。给予结扎并切断胃短动脉后，移出脾，脾窝处确切止血。后探查肝左叶，肝包膜未破裂，无出血及胆漏。大网膜余前腹壁粘连，遮挡右肝组织，锐性分离粘连组织，显露肝右叶，未见包膜破裂出血；残胃、十二指肠、小肠、盲肠、阑尾、全部结肠、上段直肠以及肠系膜均未见明显破裂出血。

【转归】术后安返病房，积极抗感染对症治疗，2 周后出院。

【最终诊断】脾破裂；多发肋骨骨折（左 4～8 肋）；气胸（左）；失血性休克；低钾血症；低钙血症。

诊疗思路

1. 接诊后应着重关注患者的生命体征，首先给予抗休克对症处理，保持患者平车移动，通过绿色通道完善检查，及时关注检查结果。

2. 疑似脾破裂立即请普外科会诊，积极完善术前检查，为患者争分夺秒尽快完成手术创造条件。

3. 关于诊断：车祸伤患者在急诊很常见，肝、胰、脾、肾等实质性脏器破裂出血多见，空腔脏器受损在外伤早期容易漏诊，早期识别高危患者非常重要。①详细询问受伤机制，特别要注意腹部是否有直接的挤压史，查体时注意腹部是否有瘀斑、擦伤对诊断帮助极大。②动态观察腹痛、腹胀变化，特别要重视固定腹痛、压痛部位。不要过度依赖特殊检查。

4.其余并发症：创伤性脾破裂患者还会出现失血性贫血、脾功能亢进、白细胞和血小板下降等，严重时会引起低血容量性休克，表现为心率增快、血压下降、皮肤黏膜苍白、湿冷等。

5.关于预后：为尽可能减少不良事件，需叮嘱医护人员注意观察腹部体征变化，早期禁食水，积极抗休克治疗。

三、本疾病最新指南解读

外伤性脾破裂可以发生在腹部闭合性损伤，也可以发生在腹部开放性损伤，并且由多种因素所导致，例如挤压伤、坠落伤、冲击伤和锐器伤等[1]。该疾病的症状会伴随着出血量、出血频率和破裂程度等有不同的差异性表现。例如中央破裂患者表现为左上腹疼痛，完全性破裂患者表现为腹膜刺激，出血较多者会出现弥漫性腹痛等。由于该疾病常伴随脏器损伤等严重并发症，常会危及患者生命。

多发性肋骨骨折属于一种常见的急诊外科疾病，部分患者是由外伤引起的，在临床上具有较高的发病率，而脾破裂在腹部损伤患者中较为常见，大部分肋骨骨折患者伴有脾损伤疾病，同时患者在脾破裂后容易导致腹部出血，进而增加了患者的死亡率。在临床治疗中，急诊医师需要掌握多发性肋骨骨折患者脾破裂的临床症状与体征，并且给予有效的救治[2]。同时在接诊外伤性多发性肋骨骨折患者后，需要及时根据患者的临床表现、损伤机制等对患者进行诊断，并选择合适的治疗方式。由此可知，在对外伤性多发性肋骨骨折疾病进行治疗中，及时对患者做出正确的诊断以及给予有效的治疗方式是非常重要的[3]。

如果发现有创伤性脾破裂，应及时采取手术治疗，进行脾修补术，避免出血过多，危及生命。如果出血量较少，可以先输血补充血容量，改善症状，密切观察病情变化；若出血量较大，需及时进行脾切除术，避免出血过多，危及生命。术后患者还应注意卧床休息，避免剧烈运动，以免延长术后恢复时间。

四、对本病例的思考

➤ 及时的抗休克治疗非常重要。因车祸等外伤导致的多发性肋骨骨折为急诊外科常见的外伤之一。众多研究显示，脾是肋骨骨折最易伴发损伤的腹腔器官。脾血流量大、质地脆弱，破裂后主要表现为腹腔内出血。对于此类患者，入院后需要立刻建立静脉补液通路，观察血压、脉搏，判断是否存在脾出血[4]。CT检查是常用的辅助检查方式，通过CT检查，可以初步掌握腹腔内出血量、脾损伤范围及分级、有无合并伤等[5]。

➤ 掌握"先保命，后保脾"的救治原则。对于脾破裂患者而言，在急诊治疗中常常需要采取手术进行治疗，其中保脾手术为首选术式，特别适用于出血量少、脾损伤低于Ⅲ级的患者。而全脾切除手术比较适用于操作相对复杂、有术后再出血可能的情况。全脾切除术不失为治疗脾破裂较为安全的手术方案。全脾切除术的指征：①Ⅳ型以上的脾破裂；②老年患者；③伤情危重、需尽快结束手术；④保脾术仍不能有效止血。常常借助腹腔镜进行处理，具有较高的安全性。由此可见，对外伤性多发性肋骨骨折合并脾破裂，急诊脾切除手术可获得显著的效果[6]。

据统计，脾破裂的病死率在开放性损伤中 < 1%，在闭合性损伤中为 5% ～ 15%，在合并其他脏器损伤时为 15% ～ 40%。其临床表现为腹腔内出血和腹膜刺激征，严重的可在短时间内出现出血性休克，多器官功能衰竭至死亡。除出血量少的脾损伤可进

行保守治疗外，绝大多数脾损伤需要急诊手术治疗。作为一名急诊科医生，应做到抢救及时、诊断迅速，尽全力挽救患者生命，降低此类疾病的死亡率。

五、专家评析

创伤性脾破裂在腹部脏器创伤中是比较常见的一种情况，由于脾质脆，血液循环丰富，脾破裂后极易发生失血性休克。需要警惕的是，脾内出血对于脾包膜牵拉引起的疼痛大于脾破裂后出血对腹膜的刺激，反而会使患者误以为疼痛缓解，从而导致延误救治。虽然绝大多数医院都有急诊外科的设置，但很多医院急诊都没有急诊开腹手术的条件！故急诊对此类患者的治疗重点是快速稳定患者的生命体征，尽早做出诊断，为患者后续的手术赢得时间！同理，对于适用于所有创伤患者的评估很重要，因考虑到绝大多数能够救治的创伤患者最主要的死亡原因是出血性休克，故目前常用的是创伤失血性休克中国急诊专家共识和美国战术战伤救治评估体系，这两种评估体系均是优先救治致命性外出血，其次评估气道、呼吸、循环等情况，再对此做出合适的处置。

该患者有明确的受伤因素，初始评估无明确的外出血，气道及呼吸无需要处理的情况，但明显存在休克，故除常规给予患者监护、氧疗、抽血完成术前及输血前准备外，还应立即给予患者建立大静脉通路，必要时可以行骨通道输液，液体以生理盐水或平衡液为宜，目的是快速补充患者的有效循环血量，以维持患者收缩压（SBP）在 80～90 mmHg 为宜。不建议为维持较高血压而大量补充过多液体，避免血液被过多液体稀释，从而影响凝血功能，同时也避免由于过多液体输注影响体温，从而走向"死亡三联征"。有条件者，对存在大量输血可能性的患者尽早使用 2 U 血浆，并尽快衔接大量输血治疗。大量输血方案实施初始阶段，推荐血浆、血小板和红细胞比例控制在 1∶1∶1（相当于来自同一采血单位量的成分血，例如 200 mL 全血可分离出约 100 mL 血浆、1 U 血小板、1 U 红细胞）。初始评估及处置的同时，二次评估也要同步开始，完善一定的辅助检查，明确患者伤情，进一步评估中建议采用创伤重点超声评估（FAST）作为首选影像学检查手段，避免搬动患者造成二次损伤。对高能量暴力损伤、严重钝性损伤或多发伤、致伤机制不明的昏迷患者，可进行全身 CT 扫描，但目前鉴于国内医疗环境复杂，更直观的 CT 检查还是被更多人选择。该患者脾破裂，失血性休克，并存在多发肋骨骨折。究其原因，对患者影响最大且致命的是脾破裂引起的失血性休克，故及时手术止血才是救命的关键，该患者经过急诊迅速评估，快速处置，及时诊断，与普外科迅速对接，得以及时手术，最终获得了良好的预后。

总之，积极预防、早期识别、合理治疗创伤失血性休克是提高严重创伤患者救治成功率的关键。任何情况下，首次接诊伤者的医生都应遵循"CABCDE"和（或）"MARCH"原则对患者进行快速的初次评估；在院前救治阶段，急诊医师应在第一时间发现并有效控制可控制的出血，在确定性止血措施起效前应采用限制性或延迟性液体复苏策略；一旦伤者到达医院，接诊医生应对伤者进行两阶段评估，以避免错失第一时间控制致命性出血的机会。在绝大多数情况下，能否及时有效控制致命性出血是简化临床问题、明确治疗目标的关键。（点评专家：李学斌）

六、参考文献

［1］冯业鹏. 外伤性脾破裂的治疗体会研究［J］. 中国农村卫生，2020，12（03）：39+41.

［2］马天庆，王浩然. 外伤性多发性肋骨骨折合并脾破裂的急诊救治探讨［J］. 临床医药文献电子杂志，2019，6（21）：70.

［3］朱义，陈强. 外伤性多发性肋骨骨折合并脾破裂的急诊救治研究［J］. 中国农村卫生，2018，（18）：78.

［4］徐伟. 脾保留手术在外伤性脾破裂中的临床分析［J］. 中华全科医学，2013，11（04）：584-585.

［5］顾永珍. 外伤性多发性肋骨骨折合并脾破裂的急诊诊断和治疗［J］. 中国实用医药，2017，12（18）：34-35.

［6］杨雪慧. 探讨外伤性多发性肋骨骨折合并脾破裂的急诊策略及治疗效果［J］. 临床医药文献电子杂志，2017，4（77）：15103+15106.

（王　正）

病例 54　看似波澜不惊，实则暗流汹涌

——肠穿孔

一、病情简介

患者，男，73 岁，主因"腹痛半小时"就诊于我院急诊外科。患者来诊前半小时突发上腹痛，呈间断性，可缓解，无发热，无恶心、呕吐，无胸闷、气短，未服用任何药物，由家属送至我院急诊。既往史：既往胃炎病史 2 年，未规律治疗，患高血压 7 年，最高达 190/100 mmHg，目前服用降压药缬沙坦氨氯地平片 1 片，qd，血压控制在 130/85 mmHg 水平。4 年前因左侧腹股沟疝行"腹股沟疝无张力修补术"。否认冠心病史，否认糖尿病史、脑血管病史、精神病史，否认肝炎史、疟疾史、结核史，无外伤史、输血史，否认体内植入物，否认过敏史，预防接种史不详。

【体格检查】T 36 ℃，HR 74 次 / 分，RR 20 次 / 分，BP 104/80 mmHg，SaO$_2$ 86%。神清，表情痛苦，腹部对称，未见胃肠型及蠕动波，无腹壁静脉曲张，腹肌呈木板样强直，全腹压痛阳性，伴肌紧张、反跳痛，以中上腹为重。肝、脾肋下未及，Murphy's 征（−），腹部叩诊呈鼓音，肝浊音界消失，无移动性浊音及液波震颤，肝区叩痛（＋），肾区无叩击痛，肠鸣音弱，1 次 / 分，双下肢不肿。

【辅助检查】血常规 +CRP 组合：白细胞计数 6.2 × 10^9/L，

C反应蛋白4.64 mg/L，中性粒细胞百分数41.1%。生化检查：总胆红素23 μmol/L，间接胆红素15.3 μmol/L，直接胆红素7.7 μmol/L，葡萄糖9.05 mmol/L。腹盆部CT平扫（图54-1）：腹盆腔游离气体，考虑穿孔可能；腹盆腔脂肪间隙模糊，考虑炎症；左侧腹股沟疝；前列腺钙化灶。

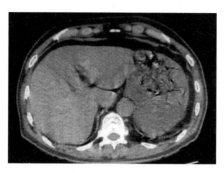

图 54-1　腹盆部 CT 示腹盆腔游离气体，考虑穿孔可能

思维提示

1. 急性腹痛是急诊科常见的病症之一，多由非外伤性因素导致。主要见于消化性溃疡穿孔、急性肠梗阻、急性胰腺炎、急性胆囊炎、阑尾炎、泌尿系统结石、急性心肌梗死、急性肠系膜动脉栓塞等疾病。

2. 腹痛主要依赖医生查体。腹部查体遵循一定原则。患者体位及查体顺序都会对查体结果造成影响。患者出现严重腹痛时可表现为腹膜刺激征、板状腹、肠鸣音减弱或消失，甚至出现腹部拒按情况。腹膜刺激征即腹部压痛、反跳痛、肌紧张。患者出现此类症状时要警惕。

3. 对于高龄急腹症老人，医师应充分关注患者的生命体征，部分患者病情危重，病情发展迅速，需要转入抢救室监护治疗。

4. 典型病例在影像学检查上有特殊表现，例如消化道穿孔患者在 CT 检查中可见游离气体，但穿孔早期影像学表现可不明显，急诊医师要给予高度重视，必要时要复查 CT。

二、诊疗经过

【入院诊断】腹痛；急性弥漫性腹膜炎；腹腔感染；单侧腹股沟疝；肠梗阻？消化道穿孔？

【诊断依据】

1. 上消化道溃疡伴穿孔　依据：本病患者多有胃、十二指肠溃疡病史，治疗不规律，腹痛突然加重，呈刀割样，较剧烈，不能耐受，不能自行缓解。查体腹肌紧张，肝浊音界消失，肠鸣音减弱等有助于鉴别诊断。

2. 急性弥漫性腹膜炎　依据：腹肌呈木板样强直，全腹压痛阳性，伴肌紧张、反跳痛，以中上腹为重，伴有白细胞、中性粒细胞、C 反应蛋白和降钙素原的升高。

【诊疗过程】

1. 询问病史，开通绿色通道，转入抢救室，开放静脉通路，完善相关检查，请普外科、影像科联合会诊。普外科会诊考虑消化道穿孔，建议急诊行腹腔镜探查，明确诊断和病因。

2. 术前：完善各项化验检查后，拟行腹腔镜探查术＋腹腔镜消化道穿孔修补术，备肠转流造口术，备腹股沟疝囊高位结扎术。诊断明确，手术指征明确；无明显手术禁忌证。该术式微创，术后恢复快，患者痛苦小，住院时间短；解除病痛，提高患者生活质量。完善术前检查，向患者及家属交代病情、手术方式及术中、术后并发症，签手术同意书；术区备皮，标记手术切口；术前静脉滴注抗生素预防感染。

3. 术中（图 54-2，书后彩图 54-2）：探查见全腹腔弥漫大量粪便，乙状结肠从左侧腹股沟处疝入阴囊内，肠管嵌顿伴缺血坏死，导致肠壁破裂，破裂口约 3 cm×3 cm，周围弥漫大量粪便，紧急中转剖腹，充分冲洗引流，给予肠破裂处缝合修补。游离疝囊，将嵌顿肠管充分游离出疝囊外，给予疝囊高位结扎，再次松解乙状结肠远近段粘连带，将降结肠拉出右下腹壁行袢式造口术，再次充分冲洗腹腔，盆腔内放置引流 2 根。术中诊断：乙状结肠破裂穿孔，急性弥漫性粪性腹膜炎，重度腹腔感染，感染性休克，左侧腹股沟嵌顿疝，高血压，双肺结节，双肺气肿，高胆红素血症。

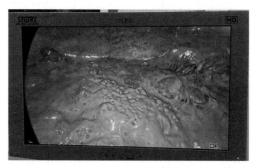

图 54-2　2023 年 8 月 20 日急诊腹腔镜术中影像

4. 术后：患者行上述手术治疗，术中给予去甲肾上腺素控制血压＋深静脉补液量约 4000 mL，术中尿量约 800 mL，术毕携带气管插管，返回重症监护室。患者为腹腔重度感染伴感染性休克，手术创伤大，病情危重，准入重症监护室继续治疗，纠正休克，给予补液治疗，保证重要脏器灌注。

5. 重症监护室诊疗计划：①心电监护，有创呼吸机辅助通气，镇静、镇痛治疗，血气分析示氧合指数 180 mmHg，监测脉氧、血气分析。②患者脓毒性休克，SOFA 评分 8 分，Gap 14 mmHg，$ScvO_2$ 62%，予以有创动脉血压监测，留取血培养，引流液培养，予以监测中心静脉压，扩容补液治疗。③患者出现急性弥漫性腹膜炎、重度腹腔感染，给予美罗培南 1 g q8 h 抗感染治疗，监测体温、血象、PCT。患者有低钾血症、低钙血症，给予补钾、补钙治疗，监测出入量。④给予禁食水，胃肠减压，注意引流液量及性状，注意腹部体征情况。⑤患者胸部 CT 示双肺肺气肿，双肺肺间质改变，给予乙酰半胱氨酸、复方异丙托溴铵雾化吸入。

6. 预后：患者于重症监护室治疗 25 天后，病情逐渐稳定，体温低热至正常，氧合通气指标稳定，逐渐降阶梯治疗，改为头孢拉定抗感染治疗。复查胸、腹、盆部 CT，较前改善。患者刀口愈合不佳，间断拆除部分缝线，留取局部分泌物培养无阳性结果，普外科定期换药处理。后转回普通病房继续康复及对症支持治疗，后期恢复良好，目前自主正常饮食，造口排便通畅，腹腔及肺部感染指标较前明显改善，可行轻体力活动。患者择期出院，院外继续其他专科疾病治疗，按时门诊复查，依据复查情况，决定是否行结肠造口还纳手术 + 疝气修补术，不适随诊。

【最终诊断】结肠穿孔；脓毒性休克；腹腔感染；肺炎；Ⅰ型呼吸衰竭。

诊疗思路

1. 患者高龄，既往胃炎及腹股沟疝术后病史，无外伤史。本次为急性起病，突发剧烈腹痛，无排气、排便，无明显其他不适且生命体征尚可。首先考虑急性消化道穿孔或急性肠梗阻等外科急腹症。鉴别要点：肠梗阻患者多有腹部手术史，表现为腹痛、腹胀伴恶心、呕吐，排气、排便停止，查体肠鸣音亢进，可闻及气过水声，立位腹平片可见肠腔气液平面，有助于鉴别诊断。本患者病情与之不符，暂不考虑。需行立位腹平片除外。

2. 患者发病时间较短，急诊化验指标未提示严重感染情况，影像检查结果仅提示穿孔可能。患者入院后查体发现：腹肌呈木板样强直，全腹压痛阳性，伴肌紧张、反跳痛，以中上腹为重。肝、脾肋下未及，Murphy 征（－），腹部叩诊呈鼓音，肝浊音界消失，无移动性浊音及液波震颤，肝区叩痛（+），肾区无叩击痛，肠鸣音弱，1次/分。考虑穿孔可能。此在诊疗中作为强有力的证据，医生果断急诊探查、明确病因，最大程度降低患者风险。

3. 患者术中发现腹腔大量排泄物，术后极大可能出现脓毒血症，术前准备充足，术中密切监护，尽量缩短手术时间。提前联系重症监护室，确保患者生命体征，后期患者出现感染性休克、肺炎、呼吸衰竭等并发症，均在ICU内得到了及时救治，保证了良好的预后。

4. 选择合适的手术术式，本例老年患者选择行腹腔镜探查术＋腹腔镜消化道穿孔修补术，备肠转流造口术，既可以快速修补穿孔，减少感染的扩散；同时又减少了手术对患者器官功能的损伤，最大限度减少了并发症。

三、本疾病最新指南解读

消化道穿孔是较为凶险的急腹症，往往发病急骤，可迅速发展至腹膜炎，严重者会出现感染中毒性休克，乃至多脏器功能不全而危及生命。很多消化道穿孔发病原因不清，症状复杂多变，起病早期影像学改变延迟，很容易造成漏诊和误诊。另外，很多老年人发病率高，往往多合并基础疾病和相对手术禁忌证，成为延迟手术的主要原因，也是导致死亡率高的主要原因[1]。目前消化道穿孔最为有效的治疗主要还是手术干预，保守治疗往往效果不佳，会导致病情的逐渐加重，以下是不同部位消化道穿孔的治疗方法。

1. 上消化道溃疡（胃和十二指肠）是穿孔的常见病因，其病死率为 1.3%～20%，一经诊断，需立即手术治疗。对较小的溃疡穿孔（<2 cm），2020 年世界急诊协会指南推荐采用单纯的修补缝合手术治疗。胃肠手术微创化是外科治疗的趋势。通过系统

评价研究证实，腹腔镜修补能够显著降低术后疼痛、住院时间以及术后并发症，疗效优于开腹修补术。因此，在治疗上首选腹腔镜手术[2]。

2. 小肠穿孔发生率较低，手术治疗分为穿孔修补、肠段切除吻合和肠造口术。单个小肠穿孔，患者若穿孔时间短，宜行单纯修补缝合。多个小肠穿孔患者的手术治疗以切除病变肠段为宜。外科医生面对小肠穿孔患者时应积极探查剩余小肠及结肠，若无明显水肿，溃疡可行一期吻合；若发现异常，宜行肠段部分切除。指南指出，腹腔感染时小肠切除可一期吻合，但此种条件下一期治疗不仅难度大，还存在吻合口瘘的风险。

3. 结直肠穿孔形成的主要原因有医源性操作、憩室炎及肿瘤等因素[3]。结直肠由于内部排泄物及细菌毒素较多，穿孔后腹膜炎症状自然较重，严重者可引起脓毒症甚至死亡。①对于内镜操作所致穿孔，2021 年美国胃肠病协会指南推荐，在肠道准备良好且患者一般情况稳定时，可以通过夹子修补较小的穿孔；如果患者血流动力学不稳定或有腹膜刺激征，应放弃任何内镜修补，立即手术治疗。②憩室炎是引起结直肠穿孔最常见的病因，指南推荐一经诊断，立即急诊手术治疗，但最佳手术治疗策略仍存在争议。早在 2000 年，美国结直肠外科学会针对穿孔憩室炎合并腹膜炎这一情况，推荐节段性结肠切除加末端结肠造口。2006 年，美国结直肠协会对此更新，认为憩室炎病变肠道切除是必需的。但应由临床医生视情况决定行造口还是一期吻合。③结直肠癌性穿孔更为少见，其发生原因大多有以下两种：溃疡性肿瘤，导致肠壁坏死、穿孔；肿瘤较大，引起闭袢性肠梗阻，肠腔急剧扩张，引起缺血坏死、穿孔。一般而言，穿孔点位于右半结肠的患者，即使存在腹膜炎症状，也通常推荐一期切除吻合术。对于肿瘤位于左半结肠及直肠的穿孔患者，Hartmann 手术是较常见的方式。

消化道穿孔所致的腹腔感染是急诊手术常见原因，此类患者在诊治上首先考虑手术干预，尽早控制腹腔感染源。目前有穿孔修补、一期吻合、联合保护性造口的肠切除吻合术、肠造口等常见治疗方式[4]。治疗方案主要取决于穿孔部位、感染程度及外科医生的经验。

四、对本病例的思考

➢ 诊断不明原因腹部急症时，不要过度依赖影像学及化验检查结果。在辅助检查提示不明确的情况下，查体及患者症状也可作为重要的诊断依据。

➢ 肠穿孔的原因较常见为消化道溃疡，其次为一些较少见的病因，如憩室炎穿孔、肠梗阻、食管穿孔及阑尾炎等。结肠穿孔是较为少见的急腹症。患者病情通常较为严重，如不紧急处理，容易出现休克和多脏器功能不全，甚至危及生命。

➢ 结肠穿孔主要涉及内在和外在两种因素。内在因素包括原有肠管、肠管外相邻器官病变进一步发展恶化引起，如炎症性肠道病、消化性溃疡、肠道憩室、肠道肿瘤、自发性肠穿孔、绞窄性肠梗阻等。外在因素大致包括外伤性、医源性等。该患者基本可除外外在因素导致的结肠穿孔，但考虑内在因素的同时应警惕其他原因导致的肠穿孔：第一，长期大量服用非甾体抗炎药；第二，大剂量服用胃肠激动剂（如新斯的明）会促使已经变薄的结肠更加剧烈地蠕动，进而导致肠穿孔；第三，暴饮暴食，食用生冷、质硬的食物。医生在问诊过程中要重点关注以上病因。

➢ 手术治疗是消化道穿孔最为主要的治疗方法，保守治疗往往会导致病情逐渐加重，从而失去手术机会，导致不良预后。本病例在确诊以后，迅速进行了手术治疗，减少了并发症的发生，最终患者转危为安。

五、专家评析

下消化道穿孔是急诊外科一种较重的急腹症。因其穿孔溢出的肠液中含有大量细菌及毒素等，可早期导致弥漫性腹膜炎和感染中毒性休克，临床表现重，合并症多，往往需要及早进行手术治疗。因此，要求急诊医师在完善病史、查体、化验检查后尽早明确手术探查指征，与专科医师协作，在评估患者安全及手术风险的前提下，推进下一步治疗，避免病情进一步加重。腹腔镜探查适用于病因不明的复杂外科急腹症患者。

本例患者有腹股沟疝病史，在查体时除关注腹部体征外，还应注意对疝的检查，观察疝块是否突然增大、可否还纳、是否有疼痛和触痛，评估是否嵌顿。嵌顿疝如不能尽早还纳，易造成血运障碍，若疝内容物为肠壁、系膜、肠管，则有可能导致肠壁坏死。嵌顿性腹股沟斜疝可能导致急性肠梗阻、肠穿孔、急性腹膜炎等。合并肠梗阻的嵌顿疝更易出现肠坏死和穿孔。对于老年患者，急诊就诊时尤其要警惕此病。本例患者是乙状结肠从左侧腹股沟处疝入阴囊，肠管嵌顿造成缺血坏死、肠壁破裂。

纵观该病例的诊疗过程，需注意到，对于老年腹股沟疝患者，应警惕嵌顿疝，尽早积极治疗，一旦疝块不能回纳，就易发展为嵌顿疝，引发呕吐、腹胀、排便不畅等肠梗阻症状，甚至肠坏死、穿孔而危及生命。（点评专家：赵永祯）

六、参考文献

［1］徐德全，周昊昕，侯利民.老年消化道穿孔多学科病例讨论［J］.中国临床研究，2023，36（9）：1423-1426. DOI：10.13429/j.cnki.cjcr.2023.09.030

［2］郭红，马玉玲，时慧.腹腔镜穿孔修补术治疗上消化道溃疡穿孔的效果分析［J］.中国社区医师，2023，39（11）：46-48. DOI：10.3969/j.issn.1007-614x.2023.011.017

［3］化一鸣，李贞娟，丁辉，等.医源性消化道穿孔治疗进展［J］.中华胃肠内镜电子杂志，2022，9（1）：6. DOI：10.3877/cma.j.issn.2095-7157.2022.01.022

［4］胡佳杰.成人上消化道穿孔手术治疗的临床分析［J］.中国社区医师，2022，38（28）：46-48. DOI：10.3969/j.issn.1007-614x.2022.28.016

（张　利）

病例 55 人生"最后一次"骨折
——股骨颈骨折伴术后肺栓塞

一、病情简介

患者，女，75岁，主因"摔伤3天伴左髋关节活动受限"就诊于我院急诊外科。患者于3天前夜间起床上厕所时不慎摔倒在卫生间，当时可自行起立行走。患者受伤当日自行至就近社区医院行X线检查，报告显示未见异常。第二天患者下地行走时自觉左髋关节疼痛加重，随后左髋关节活动严重受限，不能站立。经"120"急救车送至我院急诊外科。既往史：糖尿病、高脂血症、高血压、冠心病、心脏支架术后、长期饮酒史。

【体格检查】平车推入诊室，T 36.8 ℃，HR 70次/分，P 19次/分，BP 143/75 mmHg，SaO$_2$ 96%，神清，头、胸、腹部未见异常，骨盆分离挤压试验（－），左下肢短缩3 cm，左下肢外旋30°，左侧腹股沟区压痛，左髋关节外侧叩击痛。左下肢活动受限，感觉未见异常。右下肢活动及感觉未见异常。双侧足背动脉活动良好。

【辅助检查】骨盆正位片示：左股骨颈骨折。骨盆部CT示：双侧股骨头坏死，左股骨颈骨折（图55-1）。

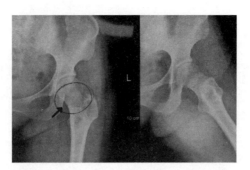

图 55-1　骨盆正位 X 线检查示左股骨颈骨折

> **思维提示**
>
> 　　1. 股骨颈骨折是老年人较常见的骨折类型之一，多由摔伤导致，髋部骨折多被称为"人生的最后一次骨折"。患者多由于髋部疼痛且活动受限来诊。
>
> 　　2. 股骨颈骨折可简单分为稳定性骨折及非稳定性骨折。稳定性骨折即股骨颈的嵌插型骨折。此类型骨折表现为患者受伤后可自行活动，未见明显异常，此时多忽略影像学检查。活动较多时导致移位，出现活动受限。受伤当时影像学检查容易漏诊。非稳定性股骨颈骨折多表现为受伤当时即出现髋部疼痛难忍或者下肢短缩外旋畸形，且影像学检查表现较为典型。

二、诊疗经过

【入院诊断】左股骨颈骨折？左股骨粗隆间骨折？骨盆骨折？

【诊断依据】

　　1. 左股骨颈骨折　**依据**：本病患者有明确的摔伤史，查体左髋关节前、外侧叩痛明显，左下肢短缩、外旋畸形。

　　2. 左股骨粗隆间骨折　**依据**：此类患者也表现为左下肢短

缩、外旋畸形，但患者下肢外旋程度通常大于 45°，且受伤后即刻出现活动障碍。

3. 骨盆骨折　**依据**：骨盆骨折患者通常不伴有下肢外旋畸形（严重骨折除外），此患者骨盆分离挤压试验（－）。

【诊疗过程】

1. 详细询问病史，进行体格检查，待结果回报。

2. 根据影像学检查确定骨折位置及类型（左股骨颈骨折），请关节科会诊。

3. 骨科医师向患者家属交代治疗方案：①保守治疗：患者基础疾病较多，手术存在一定风险。卧床至少 3 个月，定期复查。但存在骨折不愈合及后期愈合后股骨头坏死风险。②手术治疗：麻醉师评估麻醉可能性及风险。患者进行进一步检查，确定手术方案。患者年龄大于 65 岁，并且股骨颈骨折合并股骨头坏死可能，行全髋关节置换手术，但全髋关节置换相对于单纯股骨头置换手术创伤较大，术中出血较多，需要术前备血，并且术后极有可能出现下肢静脉血栓风险，甚至出现肺栓塞。减少术中出血及围术期抗凝治疗是预防的关键。患者考虑后决定住院接受手术治疗。

4. 入院第 3 天行手术治疗，术中出血 400 mL，术中行自体血回收输液治疗。术后安返病房。术后给予低分子量肝素抗凝治疗，1 周后出院。全髋关节术后影像如图 55-2 所示。

5. 术后第 28 天早晨 7 时 20 分：患者突发胸痛、呼吸困难，急呼"120"转入我院急诊。查体：SaO_2 80%，BP 149/98 mmHg，HR 143 次/分，P 32 次/分，被转入抢救室，立刻给予高流量吸氧，效果差，血压进行性下降。8 时 10 分：BP 95/60 mmHg，血氧饱和度 65%，急查心电图示 $S_I Q_{III} T_{III}$，疑诊急性肺栓塞，立即给予经口气管插管呼吸机辅助通气、低分子量肝素抗凝。心内科会诊后 9 时 05 分：转入导管室行肺动脉造影术，见左肺动脉主干阻塞，立即给予尿激酶 20 000 U/kg 行血管内溶栓，溶栓后肺动脉造影显示左下肺动脉部分再通、血流缓慢，溶栓后转入

CCU 继续治疗。2 周后患者顺利出院，给予口服利伐沙班 30 mg 每日 1 次抗凝治疗，定期门诊复查随访。

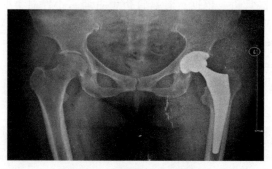

图 55-2　全髋关节术后影像

【**最终诊断**】左侧股骨颈骨折；双侧股骨头坏死；急性肺栓塞（术后 4 周）。

诊疗思路

1. 患者为老年女性，明确外伤史，属于髋部骨折主要好发人群。

2. 患者下肢外旋、短缩畸形，且活动受限。

3. 影像学表现为明确骨折征象。

4. 患者身体条件尚可，且年龄大于 65 岁，可行髋关节置换手术。后期生活质量较高。

5. 髋关节置换术后好发下肢静脉血栓，即使围术期常规注射低分子量肝素抗凝，术后发生下肢静脉血栓风险仍较高。故患者出院后仍应定期复查。

6. 术后患者若出现胸闷、胸痛、咯血、呼吸困难等症状，应立即就医，避免发生肺栓塞危及生命。

7. 医生接诊肺栓塞患者时要注意患者的生命体征，若患者出现血氧、血压进行性下降，要及时吸氧、插管。明确肺栓塞诊断后在无溶栓禁忌证情况下尽快溶栓。

三、本疾病最新指南解读

肺栓塞（PE）是静脉血栓形成的并发症，栓子通常来源于下肢和骨盆的深静脉，通过循环到达肺动脉引起栓塞。血流淤滞、血液凝固性增高和静脉内皮损伤是血栓形成的促进因素。因此，创伤、长期卧床、静脉曲张、静脉插管、盆腔和髋部手术、肥胖、糖尿病、避孕药或其他原因的凝血机制亢进等，容易诱发静脉血栓形成，特别是创伤后骨折是 PE 发生的重要危险因素和致病原因[1-2]。本病例就是由于患者行骨科手术后制动出现肺栓塞，早期血栓松脆，加上纤溶系统的作用，故在血栓形成的最初数天发生肺栓塞的危险性最高。

肺栓塞的规范化治疗：治疗目标为抢救生命、再通肺血管。治疗方式包括急性期治疗、长期抗凝和预防[3]。

1. 一般措施：严密监测生命体征、心电图、血气分析、中心静脉压等，如有下肢静脉血栓，应卧床，抬高患肢30°，避免用力排便，改善呼吸，必要时无创通气或气管插管机械通气，从而维持有效呼吸功能。

2. 溶栓治疗：溶栓是高危患者的一线治疗方案，中危患者在充分考虑出血风险的前提下可选择性使用，低危患者不主张应用。常用药物：尿激酶、链激酶、重组组织型纤溶酶原激活剂。溶栓治疗时间在48 h内效果最佳，但对于有症状者，6～14天内溶栓仍可获益。治疗的主要风险是出血。目前国内常用的治疗方案为尿激酶20 000 U/kg于2 h内静脉滴注后，序贯抗凝治疗。

3. 抗凝治疗：急性PTE溶栓开始后应常规抗凝3～6个月，以防血栓再形成和复发。常用药物：普通肝素、低分子量肝素、磺达肝癸钠和华法林。对于确诊 PTE 者，采用皮下注射低分子量肝素，在监测下静脉或皮下注射普通肝素，在无监测下按体质量调节皮下注射普通肝素或磺达肝癸钠。在应用肝素同时开始口服华法林，使国际标准化比值在 2.0 ～ 3.0，停用肝素。华法林长期抗凝 3 ～ 6 个月，对出血风险低的患者及第 2 次发生但无诱因的患者，推荐长期抗凝。

4. 介入治疗和外科肺动脉取栓术：常用治疗包括导管血栓吸除术、导管导丝碎栓术、经皮导管肺动脉局部溶栓术、局部机械消散术、球囊扩张碎栓术、支架植入术、外科取栓术。有报道显示，接受介入检查和治疗的患者院内病死率为 11%，未接受者病死率达 45%。

5. 下腔静脉滤器置入术：滤器置入能预防下肢深静脉大块血栓再次脱落，但不能治疗深静脉血栓形成，目前不推荐常规使用。

四、对本病例的思考

➢ 对于老年股骨颈骨折早期容易漏诊，在 X 线片上不容易发现骨折线时，应观察股骨颈骨小梁的走行是否连续。此类型患者受伤后不一定出现下肢活动障碍。另外，患者下肢体征也是重要的参考依据。

➢ 肺栓塞是以内外源性栓子脱落阻塞肺动脉及其分支而导致发病的一组临床综合征或疾病的总称。

➢ 大多数病例研究显示，肺栓塞的临床高危因素包括深静脉血栓形成、骨折、手术、长途旅行、心肺疾病、恶性肿瘤、妊娠、肾病综合征及口服避孕药和性激素替代治疗等，且部分患者同时具备多种高危因素[4]。

➢ 深静脉血栓形成为术后较严重的并发症[4]。国外资料报道，术后发生深静脉血栓形成的危险性如下：下肢骨折手术为50%，泌尿外科手术为 22% ～ 51%，胸腹部手术为 14% ～ 30%，妇产科手术则为 7% ～ 25%。手术导致肺栓塞的发病机制：①血液高凝状态；②血管内皮系统损伤；③血流停滞。所以术前及术后筛查下肢静脉超声以及围术期的抗凝治疗对于防治术后肺栓塞具有重要意义。

五、专家评析

"人生最后一次骨折"常常指老年人的髋部骨折，包括股骨颈骨折和粗隆间骨折，因为老年人常伴有骨质疏松和慢性心、肺疾病，所以骨折后卧床容易出现肺部感染、压疮、泌尿系统感染等相关的并发症而导致生活质量下降，危及生命。因此出现髋部骨折时建议手术治疗，以降低并发症和致死率。本病例结合病史、查体和影像学检查，左股骨颈骨折诊断明确，遂行全髋关节置换术。髋关节置换术后，由于手术造成血管内皮损伤，且患者术后下肢活动度减小等，更易诱发下肢深静脉血栓（DVT）形成，从而导致肺栓塞，威胁患者的生命健康。因此，对于围术期的抗凝和术后 DVT 的预防应给予重点关注。

本病例患者术后经低分子量肝素抗凝治疗 1 周后出院，但是术后 4 周突发胸痛、呼吸困难而再次急诊就诊。结合病史和临床表现考虑为急性高危肺栓塞，肺动脉造影显示左肺动脉主干阻塞，行急诊血管内溶栓治疗。溶栓治疗可部分或全部溶解血栓，恢复肺组织再灌注，降低肺动脉压，改善右心功能不全，是抢救无溶栓禁忌的急性高危肺栓塞患者的推荐治疗。本病例的诊疗过程充分说明，对于老年髋关节置换术后患者，在出院后仍应重视抗凝治疗和凝血功能检测，定期检查下肢静脉超声以明确是否有血栓，警惕肺栓塞的发生。（点评专家：赵永祯）

六、参考文献

[1] 刘涛，林清，姜莉，等.上肢创伤性骨折致急性肺栓塞并发心脏骤停 1 例 [J].心肺血管病杂志，2019，38（07）：772. DOI：10.3969/j.issn.

1007-5062.2019.07.013

[2] 刘涛，林清暑，姜莉，等．创伤骨折后易误诊为急性冠状动脉综合征的致命性肺栓塞1例［J］.中国骨与关节损伤杂志，2020，35（04）：448. DOI：10.7531/j.issn.1672-9935.2020.04.044

[3] 万敏聪，唐晓俞，蒋斌，等．髋部及下肢骨折并发急性肺栓塞规范化诊治的临床意义［J］.四川医学，2011，32（11）：1775-1777. DOI：10.3969/j.issn.1004-0501.2011.11.047

[4] 褚国芳，赵永娟，赵凤芹．肺栓塞的临床高危因素研究进展［J］.中国实验诊断学，2016，20（08）：1399-1401. DOI：CNKI:SUN:ZSZD.0.2016-08-069

（张　利）

病例 56　不能呼吸的痛
——记 1 例罕见病

一、病情简介

患者，男，31 岁，主因"间断胸闷、气短 3 年余，再发 2 个月，加重半个月"来诊。患者 3 年多前无明显诱因出现胸闷、气短，伴下肢无力水肿，就诊于当地医院，血气分析为 II 型呼吸衰竭，给予气管插管，呼吸机辅助呼吸。外院确诊为：嗜酸性肉芽肿性血管炎。予以激素及丙种球蛋白冲击治疗 3 天，10 天后患者病情好转，拔除气管插管，转入普通病房过渡后出院。出院后患者规律口服激素治疗 1 年半，间断使用无创呼吸机辅助通气，2 个月前患者再次出现胸闷、气短，活动后加重，伴咳嗽，间断使用无创呼吸机辅助通气，症状无明显好转。入院前半个月患者出现上述症状加重，伴双下肢水肿进行性加重。入院前 1 天，患者出现嗜睡，当地评估无法治疗，就诊于另一家医院，第 1 份血气分析：pH 7.11，PCO_2 115 mmHg（II 型呼吸衰竭、酸中毒），立即予以气管插管接呼吸机辅助通气治疗后，患者意识逐渐恢复正常，后转入我院急诊科。否认心脏病、支气管哮喘、慢性阻塞性肺疾病等病史，否认遗传病史，否认吸烟史，否认过敏史。

【体格检查】T 37.2 ℃，P 102 次 / 分，BP 161/90 mmHg，R 15 次 / 分（气管插管接呼吸机辅助通气状态，压力控制 SIMV，PSV：14 cmH_2O，PEEP：5 cmH_2O，吸氧浓度为 100%），脉搏氧饱和度 92%。神志清楚，精神差，口唇微绀，余皮温、皮色正常，浅表淋巴结未触及肿大。双肺底呼吸音低，未闻及干鸣音，可闻及少量湿啰音。心率 102 次 / 分，律齐，各瓣膜区未闻及病理性杂音，腹软，无压痛，肠鸣音 3 次 / 分。双下肢轻度水肿。

【辅助检查】血常规：白细胞 $8.13 \times 10^9/L$，淋巴细胞百分比 17%，单核细胞百分比 11.4%，中性粒细胞百分比 71.3%，嗜酸性粒细胞百分比 0.1%，血红蛋白 160 g/L，血小板 $216 \times 10^9/L$。尿常规：正常。粪便常规 + 潜血：正常。生化检查：转氨酶、肾功能、血糖、血脂、电解质、肌酶正常；白蛋白 32.4 g/L，总胆红素 29.4 μmol/L，间接胆红素 24.6 μmol/L。甲状腺功能：正常。凝血功能：基本正常。动态红细胞沉降率 2 mm/h。炎症指标：C 反应蛋白 < 5 mg/L，hsCRP 4.85 mg/L，PCT < 0.1 ng/mL，心肌酶正常。NT-proBNP 35.5 pg/mL。呼吸机辅助下血气分析：pH 7.53，PO_2 75 mmHg，PCO_2 43 mmHg，BE –13.2 mmol/L，HCO_3^- 35.9 mmol/L，Lac 0.9 mmol/L（吸氧浓度 80%）。影像学检查：胸部 CT 平扫示双肺感染性病变可能，双侧胸腔积液伴下肺膨胀不全，心包积液。腹部 CT 提示胆囊结石，胆囊炎。心脏超声示心包积液，射血分数 55%。

> **思维提示**
>
> 1. 呼吸衰竭是急诊科常见的危及生命的疾病，对于此类患者，应立即进行 A（airway）、B（breath）、C（circulation）的评估，及时进行各级氧疗支持，以避免心脏骤停事件的发生。
>
> 2. 本患者在外院首次血气分析提示Ⅱ型呼吸衰竭。Ⅱ型呼吸衰竭由肺通气功能障碍引起，常见原因如图 56-1 所示。

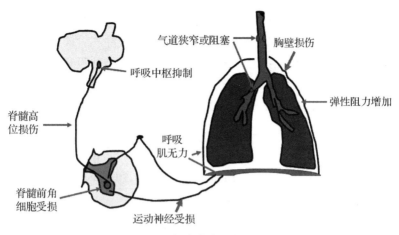

图 56-1 通气功能障碍的常见原因

二、诊疗经过

【入院诊断】Ⅱ型呼吸衰竭；肺部感染；心功能不全；心包积液；胸腔积液；嗜酸性肉芽肿性血管炎？胆囊结石。

鉴别诊断要点：呼吸衰竭的原因是什么？呼吸衰竭与嗜酸性肉芽肿性血管炎相关吗？

【诊疗计划】

1. 内科护理常规，特级护理，重症监护。

2. 卧床，机械通气，镇痛镇静。

3. 抗感染、化痰、营养支持治疗，必要时行心包穿刺、胸腔穿刺等操作。

4. 完善常规检查，如血、尿、便常规，以及血生化、血沉、免疫相关检查、心电图等。

5. 必要时完善特殊检查，如胸腹部 CT、心脏彩超等。

【诊疗过程】

考虑患者为青年男性，积极治疗、尽早脱机拔管是首要目标。入院后按照诊疗计划进行综合治疗，同时请多学科会诊

（MDT），其间予以积极调整呼吸机参数，进行调高 PEEP、俯卧位通气等肺复张操作，于入院后第 3 天予以拔除气管插管进行无创呼吸机辅助通气治疗，其间患者再次出现 II 型呼吸衰竭。拔除气管插管前后患者血气分析情况见表 56-1 所列。拔出气管插管后，予以复查胸部 CT（图 56-2）。

表 56-1　血气分析变化

时间	pH	PaO$_2$（mmHg）	PaCO$_2$（mmHg）	HCO$_3^-$（mmol/L）	BE（mmol/L）	乳酸（mmol/L）
14：25 脱机前	7.47	152（45%）	37	27.2	3.2	0.8
15：51（SBT 半小时）	7.31	74（45%）	59	29.5	3.1	0.5
18：25（拔管后 1 h）	7.38	66（45%）	52	31.2	5.9	0.6
4：45（无创呼吸机）	7.19	81（45%）	93	35.5	7.3	1.0
9：43（无创呼吸机）	7.34	140（45%）	62	33.4	7.6	0.4

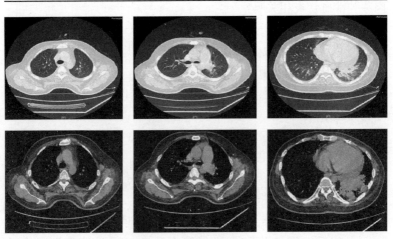

图 56-2　拔管后胸部 CT

　　患者为青年男性，无气道阻力增高病史，且 3 年内出现两次严重的 Ⅱ 型呼吸衰竭，CT 提示肺部感染并不严重，浆膜腔积液未到影响呼吸的程度，病因尚不明确。为明确诊断，进一步追溯病史，同时在拔除气管插管后进行系列相关检查以明确诊断。

　　补充病史：幼年时期发生腰背部外伤，腰部活动进行性受限，不喜活动，翻身受限，且逐渐出现上下楼梯困难，以上楼为著。

　　补充查体：脊柱畸形，翼状肩胛（图 56-3，书后彩图 56-3），双肺底呼吸音低，可闻及少量湿啰音。心脏、腹部查体阴性。双上肢肌力 3 级，腱反射（＋），双下肢肌力 2+ 级，病理征阴性。

　　肌肉活检（左肱二头肌）病理（图 56-4，书后彩图 56-4）：部分肌纤维膜下出现空泡，其内充满 PAS 深染糖原颗粒，符合空泡性肌病样病理改变特点，上述病变可出现在糖原贮积病中。诊断：病理改变符合骨骼肌呈空泡性肌病样病理改变。

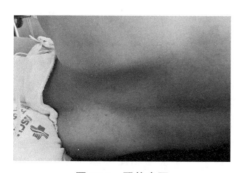

图 56-3　翼状肩胛

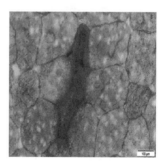

图 56-4　肌肉病理

　　全外显子组测序报告：*GAA* 基因（糖原贮积病 Ⅱ 型特征性基因）上检测出 2 个与受检者表型相符的致病变异。

　　【最终诊断】糖原贮积病 Ⅱ 型（晚发型蓬佩病）。

诊疗思路

1. 患者为青年男性，3年前及此次入院原因均为Ⅱ型呼吸衰竭，且进行机械通气后，症状可迅速缓解，Ⅱ型呼吸衰竭为通气功能下降所致，为阻力增加或动力不足引起，需进行相关的鉴别诊断。

（1）呼吸中枢性疾病：患者无头晕、头痛、发热等症状，无脑外伤、脊髓外伤病史，颅脑CT、脊髓磁共振成像未见明显异常，不支持该诊断。

（2）气道阻塞：考虑患者成年起病，无吸烟史，无过敏史，且喘息发作时无哮鸣音表现。3年前外院肺功能检查及本院肺功能检查未见阻塞性通气功能障碍，以上不支持该诊断。

（3）肺顺应性下降：该患者无胸膜病变史，胸部CT不支持肺间质病变、肺水肿、肺气肿等，该诊断不成立。

（4）外周神经肌肉病变：患者查体有近端肌力下降、典型的翼状肩胛，通过查阅文献，经过肌肉活检、基因检测最终确定为糖原贮积病。

2. 成人晚发型糖原贮积病Ⅱ型，即晚发型蓬佩病（LOPD），是由于编码溶酶体内酸性α-葡糖苷酶的基因缺陷所致，主要表现为进行性肢带肌无力和呼吸肌受累，较早出现脊柱畸形、肺功能下降或呼吸衰竭。

3. 糖原贮积病Ⅱ型诊断标准

（1）成人LOPD起病隐袭，多表现为缓慢进展的肌无力，近端重于远端，盆带肌重于肩胛带肌，躯干肌和呼吸肌较早受累。

（2）LOPD实验室诊断依据包括：①肌肉活检显示伴嗜碱性颗粒聚集的空泡肌病；②GAA酶活性低于正常值的30%；③基因检测 *GAA* 基因双等位基因致病性突变。以上3项中具备任意2项即可确诊LOPD。

三、本疾病最新指南解读

成人 LOPD 是一个多系统受累的遗传性罕见疾病，需要多学科综合管理（multiple disciplinary team，MDT）。MDT 应贯穿治疗的全程，涉及遗传代谢病、神经内科、心内科、呼吸科、内分泌科、骨科、康复科、营养科及精神心理科等专业学科。

rhGAA 作为目前唯一上市的蓬佩病特异性治疗药物，仍存在半衰期短、可能出现抗 rhGAA 抗体、不能透过血 - 脑屏障、费用昂贵等缺点。目前包括 neoGAA（rhGAA 修饰）、酶稳定剂、分子伴侣、基因治疗、寡核苷酸药物、自噬调节等在内的一些新的治疗药物正在临床试验或临床前研发中。

（1）呼吸和睡眠呼吸障碍的治疗管理

（2）运动康复治疗

（3）消化道管理及营养治疗

（4）骨科及脊柱外科的管理与治疗

四、对本病例的思考

➤ 糖原贮积病 Ⅱ 型常常在成年期隐袭发病，表现为呼吸肌、骨骼肌受累，且两者受累程度不匹配，往往成为临床漏诊、误诊的原因。

➤ 注重对患者的查体，其体征可能成为疾病诊断的重要线索，要学会透过现象看本质。

➤ 急诊医师遇到急性呼吸衰竭的患者时务必遵循"先救命"的原则，先缓解症状、稳定生命体征，不管什么原因所致，先处理呼吸衰竭，再查找病因。

五、专家评析

呼吸衰竭是急诊科医生经常遇到的急症，也是心搏骤停的致死性因素。对于此类患者，从就诊开始，进行 A（airway）、B（breath）、C（circulation）的评估，从而及时进行各级氧疗支持，为后续疾病的确诊和治疗争取时间。此病例患者为青年男性，以喘憋为主要表现，两次发病均表现为Ⅱ型呼吸衰竭，就诊时及时的有创机械通气、脱机拔管，有效避免了心搏骤停、呼吸机相关性肺炎、医院内感染及后续各种并发症的出现，为后续确诊争取了时间。患者脱机拔管后很快再次出现的Ⅱ型呼吸衰竭再次引起了医生的关注。患者既往曾被诊断为嗜酸性肉芽肿性血管炎，无其他疾病病史，结合Ⅱ型呼吸衰竭主要为肺通气功能障碍引起，病史中排除阻力增加的因素，并通过查体发现典型的翼状肩胛、进行性加重的近端肌力下降，最终将病因定位在动力不足，并通过肌肉活检和基因检测确诊为罕见病——"糖原贮积病"。

该病例以常见表现作为首发症状，但背后却隐藏着特殊的病因。而恰恰是急诊急救的及时，以及后续医生的追根究底，使得患者最终得以确诊。急诊科每天承载着大量危重患者的救治，其中不乏疑难病例。作为急诊科医生，不仅要善于急诊急救，更要挖掘每一个临床现象背后的本质，学会慎思、明辨地对待每一个病例。（点评专家：王旭东）

六、参考文献

［1］中华医学会神经病学分会，中华医学会神经病学分会神经肌肉病学组．成人晚发型糖原累积病Ⅱ型（蓬佩病）诊疗中国专家共识［J］.中华神经科杂志，2021，54（10）：7. DOI：10.3760/cma.j.cn113694-20210405-00236

［2］Li X W，Liu L N，Wang F，et al. Emergency treatment and diagnosis of pompe disease with chronic type ii respiratory failure：a case report. Asian journal of surgery，2022，45（4），1020-1021. DOI：10.1016/j.asjsur.2022.01.005

（李晓雯）

病例 57 不明原因感染
——拨开云雾见月明

一、病情简介

患者，男，56 岁，汉族，工地工人。主因"腹痛、腹胀伴停止排气、排便 3 天，加重 1 h"为主诉就诊。患者入院前 3 天无明显诱因出现全腹痛，呈持续性，无阵发性加剧，不向它处放射，无发热，伴有恶心、呕吐，呕吐物为胃内容物，无血性液体，伴有肛门停止排气、排便，无尿频、尿急、尿痛等症状。就诊于当地县医院，考虑肠梗阻，给予对症治疗，症状无明显改善。1 h 前到急诊科就诊。普通外科急诊以肠梗阻收入院治疗。既往史：2 型糖尿病史 5 年，空腹血糖最高至 13.0 mmol/L，间断口服二甲双胍缓释片 0.5 g/qd，未规律检测血糖。无其他疾病史。

【体格检查】T 37 ℃，P 100 次 / 分，R 22 次 / 分，BP 113/64 mmHg，意识模糊，烦躁，查体欠合作。双肺呼吸音粗，未闻及湿啰音；心律齐，无明显杂音；腹胀，全腹鼓音，压痛（+），反跳痛（+），肠鸣音未闻及，四肢活动良好，左下肢红肿，左小腿大片水疱（图 57-1，书后彩图 57-1）。

【辅助检查】血气分析：pH 7.30，PaO_2 83 mmHg，$PaCO_2$ 34.1 mmHg，BE –7 mmol/L，LAC 3.3 mmol/L。血常规：WBC $10.16 \times 10^9/L$，中性粒细胞百分比 89.6%，PCT 54.06 ng/mL。肝、肾功能：CREA 140.2 mmol/L，ALB 18 g/L。其他化验检查无明显异常。腹部 CT 示肠梗阻（图 57-2）。

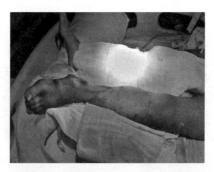

图 57-1　左下肢红肿、水疱、破损

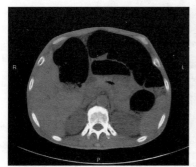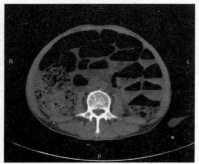

图 57-2　腹部 CT 示肠梗阻

思维提示

1. 肠梗阻合并急性腹膜炎是急诊科常见的急危重症之一，在接诊此类患者时，应尽快联系外科会诊，启动专科治疗。

2. 肠梗阻：各种原因所引起的肠腔内容物通过障碍，主要临床表现为四大症状：痛、呕、胀、闭，是临床常见的急症，病情复杂多变。如能及时诊断和积极治疗，大多能终止病情发展，最终治愈。病因主要包括机械性肠梗阻、动力性肠梗阻及缺血性肠梗阻。

【入院诊断】肠梗阻；急性腹膜炎；急性肾损伤；左下肢皮肤损伤待查；2 型糖尿病。

【诊断依据】

1. 肠梗阻，急性腹膜炎　**依据**：患者为老年男性，此次主诉为腹痛、腹胀伴肛门停止排气、排便 3 天。入院查体：腹胀，全腹鼓音，压痛（＋），反跳痛（＋），肠鸣音未闻及。感染指标升高：WBC 10.16×10^9/L，中性粒细胞百分比 89.6%，PCT 54.06 ng/mL。腹部 CT 示肠梗阻。

2. 左下肢皮肤损伤待查　**依据**：查体可见左下肢红肿、水疱、破损。原因可能为外伤、感染和血管因素。

二、诊疗经过

【诊疗过程】

（1）常规治疗：心电监护、吸氧、完善检查。

（2）抗菌治疗：头孢哌酮钠舒巴坦钠。

（3）急诊手术：术前准备，补液治疗。

手术情况：见黄色腹水及血性腹水约 2000 mL，乙状结肠坏死，盲肠坏死。未见肿瘤、扭转等特殊情况，具体原因不明。

【术后诊断】乙状结肠坏死；盲肠坏死；左下肢皮肤损伤；感染性休克；急性肾损伤。

术后收入 ICU 治疗。呼吸方面：首先给予有创呼吸机辅助呼吸、镇静、镇痛治疗，评估呼吸、意识情况，逐步给予脱机拔管。循环方面：评估、监测容量状态，适当扩容补液治疗。感染方面：下肢皮肤软组织情况加重，红肿伴有皮肤坏死，分泌物量增加，考虑感染，抗生素调整为比阿培南联合利奈唑胺抗感染，完善引流液及下肢分泌物宏基因二代测序（NGS），结果回报为：肺炎克雷伯菌（高毒力型）。根据药敏试验调整抗生素为比阿培南联合阿米卡星抗感染治疗，停用利奈唑胺治疗。脏器功能：肌酐及肌红蛋白升高明显，肾功能不全，给予血液滤过加灌流。下肢情况：左下肢感染加重，治疗效果差，联系外科会诊协助诊疗，给予切开引流，发现皮肤、肌肉坏死严重，大量脓液（图 57-3，书后彩图 57-3）。同时发现右下肢感染灶（图 57-4，书后彩图 57-4）。向家属交代病情，经家属同意行左下肢截肢术。同时关注其他脏器，预防血栓，营养支持等治疗。

经过上述治疗，感染情况得到控制，病情逐渐好转，患者意识转清，再次追问病史，患者发病前有左下肢外伤史，未给予特殊处理，导致感染逐步加重。

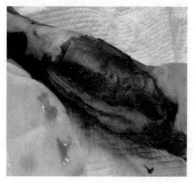
图 57-3 左下肢皮肤、肌肉坏死、破损

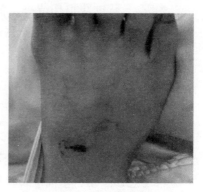
图 57-4 右足背感染灶

【最终诊断】肺炎克雷伯菌感染性脓毒血症；左下肢皮肤软组织感染；乙状结肠坏死；盲肠坏死；感染性休克；急性肾损伤。

诊疗思路

1. 患者因肠梗阻、急性腹膜炎入院，急诊手术治疗，为后续治疗赢得时机。

2. 快速识别具体感染部位和确定针对感染原的治疗措施（特别是脓肿引流、感染坏死组织清创、去除潜在的感染植入物等）。

3. 肺炎克雷伯菌是常见机会致病菌，该菌可导致高发病率和死亡率。高毒力肺炎克雷伯菌更容易造成侵袭性感染，如肝脓肿、坏死性筋膜炎、眼内炎、脑膜炎等。由于其感染进展迅速，已出现感染性休克，严重者可导致死亡。故早期发现并给予针对性治疗至关重要。

三、本疾病最新指南解读

肺炎克雷伯菌是感染的常见病原体之一，可引起多器官及系统的感染。可将其分为高毒力型（hvKP）与普通型（cKP），而高毒力型可导致高发病率和死亡率，目前世界范围内高毒力型肺炎克雷伯菌感染病例报告逐渐增多，对人类健康构成严重威胁。在中国大陆，高达 37.8% 的医院获得性肺炎克雷伯菌感染是由高毒力型肺炎球菌感染引起的。

两型之间的区别在于以下三点：① cKP 多发生于长期卧床或住院的免疫力低下患者，而 hvKP 可以感染无基础疾病的年轻人群；② hvKP 多为侵袭性感染，多伴有菌血症及感染性休克，既往病例中多报道以原发性肝脓肿首发，转移导致其他组织的感染，包括脾脓肿、肺炎、眼内炎、感染性心内膜炎等；③ hvKP 培养后的菌落多为高黏性，所以 hvKP 也被称为高黏性肺炎克雷伯菌，实验室用拉丝试验来测定肺炎克雷伯菌的黏性，以此判定是否为 hvKP。

对于高毒力型肺炎克雷伯菌的治疗，仍然是去除原发病灶，例如肝脓肿等积极引流，必要时外科处理。hvKP 的耐药性明显低于 cKP，故抗生素可以选择三代头孢、碳青霉烯、氨基糖苷、喹诺酮等为主，根据病情可以联合用药。近年来开始出现多重耐药的高毒力型肺炎克雷伯菌，使临床治疗面临更困难的局面。

四、对本病例的思考

➤ 高毒力型肺炎克雷伯菌感染性菌血症多以高热、寒战等感染表现为首发症状，临床常见肝脓肿，伴有其他侵袭感染。但并不是所有患者临床表现都典型，对于隐匿性感染灶更要提高警惕。治疗过程中对于感染性疾病的患者应第一时间完善病原学检查，包括血培养、引流物等培养，必要时早期完善 NGS 检查是至关重要的。

➤ 在治疗高毒力型肺炎克雷伯菌感染性菌血症的过程中，在去除原发灶的同时，还应时刻关注转移感染的可能，避免出现不可逆性损伤。早期发现，早期开展针对性治疗，对预后极其关键，可以减少不良预后及降低死亡率。

➤ 肺炎克雷伯菌有很强的血行播散性，常常并发肝脓肿、眼内炎或者眼内脓肿等，特别是在免疫功能低下的患者中更易出现。

五、专家评析

近年来，高毒力型肺炎克雷伯菌感染导致的危及生命的脓毒症病例在急诊及重症医学科呈上升趋势。其中肝脓肿、肺脓肿、中枢神经系统感染等深部器官受累较为常见。本例患者在前期外伤未及时处理的情况下，病情进展导致下肢皮肤软组织感染坏死，并累及肠道，导致乙状结肠和盲肠坏死，实属少见。发生机制考虑与脓毒症微循环障碍及菌栓形成阻塞小动脉有关。患者既往糖尿病未系统诊治，免疫功能受损，小动脉存在基础病变，进一步加剧了病情进展。医生对该患者及时明确诊断，并通过 NGS 检查确定为高毒力型肺炎克雷伯菌感染，积极通过手术治疗清除感染灶及充分引流，为患者康复创造了条件。考虑盲肠及乙状结肠由肠系膜上动脉及肠系膜下动脉分别供血，同时形成坏死的概率较低，待病情稳定后应进一步完善血管检查，明确病变程度及范围，为后续治疗提供依据。

　　本例患者的诊治过程充分体现了免疫功能受损患者感染高毒力型肺炎克雷伯菌后病情之凶险，治疗难度之大。早期诊断（感染部位、病原学）、及时控制感染病灶（合理使用抗生素、病灶引流、病灶切除）、充分的器官功能支持是临床工作的重中之重。（点评专家：张天鹏）

六、参考文献

［1］刘超帆. 高毒力肺炎克雷伯菌研究进展［J］. 中文科技期刊数据库（全文版）医药卫生，2023.

［2］侯玲燕，伊茂礼. 高毒力肺炎克雷伯菌研究进展［J］. 医学检验与临床，2023，34（7）：43-47. DOI：10.3969/j.issn.1673-5013.2023.07.010

［3］Russo T A，Marr C M. Hypervirulent Klebsiella pneumoniae. Clin Microbiol Rev，2019，32（3）：e00001-19. DOI：10.1128/CMR.00001-19.

（李桂仙）

病例 58　令人迷惑的 ST 段抬高
——暴发性心肌炎 1 例

一、病情简介

患者，女，49 岁，汉族，已婚，农民。主因"间断性呼吸困难 3 天，加重 5 h"入院。患者无明显诱因出现间断性活动后胸闷，呼吸困难，休息后好转，未予处理，症状逐渐加重，活动后加重明显。5 h 前持续呼吸困难，不能缓解，就诊于我院急诊科。既往史：高血压病史 3 年余，口服硝苯地平，平素血压 130/70 mmHg，糖尿病史 5 年，口服二甲双胍，血糖未归类监测。否认其他病史。家族史：母亲患有冠心病。个人史：目前为独居状态。

【体格检查】BP 89/50 mmHg，P 118 次 / 分，R 34 次 / 分，T 37.5 ℃，SpO_2 89%，神志清楚，烦躁，喘憋明显，端坐位，咳白色泡沫样痰。两肺呼吸音粗，两肺底可闻及湿啰音。心率 118 次 / 分，律齐，未闻及病理性杂音。末梢凉，四肢活动自如，双下肢无水肿。其他查体无明显异常。自发病后进食、进水差，尿色深黄，自觉尿量少。

【辅助检查】心肌酶谱测定：CK-MB 18 ng/mL，Myo 2.75 ng/mL，TnI 13.7 ng/mL，pro-BNP 11 500 pg/mL。感染指标：WBC 21.81 × 10^9/L，NEUT% 85.6%，PCT 18 ng/mL。肾功能：Cr 186.3 μmol/L，肝功能 ALT 37 U/L，AST 205 U/。血气分析：pH 7.31，PaO_2 71 mmHg，$PaCO_2$ 30.1 mmHg，BE –6 mmol/L，Lac 3 mmol/L。

心脏超声：二、三尖瓣少量反流；左室舒张功能减低（Ⅰ级）；

左室收缩功能减低，未见节段性室壁运动异常，EF 44%。

心电图：窦性心动过速，频发多源多形室性早搏。Ⅱ、Ⅲ、aVF、V_1 ～ V_5 导联 ST 段抬高 0.2 ～ 0.4 mV，Ⅰ、aVL 导联 ST 段压低（图 58-1）。

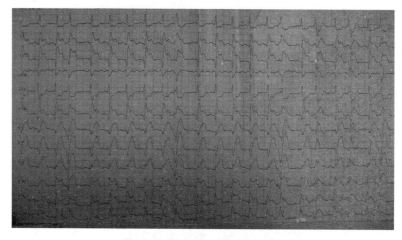

图 58-1　频发多源多形室性早搏

Ⅱ、Ⅲ、aVF、V_1 ～ V_5 导联 ST 段抬高

胸部 CT 提示双肺弥漫性片状高密度，炎性改变？肺水肿？请结合临床（图 58-2）。

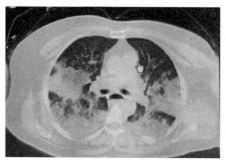

图 58-2　胸部 CT 示双肺弥漫性片状高密度影

诊疗思维

1. 接诊急危重症患者后应首先稳定生命体征，启动生命支持，然后迅速查找病因，启动针对性治疗。

2. 患者呼吸困难起病，心电图 ST 段抬高，心肌酶升高，是急性心肌梗死常见的临床表现。应开通急诊 PCI 绿色通道。

3. 需详细询问病史，做好鉴别诊断。

二、诊疗经过

【入院诊断】急性心肌梗死；心源性休克；肺水肿？肺部感染？呼吸衰竭；代谢性酸中毒；急性肾损伤。

【诊断依据】

1. 急性心肌梗死　**依据**：患者为中年女性，主因"间断性呼吸困难 3 天，加重 5 h"入院。危险因素：高血压、糖尿病史。入院查体：喘憋明显，咳白色泡沫样痰。两肺呼吸音粗，两肺湿啰音。心电图可见 ST 段明显抬高，心肌酶明显升高。

2. 心源性休克　**依据**：血压低伴有皮温低，尿少，乳酸升高。心脏超声：左室收缩功能减低，EF 44%。

【诊疗过程】入科后采取综合治疗措施。

（1）一般治疗：重症监护、特级护理。

（2）呼吸方面：无创呼吸机辅助呼吸。

（3）循环方面：给予阿司匹林、氯吡格雷抗血小板、阿托伐他汀稳定斑块治疗。急诊联系行 PCI，监测中心静脉压、下腔静脉宽度及变异度等，精准指导容量管理。

（4）感染方面：炎症指标明显升高，不除外肺部感染，给予头孢哌酮钠舒巴坦钠联合莫西沙星抗感染治疗。

（5）纠正电解质紊乱及稳定内环境。

（6）并发症处理：给予胃黏膜保护剂，预防应激性溃疡。

【诊疗疑点】急诊 PCI，冠状动脉未见明显狭窄，见图 58-3，故不支持急性心肌梗死诊断。

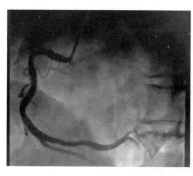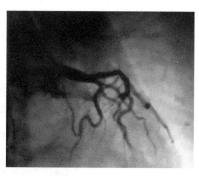

图 58-3　冠状动脉造影未见明显狭窄

疑点分析：①患者感染指标升高明显，肺部 CT 是否为感染所致？是否存在脓毒症心肌抑制？②ST 段抬高，心肌酶升高，心脏收缩功能减低，是否为暴发性心肌炎？患者是否存在感冒等病史？③患者为独居状态，是否有抑郁等突发情绪变化？是否为应激性心肌病？④患者是否有特殊服药史。是否为药物相关性心肌抑制？就上述疑点——排查。

【病情发展】

患者病情进展迅速，出现意识模糊、烦躁、呼吸困难、氧合差，血压进一步下降。紧急调整治疗措施，有创呼吸机辅助，适当镇静、镇痛，应用血管活性药稳定生命体征。监测心功能，心脏超声提示心脏弥漫性运动减低，左室射血分数 31%，紧急行 IABP 治疗。PICCO 监测，精准管控容量。药物治疗调整，考虑不除外暴发性心肌炎，给予静脉应用丙种球蛋白、激素及抗病毒治疗，待循环稳定后，逐步加用重组人脑利尿钠肽及左西孟旦改善心功能等治疗。

入院第 3 天，患者无明显发热，感染指标下降明显，容量管理维持负平衡，再次复查胸部 X 线较前明显好转（图 58-4），监测心脏超声，仍提示弥漫性运动减低，射血分数 35% 左右，未见典型的心尖部球形改变。根据治疗过程分析，不支持脓毒症心肌抑制及应激性心肌病。故考虑暴发性心肌炎。入院第 7 天，患者呼吸情况好转，循环稳定，逐步撤除呼吸机及 IABP。经 11 天治疗，患者生命体征稳定，转出 ICU，转入心内科治疗。患者神志好转后，再次追问病史，患者入院前 2 周有感冒病史，口服抗病毒药、退热药等 3 天，治疗后好转，后续无发热及其他感染情况。同时无抑郁及情绪大波动等情况。无服用特殊药物史，毒检也为阴性。故支持暴发性心肌炎，可排除其他疾病。入院第 16 天，患者达到出院标准，2 个月后随访，患者生活状态良好。

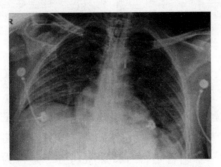

图 58-4　复查胸部 X 线较前明显好转

【**最终主要诊断**】暴发性心肌炎；心源性休克。

> 诊疗思路

　　1. 患者为中年女性，危险因素为高血压、糖尿病病史。本次为间断胸闷、喘憋，心电图可见明显 ST 段抬高，心肌酶升高明显，初期考虑急性心肌梗死。鉴别要点：患者心脏彩超无明显节段性运动异常，而是弥漫性运动减低，冠脉造影未见责任血管，因此诊断可除外急性心肌梗死。

2. 患者入院后查体发现：血压低，乳酸升高，伴有皮温低、尿少等情况。迅速查找休克原因，根据超声监测、中心静脉压监测等，可除外低血容量性休克、梗阻性休克，考虑心源性休克。但化验检查：炎症指标高、胸部 CT 提示双肺炎症不除外，不除外分布性休克，但治疗 2～3 天后感染指标迅速下降，胸部 X 线检查恢复正常，不符合感染治疗疗程，且患者无发热等感染症状，PICCO 监测外周血管阻力升高，以上均不支持感染所致分布性休克。

3. 循环支持选择：暴发性心肌炎多存在严重血流动力学紊乱，治疗过程中可选择血管活性药物，或者循环辅助装置，如 IABP 及 ECMO 等。主要目标为改善循环，减少心脏前后负荷，适当改善心肌收缩力，避免增加心脏氧耗。

三、本疾病最新指南解读

心肌炎是指由各种原因引起的心肌炎性损伤所导致的心脏功能受损，包括收缩、舒张功能减低和心律失常。病因包括感染、自身免疫性疾病和毒素 / 药物毒性 3 类。其中感染是最主要的致病原因，病原体以病毒最为常见，包括肠道病毒（尤其是柯萨奇 B 病毒）、腺病毒、巨细胞病毒、EB 病毒和流感病毒等。

暴发性心肌炎是心肌炎最为严重和特殊的类型，通常由病毒感染引起。主要特点是起病急骤，病情进展极其迅速，患者很快出现血流动力学异常（泵衰竭和循环衰竭）以及严重心律失常，并可伴有呼吸衰竭和肝、肾衰竭，早期病死率极高。

目前研究发现，有 3 种途径参与病毒性心肌炎的发生。初始阶段，病毒通过受体介导的噬心肌细胞核糖核酸病毒的内吞作用直接侵袭心肌细胞，形成最初的病毒血症，继之以自然杀伤细胞及巨噬细胞介导的细胞内炎症反应阶段，即导致细胞因子如白细

胞介素 -1、白细胞介素 -2、肿瘤坏死因子及干扰素 -γ 介导的炎症反应。经证实的心肌炎中，炎症细胞浸润在淋巴细胞性心肌炎中最常见（55%），其次为边界性心肌炎（22%）、肉芽肿性心肌炎（10%）、巨细胞性心肌炎（6%）、嗜酸性粒细胞性心肌炎（6%）。这种炎症状态可进展为轻微、中度以及重度。最后，克隆 B 细胞活化使炎症持续化，伴有心肌细胞坏死、心脏功能异常。

心肌炎患者通常伴有不典型的全身症状，如发热、肌肉酸痛、呼吸道症状及胃肠道症状等。多数情况下，心脏受累多为急性及暴发性。急性心肌炎初始症状可表现为心悸或者运动性呼吸困难，或类似急性冠脉综合征，如胸痛、心律失常、心力衰竭、猝死等。故要仔细鉴别暴发性心肌炎与急性冠脉综合征。临床疑似心肌炎成暴发性心肌炎时应行相关检查，详见表 58-1。

四、对本病例的思考

➤ 暴发性心肌炎往往伴随 ST 段改变、心肌酶升高等，导致其与急性心肌梗死的鉴别存在难度。冠状动脉造影是鉴别的主要方法，故对临床疑似心肌炎、但心电图有缺血或梗死改变，或年龄较大、需排除急性心肌梗死的患者，应立即行冠状动脉造影以明确诊断。

➤ 在接诊的暴发性心肌炎患者中，多伴有心源性休克、肺水肿、呼吸衰竭等情况，同时因存在多脏器功能障碍，可伴随感染指标明显升高，应仔细阅片，鉴别肺水肿和肺部感染，进一步除外脓毒症相关心肌抑制。

➤ 急性心肌炎有高猝死的风险，因此需要留观和住院治疗，在患者外出检查、住院或者更换病区时都需要提高警惕，做好病情交代，签字告知风险。

五、专家评析

中老年患者存在高血压、糖尿病等危险因素，当患者主诉胸闷、胸痛，心电图见 ST 段抬高，且心肌酶升高时，大部分情况下会首先考虑急性心肌梗死，但实际上常常会存在一些特殊情况，这就增加了诊断及治疗的难度。此时往往病情紧急，要与时间赛跑，快速诊断成为第一要任，要进行详细的病史询问、仔细的查体和实验室检查，以及详细的结果分析，以尽快鉴别诊断。

暴发性心肌炎往往来势汹汹，患者可迅速出现呼吸、循环衰竭，严重者出现多脏器功能障碍、感染指标急剧升高等迷惑现象。但在治疗过程中，首先要稳定生命体征，为针对性治疗创造时间。然后逐一排查其他原因，明确诊断。在急性心肌梗死与暴发性心肌炎很难鉴别时，应及早进行冠脉造影，排除诊断，利于及早进行针对性治疗，必要时给予机械辅助装置，可以提高抢救成功率。（点评专家：闫韬）

六、参考文献

［1］俎东红.心肌炎的诊断与治疗［J］.中国处方药，2015，13（9）：16-17，DOI：10.3969/j.issn.1671-945X.2015.09.010

［2］Global Burden of Disease Study 2013 Collaborators. Global, regional, and incidenc national, prevalence, and years lived with disability for 301 acute and chronic diseases and injuries in 188 countries, 1990-2013: a systematic analysis for the Global Burden of Disease Study 2013［J］. Lancet, 2015, 386（9995）：743-800. DOI：10.1016/S0140-6736（15）60692-4

表 58-1　临床疑诊心肌炎或暴发性心肌炎行辅助检查的建议

辅助检查	建议
实验室检查	1. 所有疑诊患者均须检测心肌损伤标志物浓度和血常规并动态监测，是评价心脏受损和受损程度及治疗转归的重要标志
	2. 所有疑诊患者均须检测 BNP 或 NT-proBNP 水平并动态监测，是心脏受损和评价受损程度及治疗转归的重要标志
	3. 推荐行血气分析、血乳酸水平、电解质和肝肾功能检测，检查红细胞沉降率、C 反应蛋白等炎症标志物
	4. 在有条件的医院可以检测心肌自身抗体
心电图	所有疑诊患者均须行常规 12 或 18 导联心电图检查并动态监测
胸部 X 线和 CT	1. 所有疑诊患者均须行胸部 X 线检查，血液动力学不稳定或不宜搬动的患者行床边胸部 X 线检查，稳定者行胸部 CT 检查
	2. 有阳性发现或危重患者应动态监测
超声心动图	1. 所有疑诊患者均须行超声心动图检查和随访
	2. 应动态监测，早期可 1 天多次床边复查，对于观察心脏功能变化、病情进展和预后判断有重要帮助
冠状动脉造影	对临床疑似心肌炎但心电图有缺血或梗死改变或年龄较大需排除急性心肌梗死的患者应立即行冠状动脉造影以明确诊断
血流动力学监测	经初步药物治疗血流动力学仍不稳定者应行 PICCO 或有创监测，对于观察病情和判断疗效有重要意义
心脏 MRI	1. 疑诊患者在血流动力学稳定等条件许可时检查
	2. 提供无创检查诊断依据，有代替心肌活检可能
经皮心内膜心肌活检	1. 对临床疑似心肌炎的患者需考虑行心肌活检
	2. 心肌活检目前仍是心肌炎诊断的金标准
	3. 考虑巨细胞心肌炎等特殊类型时应行心肌活检以指导治疗
病原学检查	1. 病毒血清学检查有助于早期诊断
	2. 有条件时可行病毒基因检测，有助于明确病原体

注：BNP 为 B 型利尿钠肽，NT-proBNP 为 N 末端 B 型利尿钠肽原，PICCO 为脉波指数连续心搏量监测

（李桂仙）

病例 59　拾荒老人的饮料，急性发绀之对症下药

一、病情简介

患者，女，72 岁，拾荒老人。主因"全身发绀伴呼吸困难3 h"于 1 月 5 日 16：30 分到医院急诊科就诊。患者家属代诉3 h 前不明原因出现全身发绀，伴呼吸困难，急呼"120"送入急诊科就诊，既往史不详。

【体格检查】体温 36.8 ℃，脉搏 108 次 / 分，呼吸 35 次 / 分，血压 136/56 mmHg，SpO$_2$ 78%（面罩吸氧浓度 10 L/min）。神志清楚，烦躁不安，呼吸浅快，语言断续，周身发绀，双肺呼吸音清，未闻及干、湿啰音。心率：108 次 / 分，律齐，心音有力，各瓣膜听诊区未闻及病理性杂音，未闻及心包摩擦音。腹平软，无压痛及反跳痛，肝、脾肋下未触及，双下肢无明显水肿。

入院后处理（1 月 5 日 16：30 分）：面罩吸氧、心电监护、建立静脉通路、采集血样、做心电图、收集临床资料、实时评估、准备抢救。快速检查：化验（血气分析、血常规、血型、生化 1+12、凝血六项、心肌损伤）、急查床边胸片、超声、心电图。

【辅助检查】心电图提示（图 59-1）

血气分析 1（1 月 5 日 16：35 分）：pH 7.41，PaCO$_2$ 40 mmHg，PaO$_2$ 58 mmHg，HCO$_3^-$ 25.4 mmol/L，BE 0.8 mmol/L，Lac 1.4 mmol/L，Hb 12.1 g/dL，血糖和电解质正常。

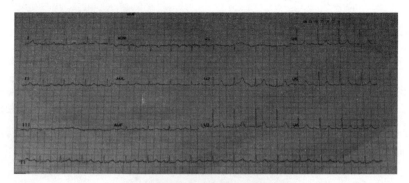

图 59-1 来诊时心电图

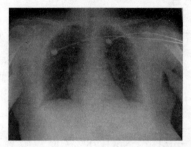

图 59-2 1月5日床旁胸片未见明显异常

（1月5日16：55分）：床边心脏彩超检查提示各房室腔内径测量值在正常范围，室壁各节段厚度正常，运动协调。各瓣膜形态、结构未见明显改变。大动脉关系、内径正常。心包腔未见异常。EF：65%。静息状态下，左室舒张功能减低。腹腔超声：肝、胆囊、胰腺、脾、双肾未见明显异常。腹腔内未见腹水征象。

下一步要做什么？

A. 气管插管、呼吸机辅助呼吸？

B. 复查血气分析？

C. 追问病史？

　　复查血气分析2（1月5日16：41分）pH 7.41，$PaCO_2$ 40 mmHg，PaO_2 58 mmHg，HCO_3^- 25.4 mmol/L，BE 0.8 mmol/L，Lac 1.0 mmol/L，Hb 12.1 g/dL，血糖和电解质：正常。

　　病例特点：氧分压与呼吸困难、发绀的严重程度不一致，氧分压与经皮血氧饱和度不一致。

思维提示

如何解释患者氧分压与临床表现和经皮血氧饱和度的不一致？

　　发绀的病因与机制：

　　发绀（cyanosis）也称紫绀，指血液中脱氧血红蛋白增多或血中含有异常血红蛋白衍生物所致的皮肤黏膜青紫。在皮肤较薄、色素较少、毛细血管丰富的末梢部位明显，如舌、口唇、鼻尖、颊部、甲床。

　　血液中脱氧血红蛋白增多（真性发绀）：血液中血红蛋白氧合不全，脱氧血红蛋白增多，其绝对值＞50 g/L。

　　1. 中心性发绀产生原因：动脉血氧饱和度降低，包括肺性发绀、心性混合性发绀。

　　（1）肺性发绀原因：肺通气、肺换气或弥散功能障碍，氧气不能进入或进行交换。见于呼吸道阻塞、肺淤血、肺水肿、肺气肿、肺炎、胸腔积液、积气。

　　（2）心性混合性发绀原因：肺内气体交换障碍；心脏与大血管间有异常分流，分流量＞1/3心排血量。见于心力衰竭、发绀型先天性心脏病。特点：全身性发绀，包括四肢、颜面、舌、口腔黏膜、躯干皮肤，发绀部位皮肤温暖，常伴杵状指（趾）、红细胞增多。

　　2. 周围性发绀产生原因：周围循环障碍，周围血管收缩、组织缺氧。包括淤血性周围性发绀、缺血性周围性发

461

绀、周围毛细血管收缩。

（1）淤血性周围性发绀原因：体循环淤血、周围血流缓慢，组织内氧被过多摄取。右心衰竭、缩窄性心包炎。

（2）缺血性周围性发绀原因：循环血量不足、心排血量减少、周围血管痉挛性收缩、严重休克、雷诺病。

（3）周围毛细血管收缩，寒冷或接触低温水。肢体末梢与下垂部位（肢端、耳垂、鼻尖）发绀。发绀部位皮肤温度低。按摩或加温后发绀可消失。

3. 混合性发绀指中心性发绀与周围性发绀同时存在，可见于心力衰竭等。

血中含有异常血红蛋白衍生物

（1）血液中含有异常血红蛋白，使部分血红蛋白失去携氧能力，血液中存在异常血红蛋白衍生物，高铁血红蛋白血症、硫化血红蛋白血症，高铁血红蛋白 > 30 g/L、硫化血红蛋白 > 5 g/L。

（2）高铁血红蛋白血症的特点：急骤出现，暂时性，病情危重，经氧疗青紫不减，静脉血呈深棕色。

（3）硫化血红蛋白血症产生原因：有致高铁血红蛋白血症的化学物质存在，便秘或服用含硫药物，在肠内形成大量硫化物，作用于血红蛋白，产生硫化血红蛋白。特点是持续时间长，一旦形成，不能恢复。

为什么会不一致？

　　氧分压与呼吸困难、发绀的严重程度不一致，氧分压与经皮血氧饱和度不一致。氧气在体内的存在形式包括物理溶解、化学结合（主要形式）。血氧分压：物理溶解于血液中的氧所产生的张力。血氧饱和度：氧合血红蛋白（Hb）量占总Hb的百分比。患者发绀：PaO_2高，SO_2低，提示异常血红蛋白衍生物，高铁血红蛋白血症、硫化血红蛋白血症。再根据两者特点考虑为高铁血红蛋白血症。追问病史：患者今日饮用垃圾桶捡拾的露露饮料瓶中不明液体。综合病史信息，急性药物中毒可能性大。

？

【临床诊断】亚硝酸盐中毒。

二、诊疗经过

　　1月5日16：55—17：05：给予亚甲蓝100 mg+5% 葡萄糖50 mL缓慢推注，患者发绀快速好转。喘憋症状快速减轻。见图59-3。

　　鉴别诊断要点：在临床上，对于发绀的患者，特别是对原因不明、指脉氧与动脉血气分析氧分压结果不一致的患者，均应警惕高铁血红蛋白血症、药物中毒的可能性。临床常见的发绀为真性发绀，为血液中脱氧血红蛋白增多所导致，在常规病因治疗及氧疗后均可取得良好改善。但高铁血红蛋白血症一旦诊断失误，即可导致无法挽回的结果。因此，对于发绀患者均应小心予以鉴别。

　　【确定诊断】亚硝酸盐中毒（本病患与一起亚硝酸盐投毒的刑事案件相关，最终确诊亚硝酸盐中毒）。

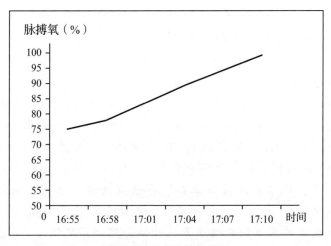

图 59-3 患者脉搏氧回升

三、本疾病最新指南解读

误将亚硝酸盐当作食盐、面碱或白糖使用，进食腌制不久的蔬菜、隔夜蔬菜，进食添加过量硝酸盐或亚硝酸盐的熟食肉类，以及饮用含有较多硝酸盐的苦井水等，均可引发亚硝酸盐中毒。

高铁血红蛋白血症是一种罕见疾病，与血红蛋白（Hb）的二价铁被氧化成三价铁（MetHb）有关。高铁血红蛋白血症可分为遗传性和获得性。其中获得性形式是最常见的，主要是由于接触直接或间接导致 Hb 氧化的物质所致。其遗传形式是由于 *CYB5R3* 基因中的常染色体隐性变异或珠蛋白基因中的常染色体显性变异所致，统称为 HbM 疾病。

1. 获得性高铁血红蛋白血症 获得性高铁血红蛋白血症为药物摄入或有毒物质暴露的结果，导致血红蛋白从亚铁态加速氧化为三价铁态。引起高铁血红蛋白血症的药物有很多，包括磺胺类、利多卡因和其他苯胺衍生物以及亚硝酸盐。最常见的药物是苯佐卡因和利多卡因[1]。污染水源或被用作食品防腐剂的硝酸盐和亚硝酸盐也可能是触发剂[2]。因为 MetHb 不运输氧气，患者会出现缺氧症状，包括呼吸短促、心悸等。

一些麻醉性药物也与获得性高铁血红蛋白血症有关，包括硝酸戊酯（poppers）、一氧化二氮（笑气）和可卡因中使用的掺假物（局部麻醉剂、非那西丁）。这些可能与非常高水平的高铁血红蛋白血症（＞90%）有关，并且死亡情况已有详细描述[3]。临床病史应包括酌情使用相关药物的详细信息。

2. 诊断方法和鉴别诊断　鉴于这组疾病的致病基础不同，准确的临床和家族史、血缘关系评估（在 *CYB5R3* 缺陷中更常见）以及环境和药物暴露情况，对于鉴别遗传性和获得性是至关重要的。在发病过程中，发绀的证据通常是最近出现的，应立即追问药物或毒素接触史。若家族中有长期发绀病史或有暗色皮肤或蓝色巩膜的报告，则提示为遗传性。值得注意的是，发绀也可能由心脏和肺部疾病引起，特别是当存在右向左分流时。鉴别诊断中的关键诊断测试是 MetHb 评估、*CYB5R* 活性测量和基因分型。下一代测序（NGS）技术的出现可以确定患有罕见红细胞疾病（包括高铁血红蛋白血症）的个体的显著变异，从而增加新诊断的数量并促进鉴别诊断[4,5]。高铁血红蛋白血症会干扰脉搏血氧测定的准确性[6]。

四、对本病例的思考

➤ 缜密的临床思维及扎实的临床基础知识是战胜疾病的第一法宝，提醒着年轻医生无时无刻都应该夯实基础，"台上一分钟，台下十年功"。

➤ 病史采集在疾病诊断过程中的地位极其重要，更早地掌握病史，才能有的放矢，精准诊疗，尤其是对于急诊患者更要有倾向性地追问病史，采集重要的临床信息。

➤ 对于发绀患者而言，应在早期立即给予患者强而有力的支持，包括呼吸支持、氧疗支持、循环支持，但缜密的临床思维及全面的鉴别诊断对于临床医生提出的挑战更大，需要临床医生在分秒必争的前提下，给予患者最正确的临床诊断，更早地给予特效药物。避免延误诊断所导致的不良后果及结局。

➢ 对于不明原因的一切异常都应警惕中毒的可能。

五、专家评析

在本例患者的诊治过程中，抢救医师展现出了卓越的临床敏感性，迅速洞悉氧分压与发绀程度不一致的病理之谜。通过快速、准确的病史追问，得知患者曾饮用捡拾的"露露饮料"，如同古医扁鹊"明察秋毫，无有遗漏"。在面对急性发绀的情况下，结合扎实的病理生理知识及病史，果断提出亚硝酸盐中毒的诊断。在治疗阶段，选择亚甲蓝进行治疗，快速取得显著效果，如同华佗之言："医者所以治病者，必先明其病根，用药才有的放矢。"同时，病例中阐述了对于发绀的缜密的诊疗思路，对患者氧分压与发绀程度的不一致提供了深度解释，如同荀子所言："有术者寓意深远，善医者心通古今。"

总体而言，这个病例展现了在面对急性发绀患者时，医生在临床敏感性、病史追问、毒物学分析、高铁血红蛋白血症的综合认识以及急性治疗方面的杰出表现。医生的果断决策和即时疗效观察，使得患者能够及时得到合适的治疗，避免了潜在的不良后果。这个病例不仅是对医生专业水平的巅峰挑战，同时也为急诊科的团队合作与紧急情况处理提供了难得的实践经验。（点评专家：王旭东）

六、参考文献

[1] Kane G C, Hoehn S M, Behrenbeck T R, et al. Benzocaine-induced methemoglobinemia based on the Mayo Clinic experience from 28 478

transesophageal echocardiograms: incidence, outcomes, and predisposing factors. Arch Intern Med, 2007, 167（18）: 1977-1982. DOI: 10.1001/archinte.167.18.1977

[2] Johnson C J, Kross B C. Continuing importance of nitrate contamination of groundwater and wells in rural areas. Am J Ind Med, 1990, 18（4）: 449-456. DOI: 10.1002/ajim.4700180416

[3] Hunter L, Gordge L, Dargan P I, et al. Methaemoglobinaemia associated with the use of cocaine and volatile nitrites as recreational drugs: a review. Br J Clin Pharmacol, 2011, 72（1）: 18-26. DOI: 10.1111/j.1365-2125.2011.03950.x

[4] Bianchi P, Vercellati C, Fermo E. How will next generation sequencing （NGS）improve the diagnosis of congenital hemolytic anemia? Ann Transl Med, 2020, 8（6）: 268. DOI: 10.21037/atm.2020.02.151

[5] Russo R, Marra R, Rosato BE, et al. Genetics and Genomics Approaches for Diagnosis and Research Into Hereditary Anemias. Front Physiol, 2020, 11: 613559. DOI: 10.3389/fphys.2020.613559

[6] Barker S J, Tremper K K, Hyatt J. Effects of methemoglobinemia on pulse oximetry and mixed venous oximetry. Anesthesiology, 1989, 70（1）: 112-117. DOI: 10.1097/00000542-198901000-00021

（张　飞）

病例 60　你见或者不见，我就在那里

——寻找致病微生物

一、病情简介

患者，女，74 岁，主因"咳嗽 1 周，呼吸困难 3 天，发热半天"就诊于发热门诊。现病史：患者半天前在当地社区医院住院时无明显诱因出现发热，伴畏寒，无寒战，伴喘憋，测指脉氧 79%，伴轻微咳嗽、咳痰，无咽痛、流涕，测新冠抗原阳性，考虑"新型冠状病毒感染"，建议转院治疗。遂当日转来本院发热门诊就诊。患者自发病以来，精神欠佳，食欲差，间断腹泻 3 ～ 4 个月，体重减轻约 10 kg。既往史：患高血压 40 余年，最高达 180/100 mmHg，口服降压药"拜新同、倍他乐克"。冠心病史 20 余年，曾口服"阿司匹林、他汀类药物"。2 型糖尿病 30 余年，淋巴瘤 7 年。2 个月前发现"肝恶性肿瘤、肺继发性恶性肿瘤"，予靶向药物治疗。近 20 天间断于当地社区医院住院治疗，以"康复、调理、补充蛋白、改善营养"为主。对"头孢类、青霉素类药物"过敏，具体不详。2022 年 12 月首次感染新型冠状病毒，无肺炎，既往接种一针新冠疫苗。

【体格检查】T 38.0 ℃，P 130 次 / 分，R 45 次 / 分，BP 160/100 mmHg，SpO_2 80%（未吸氧），一般情况较差，神志清楚，无贫血貌，无皮疹，双肺呼吸音粗，可闻及哮鸣音，HR 130 次 / 分，律齐，未闻及心脏杂音。腹部稍膨隆，腹软、无压痛。双下肢轻度水肿，双侧巴宾斯基征可疑阳性。

【辅助检查】血常规：白细胞计数 9.2×10^9/L，血红蛋白 111 g/L，中性粒细胞百分数 75%，中性粒细胞计数 6.9×10^9/L，C 反应蛋白 75.5 mg/L。急查生化：葡萄糖 10.19 mmol/L，肌酐（酶法）95 µmol/L，钙 1.83 mmol/L，二氧化碳结合力 13.6 mmol/L，肌钙蛋白 - Ⅰ 0.22 ng/mL，丙氨酸氨基转移酶 13 U/L。N 端 -B 型利尿钠肽前体（NT-ProBNP）> 30 000 pg/mL。凝血功能：凝血酶原时间（发热）（赛科希德）15.7 s，凝血酶原时间活动度（发热）（赛科希德）57.94%，纤维蛋白（原）降解产物（发热）（赛科希德）18.68 µg/mL，D- 二聚体（发热）（赛科希德）3.93 µg/mL，国际标准化比值（发热）（赛科希德）1.27，凝血酶时间（发热）（赛科希德）16.4 s。动脉血气分析示：pH 7.274，二氧化碳分压 28.2 mmHg，氧分压 105.9 mmHg，BE –12.6 mmol/L，碳酸氢根 12.8 mmol/L，乳酸 6.88 mmol/L（经鼻高流量氧疗，氧流量 50 L/min，吸氧浓度 100%）。胸部 CT 平扫（图 60-1）：①心影增大，心包少量积液，两肺小叶间隔增厚伴磨玻璃、实变影，两侧胸腔积液；②主动脉及冠状动脉钙化。腹盆部 CT 平扫（图 60-2）：肝肿块，胰腺尾部密度减低，胰周脂肪间隙模糊，胰腺炎不除外，腹盆腔积液。

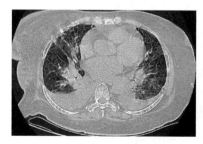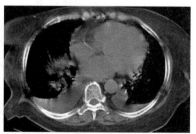

图 60-1　入院当天胸部 CT 示：①心影增大，心包少量积液；②两肺小叶间隔增厚伴磨玻璃、实变影；③两侧胸腔积液

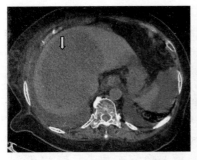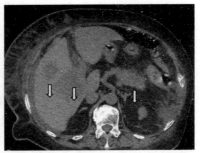

图 60-2　入院当天腹盆部 CT 示：①肝肿块；
②胰腺尾部密度减低，胰周脂肪间隙模糊

思维提示

　　1. 呼吸衰竭是呼吸系统危急重症，其常见病因包括：气道阻塞性疾病，如会咽炎、异物，肺实质病变如重症肺炎，肺水肿，肺血管疾病如肺栓塞，胸廓畸形，神经肌肉系统疾病。接诊呼吸衰竭患者时，应根据呼吸衰竭的程度及类型，尽快给予相应的呼吸支持手段，使血氧饱和度维持在 90% ～ 95%，再进一步明确病因。

　　2. 恶性肿瘤患者免疫功能低下，易继发各种细菌、病毒以及机会菌感染，如卡氏肺孢子菌、隐球菌、单核细胞增多性李斯特菌等。诊治过程中应注意完善各种影像学及病原学检查，明确感染灶及致病菌，才能有的放矢，减少患者的生命财产损失。

　　3. 癌性发热多见于恶性肿瘤患者，如白血病、淋巴瘤患者，因无菌性坏死物吸收而出现发热，多为持续发热。该患者存在恶性肿瘤病史，需进一步完善相关检查。

二、诊疗经过

【入院诊断】重症肺炎；新型冠状病毒感染轻型；Ⅰ型呼吸衰竭；心功能不全；心功能Ⅳ级（NYHA 分级）；代谢性酸中毒；高乳酸血症；肾功能异常；心肌酶谱异常；肺水肿；胸腔积液；腹腔积液；淋巴瘤；肝恶性肿瘤；肺继发恶性肿瘤；高血压病3级（极高危）；2型糖尿病；冠状动脉性心脏病。

【诊断依据】

1. 重症肺炎；新型冠状病毒感染轻型　依据：患者新型冠状病毒抗原阳性，可诊断新型冠状病毒感染，肺部炎症不符合病毒性感染特点，考虑新型冠状病毒感染轻型；结合肺部 CT，患者发热，血常规提示中性粒细胞计数升高、CRP 升高，经气道可吸出黄色黏痰，可诊断肺炎，细菌感染可能性大，患者氧合差，需气管插管有创通气，支持重症肺炎诊断。

2. 心功能不全；心功能Ⅳ级（NYHA 分级）　依据：患者静息状态下喘憋，NT-ProBNP 异常升高，胸部 CT 提示肺水肿、心影增大，既往冠心病病史，考虑存在心功能不全、心功能Ⅳ级（NYHA 分级）。

3. Ⅰ型呼吸衰竭；代谢性酸中毒；高乳酸血症；肾功能异常；心肌酶谱异常；肺水肿；胸腔积液；腹腔积液；淋巴瘤；肝恶性肿瘤；肺继发恶性肿瘤；高血压病3级（极高危）；2型糖尿病；冠状动脉性心脏病　依据：结合既往病史及各项检查结果可诊断。

【诊疗过程】

（1）给予心电监护，经口气管插管接有创呼吸机辅助通气治疗，监测体温、血象、CRP、PCT 等炎症指标变化，完善新冠核酸、抗体筛查，完善血培养、痰培养等，查找病原菌。

（2）患者重症肺炎、新冠感染：予加用先诺特韦/利托那韦抗病毒治疗，依据肾功能水平调整用药，注意药物相互作用；监测指脉氧饱和度，吸痰、翻身、拍背，促进痰液引流；患者近期在多个医疗机构辗转，不除外耐药菌感染，完善细菌学等检查，暂予厄他培南抗感染。

（3）患者Ⅰ型呼吸衰竭：有创呼吸机辅助通气，监测血气分析，酌情调整呼吸机支持条件；适当镇静、镇痛，减少氧耗，注意血压水平，避免低血压。

（4）患者心功能不全：予适当限液，维持有效循环及组织器官有效灌注情况下，适当脱水、利尿治疗，减轻肺水肿，改善氧合；完善心脏超声，评估心功能。

（5）监测、控制血糖，冠心病二级预防、治疗，纠酸、补钙等，维持电解质、酸碱平衡。

（6）患者有肿瘤病史，新冠感染，高凝状态，无抗凝禁忌，给予低分子量肝素抗凝治疗，注意监测凝血功能。

（7）监测肝、肾功能，观察尿量变化，警惕肝肾综合征、急性肾损伤等，必要时血液净化治疗。

（8）因患者目前病情危重，暂不适宜继续应用抗肿瘤药物，经与家属沟通，暂停抗肿瘤药物应用。

患者入科后血培养报警：革兰氏阳性杆菌，培养结果为单核细胞增生性李斯特菌，诊断为菌血症，给予美罗培南抗感染治疗。患者住院期间发作性肢体抽搐，给予冰帽应用，镇静药物及丙戊酸钠泵入后，未再发生抽搐，高度可疑存在李斯特菌所致脑膜炎，请神经内科会诊，考虑暂缓腰椎穿刺，给予丙戊酸钠鼻饲解痉。患者经治疗后，氧合逐渐改善，体温逐渐降至正常，停用镇静、镇痛药物，未再发生抽搐，监测血气指标，逐渐下调呼吸机支持条件。复查胸部CT较前明显改善（图60-3），于10月7日撤除呼吸机、拔除气管插管，给予高流量氧疗序贯。复查心脏超声提示LVEF由＜30%提高至56%。患者出入量基本平衡，逐渐减少利尿剂应用。10月17日复查血培养阴性。脱机拔管后给予患者康复训练，床旁坐起等锻炼，患者无主诉喘憋不适，改为鼻导管吸氧，无喘憋，无发热，抗生素降级为厄他培南抗感染治疗；患者家属要求出院，转至下级医院继续治疗。

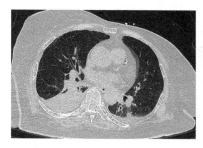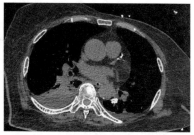

图 60-3　入院 1 周的胸部 CT 示：两肺小叶间隔增厚伴磨玻璃实变影，
两侧胸腔积液较前改善

【最终诊断】单核细胞增多性李斯特菌败血症；重症肺炎；新型冠状病毒感染轻型；Ⅰ型呼吸衰竭；心功能不全；心功能Ⅳ级（NYHA 分级）；代谢性酸中毒；高乳酸血症；肾功能异常；心肌酶谱异常；肺水肿；胸腔积液；腹腔积液；淋巴瘤；肝恶性肿瘤；肺继发恶性肿瘤；高血压病 3 级（极高危）；2 型糖尿病；冠状动脉性心脏病；症状性癫痫。

诊疗思路

1. 患者发热，经气道可吸出黄色黏痰，血常规提示中性粒细胞计数升高、CRP 升高，胸部 CT 可见两肺磨玻璃实变影，可诊断肺炎，细菌感染可能性大，氧合指数小于 120 mmHg，给予气管插管有创通气，给予碳青霉烯类抗感染治疗有效，患者体温恢复正常、喘憋改善，顺利脱机拔管。

2. 患者既往冠心病病史，静息状态下喘憋，下肢水肿，NT-ProBNP 异常升高，胸部 CT 提示肺水肿、心影增大，LVEF < 30%，心力衰竭诊断明确，经限液、利尿、机械通气，心脏射血分数改善，喘憋缓解。

3. 该患者有多部位恶性肿瘤及肿瘤转移病史，免疫功能低下，易继发各种细菌、病毒以及机会菌感染，血培养提示单核细胞增多性李斯特菌，因患者对青霉素过敏，故给予美罗培南，肝毒性小，且能很好地透过血-脑屏障，患者癫痫缓解、血培养转阴，神志清楚，最终顺利出院。

三、本疾病最新指南解读

李斯特菌病（listeriosis）是由单核细胞增生李斯特菌（Listeria monocytogenes，LM）引起的急性传染病。LM 是一种食源性病原体，广泛分布于自然界，人群对其普遍易感，主要侵犯新生儿、孕妇、老年人和免疫缺陷者[1]，临床可表现为急性胃肠炎、化脓性脑膜炎、败血症、心内膜炎及其他局灶性感染，孕妇感染该菌可导致宫腔感染、流产、胎死宫内等。传播途径上主要是经粪-口途径传播，90% 以上是通过食物引起的。此外，直接接触及呼吸道亦可传播。李斯特菌病普通人群发病率为 0.7/10 万，妊娠期女性发病率可达 12/10 万；住院率高达 91%，死亡率高达 20%～30%[2]。

临床表现：①急性胃肠炎：进食大量被污染的食物后 8～24 h，出现腹泻、腹痛、恶心、呕吐、发热，免疫功能正常者呈自限性而自愈。②化脓性脑膜炎：LM 脑膜炎临床表现与其他类型的细菌性脑膜炎相似。一般起病急，90% 病例的首发症状为发热，大多在 39 ℃以上，伴有头痛、颈强直和意识水平改变，重症者可在 24～48 h 内昏迷。病死率可高达 30%[3]。③败血症：临床表现包括高热、胃肠道症状，可出现感染中毒性休克。④心内膜炎：多发生于心脏瓣膜已有损伤以及人工瓣膜者，患者免疫功能多正常。病程多为亚急性，90% 以上有赘生物形成。⑤局灶性感染：可表现为肺炎、肝脓肿、结膜炎、眼内炎、淋巴结炎等。

诊断：①流行病学资料：上述易感人群出现感染性疾病时应考虑该病。②临床表现：LM 可感染全身各处组织和器官，引起化脓性疾病。③实验室检查：细菌培养是 LM 感染诊断的金标准，但该菌生长缓慢，这种方法耗时、繁琐且阳性率较低。宏基因组二代测序（metagenomic next-generation sequencing，mNGS）能够快速、准确地鉴定出微生物种属，是一种高效、敏感的检测方法。

治疗：目前，青霉素类如青霉素、氨苄西林仍是治疗 LM 感染的首选药物，可以单独使用或同时联用氨基糖苷类抗生素。该菌对头孢菌素天然耐药。对于青霉素过敏的患者，可首选甲氧苄啶 - 磺胺甲噁唑。对于 LM 的危重症病例也推荐万古霉素联合美罗培南的治疗方案。疗程依病情轻重，长短不一。新生儿感染至少 2 周，败血症、脑膜脑炎者 4 ～ 6 周，心内膜炎者至少 6 周以上[4]。

四、对本病例的思考

➢ 明确的病原学诊断是有效应对感染性疾病的基础，对判断患者病情、精确选择抗菌药物及判断预后有很好的指导作用，决定了临床治疗的成败，在使用抗菌药物之前完善病原学相关检测可提高阳性率。

➢ LM 感染多见于新生儿、孕妇、老年人和免疫缺陷者，如糖尿病、肝硬化、慢性肾衰竭、恶性肿瘤。接诊这部分人群时，需考虑 LM 感染的可能。当患者出现发热、可疑败血症时，应尽早选用覆盖 LM 的抗菌药物，并尽快明确病原学，能够极大改善预后。

➢ 感染性疾病给人类带来了严重的疾病负担，传统的病原体实验室诊断技术存在着灵敏度和特异性差、检测周期长的问题。mNGS 技术高效、敏感，尤其适用于未知的暴发性感染和重症感染。

五、专家评析

对于感染性疾病的治疗，明确病原体在其中至关重要，对于新生儿、孕妇、老年人和免疫缺陷者，要考虑到特殊病原体的感染。本病例为老年女性，急性起病，既往有恶性肿瘤、糖尿病病史，以呼吸道症状如咳嗽、喘憋、发热为主要表现，存在新型冠状病毒感染，CT检查有明确的肺部感染表现，考虑细菌感染可能性大，合并呼吸衰竭、心力衰竭。同时有慢性腹泻，原因不明。初始治疗给予了抗病毒、广谱抗菌药物，也考虑到了特殊病原体感染的可能性，最终血培养证实为单核增生性李斯特菌（LM）感染，给予美罗培南后患者症状好转出院。李斯特菌是一种小型革兰氏阳性杆菌，临床公认的李斯特菌共有十个菌株，其中LM是唯一可引起人类疾病的菌株。LM为条件致病菌，其最直接的感染方式是经口食用，人类食用被污染的食品后，健康人常出现轻微流感症状，特殊人群感染症状较重，以败血症和脑膜炎为主。

接诊医生对该患者的诊断及治疗过程描述得十分详尽，当发现患者的症状及影像学表现不能用已知病原解释时，则继续积极寻找病原学依据，不断完善诊断。正如本例虽被诊断为新型冠状病毒感染，但患者的慢性腹泻及影像学表现均无法用已知病原解释，这些疑问促使医生继续寻找病因。尤其是对免疫缺陷等特殊人群，医生需给予特别关注，在病程进展中不断寻找病原学依据。这种严谨的科学态度，将促使临床诊疗不断趋近于真相，最终使患者得到良好的预后。（点评专家：陈琳）

六、参考文献

［1］Koopmans M M, Brouwer M C, Vázquez-Boland A, et al. Human Listeriosis［J］. Clin Microbiol Rev, 2023, 36（1）: e0006019. DOI: 10.1128/cmr.00060-19

［2］吕素玲，何源，周莹冰，等.食源性单增李斯特菌感染的检测与防控专家共识［J］.中国卫生工程学，2023，22（3）：430-432. DOI：10.19937/j.issn.1671-4199.2023.03.045

［3］罗雅尹，韩杰，李婉婷，等.老年重症李斯特菌脑膜炎1例［J］.中华老年医学杂志，2023，42（8）：985-987. DOI：10.3760/cma.j.issn.0254-9026.2023.08.018

［4］张仁雯，刘永哲，于晓敏，等.24例单核细胞增生李斯特菌败血症患者临床特征分析［J］.传染病信息，2023，36（4）：346-350. DOI：10.3969/j.issn.1007-8134.2023.04.011

（刘　策）

病例 61 世上无难事，只怕有心人

——流行病学史不可忽视

一、病情简介

患者，女，45 岁，主因"发热 4 天，伴咳嗽"就诊于医院发热门诊。现病史：患者 4 天前无明显诱因出现发热，体温最高 40 ℃，伴畏寒，无寒战，伴咳嗽，无痰，全身肌肉酸痛、乏力，自服退热药、"防风通圣丸"治疗无效。既往史：既往体健，否认发热患者接触史，否认过敏史。接种 3 剂新冠疫苗，半年前曾患新冠，自测新冠抗原阴性。家中于 1 周前开始饲养鹦鹉。

【体格检查】T 39.0 ℃，P 110 次 / 分，R 20 次 / 分，BP 112/68 mmHg，SpO_2 97%（未吸氧）。一般情况可，神志清楚，双肺呼吸音粗，未闻及明显干、湿啰音。HR 110 次 / 分，心律齐，各瓣膜听诊区未闻及病理性杂音。腹软，无压痛，肝、脾肋下未触及。双下肢不肿。

【辅助检查】血常规：WBC 4.5×10^9/L，N 84.3%，L 0.5×10^9/L，Hb 106 g/L，CRP 148.52 mg/L。尿常规：胆红素 1+，酮体 3+，潜血 1+，白细胞阴性。血生化：ALT 63.0 U/L，K^+ 3.24 mmol/L，Na^+ 133.1 mmol/L；甲、乙型流感抗原（–）；肾功能正常。肺部 CT（图 61-1）示：左肺下叶可见大片不均匀高密度影，边缘模糊，左肺下叶肺炎，脾大。

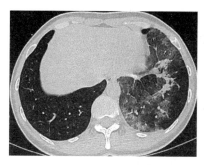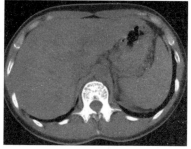

图 61-1　入院当天胸部 CT 示左肺下叶肺炎，脾大

思维提示

1. 感染性疾病一直是引起发热的最主要原因，是一大类与各种病原体感染相关的疾病。明确感染部位和病原体，对患者的治疗至关重要。耐心询问病史、细致查体、关注流行病学史，选择针对性的化验及辅助检查，明确诊断，才能减轻患者痛苦，及时挽救患者生命。

2. 社区获得性肺炎（community acquired pneumonia, CAP）是指在医院外罹患的感染性肺实质（含肺泡壁，即广义上的肺间质）炎症，是人类第四大死亡原因。CAP 的病原体种类繁多，包括细菌、病毒、支原体、衣原体、真菌等多种微生物，且常有多种病原体混合感染。CAP 的病原体在不同地区、年龄、季节、性别中的分布存在很大差异。

二、诊疗经过

【入院诊断】鹦鹉热肺炎？肝功能异常；低钾血症；轻度贫血。
【诊断依据】
（1）患者高热，伴咳嗽、畏寒。

（2）流行病学史：1周前家里开始饲养一只鹦鹉。

（3）辅助检查：血常规 CRP 明显升高。肺部 CT 示左肺下叶可见大片不均匀高密度影，边缘模糊，左肺下叶肺炎，脾大。

【诊疗过程】

（1）一般治疗：鼻导管吸氧 3 L/min，监测血氧。莫西沙星联合哌拉西林舒巴坦抗感染，监测体温及炎症指标。还原型谷胱甘肽保肝治疗，监测肝功能。

（2）住院后第 3 天行支气管镜检查，并支气管肺泡灌洗，灌洗液送细胞分类计数、病原学、NGS 及细胞学检查。NGS 回报：鹦鹉热衣原体，序列数 122。将抗生素改为米诺环素抗感染治疗。

【转归】患者经莫西沙星抗感染治疗后第 3 日体温恢复正常，NGS 回报鹦鹉热衣原体后继续服用米诺环素 1 片，每日 2 次，口服抗感染。患者症状基本缓解，炎症指标明显下降，体温正常。入院 2 周后复查胸部 CT（图 61-2），提示左肺下叶肺炎病灶较前明显吸收，康复出院，门诊随诊。

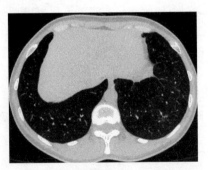

图 61-2　入院 2 周后胸部 CT 示左肺下叶肺炎
病灶较前明显吸收

【最终诊断】社区获得性肺炎；鹦鹉热肺炎；肝功能异常；低钾血症；轻度贫血。

诊疗思路

1. 中年女性，既往体健，急性起病，社区获得性肺炎，高热 40 ℃，咳嗽，肺炎面积大。病因及病原体不明。

2. 肺炎支原体为成人 CAP 的首位病原体，肺炎链球菌、流感嗜血杆菌次之，甲型流感病毒及副流感病毒是最常见的病毒病原。

3. 该患者血常规示白细胞正常、CRP 明显升高，肺部 CT 表现为斑片状磨玻璃影及实变影，有脾大，支持不典型病原体感染。追问流行病学史，患者 1 周前有鹦鹉接触史，考虑鹦鹉热肺炎，在门诊药物种类有限的情况下，选择对支原体有效且在肺组织分布浓度高的药物莫西沙星抗感染治疗，患者症状逐渐改善。

4. 进一步住院治疗，查找病原体，最终由支气管肺泡灌洗液 NGS 确诊鹦鹉热肺炎，后改为首选药物米诺环素继续治疗，患者顺利康复出院。

三、本疾病最新指南解读

鹦鹉热（psittacosis）是由鹦鹉热衣原体（*Chlamydia psittaci*，CPs）所致的人畜共患急性传染病，传染源包括鹦鹉科鸟类、禽类[1]。人类感染 CPs 主要通过吸入鸟类排泄物或接触携带病原体的鸟类所致，人与人之间通过呼吸道传播极其罕见。人群普遍易感，感染概率与禽类接触机会多少有关。临床上常规方法检测 CPs 的敏感性及特异性较低，容易漏诊。宏基因组二代测序技术（metagenomic next-generation sequencing，mNGS）能迅速、准确检出病原体，使得 CPs 的检出率明显提高。

1. 病理机制　CPs 是一种胞内革兰氏阴性病原体，由呼吸道侵入，进入血液循环，上皮细胞、巨噬细胞、NK 细胞、树突状细胞等均为其宿主细胞。侵犯肺部引起小叶性肺炎及间质性肺炎，严重者有肺组织坏死。亦可侵犯肝、脾、肾、脑膜、心肌、心内膜及消化道等肺外器官，引起肝局部坏死、脾大等相应病变，但病变均较轻。

2. 临床表现　潜伏期 1～2 周。临床症状轻重不等，发病初期大多表现为流感样症状（发热、肌肉酸痛、头痛等）。进展期多数表现为非典型肺炎，主要临床症状包括发热、咳嗽、肌肉酸痛等，多为干咳，严重者有呼吸困难、心动过速、谵妄甚至昏迷[2]。但肺部体征常较轻。重症可引起多器官功能衰竭。同时存在肺炎及脾大对诊断本病有重要意义。

3. 辅助检查

（1）常规检查：①血常规：疾病早期外周血白细胞多正常，淋巴细胞计数降低；②炎症指标：CRP、ESR 明显升高；③血生化：大多数患者合并转氨酶（包括 ALT、AST）升高，CK 升高者常主诉肌肉酸痛，CK 异常升高可能是重症鹦鹉热肺炎的重要危险因素[3]。

（2）普通细菌培养检出率低，细胞培养耗时长，血清学检查早期诊断价值低。

（3）mNGS 利用基因组学方法研究标本中所有微生物的种类和含量，可应用于支气管肺泡灌洗液（broncho-alveolar lavage fluid，BALF）、痰、血液、脑脊液等多种标本类型，受抗生素影响较小、结果可靠、检测速度快，使检测的准确性大大提高。

（4）胸部 X 线检查：胸部高分辨率计算机体层成像（chest high-resolution computed tomography，HRCT）显示，病变主要局限在单侧、下叶，表现为大片实变影，可合并磨玻璃影，胸腔积液少见。

（5）气管镜检查：镜下表现为黏膜充血水肿，分泌物少，肺活检病理示肺泡炎，部分患者有机化性肺炎。

4. 治疗[4]　应选择有细胞内活性的抗生素，首选四环素类抗生素，如多西环素，其次为米诺环素。多数患者临床症状于用药 48 h 内改善。儿童等不宜应用四环素类药物者，可选择大环内酯类抗生素，如阿奇霉素、红霉素。喹诺酮类药物效果低于前两者。体温正常后继续用药 1～2 周。

四、对本病例的思考

➢ 鹦鹉热肺炎的临床表现类似于病毒感染，肺部体征常较轻，容易误诊。CRP、ESR 等指标可辅助判断炎症程度。炎症程度重、发热时间≥3 天者应及时完善 HRCT，可明确肺炎诊断。肺炎与脾大共存对诊断本病有重要意义。及时的病原学诊断（mNGS）有助于制定精准的治疗方案，从而避免抗菌药物的过度使用。

➢ 临床工作中遇到肺炎患者，尤其是不能用肺炎支原体、肺炎链球菌等常见肺炎病原体感染解释的非典型肺炎影像时，需仔细询问患者禽类、雾化蒸汽、灰尘、加湿器、霉变物品接触史。

➢ 气管镜检查的必要性在于获取肺泡灌洗液标本，明确感染的病原体，以及鉴别其他非感染性疾病。接受抗菌药物治疗会对 mNGS 结果产生影响，因此最好在使用抗生素之前做气管镜检查。外周血、痰及脑脊液标本也可用于检测，但阳性率低于 BALF。

➢ 鹦鹉热衣原体感染大多有禽类接触史，起病急，血白细胞大多正常，CRP、ESR 明显升高，HRCT 示病变主要局限在单侧、下叶，表现为大片实变影，可合并磨玻璃影。气管镜检查联合 mNGS 能快速、准确地检出病原体。四环素类抗生素为首选，喹诺酮类抗菌药物治疗亦有效。

五、专家评析

发热是临床上常见的症状，根据病因可大致分为感染性发热及非感染性发热，以前者更为常见。临床上遇到发热伴咳嗽的患者时，如高度怀疑感染性发热，则尽快明确感染的部位及性质尤为关键。本例患者为既往体健的中年女性，急性起病，高热、咳嗽，肺炎面积大，病原体不明。诊断过程中，医生认真、仔细观察胸部 CT，发现此磨玻璃影非彼磨玻璃影，判断为非典型病原体感染。明确病原体前给予广谱抗感染治疗，后经 mNGS 明确为鹦鹉热衣原体，调整治疗方案为米诺环素治疗，患者最终好转出院。

本病例中的医生详尽追问病史，不盲目采取经验性治疗，认真追查病原学，再次证实了发热性疾病诊断及治疗的复杂性，充分、细致的病史询问及精确的辅助检查不可忽视。同时，众多的人畜共患病依然危害着人类社会的健康和生命安全。医生对传染源、传播途径、易感人群的关注，将降低散发病例的误诊率。人畜共患病均为动物先行感染，再通过多种途径传播给人类，该病例也为读者提出了警示：宠物有风险，养鸟需科学。（点评专家：陈琳）

六、参考文献

［1］李兰娟，王宇明.感染病学［M］.北京：人民卫生出版社，2015.

［2］许容容，张蕾，韩淑华，等.43 例鹦鹉热衣原体肺炎临床特征［J］.中国感染控制杂志，2023，22（6）：688-694. DOI：10.12138/j.issn.1671-9638.20233462

［3］Jin W，Liang R，Tian X，et al. Clinical features of psittacosis in 46 Chinese patients［J］.Enferm Infecc Microbiol Clin（Engl Ed），2023，41（9）：545-548. DOI：10.1016/j.eimce.2022.05.016

［4］杨蕴毅，周正，齐景宪，等.9 例鹦鹉热衣原体肺炎患者临床特征分析［J］.重庆医学，2023，52（11）：1682-1687. DOI：10.3969/j.issn.1671-8348.2023.11.016

（刘　策）

病例 62　生死时速
——心脏骤停的预警症状

一、病情简介

患者，男，66岁，主因"胸闷2天，加重伴呼吸、心搏骤停5 min"来诊。患者2天前无明显诱因出现胸闷症状，于2022年4月13日到医院急诊科就诊。患者刚到达急诊分诊台处时突发意识丧失并倒地，后被送入抢救室中。患者意识丧失，颜面发绀，心电监测示心室颤动，立即给予电除颤，持续心外按压，气管插管接有创呼吸机应用。患者反复发生心室颤动，共进行5次电除颤。既往史：高血压病史30年，最高血压为210/100 mmHg，规律服用硝苯地平控释片30 mg/d；确诊脑动脉狭窄6年，并于外院行脑动脉支架植入术，术后长期口服阿司匹林100 mg/d，氯吡格雷75 mg/d，瑞舒伐他汀10 mg/d；糖尿病4年，规律口服二甲双胍（用法不详）。否认肺结核、肝炎病史、疟疾史，否认输血史，否认过敏史。

【体格检查】T 36 ℃，心室颤动，下颌呼吸，血压测不出，SaO_2 测不出。镇静状态，查体不合作。

【辅助检查】血常规：WBC 14.3×10^9/L，Hb 141 g/L，PLT 237×10^9/L，Hs-CRP 43.74 mg/L；急查生化：Cr 50 μmol/L，Na^+ 137 mmol/L，K^+ 2.5 mmol/L，Glu 7.27 mmol/L，UN 15.3 mmol/L；血气分析（鼻导管吸氧3 L/min）：pH 7.41，PO_2 221 mmHg，PCO_2 40 mmHg，Lac 3.7 mmol/L，HCO_3^- 28.5 mmol/L，Ca^{2+} 0.99 mmol/L；心肌酶谱：TnI 5.54 ng/mL，D-二聚体 1600 ng/mL，BNP 302 pg/mL。

思维提示

　　1. 心搏骤停是急诊科最危急的疾病，对于心搏骤停的患者，应及时进行高质量的心肺复苏，并给予高级生命支持，以减少患者心、肺、脑损伤，提高患者预后。

　　2. 导致患者发生院内心搏骤停的原因有很多，详见表 62-1。

表 62-1　院内心搏骤停的常见原因

原因	占比	原因	占比
低氧血症	21%	电解质紊乱	2%
急性冠脉综合征	14%	心脏压塞	2%
心律失常	12%	神经系统疾病	2%
低血容量	12%	肺栓塞	2%
感染	11%	中毒	1%
心力衰竭	10%	其他	11%

二、诊疗经过

　　【入院诊断】呼吸、心搏骤停；心脏停搏复苏成功；心室颤动；急性下壁心肌梗死；冠状动脉粥样硬化性心脏病；肺炎；脑梗死。

　　【诊断依据】

　　1. 呼吸、心搏骤停　依据：突发意识不清，心电图显示心室颤动（图 62-1）。

　　2. 急性下壁心肌梗死　依据：心电图显示 Ⅱ、Ⅲ、aVF 导联 ST 段抬高 0.1 mV（图 62-2）。

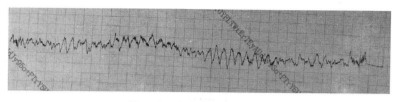

图 62-1　患者来诊时心电图

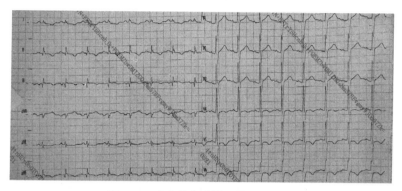

图 62-2　患者恢复窦性心律后心电图

3. 肺炎　**依据：**胸部 CT 报告显示：左肺下叶支气管管腔内黏液栓合并远端肺组织阻塞性肺炎；双侧胸腔积液并双肺膨胀不全。

4. 脑梗死　**依据：**头颅 CT 报告显示颅内多发梗死灶可能（图 62-3）。

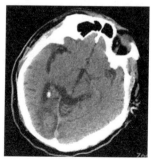

图 62-3　头颅 CT 示颅内多发梗死灶

487

【诊疗过程】入科后采取综合治疗措施。

（1）高级生命支持：气管插管，有创呼吸机使用，模式：SIMV，FiO_2 50%，PPEP 5 cmH$_2$O，RR 13 次 / 分，VT 450 mL。

（2）心血管方面：给予阿司匹林抗血小板、阿托伐他汀稳定斑块治疗；低分子量肝素抗凝治疗；β 受体阻滞剂降低动脉压、减弱心肌收缩，从而减轻心脏负荷和减少需氧量。

（3）抗感染方面：头孢哌酮钠舒巴坦钠 2 g Q12 h。

（4）并发症处理：给予胃黏膜保护剂，预防应激性溃疡；被动活动四肢，预防下肢深静脉血栓形成。

（5）营养支持治疗：留置胃管，给予鼻饲能全力，改善营养状态。

经上述治疗，患者入院第 2 天（2022 年 04 月 14 日）呈镇静状态，双侧瞳孔等大等圆，稍向左凝视，直径 2 mm，对光反射灵敏；第 3 天（2022 年 04 月 15 日）患者神清，间断谵妄，有自主咳嗽能力，给予 5 mg 地塞米松静脉推注后拔除气管插管，拔管过程顺利，后给予鼻导管吸氧，氧流量 3 L/min，患者无明显呼吸困难；第 4 天（2022 年 04 月 16 日）患者神清，言语不利，加用硫酸氯吡格雷联合阿司匹林抗血小板，同时应用依那普利控制血压，择期颅脑磁共振检查；第 5 天（2023 年 04 月 17 日）患者神清，间断谵妄，TnI 降至 2.17 ng/mL。第 9 天（2023 年 04 月 21 日）复查 TnI < 0.05 ng/mL；第 12 天（2023 年 04 月 24 日），患者神清，无胸痛、胸闷、心悸等不适症状。于当日出院，定期复诊。之后 6 个月随访，患者生活质量良好，无明显后遗症。

【最终诊断】呼吸、心搏骤停；心脏停搏复苏成功；心室颤动；急性下壁心肌梗死；冠状动脉粥样硬化性心脏病；多发脑梗死；肺炎。

诊疗思路

1. 患者为中年男性，既往高血压、糖尿病、脑动脉支架植入术后，本次为急性起病，突发呼吸、心搏骤停，初期考虑是心源性导致心脏骤停的发生，心电图显示心室颤动，恢复窦性心律后显示为急性下壁心肌梗死，因此考虑患者心脏骤停的原因为急性下壁心肌梗死。

2. 急性心肌梗死的治疗：给予阿司匹林、氯吡格雷、阿托伐他汀、低分子量肝素、β-受体阻滞剂等药物保守治疗。

三、本疾病最新指南解读

心搏骤停（cardiac arrest，CA）是导致患者死亡的重要原因之一，分为院内心搏骤停（IHCA）和院外心搏骤停（OHCA）。院外心搏骤停的幸存率仅有 10%，院内心搏骤停的幸存率约为 25%[1]。有很多原因可导致 CA 的发生，例如自身疾病的原因、不当的临床治疗措施以及并发症（如术中出血、全身过敏反应等）。准确识别 CA 的病因可以提高患者生存率。传统观点认为，冠状动脉疾病是导致 CA 的主要原因（50%～60%），其次是呼吸系统疾病（15%～40%）。冠状动脉狭窄造成的缺血、缺氧会使心肌代谢和内环境稳态出现变化，进而使心肌电生理发生改变，导致致死性心律失常的发生，最终导致 CA 的发生。急性缺血可引起心肌电、机械和生物功能紊乱。血管内皮功能失调表现为内皮细胞衰老、慢性炎症、氧化应激增强等，导致冠状动脉痉挛或冠状动脉侧支形成，对心肌造成短暂的缺血和再灌注损伤。

OHCA 常见的发病原因主要是心源性，包括急性心肌梗死、心源性休克及恶性心律失常，以及胸痛、呼吸困难等。在 CA 发生前的几天或几周内，往往会有一些临床症状改变。最新的一项研究发现，患者发生 CA 前的预警症状包括呼吸困难（48.7%）、胸痛（18.3%）、昏迷（15.2%）、瘫痪（4.3%）和呕吐（4.0%）[2]，其中以胸痛为主要预警症状的发生率最高，且症状好发于发病 24 h 内，并且部分患者会反复出现。另外，预警症状类型多样，包括恶心、呕吐、腹痛等消化道及卡他症状，这些症状常缺乏特异性，因此在临床中要注意甄别。有报道 OHCA 患者常出现相应前驱症状，超过 40% 的前驱症状在发病前至少几分钟出现，约 25% 的患者可追溯到胸痛症状。在临床中如出现反复加重的胸痛、呼吸困难、胸闷、心悸、晕厥等症状，要高度重视并掌握早期干预的最佳时机，对提高救治率及改善预后有重要作用。

在实验室检查方面，特异性的心电图（在危险因素中有提到）会导致 CA 的发生。国内的一项研究发现，心电图显示为非 ST 段抬高型心肌梗死伴 aVR 导联抬高[3]的患者，在经皮冠状动脉介入术后其心血管病变程度较高。同时也发现，患者发生不良事件的风险较高，因此该特征性心电图对于临床预测 CA 的发生具有一定的意义。此外，超声心动图对于 CA 的预警也起到了一定作用。利用超声心动图检查可发现发生改变的心脏结构或者功能。在血清标记物方面，患者体内血清标志物的改变可以作为 CA 发生前的预测因子，也可以指导预后。研究发现，当发生 CA 时，乳酸、肌钙蛋白 I、B 型利尿钠肽、C 反应蛋白增高。NSE、星形胶质细胞蛋白 S100B 水平在 CA 发生时增高，且在 CA 发生后的 24 h 及 72 h 持续增高。患者的死亡率随时间的增加和体内血清标志物水平的上升也在逐渐上升。

四、对本病例的思考

➢ 心搏骤停是一种发病迅速、具有高死亡率的严重临床事件，但心搏骤停并不是完全不可控的，患者在发生心搏骤停前通常表现出一些症状，这些症状是医生判断患者是否发生心脏骤停的重要依据。

> 注重来诊患者的主诉，对于判断患者病情变化有至关重要的作用。当患者主诉为胸痛、呼吸困难以及心悸／晕厥等症状时，要格外关注，应立即将患者转入抢救室，积极完善心电图、超声心动图、影像学和实验室检查等。

> 同时也应该关注患者生理状态的改变，如血压、心律、血氧和脉搏等。可以利用一些评分工具（如 MEWS、NEWS、APACHE-Ⅱ等）来判断患者是否需要急诊留观或者住院。

> 心脏停搏复苏成功后的治疗和护理也是重要的一环，因为心搏骤停发生后，会出现心搏骤停后综合征[4]，是导致幸存患者出院率低的重要原因。此外，不恰当的治疗也是导致患者死亡的重要一环，因此需要密切关注患者的病情变化，并选择合适的治疗方式。

五、专家评析

本例患者是心搏骤停复苏成功的一个典型案例，虽然心搏骤停致死率非常高，但仍有部分可以通过患者的临床症状来预判、预知、预处理，将死亡率降到最低，乃至不发生。心搏骤停是临床上常见的、凶险的、致命的、极速的一组多系统的临床综合征，需要紧急处理，否则死亡风险极高。临床上常见的诱因包括长期熬夜、睡眠不足、过度劳累、精神紧张、饱餐、剧烈运动、性生活等，这些因素容易引起心脏"交感风暴"，造成恶性心律失常，又名致死性（危险性）心律失常，引起心搏骤停，所以在日常生活中要注意摒弃一些不良的生活习惯。有胸痛等不适症状及时就医，尽量在心搏骤停前进行必要的医学干预，规避猝死的风险！需要提醒的是，除了一些典型症状，尚有一些非典型的症状，如牙痛、头痛、脚痛、喉咙痛、颈部痛、一侧肢体疼痛、上腹痛、恶心、呕吐等，也可能是急性心肌梗死的前驱症状，要高度警惕。此外，猝死前 1 周往往还会发生四肢冰冷、麻木的情况（循环灌注不良），也需要及时就医。同时还需要提醒广大医生群体，对于心电图"6+2"现象，要高度注意，它的诊断标准是至少6个导联的ST段明显压低，同时合并2个导联的ST段抬高（亦或aVR+V₁导联的ST段抬高，其他任意6个导联的ST段压低），往往提示冠状动脉左主干病变（LM），病情凶险。（点评专家：李志民）

六、参考文献

［1］Soar J. In-hospital cardiac arrest［J］. Current Opinion in Critical Care，2023，29（3）：181-185. DOI：10.1097/MCC.0000000000001035

［2］Marijon E，Uy-Evanado A，Dumas F，et al. Warning Symptoms Are Associated With Survival From Sudden Cardiac Arrest［J］. Annals of Internal Medicine，2016，164（1）：23. DOI：10.1016/S2589-7500（23）00147-4

［3］隗沫，顾伟，李昭，等.心电图aVR导联对急性非ST段抬高型心肌梗死的病变血管的预测价值及预后评估［J］.临床急诊杂志，2021，22（7）：487-490. DOI：10.13201/j.issn.1009-5918. 2021.07.010

［4］Vallabhajosyula S，Dunlay S M，Prasad A，et al. Cardiogenic shock and cardiac arrest complicating ST-segment elevation myocardial infarction in the United States，2000-2017［J］. Resuscitation，2020，155：55-64. DOI：10.1016/j.resuscitation.2020.07.022

（张文博）

护理病例

病例63　都是太阳惹的祸
——1例热射病患者护理的体会

一、病情简介

患者，男，57岁，主因"发热伴意识障碍8 h"到医院急诊科就诊。患者于8 h前在户外工作时自感头晕伴站立不稳，伴发热，最高体温40 ℃，伴周身乏力，无意识障碍、头痛、抽搐，无胸闷、胸痛，无咳嗽、咳痰，无恶心、呕吐。后上述症状逐渐加重，并出现意识障碍和尿失禁，经"120"送至医院急诊科。入院后查头部CT未见出血，考虑患者为"热射病"，给予气管插管、扩容补液等治疗。为进一步诊治收入EICU。既往史：家属诉体健，10余年前因外伤导致左示指指间缺如。

【护理查体】T 39 ℃，HR 119次/分，RR 30次/分，BP 95/56 mmHg，SaO_2 98%。患者呈镇静状态，查体不合作，双侧瞳孔等大、等圆，直径约1.5 mm，对光反射迟钝。双侧呼吸音粗，双下肺散在湿啰音。心律齐，各瓣膜区未闻及病理性杂音。腹平、柔软，压痛。持续经口气管插管，有创呼吸机辅助通气（模式SIMV，FiO_2 45%，VT 450 mL，PEEP 5 cmH_2O）。胃肠减压引流通畅，引出淡绿色液体500 mL。

【辅助检查】全血细胞计数+5分类检测：白细胞计数8.5×10^9/L，中性粒细胞百分数93.5%，血红蛋白119 g/L，血小板计数73×10^9/L。急查生化2：葡萄糖6.93 mmol/L，血淀粉酶422 U/L，肌酐58 μmol/L，钙1.76 mmol/L，血钾4.1 mmol/L，血钠136.6 mmol/L，血氯107.7 mmol/L，肌红蛋白＞500 ng/mL。

> **思维提示**
>
> 1. 来诊患者为环卫工人，考虑到正值夏季，在户外进行强体力活动时，患者出现意识障碍，伴有高热，体温 40 ℃，应考虑为热射病。
>
> 2. 迅速降温是热射病患者救治护理的重中之重，如能在 30 min 内将患者的核心温度降到 38 ℃以下，可以有效缓解热射病对患者全身器官的损伤，对患者后期康复至关重要。
>
> 3. 迅速补液对于热射病患者十分重要，为达到扩容补液的治疗效果，护士要做好对输液速度的管理。
>
> 4. 一旦患者出现意识障碍，应迅速开放气道，做好气道护理。

二、诊疗经过

【入院诊断】热射病。

【诊疗护理过程】遵医嘱采取综合治疗护理措施。

（1）遵医嘱予患者心电监护，严密观察生命体征，包括神志、血压、心率、体温、呼吸、血氧饱和度。

（2）开放两条静脉通路，快速补液。

（3）应用多种物理降温方法，予以患者冰毯、冰帽应用；冰块用纱布包裹后置于腋窝、腹股沟处；温水擦浴；减少盖被。冰盐水灌肠。

（4）气道管理：患者经口气管插管，予患者有创呼吸机辅助通气，预防呼吸机相关肺炎的发生。将患者床头抬高 30° ～ 45°，减少胃液反流及吸入的危险性；每 4 h 监测气囊压力；严格执行无菌操作及手卫生，按需吸痰。

（5）准确记录出入量，观察尿液的颜色、量、性质，观察患者皮肤弹性。观察粪便的颜色、量、性质。

（6）观察并记录胃肠减压引流液的颜色、量、性质。

（7）皮肤护理：予以患者褥疮垫应用，定时翻身叩背。

（8）予患者被动肢体活动，预防下肢深静脉血栓形成。

经治疗护理，患者入院第 3 天体温波动在 37.4 ～ 38 ℃，安静状态下患者指氧波动在 95% ～ 98%。予以地塞米松入壶预防喉头水肿后，拔除气管插管，拔管过程顺利，予以无创呼吸机过渡后改为鼻导管吸氧。持续鼻塞吸氧，患者神志转清。继续监测生命体征。第 4 天患者突发木僵，双目紧闭，牙关紧闭，四肢及脊柱强直。查体：木僵，呼之不应，双目紧闭，牙关紧闭，四肢及脊柱强直，查体不合作，肌张力增高，双侧巴宾斯基征未引出。复查 CT 显示脑水肿，遵医嘱予应用甘露醇。第 6 天患者神清语利，能正常对话，自主活动正常，肌张力正常，双侧巴宾斯基征未引出。1 周后患者符合出院标准。1 个月后随访，患者基本恢复至发病前状态。

三、本疾病最新指南解读

热射病是由于暴露于热环境和（或）剧烈运动所致的机体产热与散热失衡，以核心温度升高＞ 40 ℃和中枢神经系统异常（包括谵妄、抽搐、昏迷）为特征，并伴有多器官损害的危及生命的临床综合征。根据发病原因和易感人群的不同，可将热射病分为经典型热射病和劳力型热射病。经典型热射病多见于体温调节能力不足者（如年老体弱者、儿童）、伴有基础疾病者（如精神障碍、脑出血后遗症等）及长时间处于高温环境者（如环卫工人、交警、封闭车厢中的儿童）等；而劳力型热射病多见于既往健康的年轻人，如参训指战员、消防员、运动员、建筑工人等[1]。

热射病的临床表现：中枢神经系统功能障碍表现（如昏迷、抽搐、谵妄、行为异常等），核心温度超过 40 ℃，直肠温度作为核心温度的标准，应将测得的直肠温度换算为直肠温度，通常情况下直肠温度较腋温高 0.8 ～ 1.0 ℃；多器官（肝、肾、横纹肌、胃肠等，≥ 2 个）功能损伤表现；严重凝血功能障碍或弥散性血管内凝血。

热射病治疗原则："十早一禁"原则是热射病治疗的首要原则，包括：早降温、早扩容、早血液净化、早镇静、早气管插管、早补凝抗凝、早抗炎、早肠内营养、早脱水、早免疫调理。凝血功能紊乱期禁止手术。

热射病降温时的注意事项：入院后立即将患者放置于 20 ℃的空调房中，建立两条以上静脉通路，可接冰生理盐水快速静脉滴注；对于体温超过 39 ℃者，对其头部进行冰帽降温，用冰生理盐水 1000～2000 mL 进行灌肠及膀胱灌洗，进行持续性血液净化治疗。在降温过程中定时监测患者体温，每隔 15～30 min 监测 1 次，评估降温效果，体温均以肛温为准，当患者肛温降至 38.5 ℃时，停用冰帽降温，在降温过程中注意观察患者的皮肤情况和生命体征，合理采用保护措施，防止并发症、冻伤的发生[2]。

合并多脏器功能障碍的护理：治疗期间患者若出现躁动、抽搐，会加重脑损害的程度，故在护理过程中要注意观察患者神志、瞳孔的变化，观察患者有无躁动、抽搐征象，合理调整镇静药物的泵入速度，每班评估患者的镇静程度；遵医嘱给予脑保护剂及减轻脑水肿的药物。准确记录每小时的入量与出量，同时关注患者各项实验室指标，如肝肾功能、心肌酶谱等[3]。

四、对本病例的护理思考

➤ 快速降温是热射病救治护理的关键，应用多种物理降温方法，予以患者冰毯、冰帽降温；用纱布包裹冰块后置于腋窝、腹股沟处；温水擦浴；减少盖被；冰盐水灌肠，或遵医嘱予以患者连续性血液净化治疗。

➤ 气道护理注意事项：患者入院第 2 天镇静效果不佳，出现呼吸机与自主呼吸节奏不同步现象，即人机对抗，表现为躁动不安、心动过速、血氧下降、潮气量波动大，予以拔除气管插管后患者病情好转。护士应通过图文手势与患者进行沟通，了解患者的心理。严密观察病情变化，及时采取相应措施，可在对患者的诊疗过程中起到重要作用。

五、专家评析

热射病是热损伤因素作用于机体引起的严重致命性疾病，病死率可高达 60% 以上。急诊医护人员对热射病的认知水平及其救治的熟练程度直接影响热射病患者的抢救成功率和预后生存质量。

本病例患者以高热伴意识状态为主要症状，急诊预检分诊护士详细、全面询问病史，抓住病史中的特点，根据热射病的疾病特点，做好与脑出血、脑炎、内分泌疾病危象（如糖尿病酮症酸中毒等）、恶性综合征等疾病的鉴别诊断，快速识别，准确分诊，是配合医生迅速、有效救治热射病的关键环节。

抢救热射病患者过程中，急诊护理人员除常规护理外，配合医生对患者呼吸、循环、消化及中枢神经系统进行早期干预、早期支持治疗，通过有效的护理手段减轻热射病对肝、肠等重要器官的损伤，降低并发症的发生，同样是提高救治成功率、有效改善患者预后的重要环节。（点评专家：周健萍）

六、参考文献

［1］李子瞻，罗雪 . 热射病的多器官受损的表现及防治措施［J］. 中华老年多器官疾病杂志，2023，22（08）：624-628. DOI：10.11915/j.issn.1671-5403.2023.08.131

［2］徐向迎，宗晶，林晓静 . 重症劳力性热射病患者临床护理的研究进展［J］. 护士进修杂志，2021，36（2）：143-146. DOI：10.16821/j.cnki.hsjx.2021.02.011

［3］肖进群，毛毅，姜志辉 . 劳力型热射病院前降温护理的最佳证据总结［J］. 中华急危重症护理杂志，2023，4（6）：548-552. DOI：10.3761/j.issn.2096-7446.2023.06.014

（李　静）

病例 64　那些不容忽视的细节
——1 例脑梗死患者护理的思考

一、病情简介

患者，男，90 岁，主因"2 天前出现昏迷，表现为呼之不应，四肢软瘫"于 2023 年 7 月 1 日就诊于急诊科，查头部 CT 示双侧额叶脑梗死软化灶。脑内多发缺血灶、腔隙性梗死灶。请神经内科会诊考虑诊断"急性脑梗死"，给予促醒、改善脑循环等治疗，现为进一步诊治收入院。既往史：冠状动脉粥样硬化性心脏病病史 20 年，糖尿病病史 10 年余，心功能不全 3 年余，脑梗死病史 3 月余。

【护理查体】T 37.3 ℃，P 136 次 / 分，R 25 次 / 分，BP 105/56 mmHg，SaO$_2$ 95%，患者浅昏迷，格拉斯哥评分 5 分，双侧瞳孔等大等圆，直径 2 mm，对光反射迟钝、颈软、无抵抗，颈静脉无充盈。双肺呼吸音粗，未及明显干、湿啰音。四肢肌力查体不合作，双侧巴宾斯基征阴性。双下肢无水肿。Barthel 指数评定量表评分 0 分，Braden 评分 12 分。

【辅助检查】血常规：WBC 4×10^9/L，Hb 130 g/L，PLT 154×10^9/L，CRP 206.52 mg/L。生化检查：Cr 80 μmol/L，UN 5.1 mmol/L，Na$^+$ 149.3 mmol/L，Cl$^-$ 114 mmol/L，Pr 34.5 g/L。血气分析：pH 7.39，PO$_2$ 59 mmHg，PCO$_2$ 24 mmHg，Lac 2.7 mmol/L。心肌酶谱：TnI < 0.05 ng/mL，D- 二聚体 1100 ng/mL，BNP 86.2 pg/mL，Myo 130 ng/mL。凝血四项：PT 12 s，APTT 27.9 s，TT 16.6 s，FIB 3 g/L。颅脑 CT：多发梗死灶（图 64-1）。

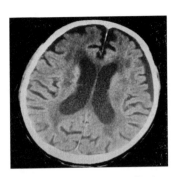

图 64-1　2023 年 7 月 1 日颅脑 CT

思维提示

　　1. 脑血管病包括出血性脑血管病和缺血性脑血管病两大类。缺血性脑卒中症状持续时间至少 24 h 或经影像学证实存在新发梗死灶，包括脑血栓形成、脑梗死。脑出血起病急，病情重。

　　2. 脑梗死发病常见于中老年患者，发病前有糖尿病、高血压、冠心病及高脂血症脑梗死的危险因素。脑出血多有高血压动脉硬化病史。

　　3. 发病特点：脑梗死常在安静或睡眠中发病，部分病例发病前有四肢麻木无力等。脑出血多在情绪激动或活动中突然发病。

　　4. 患者出现脑血管相关症状，除非有紧急指征需要获得心电图、胸部 X 线片或放置导尿管，否则不应延误行颅脑 CT。

二、诊疗经过

【入院诊断】脑动脉未特指的闭塞或狭窄引起的脑梗死。

【治疗护理过程】遵医嘱采取综合治疗护理措施。

（1）心电监护、经鼻高流量辅助通气。

（2）开放静脉通路，给予抗血小板、调脂稳定斑块、改善脑循环、抗感染等治疗。

（3）按需吸痰，及时清除分泌物，保证气道通畅。

（4）严密监测神志及生命体征：血压、心率、体温、呼吸、血氧饱和度。监测相关化验指标：电解质、肝肾功能、血气、凝血功能、心脏指标。

（5）准确记录出入量，观察皮肤水肿情况及皮肤弹性。

（6）协助患者进行被动功能锻炼。

（7）并发症的预防：预防压力性损伤、误吸、静脉血栓形成等并发症。皮肤的护理：电动褥疮垫应用。保持皮肤清洁。每2 h翻身拍背一次。

（8）饮食指导：遵医嘱留置胃管，鼻饲能全力补充营养。抬高床头，避免误吸。

经治疗护理，患者入院第3天（2023年7月3日）神志转为嗜睡，格拉斯哥评分12分。双侧瞳孔等大等圆，直径约2.5 mm，对光反射灵敏。患者入院第4天（2023年7月4日）出现谵妄，间断谵语，格拉斯哥评分12分。双侧瞳孔等大、等圆，直径约2.5 mm，对光反射灵敏。无发热，持续经鼻高流量辅助通气。伸舌不偏斜，口唇无发绀，颈静脉无充盈。双下肢无水肿。患者今日输液过程中上臂出现轻度肿胀，护士在撕胶布时发生了MARSI（医用黏胶相关性皮肤损伤）。7月7日患者病情好转，家属要求签字离院，患者出院时上臂医用黏胶相关性皮肤损伤好转。

三、本疾病最新指南解读

脑梗死是因脑部血液循环障碍，缺血、缺氧所致的局限性脑组织缺血性坏死或软化，是临床常见的脑血管疾病，临床症状主要有失语、偏瘫、认知功能障碍等[1]。随着我国人口老龄化的增加，脑梗死的发病率逐年提升，已经成为危及老年患者生命健康和安全的重要疾病。发病所造成的后遗症需进行长期康复护理，才能提高患者的生活质量。

脑梗死的危险因素[2]：①不可变因素：年龄、性别、种族和家族遗传。②可变因素：高血压、心脏病、糖尿病、吸烟、酗酒、血脂异常、颈动脉狭窄、肥胖。③其他危险因素：代谢综合征、高凝状态、缺乏体育活动、阻塞性睡眠呼吸暂停综合征。

营养支持：脑梗死患者入院 7 天内应该开始肠内营养。对于吞咽困难的患者，卒中早期（发病后 7 天内）给予鼻胃管饮食，当预期吞咽困难会持续较长时间（超过 2～3 周）时，放置经皮胃造瘘管是合理的。

并发症的预防：口腔清洁护理可降低卒中后肺炎的风险。肺康复治疗加超短波联合治疗能有效减低患者肺部感染。对所有卒中患者进行早期吞咽功能评估和训练可减少卒中相关肺炎的发生；在患者开始进食、饮食或口服药物前进行吞咽障碍筛查，有助于识别误吸的高危患者。对于怀疑误吸的患者进行内镜评估，明确是否存在误吸并确定吞咽困难的生理原因，以指导治疗方案[3]；下肢静脉血栓及肺栓塞预防：对于活动能力受限的无禁忌证卒中患者，除了常规治疗（阿司匹林和他汀类药物）外，推荐间歇充气加压联合常规治疗，以减少深静脉血栓形成的风险；对于合并糖尿病的患者，进行生活方式干预、营养支持、糖尿病自我管理教育和降糖药物联合的综合治疗[4]。

高龄脑梗死患者肢体功能训练处方：遵循个体化、循序渐进、持之以恒的原则，急性期以被动训练为主，患肢每个关节全范围活动 3～5 次，每天 2 组，亚急性期及慢性期进行助力运动训练及主动训练，有氧运动联合视频认知教育活动可改善高龄老人的记忆力。尽早实施功能康复，通过人工辅助、辅助器具等实现坐起、站立及行走等基本功能，有效预防并发症及心肺功能的快速下降。

四、对本病例的护理思考

➢ 谵妄的护理：认知功能的训练指对患者进行人物、时间、地点、事件的定向问答。改善环境：控制光线，降低噪声，并尽可能避免在患者睡眠期间进行治疗。人文关怀：尽量满足患者的需求，多与患者进行交流，缓解患者焦虑及恐惧等不良情绪。睡眠的管理：通过使用耳塞改善睡眠，减少谵妄的发生。早期康复训练加作业疗法：先被动、后主动的关节活动、床旁端坐、床旁站立和步行训练，帮助患者洗脸、梳头，提高患者的肌力以及生活自理能力。

➢ 老年人皮肤特点及 MARSI 的护理：临床护理人员在工作中要加强对老年患者皮肤风险的评估与观察，老年患者皮肤逐渐萎缩，表皮变薄，皮肤脆性增加，从而增加了 MARSI 的发生率。输液时要评估皮肤的特点，应用黏性胶带时要观察周围皮肤，零角度或 180° 撕胶带。患者躁动时暂不做操作或人为协助。年龄、使用机械通气、使用镇静剂、APACHE Ⅱ 评分、过敏史、发热、低蛋白血症及皮肤水肿是 ICU 患者发生 MARSI 的危险因素，临床护士应早期动态评估相关因素，降低 MARSI 的发生。

五、专家评析

缺血性卒中为急诊科常见危重症，具有发病急骤、病情进展迅速、并发症多等特点。护理管理质量对患者安全起着至关重要的作用。

急性缺血性卒中患者出现的肢体运动功能障碍、吞咽障碍、认知功能障碍等症状会导致患者出现跌倒、压力性损伤、营养不良、误吸、下肢静脉血栓等的风险增高。动态、准确的护理风险筛查评估，能够准确识别患者安全风险等级，是为患者提供针对性全方位护理措施、保证患者安全的基础。

　　缺血性卒中患者常常出现颅内压增高、出血转化、卒中后癫痫等并发症。护理过程中应仔细观察患者病情变化。动态评估患者的意识状态、生命体征、神经功能、凝血功能、生化指标等病情变化，早期预警风险，是识别患者潜在并发症的有效措施，从而保证患者诊疗过程中的安全，达到良好的预后。（点评专家：杜岳）

六、参考文献

[1] 刘丽萍，周宏宇，段婉莹，等.中国脑血管病临床管理指南（第2版）（节选）——第4章缺血性脑血管病临床管理推荐意见.[J].指南与共识，Chin J Stroke，2023，18（8），911-933. DOI：10.3969/j.issn.1673-5765.2023.08.009

[2] 陈丽华，田芳，薛娟.脑卒中吞咽障碍患者隐性误吸危险因素的研究进展 [J].重庆医学，2023，52（7）：1090-1094. DOI：10.3969/j.issn.1671-8348.2023.07.025

[3] 张桂屏，谢婷，韦清.ICU病人医用黏胶相关性皮肤损伤发生情况及危险因素 [J].循证护理，2023，9（21）：3915-3919. DOI：10.12102/j.issn.2095-8668.2023.21.020

[4] 左贤芳，张爱琴，张凌晨.ICU患者谵妄分层护理预防策略的构建临床研究 [J].中华现代护理杂志，2023，75（05）：776-781.

（刘艳平）

病例 65　甜蜜的背后，致命的打击
——1 例糖尿病酮症酸中毒护理的思考

一、病情简介

患者男性，43 岁，主因"1 天前被路人发现意识不清"于 2023 年 9 月 27 日由"120"送至我院急诊科，入院测血压 63/37 mmHg，血氧饱和度 80%，急测血糖 72.85 mmol/L，血气分析 pH 6.8，乳酸 4.6 mmol/L，碳酸氢根 3 mmol/L，尿酮体 1+，转入抢救室，给予紧急建立静脉通路补液、纠酸、降糖、升压等治疗，并建立人工气道机械辅助通气。为进一步诊治，收入 EICU 病房继续治疗。既往 2 型糖尿病 4 年，具体用药及血糖控制情况不详，无高血压和冠心病等病史。饮酒 20 年，以饮用啤酒为主，具体量不详，吸烟 20 年，平均 5 支 / 日，未戒烟。

【护理查体】T 38.3 ℃，P 136 次 / 分，R 18 次 / 分，BP 98/42 mmHg，SaO_2 95%。患者呈镇静状态，双侧瞳孔直径 3 mm，对光反射灵敏。双肺呼吸音粗，未及明显干、湿啰音。腹软，全腹压痛，肠鸣音减弱，2 次 / 分。四肢肌力不配合，肌张力正常。Barthel 指数评定量表评分 10 分，Braden 评分 13 分。

【辅助检查】血常规：WBC 18.27×10^9/L，Hb 118 g/L，PLT 115×10^9/L，CRP 206.52 mg/L。急查生化：Cr 243 μmol/L，UN 10.7 mmol/L，Na^+ 153.8 mmol/L，Cl^- 119 mmol/L。血气分析：pH 7.1，PO_2 160 mmHg，PCO_2 27 mmHg，Lac 3.9 mmol/L，HCO_3^- 18.93 mmol/L。心肌酶谱：TnI 0.58 ng/mL，D- 二聚体 3580 ng/mL，BNP 2260 pg/mL；LPS 406 U/L，AMY 358 U/L。

尿酮体 3+。腹部 CT（图 65-1）示胃内容物多。

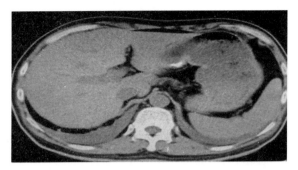

图 65-1　2023 年 9 月 30 日腹部 CT 示胃内容物多

思维提示

1. 收入急诊科的患者出现昏迷、血压低，尤其是呼吸有酮味（烂苹果味），分诊台护士要立即监测末梢血糖。

2. 患者出现意识改变及胃肠道症状时，要警惕糖尿病酮症酸中毒（DKA）。

3. DKA 通常呈急性发病，有时所有症状可骤然发生，无任何先兆。

4. 分诊护士对危重患者做好生命"八征"的观察：体温、脉搏、呼吸、血压、神志、瞳孔、尿量、皮肤黏膜。

二、诊疗经过

【入院诊断】糖尿病性酮症酸中毒；乳酸酸中毒；低血容量性休克。

【诊疗护理过程】遵医嘱采取综合治疗护理措施。

（1）遵医嘱予心电监护、呼吸机辅助通气，床旁血液净化治疗。

（2）遵医嘱开放两条通路，给予补液，泵入血管活性药，维持重要脏器灌注，遵医嘱泵入胰岛素，每小时监测血糖。

（3）胰岛素治疗期间：严格遵医嘱，以血糖每小时下降 2.8 ～ 4.2 mmol/L 为宜，至血糖 < 11.1 mmol/L，将胰岛素量减为 0.02 ～ 0.05 U/（kg·h），换 5% 葡萄糖液治疗。血糖维持在 8 ～ 11 mmol/L，直至酮体消失。

（4）按需吸痰，及时清除分泌物，保证气道通畅。

（5）严密监测生命体征：神志、血压、心率、体温、呼吸、血氧饱和度。准确记录出入量，观察皮肤水肿情况及皮肤弹性。遵医嘱监测相关化验指标：电解质、肝肾功能、血气、脂肪酶、淀粉酶、心肌酶谱等。

（6）并发症的预防：遵医嘱应用抗生素，严格落实手卫生，落实三大管路感染的预防标准。皮肤护理：电动褥疮垫应用，保持皮肤清洁。

（7）健康宣教：将疾病的发生原因、治疗方式告知患者，使患者养成按时用药、定期进行血糖监测的习惯，并注意日常饮食以及养成运动习惯，多方面、多角度地调控好血糖。

经治疗护理，患者入院第 2 天神志清楚，血流动力学仍不稳定。血气分析乳酸较前渐好转，继续 CVVH 治疗，全身水肿，蛋白低。遵医嘱予白蛋白输入。骶尾部 2 期压力性损伤，予盐水清洁、湿润烧伤膏涂抹以及应用渗液吸收贴。患者入院第 4 天神志清楚，血流动力学稳定，可嘱医嘱活动，脱机试验阳性，予拔除气管插管，予鼻导管吸氧（3 L/min），血氧饱和度可维持在 95% 左右。血气乳酸及 pH 恢复正常，医嘱予停血液净化治疗。患者经口进食无呛咳，停胃肠减压，拔除胃管，将流食逐渐过渡到半流食及普食。予患者骶尾部换药，嘱其勤翻身。入院第 7 天，患者生命体征平稳，可予床边活动，经过 2 周多的治疗，患者各项指标恢复正常，骶尾部 2 期压力性损伤较前好转，但尚未痊愈。2023 年 10 月 28 日患者出院。2 周后随访，患者血糖控制较好，骶尾部皮肤好转。

三、本疾病最新指南解读

糖尿病酮症酸中毒（DKA）属于糖尿病的常见急性并发症，是由于患者机体内胰岛素严重缺乏，升糖激素出现不当升高，进而诱发的代谢性酸中毒、电解质紊乱、脱水、酮尿、高血酮、高血糖等一系列症状，导致中枢神经系统功能障碍、循环系统功能障碍以及肾功能衰退等。该并发症以春冬季节尤为高发[1]。

DKA的原因：①急性感染或隐匿感染：如呼吸道、泌尿道、皮肤软组织等处的感染。②治疗不当：停用降糖药（尤其是胰岛素）治疗，药量不足及抗药性产生等[2]。③饮食失控及胃肠道症状：摄入大量含糖饮料，酗酒、呕吐或腹泻等加重代谢紊乱。④心血管意外：无痛性心肌梗死等。⑤精神因素：严重精神创伤、紧张或过度疲劳等。⑥其他：糖皮质激素的使用等。

DKA的临床表现：①糖尿病症状加重：肢体软弱无力，极度口渴，多饮多尿，体重下降。②消化道症状：厌食，恶心、呕吐，腹痛。③呼吸系统：呼气呈烂苹果气味。④神经系统：头痛、头晕，嗜睡，烦躁，意识障碍、昏迷。⑤脱水及休克症状：尿少，皮肤干燥，血压下降，心率加快。

DKA的常见并发症：低血糖、低血钾、高氯性代谢性酸中毒、脑水肿及血栓形成，其中脑水肿是DKA患者最重要的并发症。脑水肿的临床表现为头痛、意识障碍、昏睡、躁动、二便失禁、视神经盘改变、心动过缓、呼吸骤停。这些症状随着脑疝的形成而进展，如病情进展迅速，可不出现视神经盘水肿。对易发脑水肿的高渗患者要逐渐补充所丢失的电解质及水分。DKA所致炎症及高凝状态是导致心脑血管血栓形成的高危因素。建议对于有血栓形成的高危患者，可使用低分子量肝素预防血栓形成。

DKA的治疗与预防：胰岛素泵联合血液净化治疗对于DKA治疗可起到事半功倍的效果。血液净化能快速清除体内代谢物质，纠正临床症状；而胰岛素泵入可迅速降低血糖，抑制脂肪分解产生酮体，纠正酸中毒，两者联合治疗可达到清除血液中毒素、降低血糖的目的，从而提高 DKA 的治疗效果[3]。DKA 预防：控制血糖，注意护理饮食，注意休息，适量运动，防止感染。

四、对本病例的思考

➤ 皮肤的护理：做好风险评估。关注疾病治疗的同时，不能忽视皮肤护理。建立提前预警机制很重要。充分了解患者的病情。当患者存在水肿、蛋白低、血糖高、体温高、病情危重、灌注不足、营养差、循环差、被动体位、有腹泻史等压力性损伤发生的高危因素时，提前给予贴膜保护性应用。关注皮肤颜色，如皮肤颜色深，要引起注意。

➤ 做血滤前再次认真查看皮肤，评估预防措施是否到位。质控人员及管理者做好督查及指导。当出现 2 期及以上压力性损伤时，可予盐水清洁，湿润烧伤膏涂抹，渗液吸收贴应用，每天换药，效果较好。

➤ 血液净化注意事项：血流量不足是导致动脉压低报警的常见原因，血管通路问题是造成血流量不足的关键因素。连接患者之前，准确判断管路通畅度及血流速度，1 s 内抽出 3 ～ 4 mL 封针液及血液，证明导管可正常使用。判断导管通畅后方可连接管路开始治疗。如发现导管功能不良，要及时判断原因并处理。切不可只见回血、不判断血流速度就接管路。根据患者出血风险及导管内血栓形成风险，选择封管液及封管频次。置管后但不能立即进行血液净化治疗及血液净化治疗间歇期，需及时封管。无出血风险时可选择普通肝素封管：肝素溶液 1000 ～ 1250 U/mL，每 12 ～ 24 h 封管。有出血倾向时选择 4% 枸橼酸钠封管。封管频次每 12 ～ 24 h 一次。

五、专家评析

糖尿病酮症酸中毒属于糖尿病患者的常见急症，部分患者以"意识障碍"症状就诊。分诊护士易按照惯性思维，首先考虑中枢神经系统疾病。充分评估患者病史、伴随症状，了解血糖情况、是否有一氧化碳接触史等是准确预检分诊的基础。补液治疗过程中，要动态评估患者出入量，在关注电解质变化的同时，监测患者心率及心律的变化，判断有无心律失常的发生。使用降糖药物过程中，监测血糖变化的同时，观察患者有无大汗、心率增快等症状，警惕低血糖的发生。指标监测中，除监测生命体征、血糖、酮体变化外，还应监测血气分析、BNP、电解质等指标，动态评估患者病情变化。关注患者营养指标，保证营养供给，改善营养不良。血糖异常患者皮肤损伤风险增高，整体护理过程中，需要关注体位变换、床单位清洁、失禁管理、医疗器械使用规范等细节，避免皮肤损伤。（点评专家：杜岳）

六、参考文献

［1］林艳艳，樊秀芳，黄美婷 . ICU 糖尿病酮症酸中毒的集束化护理效果及价值研究［J］.临床护理糖尿病新世界，2023，26（16），144-147. DOI：10.16658/j.cnki.1672-4062.2023.16.144

［2］舒海林，施云弟，陆道安 . 胰岛素泵联合血液透析治疗糖尿病酮症酸中毒的效果［J］.临床与实践《中外医学研究》，2023，21（23），29-32. DOI：10.14033/j.cnki.cfmr.2023.23.008

［3］秦鸿利，赵震，王艳芳，等 . ICU 患者压力性损伤预防的最佳证据总结［J］.护理学报，2021，28（10），45-51. DOI：10.16460/j.issn1008-9969.2021.10.045

（刘艳平）

病例 66　留置胃管多思考，可视设备要用好

一、病情简介

案例一：患者，男，76岁，因"吞咽困难、不能进食2周"到医院急诊科就诊。患者6个月前突发急性脑梗死，出院后可正常进食，无呛咳。近2周出现吞咽困难、不能进食，饮水后恶心、呕吐，无发热，无腹痛。

【体格检查】生命体征：T 36.5 ℃，P 58 次 / 分，R 16 次 / 分，BP 116/84 mmHg，SaO_2 98%。神志清楚，消瘦，口、鼻腔外观无异常，双肺呼吸音粗，未闻及干、湿啰音，腹平软，全腹无压痛。

【处置过程】医生接诊并评估后，建议留置鼻胃管，给予必要的营养支持。责任护士安置患者取合适体位，按照留置胃管的操作流程给予患者置管，置管到15 cm时，就不能再置入，尝试多次，均未成功，护士在安抚患者及家属后，寻求援助。尝试用可视喉镜指引留置胃管操作，置管15 cm处时，无法再置入，未成功插管；立即联系耳鼻喉科会诊，耳鼻喉科医生给予患者喉镜检查（图66-1，

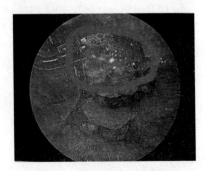

图66-1　案例一患者喉镜图片

书后彩图 66-1），发现患者咽喉部有肿物，阻塞食管入口，导致置管困难。

案例二：患者，女，84 岁，主因"发热 2 天"到医院急诊科就诊。患者 2 天前无明显诱因出现发热，伴纳差，呼叫"120"送至医院急诊科。既往史：冠心病，胸廓畸形史。主要诊断为肺部感染、呼吸衰竭、休克，冠心病。为进一步启动营养支持治疗，医生向家属告知风险并签署留置胃管知情同意书，责任护士遵医嘱为患者留置胃管。

【体格检查】T 36.5 ℃，P 80 次 / 分，BP 99/58 mmHg，SaO_2 98%（鼻导管吸氧 3 L/min）。神志清楚，不能表达，吞咽功能差，鼻咽部外观无异常，胸廓畸形，双肺呼吸音低，未闻及干、湿啰音，可闻及痰鸣音。

【处置过程】责任护士按照留置胃管护理技术操作流程实施操作，第一次置管至 15 cm 时患者出现明显呛咳，于是拔出胃管；休息 10 min 后尝试第二次插管，置入过程顺利，无呛咳及出血等不适。置管后按照判断胃管在胃内的方法进行判定，听气过水声不明显，随即回抽黄色液体约 20 mL，给予固定。16 时许，为患者行胸部影像学检查（图 66-2），提示双侧胸腔积液，右侧气胸，图 66-3 显示胃管尖端在右侧胸腔。患者无喘憋、胸痛等症状，遵医嘱即刻拔除胃管。

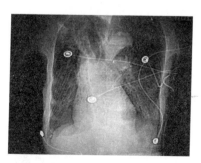

图 66-2　案例二胸部 X 线检查

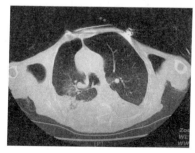

图 66-3　案例二胸部 CT 检查

> **思维提示**
>
> 1. 留置胃管是护理人员常见的基础护理技术操作之一，护士在操作前务必对患者进行充分评估，包括置管原因、既往病史、置管史，与家属做好沟通，告知风险，并签署知情同意书，使患者及家属理解留置胃管的难度和必要性，以保证置管过程顺利。
>
> 2. 当置管过程不顺利时，不可盲目置管，一定要按照护理操作流程，置管至 15 cm 时，抬起患者下颌，使下颌贴向胸骨，以增加置管成功率；对于昏迷患者、老年卧床患者、胸廓畸形患者，尤其要警惕无典型症状胃管误入气管事件的发生；对于置管困难患者，可使用可视化技术手段（喉镜等）辅助，一方面明确诊断，一方面可以增加置管成功率，减少对患者的伤害。

二、诊疗经过

【入院诊断】肺炎；冠心病；气胸；胸腔积液；胸廓畸形。

【诊疗护理过程】请耳鼻喉科医生在喉镜引导下给予患者留置胃管，置管顺利，深度 50 cm，妥善固定，每日给予鼻饲饮食。请胸外科会诊，医生在无菌操作下给予患者留置右侧胸腔闭式引流，1 周后医嘱拔除胸腔置管，置管期间累计排出黄色胸腔积液 4050 mL。

三、本疾病最新指南解读

留置鼻胃管是临床常见的护理操作，适用于吞咽功能障碍、意识障碍、预期不能经口进食等患者，鼻饲的目标是改善患者营养状况、维持脏器功能、减少并发症的发生[1-2]。晚期痴呆患者鼻饲的置入应当在插管前，由照护者和医生进行共同决策。

　　鼻胃管留置前要对患者进行整体评估，如营养风险评估、吞咽功能评估和胃肠功能评估，并将评估内容及评估结果记录在患者病历中。放置鼻胃管前可使用利多卡因雾化剂减少患者的疼痛不适感。对于麻醉及无意识患者，可采用改良的胃管插入技术，如反向 Sellick 操作，即颈部屈曲，冷冻胃管，将患者喉头抬高，气管插管引导或视频辅助胃管置入。

　　确定胃管位置的方法，应避免单独采用胃内容物 pH 值测定法、二氧化碳浓度测定法、听气过水声等方法判断鼻胃管位置，建议采用综合方法判断；建议老年重症患者鼻饲前常规采用 X 线来确定胃管位置；对于超声或 X 线引导下置管仍无法成功者，建议内镜引导下置管[3]；不推荐使用肉眼观察抽吸物、听气过水声、石蕊试剂测试酸碱度等方法判断鼻胃管是否在胃内，在病情及条件许可的情况下，初次置入建议使用 X 线（金标准）确定管道位置，也可以通过 B 超判断[4]。

四、对本病例的思考

　　➢ 急诊科收治患者多为急危重症患者，很多患者需要留置胃管进行肠内营养或胃肠减压。置管困难时，不可盲目插管，减少反复插管对患者气道的刺激，以免导致患者产生不适或抵抗心理；置管失败时应早期使用可视喉镜辅助，既可以发现咽喉部异常组织结构，明确诊断，同时也能帮助操作者快速且准确留置胃管，提高置管成功率[5]。

　　➢ 盲插时神志清楚的患者可配合吞咽动作取得成功，对于昏迷或气道不敏感患者，置管过程中容易误入气道，引起呛咳、呼吸困难、发绀等胃管误入气道的典型症状。一旦发现误入气道，操作者要立即拔出胃管，患者症状可即刻得到缓解。无典型症状胃管误入气道的病例罕见，容易被忽视，存在隐患，一旦没有及时发现，有致命的风险。

　　➢ 容易出现胃管误入气道的情形：患者吞咽、翻身功能障碍或迟钝，该患者虽神志清楚，但无法表达，胸廓畸形，患者气道反应不敏感，胃管进入气道时患者未出现典型症状，导致医务人员无法及时发现胃管误入气道。

➤ 抽吸胃液、听气过水声、观察胃管末端放置在水中是否有气泡是临床常用的 3 种确认胃管是否在胃内的方法。本案例听气过水声不明显，经胃管抽吸的 20 mL 黄色液体，护士误将胸腔积液认为是胃液，随即给予固定。文献建议，X 线能显示胃管走行及是否在胃内，经 X 线显示胃管穿过膈肌进入胃内才是确定的金标准，并建议写入教科书。

五、专家评析

留置胃管是一项常见的护理操作。对于急危重症患者，留置胃管是维持营养、治疗消化系统疾病或防止误吸的关键救治措施。然而，由于急诊患者的病情复杂且病情危重，留置胃管的过程往往面临很多挑战，如何快速、成功置入胃管，有如下技巧和方法：①评估患者状况：留置胃管前对患者病情进行全面评估，了解患者的意识状态、吞咽困难和呼吸道通畅程度，以及是否有口腔、鼻腔或食管的异常等，这些信息有助于预测插管的难度。②选择合适型号的胃管：一般来说，成人通常使用 14-18 号胃管，而儿童则使用相应较小的型号。③插管的工具选择：徒手盲插置入；对于评估插管困难的患者，可以考虑使用喉镜引导协助置入或内镜下协助置入，以降低插管难度，减少对患者的创伤。④采用适当的插管技巧：采用一些技巧来提高成功率，例如润滑胃管前端、调整患者体位、轻柔地送入胃管等。⑤成功留置胃管后，注意观察与护理。

要想提高急危重症患者留置胃管的成功率，医护人员需要接受专业的培训和实践。此外，医护间良好的沟通也是提高插管成功率的重要因素，有助于提高留置胃管成功率，降低并发症发生率，改善患者预后和生存质量。（点评专家：赵丽新）

六、参考文献

［1］Wei Junmin. 中华医学会肠外肠内营养学分会老年营养支持学组［J］. 中华老年医学杂志，2020，39（2）：119-132. DOI：10.3760/cma.j.issn. 0254-9026.2020.02.002

［2］中华医学会肠外肠内营养学分会神经疾病营养支持学组. 神经系统疾病 肠内营养支持中国专家共识（第二版）［J］. 中华临床营养杂志，2019， 27（4）：193-203. DOI：10.3760/cma.j.issn.1674-635X.2019.04.001

［3］邓子银，刘加婷，赵丽蓉，等. 成人患者经鼻胃管喂养临床实践指南 （2023 年更新版）［J/OL］. 护士进修杂志，2024，39（07）：673-679. DOI：10.16821/j.cnki.hsjx.2024.07.001

［4］王亚运. 脑卒中病人留置鼻胃管护理最佳证据总结［J］. 循证护理， 2024，10（1）：26-34. DOI：10.12102/j.issn.2095-8668.2024.01.005

［5］孙辉，Sun H. 不同经口留置胃管方法在气管插管患者中的应用比较［J］. 中国中西医结合急救杂志，2022，29（6）：727-729. DOI：10.3969/j.issn. 1008-9691.2022.06.018

（王　颖）

病例 67 "姨妈"异常莫大意，"宫外孕"初期很隐蔽

一、病情简介

患者，女，30岁，以"阴道出血4天，下腹痛6 h，头晕1 h"为主诉到医院急诊科就诊。家属代诉当日为患者正常月经周期第4天。既往有痛经史，出血量和以往相当。当日15时，患者正常排便后出现腹痛，随后开始出现头晕、心悸伴出虚汗，平躺休息后可以缓解，但持续下腹痛未缓解。21时左右，患者起身后头晕加重，心悸，全身大汗，遂到急诊就诊。接诊时患者面色苍白、浑身大汗地坐在私家车中，不能独立行走至分诊台。

【体格检查】HR 134次/分，左上肢血压测不出，氧饱和度99%；随即复测左上肢血压83/57 mmHg，右上肢血压81/53 mmHg，神志淡漠，面色苍白，贫血貌，心率134次/分，律齐，下腹部有压痛和反跳痛。

初步判定患者可能是异位妊娠和并发失血性休克，立即将患者推入抢救室，启动绿色通道，吸氧、心电监护，开放静脉通路，抽血化验，交叉配血，建立急诊病历等，同时呼叫妇产科及超声科医生会诊，随后床旁超声确定为异位妊娠，立即将患者转往手术室行进一步手术治疗。

思维提示

1. 休克是指在各种强烈致病因素（包括心力衰竭、出血、脱水、过敏、严重感染和创伤等）的作用下，引起有效循环血量减少，导致以机体组织血流量灌注不足为特征的循环衰竭状态。

2. 异位妊娠[1]（ectopic pregnancy，EP），俗称"宫外孕"，是指受精卵在子宫体腔以外的部位着床和发育。最常见的异位着床部位为输卵管，也有部分患者出现卵巢、宫颈、腹腔等部位的异位妊娠。

3. 异位妊娠引起的大出血是妊娠早期死亡的重要原因[2]。正常育龄期女性，如果出现停经后阴道不规则出血、腹痛等症状，均应警惕本病的发生。

二、诊疗经过

【入院诊断】异位妊娠；失血性休克。

【诊断依据】

（1）患者，女，30岁左右，有出血、腹痛病史。

（2）低血压，心率快。

（3）神志淡漠，面色苍白，贫血貌，低灌注表现。

（4）床旁超声（图67-1）报告：盆腔内异常回声，考虑异位妊娠破裂并凝血块可能性大；盆腔积液。

【抢救过程】

（1）一般治疗：心电监护、鼻导管吸氧2 L/min。

（2）纠正休克：给予补液治疗，维持重要脏器灌注。

（3）完善围术期相关检查，血标本送检、留置管路等。

（4）前往手术室进一步手术治疗，患者手术成功，1周出院。

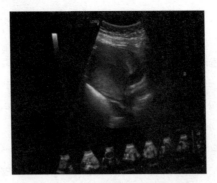

图 67-1　患者床旁盆腔 B 超影像

分诊思路

1. 患者为育龄期女性，接诊时表现为休克状态，加之有阴道出血、腹痛症状，应高度警惕异位妊娠，一旦大出血会造成不可挽回的后果；同时在接诊过程中凡遇育龄期女性就诊，即使无阴道出血、腹痛等症状，也应提高警惕，避免非典型患者被遗漏，甚至延误病情。

2. 患者入院后出现面色苍白、皮肤湿冷、大汗，结合患者双上肢血压低，判断其为休克状态，分诊护士应引起重视，在安置患者至抢救室的同时，立即启动绿色通道，请妇产科及超声科会诊。

3. 抢救期间应密切监护患者的生命体征，遵医嘱给予快速补液，维持重要脏器灌注，同时完成围术期术前护理，包括心理护理等。

三、本疾病最新指南解读

异位妊娠是种植于子宫体腔以外的妊娠，最常见的为输卵管妊娠。根据美国疾病控制与预防中心（CDC）的数据，异位妊娠发生率约占所有妊娠的 2%。输卵管异位妊娠破裂是失血相关性死亡的首要原因。在因阴道出血和(或)腹痛至急诊就诊的早孕妇女中,异位妊娠者比例最高可达 8%[3]。

50% 的异位妊娠患者无明确的高危因素。既往有过 1 次或以上异位妊娠病史的女性风险会增加,其他还包括输卵管损伤史、盆腔炎性疾病史、盆腔或输卵管手术史、不孕症病史、吸烟史、年龄 > 35 岁。指南建议,任何性生活活跃的育龄期妇女一旦出现腹痛或者阴道出血,即应进行妊娠筛查,无论有无避孕措施。有明确异位妊娠高危因素的孕妇,即使没有症状,也应进行筛查评估,以排除异位妊娠。

阴道超声是可疑异位妊娠患者首选的诊断方法(C 级证据)。血人绒毛膜促性腺激素测定能辅助诊断异位妊娠。当患者出现血流动力学不稳定、异位妊娠破裂的症状(如盆腔疼痛)或腹腔内出血征象时,需进行手术治疗(A 级推荐),刻不容缓。

四、对本病例的思考

➢ 异位妊娠是急诊科较为常见的急腹症类型,若腹腔输卵管大出血得不到有效控制,会影响患者的生育能力及生命安全[4]。异位妊娠患者合并大出血时往往病情凶险,急诊分诊护士在接诊育龄期合并腹痛或者不明原因阴道流血的女性患者时,应高度警惕异位妊娠的发生;凡疑似异位妊娠患者,分诊护士应立即测量其生命体征;对于病情不稳定者,立即转至抢救室,通知急诊医师和抢救团队,启动孕产妇救治通道,妇产科及超声科医生应在10 min 之内到急诊科进行会诊。

➢ 抢救团队应分工合作,不同护士做好分工,监测患者的生命体征、进行气道管理、做好患者意识的记录、腹部症状及体征的评估、休克急救与给氧治疗。在为患者实施检查的过程中,也应对其进行健康宣教,提高其对各项检查的认识度及配合度,使得检查更加顺利进行。确诊后的患者更容易出现焦虑、恐惧心理，护士应该积极引导，说明手术治疗的安全性，增加其对该治疗方式的认同感，缓解恐惧等不良情绪。抢救过程中要配合做好各项急救护理措施，做好盖被保暖及隐私保护。术前准备要争分夺秒地完成，与手术室护士做好交接，确保患者护理的连续性。

五、专家评析

异位妊娠又名宫外孕，其典型症状包括停经、腹痛、阴道出血，是一种常见的妇科急症，对女性的生命健康构成严重威胁，及时、正确的抢救措施对于保障生命安全至关重要。

早期诊断和及时抢救是提高治愈率、降低并发症和死亡率的关键。抢救路径如下。

1. 早期诊断 快速评估、准确的预检分诊，通过病史采集、体征观察、生命体征监测，与其他急腹症相鉴别。异位妊娠的腹痛通常表现为一侧下腹痛和伴有肛门坠胀感。当高度怀疑异位妊娠时，应立即启动绿色通道，急查 HCG（人绒毛膜促性腺激素）水平测定和超声检查。

2. 明确病情，采取紧急抢救措施：①异位妊娠腹腔内出血，手术是唯一有效的治疗手段。术前准备：迅速建立静脉通路，补充血容量，做好紧急配血，留置导尿管，备皮等。手术涉及多个学科，应及时通知到位，制定好治疗方案，将患者安全转运至手术室。②保守治疗，若早期发现未破裂，行药物治疗，密切观察。

随着医疗技术不断进步，抢救路径可借助信息化手段不断优化和完善，为预防和治疗提供更为有效的方案。（点评专家：赵丽新）

六、参考文献

［1］张学军，郑捷.妇产科学［M］.9 版.北京：人民卫生出版社，2018.

［2］沈铿，马丁.妇产科学［M］.3 版.北京：人民卫生出版社，2015.

［3］陆奇，王玉东.2018 年美国妇产科医师学会《输卵管妊娠》指南解读［J］.中国实用妇科与产科杂志，2018，3（34）：270-274. DOI：10.19538/j.fk2018030110

［4］周湘圆.基于固定站位抢救小组的流程化护理在异位妊娠急诊患者中的应用效果观察［J］.基层医学论坛，2022，8（23）：142-144. DOI：10.19435/j.1672-1721.2022.23.047

（王　颖）

病例 68　轻者重之端，小者大之源
——1 例非典型症状的急性心肌梗死病例的分诊护理体会

一、病情简介

患者，男，54 岁，主因"中腹及腰部剧烈疼痛 1 h"来诊。1 h 前患者出现明显的中腹部及腰部剧烈疼痛，呈持续性不缓解，向后背部放散，伴恶心，自服硝酸甘油无缓解，为进一步诊治入我院急诊科。分诊护士接诊后见患者疼痛剧烈，随后在分诊台优先给予心电图检查，心电图显示：Ⅱ、Ⅲ、aVF 导联 ST 段弓背抬高，$V_1 \sim V_4$ 导联 ST 段压低，请示抢救室二线考虑急性下壁心肌梗死不除外，立即转入急诊抢救室。既往史：高血压 5 年，平时口服硝苯地平缓释片，血压控制良好，平时血压 120/70 mmHg。

【护理查体】T 36.3 ℃，P 59 次 / 分，R 18 次 / 分，右上肢 BP 111/85 mmHg，左上 BP 106/79 mmHg，SpO_2 99%。患者神志清楚，精神可，不能平卧，口唇无发绀。双肺呼吸音清，未闻及干、湿啰音。心率 59 次 / 分，律齐，未闻及病理性杂音。腹软，无压痛及反跳痛，肝、脾未触及，双下肢无水肿。

【辅助检查】急查生化：K^+ 3.3 mmol/L。心肌酶谱：TnI < 0.05 ng/mL，D- 二聚体 800 ng/mL，BNP 150 pg/mL；Myo 110 ng/mL。

思维提示

　　1. 对于 40 岁以上伴有胸痛和腹痛症状、既往有高血压的患者，均不能除外大血管或心血管病变，如心绞痛、心肌梗死、主动脉夹层等。急诊分诊护士应快速、准确完成患者的分诊评估和决策，进行生命体征评估，并完善心电图。对于胸痛持续不缓解的患者，应立即将患者转入急诊抢救室行进一步检查和评估。

　　2. 对于可能发生心搏骤停的患者，应积极监测生命体征，并协助医师完成吸氧、心电监护、开放静脉通路等。

【入院诊断】急性下壁心肌梗死。

【诊疗护理过程】

（1）遵医嘱给予持续高流量吸氧 4～6 L/min，给予除颤仪电极板进行心电监护，给予口服三联药物，阿司匹林、阿托伐他汀、氯吡格雷。

（2）快速建立有效的静脉通路，采用套管静脉留置针，给予门冬氨酸钾、硝酸异山梨酯等药物对症治疗。用药时，严密观察心率、心律、血压及尿量。

（3）缓解患者的剧烈疼痛，遵医嘱给予吗啡 5 mg 皮下注射，必要时 1～2 h 后再注射一次。同时关注呼吸功能抑制（血流动力学不稳定的患者禁用吗啡）。

（4）急性心肌梗死（AMI）患者常伴有心律失常、心力衰竭、休克等并发症，应密切观察心率及节律的变化，警惕心室颤动、心脏骤停的发生。AMI 病情危重且变化较快，对于病情变化的观察是否仔细成为抢救成功与否的重要因素。

（5）心理护理：AMI 病情凶险，患者的濒死感会引起交感神经兴奋，导致冠状动脉痉挛，从而使梗死范围扩大。应加强对患者的心理护理，稳定患者情绪，使其正确对待疾病，增强战胜疾病的信心。

（6）心搏骤停的急救：患者若出现心搏骤停，应立即给予心肺复苏，同时调节除颤仪进行电除颤。复苏成功后，继续给予高级生命支持。有效的高级生命支持对 AMI 的预后和转归十分重要。

（7）安全转运：AMI 为绿色通道疾病，患者在急诊救治时间仅 33 min，在完善心脏超声及胸部 CT 检查后，立即转入导管室进一步治疗，与导管室护士进行病情、治疗等交接，并签署交接单。

二、分诊护士对急性心肌梗死的鉴别

1. 不稳定型心绞痛　AMI 与不稳定型心绞痛均有疼痛症状，且疼痛的性质和部位很相似。但不稳定型心绞痛发作的时间很短，休息或含服硝酸甘油可缓解，且次数频繁，可通过这点与急性心肌梗死相鉴别，避免漏诊。

2. 急腹症　AMI 和急腹症有很多相同点，需要进行有效的鉴别。急性胆囊炎、急性坏死性胰腺炎等疾病都是很常见的急腹症，这些急腹症都容易出现上腹部疼痛和休克的症状，这一点和急性心肌梗死不典型症状容易混淆，需要通过患者腹部体征、心电图以及血清心肌酶学检查来鉴别。

3. 急性肺动脉栓塞　急性肺动脉栓塞发病后会出现呼吸困难、胸痛的症状，可能会导致休克，这与急性心肌梗死的表现近乎一样。若非急性心肌梗死患者，一般不会出现典型的心电图改变和血清心肌酶变化。

4. 主动脉夹层　主动脉夹层往往会以剧烈胸痛为主要表现，和急性心肌梗死近乎相似。不过主动脉夹层在疼痛开始便达到高峰，而且会放射到背部、腹部、腰部以及下肢等部位，双上肢的血压及脉搏有明显的差别，由此可以和急性心肌梗死相鉴别。

三、本疾病最新指南解读

依据中华护理学会急诊专业委员会制定的急诊预检分诊标准[1-2]和 2023 年 6 月发表于《中华急危重症护理杂志》的《基于循证原则制定的急性胸痛护理临床实践指南》[3]，急诊护士在接诊胸痛患者后，应关注胸痛的持续时间，结合生命体征、现病史，既往史、症状、辅助检查等快速识别高危胸痛疾病，预检分诊护士应在 5 min 内快速、准确完成急性胸痛患者的分诊评估和决策，对于致命性胸痛需立即开始抢救流程，中危胸痛需动态评估与监测，低危胸痛需合理分流。

针对持续性胸痛、生命体征极不稳定，合并以下单项指标之一：①脉搏 ≤ 40 次 / 分或 ≥ 180 次 / 分；②收缩压 < 70 mmHg（1 mmHg=0.133 kPa）或 ≥ 220 mmHg；③呼吸频率 ≤ 8 次 / 分或 ≥ 36 次 / 分；④体温 > 41 ℃或 < 32 ℃；⑤ SpO_2 < 85%，应视为 1 级患者并立即安置于抢救室。对持续性胸痛、生命体征不稳定、存在潜在危险的，应在 10 min 内立即应诊并进入抢救室和复苏室；对病情暂时稳定的中、低危胸痛患者，应在 30 min 内应诊，并进入优先诊疗区进行诊治。

急诊预检分诊护士应在各个级别设置应诊时间的基础之上，对于候诊的急性胸痛患者进行动态评估，以及发现病情变化并急性预警，动态评估是急诊预检分诊的关键，预检分诊人员应对各个级别患者进行预检评估，确保患者在响应时限内得到安全救治，并且要设置评估时间，等候时间一旦超过响应时限，则应立即启动再次评估，重新确认就诊级别。

四、对本病例的思考

➢ 高效识别致命性胸痛：接诊胸痛患者后，除关注患者血流动力学、心脏电活动外，还应注意胸痛持续时间，结合病史、症状、查体、辅助检查等快速识别高危 ACS、AAD、APE、张力性气胸等致命性胸痛疾病。关注症状：疼痛持续时间、部位、性质、疼痛程度，以及非典型症状的 AMI。另外，注意双上肢血压是否对称。所有胸痛患者在首次医疗接触后应在 10 min 内完成心电图检查，并动态观察。

➢ 谨慎评估中、低危胸痛患者：将患者安置在合适的区域，进行动态评估，以及时发现患者的病情变化并进行预警，对保障急诊患者的安全至关重要。本病例患者无典型胸痛症状，若心电图正常，对其关注点、重视程度欠缺易导致不良后果。

➢ 及时关注心肌损伤标志物等辅助检查结果；严密监测生命体征，包括心率及心律的变化，警惕心律失常等并发症的发生。

➢ 完善应急管理机制，医护在救治过程中务必提升协作能力，以保障急诊救护措施的高效落实。

➢ 由于本病例患者属于非典型症状的急性心肌梗死患者，务必做好症状鉴别、动态评估，分诊时开辟绿色通道，早期完善检查，避免漏诊。

五、专家评析

急性心肌梗死是严重的心血管疾病，需要紧急评估和处理。本案例中患者以急性腹痛为首诊症状，但最终确诊为急性心肌梗死。这种情况在临床上比较少见。护士通过问诊、生命体征、查体等一系列综合评估，初步评判为心血管疾病，优先进行了心电图的辅助检查，正确地进行了分诊，为医疗团队提供了有效的依据，使得患者在最短时间内接受了必要的检查和治疗，从而减少了患者的痛苦和并发症的发生。

本案例提醒医生在分诊过程中应保持警惕，对每个症状都应该认真分析，综合运用现有的技术手段获取更多的信息；同时突显了急诊护士在急诊救治中的重要作用，分诊护士的敏锐观察和

专业判断能力可以确保危重患者及时得到精准治疗，发挥前哨作用，最大限度地保障患者安全。（点评专家：孙卫楠）

六、参考文献

[1] 金静芬，陈玉国，朱华栋，等.急诊预检分诊标准（成人部分）[J].中华急危重症护理杂志，2020，1（01）：45-48. DOI：10.3761/j.issn.2096-7446.2020.01.007

[2] 金静芬.急诊预检分诊标准解读[J].中华急危重症护理杂志，2020，1（01）：49-52. DOI：10.3761/j.issn.2096-7446.2020.01.008

[3] 张敏，王文君，郭卫婷.急性胸痛护理临床实践指南的构建[J].中华急危重症护理杂志，2023，4（06）：519-525. DOI：10.3761/j.issn.2096-7446.2023.06.007

（王　玉）

病例 69　烟雾令人窒息，分级救治有序
——一起群发伤"烟雾事件"的病例

一、病情简介

　　某日夜间 23 点，某居民楼突然发生烟雾紧急事件。23：08 分，有 6 名吸入烟雾的患者自行来院，随之"120"也陆续送来 6 位从烟雾现场逃生的患者，其中包括 1 名 3 月龄婴儿及 2 名 9～10 岁儿童。急诊科立即启动绿色通道，通知急诊科二线和流水医生、EICU 值班医生、儿科医生及总值班，并启动突发事件应急预案及突发事件科室人员紧急替代预案，呼叫休息室大夜班医生和护士参与突发事件群发伤抢救工作。大部分患者主诉为：吸入浓烟后感觉胸闷、心悸，咽部烧灼感，有濒死感，伴有呼吸困难。接诊医生对患者进行快速评估和筛选，分诊护士安排护理人员为每位患者测量生命体征。医护快速分组：①分诊组：由 1 名副主任医师及 2 名预检护士组成；②危重患者抢救组：由 1 名医生、3 名护士组成，负责危重患者抢救，接危重患者后进入抢救室和复苏室抢救；③治疗护理组：护士 1～2 名，负责危重患者以外患者的输液、一般护理及现场协调等。

　　【体格检查】3 名儿童生命体征平稳，经儿科医生会诊后建议由"120"转入专科医院进行救治；抢救室有 5 名患者，心率在 100～130 次/分，血氧在 85%～91%；剩余 4 名患者生命体征平稳。根据患者病情及生命体征，按病情分级进行分区救治，护

理组长按照分级情况，立即将生命体征不平稳的 5 名患者安置在抢救室继续治疗，明确分工，由 2 名护士护理原有患者，危重患者抢救组的 3 名护士接诊群发伤患者。

思维提示

1. 群发伤是指由一种或多种致伤因素同时对多人造成伤害的事件，群发伤事件发生突然，时间紧，伤员多，伤员的伤情复杂，隐匿伤较多。

2. 急性失火烟雾中毒属于多种混合性有害气体中毒，抢救治疗的关键是要抓住可能危及生命的主要症状进行积极处置。

3. 急诊科应对突发事件时，要根据各突发事件的类型执行相应的应急预案，定期进行应急处置培训和演练，不断提高各类人员的应急能力。

二、诊疗经过

【入院诊断】烟雾中毒。

【诊断依据】

（1）某居民楼发生烟雾，所有就诊人员均从烟雾现场逃出并自述吸入烟雾。

（2）部分患者心率在 100 ～ 130 次 / 分，血氧在 85% ～ 91%，加之吸入烟雾引起患者胸闷、憋气等症状。

【抢救过程】

（1）对被送入抢救室的患者立即给予鼻导管吸氧及心电监护，建立静脉通路。

（2）采取动、静脉血标本送检；吸氧之后，遵医嘱给予氨茶碱、甲强龙等平喘治疗。

（3）适当用温水或者清水冲洗口鼻腔，将口鼻腔分泌物清除，保持呼吸道通畅。

（4）密切关注患者心率、血氧饱和度等生命体征情况。

（5）关注患者心悸、胸闷、呼吸困难等不适症状，同时加强患者心理辅导。

最终，在不影响正常急诊就诊秩序的情况下，每一位群发伤患者都在短时间内得到了妥善的救治。对于送入抢救室的患者，其抢救过程环环相扣、衔接紧凑，最后 1 名患者亦于 4 天后顺利出院。

分诊思路

1. 突发群体事件的特点：突然性和不确定性。突发群体事件一般有人为的和自然发生的两种。其特点是发生的突然性和时间、地点的不确定性，令人难以预料。如本次烟雾事件就是在人们睡梦中发生的。分诊护士在接到突发公共卫生群体事件电话或见到受伤患者时，首先通知值班医生、抢救护士、科主任及护士长，夜间通知总值班。科主任和护士长根据患者人数和伤情逐级上报医务部、保卫部、护理部和主管副院长等相关部门。

2. 分诊护士协助医生迅速对患者病情进行评估和筛检工作，照顾到每一位群发伤患者，根据伤情程度对患者进行分级分区救治，同时做好相应标识及患者信息统计工作。分诊护士对血氧在 85% ～ 91% 的患者给予重视，立即送入抢救室区域，保证危重患者得到及时的救治。

3. 因突发事件的原因和发生条件的不同，对人体的伤害也不同。但总的表现是多发伤、复合伤，既有身体上的伤害，也有心理上的伤害。所有患者经过分级分区救治后，仍应密切监测其生命体征，遵医嘱给予相应的对症护理，尤其注重心理护理。

三、本疾病最新指南解读

突发公共卫生事件（public health emergent events，PHEE）是指突然发生的，造成或可能造成社会公众健康严重危害的重大传染疫情、群体性不明原因疾病、重大食物和职业中毒以及其他严重影响公众健康的突发事件[1]。

突发公共事件主要分为以下四类：①自然灾害：主要包括水旱灾害、气象灾害、地震灾害、地质灾害、海洋灾害、生物灾害和森林草原火灾等。②事故灾难：主要包括工矿商贸等企业的各类安全事故、交通运输事故、公共设施和设备事故、环境污染和生态破坏事件等。③社会安全事件：主要包括恐怖袭击事件、经济安全事件和涉外突发事件等。④公共卫生事件：主要包括传染病疫情、群体性不明原因疾病、食品安全和职业危害、动物疫情以及其他严重影响公众健康和生命安全的事件。

本次群发事件主要是由火灾导致的烟雾中毒。烟雾中毒也是急诊科经常遇到的气体中毒之一。火灾是最常见的灾害，统计结果表明，我国每年有3000多人死于火灾，85%以上的死亡者是由于烟雾的影响所致，其中大部分是吸入了烟尘及有毒气体窒息而致死的。几乎所有的火灾都会产生大量的烟雾，烟雾是材料热解或燃烧时产生的气溶胶颗粒、液体微滴和气体的混合物。火灾产生的有毒气体成分有哪些？经研究，火灾中产生的大量有害气体主要有一氧化碳、二氧化硫、氯气、氨气、液化石油气等。一般在发生火灾时会产生大量的黑色浓烟，这种烟通常含碳比较多，大分子的有机物燃烧后会出现这样的黑烟。

烟雾中毒的处理方法，首先需要转移环境，其次根据具体情况进行相应处理。如果中毒症状轻微，可以口服药物治疗；若中毒情况严重，需要给予紧急治疗，如吸氧、静脉滴注药物等。①转移环境：烟雾中含有大量尼古丁成分，而且也含有一氧化碳成分，如果所处环境空气不流通，产生的一氧化碳浓度较高，吸入到体内后会引起中毒反应。因此需要及时转移环境，可以到户外空气比较清新、流通性较好的环境中，呼吸新鲜空气。适当喝温开水或用清水冲洗鼻腔，将口鼻中分泌物清除，保持呼吸道顺畅，症状会逐渐缓解。②如果属于中度中毒，出现走路不稳、四肢无力、意识模糊等现象，需要及时到医院就诊，生命体征不平稳时应尽快拨打急救电话，送至医院急诊科抢救室接受治疗。③吸氧：如果是烟雾中毒出现昏迷情况，需要及时采取高浓度以及高流量补氧方式缓解，使气道保持通畅，有助于恢复正常呼吸。④静脉滴注药物：有支气管痉挛者可给予氨茶碱和甲强龙，有感染指征者可适当给予抗生素，有吸入性肺炎者必要时可行支气管镜检查。⑤并发症处理：对于有心肺基础疾病的，特别是老年人，应注意原有心肺疾病的诱发或者加重，要警惕心肌梗死和呼吸衰竭的发生，重症患者要在 ICU 接受治疗。

四、对本病例的思考

➢ 对于群发伤患者要严格执行筛检登记制度。分诊护士协助医生迅速对患者病情进行评估和筛检工作，根据伤情严重程度将患者分为轻、中、重及死亡 4 个等级，同时在患者肢体明显处做好病情标识，并做好患者信息统计工作，通知各区域医护，启动突发事件应急预案，做好抢救工作，全力救治。

➢ 护理应急预案较常规护理管理方法的优势在于可以有效缩短抢救的时间，保证护理质量，同时完全分配了每一位护理人员的工作内容，不至于在抢救过程中出现责任混乱的情况，责任到个人[2]。在事故发生后，启用相应的方案护理，避免出现群发伤发生后仓促上阵以致延误抢救时机。此外，救护要迅速，护士要根据医嘱和伤情，视伤情程度，将患者分区处置，在完成治疗任务的同时，做好患者的心理护理，缓解患者从烟雾中逃离后出现的恐惧心理。本次烟雾事件的伤员到达我科后，总值班三线、二线亲自指挥，急诊和相关临床科室密切协作，医护人员快速反应，使患者得到了妥善安置和及时救治，本次烟雾事件中所收治患者最终全部好转出院。

➢ 突发公共事件是急诊科随时可以遇到的紧急事件，科室应防患于未然，制订详细的应急预案，并在平时做好应急演练，才能保证在抢救工作中井井有条，从容不迫，从而圆满完成抢救任务。

五、专家评析

群发伤是考验急诊科救治能力、应急处理能力的突发事件。本案例是烟雾吸入的群发伤。主要特点是患者数量多，来院途径不统一，年龄结构跨度大，并且患者中包括了婴幼儿，且发生时间在夜间，属于工作人员人力薄弱的时间段。该案例的成功之处在于快速应急响应、有效组织救治。急诊科接诊人员第一时间判断该事件属于群发伤，及时进行了呼叫，包括主管职能部门、相关专科，进行紧急的人力补充，为下一步的救治以及启动院级应急预案奠定了良好的基础；协调组织到位，对工作人员有序分工，分为分诊组、抢救组、治疗护理组，覆盖了全流程及全部患者。最大限度发挥了团队的协作功能。同时也确保了其他患者的救治，兼顾了突发与常规事件共同进行，未造成其他不良影响。

通过本案例的介绍，可以清晰地感受到，在群发伤的全流程救治中，急诊科属于前沿科室，对于整体的救治质量与效率起着关键作用。因此应做好相关预案，完善流程，定期落地演练，使人员熟练掌握。当然在实战中也应灵活调整，根据现场情况随时优化，做好协调与沟通，在高压环境下保持冷静和专业，以确保每位患者都得到最佳的护理和治疗。（点评专家：孙卫楠）

六、参考文献

［1］国务院.突发公共卫生事件应急条例［J］.中华卫生应急电子杂志，2016，2（01）：64-68. DOI：10.3877/cma.J.issn.2095-9133.2016.01.018

［2］徐琴."三维三定"应急预案在二级医院急诊批量外伤患者救治中的应用［J］.中国急救复苏与灾害医学杂志，2016，11（6）：641-642. DOI：10.3969/j.issn.1673-6966.2016.06.037

（王　玉）

病例 70　时不我待，分秒必争
——消化道大出血的急救护理

一、病情简介

患者，男，41 岁，主因"吞咽困难 9 个月，加重伴胸痛 2 周"到医院就诊。患者服药时自感异物刺激感，呕吐鲜红色血性物 2 次，量约 300 mL。既往史：食管恶性肿瘤。否认过敏史。

【体格检查】T 36.5 ℃，HR 113 次 / 分，RR 23 次 / 分，BP 116/62 mmHg，SaO$_2$ 99%，神清，推入抢救室，全身皮肤、黏膜苍白，消瘦。查体合作，双肺呼吸音粗，心率 113 次 / 分，律齐，腹平软，全腹无压痛，肝、脾未触及，双下肢不肿。

【辅助检查】血常规：WBC 14 × 10^9/L，Hb 100 g/L，PLT 517 × 10^9/L。急查生化：Cr 97.6 μmol/L，Na$^+$ 137.9 mmol/L，K$^+$ 4.15 mmol/L，Glu 7.42 mmol/L。血气分析（鼻导管吸氧 3 L/min）：pH 7.49，PO$_2$ 129 mmHg，PCO$_2$ 34 mmHg，血细胞比容 28%。心电图提示：窦性心动过速。

> **思维提示**
>
> 1. 食管恶性肿瘤是指食管鳞状上皮或腺上皮异常增生引起的恶性病变。其发展一般通过上皮不典型增生、原位癌、浸润癌等阶段进行。食管恶性肿瘤的发病年龄多在 40 岁以上，男性多于女性，好发于食道颈、胸、腹段，北

方比南方多。

2. 早期有哽噎感，可自行消失和复发，不影响进食。胸骨后和剑突下疼痛，可呈烧灼样、针刺样或牵拉样。食物有滞留感，饮水可缓解。晚期进行性咽下困难，可出现呃逆、吞咽困难。由于患者进食困难可导致营养不良，从而出现消瘦、贫血、失水或恶病质等体征。

3. 食管恶性肿瘤常常并发大出血，是急诊科上消化道大出血的常见疾病，往往出血量大，易并发失血性休克而危及生命，因此预检分诊护士要注意询问病史。有食管肿瘤病史的患者出现呕血就诊时，往往病情危重，应转往抢救室急救治疗。

二、诊疗经过

【入院诊断】消化道出血；食管恶性肿瘤。

【诊断依据】

1. 消化道出血　**依据**：服药时自感异物刺激感后，呕鲜红色血性物 300 mL。

2. 食管恶性肿瘤　**依据**：吞咽困难 9 个月。

【抢救经过】

（1）患者入抢救室后，立即给予监护和吸氧，禁食水，迅速建立静脉通路。

（2）加强气道管理：患者坐位呕血时，避免发生摔倒，平躺时头偏向一侧，避免发生窒息。

（3）入抢救室后 5 h，患者再次呕吐大量鲜血约 500 mL，血压 83/54 mmHg，给予建立静脉双通路，加压快速补液。复查 Hb 42 g/L。

（4）遵医嘱给予血管活性药物多巴胺维持血压，并建立第三条静脉通路，输注注射用奥美拉唑和生长抑素止血。

（5）1 h后患者突发意识不清，遵医嘱立即气管插管接呼吸机辅助通气。

（6）患者血压突然下降至53/36 mmHg，随即心搏骤停，给予胸外持续按压，后抢救无效死亡。

护理要点

1. 患者绝对卧床，头偏向一侧，立即建立静脉通路是急救关键。保证输血、止血、抗休克、镇静等药物及扩容液体的有效、及时输入，监护吸氧，保暖。对于出血者，除积极药物治疗外，必要时建立静脉双通路，并通过加压输液以补充血容量，维持血压。严密观察患者病情变化，以免发生并发症，准确记录出血情况。患者呕血时头偏向一侧，避免发生窒息。另外还需加强对患者的人文关怀及心理护理。

2. 积极配合医生，做好气管插管准备，备好气管插管箱、抢救药物以及抢救物品、仪器，做好患者气道的管理，以免患者窒息及感染，给予患者适当约束，妥善固定气管插管，防止患者躁动导致脱管。

三、本疾病最新指南解读

食管恶性肿瘤破裂导致急性消化道大出血是急诊急症，死亡率较高[1]，因此，及时、正确的诊断和恰当的治疗，对抢救成功很有意义。当患者急性出血在400 mL以上时，可出现头晕、乏力、意识模糊、心率加快、冷汗、口干、血压下降等休克症状；当出血量超过1000 mL时，患者会出现血压下降和意识障碍。因此，对于消化道出血患者，应该早期、尽快识别潜在的休克风险。

急性上消化道出血是临床常见急危重症之一。患者主诉一般为呕血和（或）黑便。由于上消化道出血起病急骤，且病情难愈，所以应有风险前瞻应对，通过风险防控和前瞻性预防，积极关注患者的病情变化，并通知医生采取相应措施。另外，随着现代化医学的改变，人们的生活质量不断提高，生活节奏不断加快，加上饮食不规律，容易导致消化道疾病，治疗应配合使用科学的优质化护理，保证患者全方位的治疗需求，减轻患者的负面心理。

四、对本病例的思考

➤ 食管恶性肿瘤是消化道中最常见的恶性肿瘤之一，主要表现为进行性吞咽困难，进食后梗噎感，胸骨后疼痛及闷胀不适，进行性消瘦。肿瘤压迫食管导致梗阻，易引起消化道出血、贫血、休克。在接诊时，应监测患者生命体征的变化，呕血时避免患者窒息危及生命。

➤ 消化道大出血的病因很多，此患者系因食管恶性肿瘤破裂导致出血，因失血过多导致心率加快、血压下降而引起失血性休克，此时外周静脉收缩明显，在抢救此患者时，应至少建立 2 组以上静脉通路，并给予血管活性药物以及快速加压补液[2]，失血过多增加了静脉穿刺的难度，因此应认真做好输液管理：①静脉选择：尽量选择上肢、弹性好、较粗直、便于观察的部位进行静脉穿刺，这样药物随循环流通比较快，见效也比较迅速，以提高抢救成功率[3]。②血管保护：保证患者静脉置管通畅、固定。

➤ 消化道出血导致患者死亡最常见的病因除了休克，就是窒息，特别是出血量较大时，合并休克后，患者往往出现意识障碍，发生窒息的风险很大，常导致严重呼吸衰竭而危及生命，因此在抢救大呕血的患者时，应注意患者的气道保护，必要时应积极给予气管插管，能够有效避免窒息。

五、专家评析

1. 急诊预检分诊护士分诊思路

（1）接诊患者时通过详细询问病史，包括呕血的时间、性质、颜色、量、诱因及既往史，综合评估本病例拟诊断为：上消化道出血，食管恶性肿瘤。

（2）为患者测量生命体征、观察末梢循环状况、计算休克指数（休克指数=脉搏/收缩压）等，粗略评估患者出血量，判断是否出现休克和休克程度。该患者休克指数趋近于1，属轻度休克；心率加快，全身皮肤黏膜及面色苍白，呕鲜红色血性物2次，提示有活动性出血的可能，病情分级为2级，有潜在再出血危险，立即进入抢救室抢救。

2. 护士救治上消化道出血患者的注意点

（1）急性上消化道出血患者发病多急骤，病情变化快，如不及时诊治及护理，易造成失血性休克和循环衰竭而危及生命。护士应严密、细致地观察患者的生命体征及病情变化，及时发现出血征象，迅速、准确地实施救治措施和细致的临床观察与护理，这是抢救患者生命的重要环节。

（2）抢救时立即在上肢开放2条外周静脉通路，如外周静脉通路无法满足快速输血补液的需要，则应及时配合医生进行中心静脉置管；患者急性大量出血时，快速补充血容量（应用加压输液袋、静脉推注等）是最重要的措施，遵医嘱立即配血、输血。尽可能实施中心静脉压监测以指导液体复苏。

3. 恶性肿瘤出血的原因　主要是由于瘤体表面糜烂、溃疡或缺血性坏死，病变累及血管而引起出血。（点评专家：周健萍）

六、参考文献

［1］王晴，杨士春.52例急性上消化道出血的临床分析［J］.世界最新医学信

息文摘，2018，18（21）：92. DOI：10.19613/j.cnki.1671-3141.2018.21.068

［2］刘腊明.44 例肝硬化合并上消化道出血的观察及护理体会［J］.中国伤残医学，2012，20（12）：166-167.

［3］杨宇恒，魏薇萍.外伤性失血性休克抢救中静脉留置针穿刺部位的选择［J］.中华全科医学，2013，11（06）：985-986. DOI：10.16766/j.cnki.issn.1674-4152.2013.06.033.

（邹　平）

彩　插

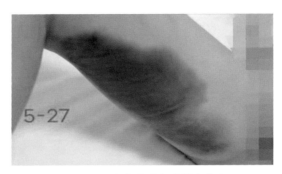

彩图 6-1　患者皮肤多发散在瘀斑

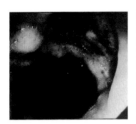 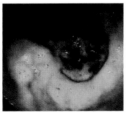 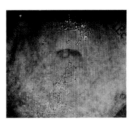

彩图 26-2　胃镜结果

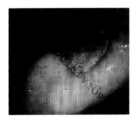 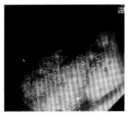 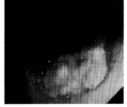

彩图 26-3　复查胃镜结果

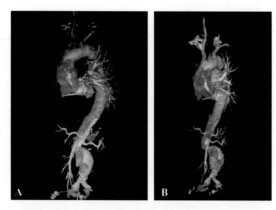

彩图 38-4　2022 年 11 月 28 日 CTA 示升主动脉、
降主动脉、腹主动脉撕裂

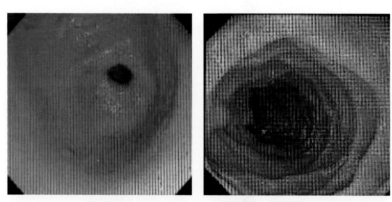

彩图 43-2　入院当天胃、肠镜检查未见异常

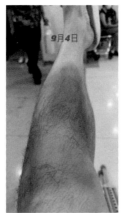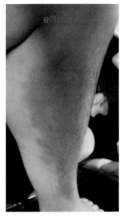

彩图 51-1　左胫前皮肤红、肿

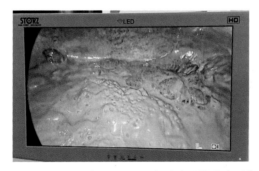

彩图 54-2　2023 年 8 月 20 日急诊腹腔镜术中影像

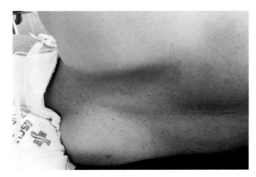

彩图 56-3　翼状肩胛

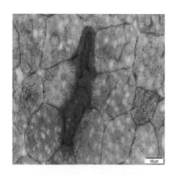

彩图 56-4　肌肉病理

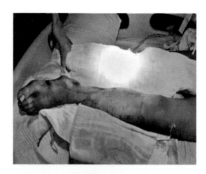

彩图 57-1　左下肢红肿、水疱、破损

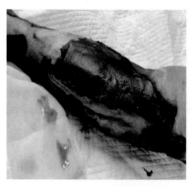

彩图 57-3　左下肢皮肤、肌肉
坏死、破损

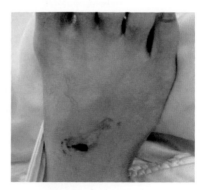

彩图 57-4　右足背感染灶

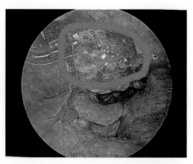

彩图 66-1　案例一患者喉镜图片